儿童消化系统疾病诊疗规范

"十四五"时期国家重点出版物出版专项规划项目

"儿科疾病诊疗规范"丛书

中华医学会儿科学分会 组织编写

人民卫生出版社
·北京·

图书在版编目（CIP）数据

儿童消化系统疾病诊疗规范 / 江米足主编 . —北京：
人民卫生出版社，2023.8

ISBN 978-7-117-35173-7

Ⅰ. ①儿… Ⅱ. ①江… Ⅲ. ①小儿疾病 – 消化系统疾
病 – 诊疗 – 规范 Ⅳ. ①R725.7-65

中国国家版本馆 CIP 数据核字（2023）第 158169 号

人卫智网	www.ipmph.com	医学教育、学术、考试、健康，购书智慧智能综合服务平台
人卫官网	www.pmph.com	人卫官方资讯发布平台

儿童消化系统疾病诊疗规范
Ertong Xiaohuaxitong Jibing Zhenliao Guifan

主　　编：江米足
组织编写：中华医学会儿科学分会
出版发行：人民卫生出版社（中继线 010-59780011）
地　　址：北京市朝阳区潘家园南里 19 号
邮　　编：100021
E - mail：pmph @ pmph.com
购书热线：010-59787592　010-59787584　010-65264830
印　　刷：北京瑞禾彩色印刷有限公司
经　　销：新华书店
开　　本：889×1194　1/32　　印张：19　　插页：4
字　　数：529 千字
版　　次：2023 年 8 月第 1 版
印　　次：2023 年 10 月第 1 次印刷
标准书号：ISBN 978-7-117-35173-7
定　　价：108.00 元
打击盗版举报电话：010-59787491　E-mail：WQ @ pmph.com
质量问题联系电话：010-59787234　E-mail：zhiliang @ pmph.com
数字融合服务电话：4001118166　E-mail：zengzhi @ pmph.com

编写委员会

总　主　编　桂永浩　王天有

副总主编　孙　锟　黄国英　罗小平　母得志　姜玉武

主　　　编　江米足

副　主　编　王宝西　吴　捷　徐樨巍　耿岚岚

编　　　者（按姓氏笔画排序）
　　　　　　万盛华　江西省儿童医院
　　　　　　万朝敏　四川大学华西第二医院
　　　　　　王　莹　上海交通大学医学院附属新华医院
　　　　　　王丽波　吉林大学白求恩第一医院
　　　　　　王宝西　中国人民解放军空军军医大学第二附属医院
　　　　　　王朝霞　深圳市儿童医院
　　　　　　方　莹　西安交通大学附属儿童医院
　　　　　　方　峰　华中科技大学同济医学院附属同济医院
　　　　　　邓朝晖　上海儿童医学中心（上海交通大学医学院附属
　　　　　　　　　　　上海儿童医学中心）
　　　　　　朱　莉　贵阳市妇幼保健院（贵阳市儿童医院）
　　　　　　刘海峰　上海市儿童医院（上海交通大学医学院附属儿
　　　　　　　　　　　童医院）
　　　　　　江　逊　中国人民解放军空军军医大学第二附属医院

3

江米足　浙江大学医学院附属儿童医院

许春娣　上海交通大学医学院附属瑞金医院

孙　梅　中国医科大学附属盛京医院

李小芹　河南省儿童医院

李中跃　浙江大学医学院附属第四医院

李正红　中国医学科学院北京协和医院

李在玲　北京大学第三医院

吴　捷　首都医科大学附属北京儿童医院

吴　斌　福建医科大学附属第一医院

张　琳　河北医科大学第三医院

张艳玲　首都儿科研究所附属儿童医院

金　玉　南京医科大学附属儿童医院

金忠芹　苏州大学附属儿童医院

耿岚岚　广州市妇女儿童医疗中心

徐樨巍　清华大学附属北京清华长庚医院

黄永坤　昆明医科大学第一附属医院

梅　红　武汉儿童医院（华中科技大学同济医学院附属武汉儿童医院）

龚四堂　广州市妇女儿童医疗中心

游洁玉　湖南省儿童医院

谢晓丽　电子科技大学附属成都市妇女儿童中心医院

楼金玕　浙江大学医学院附属儿童医院

秘　书　郑　伟　浙江大学医学院附属儿童医院

序　言

第 2 版"儿科疾病诊疗规范"丛书是在深受欢迎的 2016 版基础上,本着高质量、高水平、同质化服务儿科人群的宗旨,由中华医学会儿科学分会率领全国儿科资深专家共同编写。

儿童保健和儿科医疗技术的发展日新月异,新理念、新技术、新方法不断涌现,尖端技术和设备不断更新。与此同时,我国有待进一步完善的儿科医疗资源和同质化的医疗质量需要与时俱进、相对统一的行业诊疗规范,并由此规范诊疗行为,缩小和消除不同地域、不同机构和不同医师之间存在的儿科医疗水平和服务效率的差距,提升临床诊治效果和降低诊疗费用。该诊疗规范同时可以作为卫生和健康管理机构培训和评价儿科医师岗位胜任力的宝贵资源。

在第 1 版所涉及的儿科临床领域基础上,该版的修订新增了儿童消化系统疾病、神经系统疾病、皮肤病、眼科疾病、罕见病、康复和儿科临床营养支持治疗这 7 个领域的诊疗规范,以及分别扩充了儿童保健和发育行为这两个领域。旨在有利于儿科医师跟踪和应对儿科世界的变化发展、疾病谱的变迁与医疗模式的调整、多维度医疗保健服务模式的建立以及慢性病与慢性病管理等。充分体现了儿科服务对象在行为习惯、社会条件以及环境状况等方面的因素将通过多维度复杂的相互作用对疾病产生影响。该版的修订突出了专业核心能力,并使之与主要实践环节相结合,加入相对成熟的新技术、新方法。在内容丰富的基础上,努力提升系统性、实用性和可读性。为了体现诊治思路且便于快速领会,特别更新突出了诊疗流程图。

使用该套丛书的儿科专业人员,在规范儿科临床服务的同时,可以借此学习儿科以及相关学科国内外新理念、新理论和新技术等新进展。可在一定程度上有助于儿科医疗工作者确定符合客观条件、符合社会需要的日常服务标准及研究方向,有助于选定具有学术意义、学术创新的研究课题,且与国家对儿科临床医学人才的专业素质要求相一致。期待本套丛书成为各级儿科从业人员日常学习和参考的案头工具书,为儿科学科发展起到积极的促进作用!

桂永浩　王天有
2023 年 3 月

前　言

　　儿科消化涵盖胃肠、肝病和营养,随着消化内镜技术的发展、基因检测技术的进步和临床营养管理的推广,儿科消化病学成为发展最迅速的儿科学科之一。随着国家经济的发展,人们的生活方式、饮食习惯和育儿观念也发生了很大的变化,儿科消化系统疾病谱不断扩大和拓展,感染性疾病的发病率在下降,而功能性胃肠病、胃肠道过敏性疾病等的发病率在上升,消化系统罕见病及遗传代谢性疾病诊断率也明显提高。

　　近年来中华医学会儿科学分会消化学组致力于加强儿科消化专业队伍的培养、消化专科学科建设和消化诊疗技术培训,利用互联网＋医疗技术,克服新冠疫情的影响,使广大儿科医生足不出户就能分享到国内儿科消化知名专家的学术讲座和经验交流,构建专科医联体远程交流网络,提升基层医疗机构的整体医疗服务质量,助力健康中国行动。通过学术交流,极大地彰显了儿科消化专业的学术影响力,扩大了儿科消化专业队伍,提高了儿科消化系统疾病诊治水平。同时,也先后制定一些儿科消化系统疾病的诊疗规范和指南共识,以推进儿科消化系统疾病诊疗的规范化。但由于各地儿科消化专业的发展先后不一,从业人员规模和诊疗硬件条件不同,对儿科消化系统疾病诊治均质化尚有差距,一定程度上影响了儿科消化系统疾病诊疗的规范化发展。

　　为了进一步推进儿科消化系统疾病的规范化诊疗,中华医学会儿科学分会消化学组积极响应中华医学会儿科学分会的号召,第一时间组织专家编撰"儿科疾病诊疗规范"丛书中《儿童消化系统疾病诊疗规范》一书。本书内容主要是针对儿科医生的参考工具书,反映儿科消化领域最新临床研究成果,强调临床诊疗的规范、思路和诊疗流程,力求科学性、先进性和实用性并存。本书的编者均为中华医学会儿科学分会消化学组中具有丰富临床经验和学术影响的资深专家,全书经过了多次修改、交叉互审和校对,力求准确和规范。

　　本书出版之际,恳切希望广大读者在阅读过程中不吝施教,欢迎发送邮件至邮箱 renweifuer@pmph.com,或扫描封底二维码,关注"人卫儿科",对我们的工作予以批评指正,以期再版修订时进一步完善,更好地为大家服务。

江米足

2023 年 8 月

目　录

第一章 总 论

第一节 儿童消化系统解剖结构特点

【口腔】

口腔是消化道的起始,表面被覆黏膜,包括舌(有味蕾)、唇、颊、颌骨、牙齿和唾液腺等,具有吸吮、吞咽、咀嚼、消化、味觉、感觉和语言等功能。足月新生儿出生时已具有较好的吸吮及吞咽功能。婴幼儿口腔黏膜薄嫩,血管丰富,唾液腺不够发达,口腔黏膜易受损伤和发生局部感染;3~4个月时唾液分泌开始增加。婴儿口底浅,尚不能及时吞咽所分泌的全部唾液,常发生生理性流涎。

【食管】

食管连接咽部和胃,功能是传送食物和防止反流。它分为3个功能部分,即上食管括约肌、食管体部、下食管括约肌。静息时上食管括约肌和下食管括约肌关闭,并保持高压,防止吸气时气体进入食管及呼气时胃内容反流,使食管起屏障和保护作用。吞咽时上食管括约肌及下食管括约肌相继出现松弛、关闭及体部推进性蠕动使食团通过食管进入胃。

食管全长相当于从咽喉部到剑突下的距离。食管长度在新生儿为8~10cm,1岁时为12cm,5岁时为16cm,学龄儿童为20~25cm,成人为25~30cm。食管横径,婴儿为0.6~0.8cm,幼儿为1cm,学龄儿童为1.2~1.5cm。食管pH值通常在5.0~6.8。新生儿和婴儿的食管呈漏斗状,黏膜薄嫩、腺体缺乏、弹力组织及肌层尚不发达,下食管括约肌发育不成熟,控制能力差,常发生胃食管反流。

【胃】

胃是消化管中最膨大的部分,其形态、大小和位置因年龄、性别、体形、胃内容物的多少及体位的不同而异。胃生理容量随年龄增长而增长,一般来说,新生儿期在出生时为 7ml,4 天为 40~50ml,10 天后为 80ml,以后每个月增加 25ml。1~3 个月时为 90~150ml,1 岁时为 250~300ml,3 岁为 400~600ml,5 岁时为 700~850ml,10~12 岁增至 1 300~1 500ml,成人约为 2 000ml。哺乳开始后幽门即开放,胃内容物陆续进入十二指肠,故实际胃容量不受上述容量限制。婴幼儿的胃大多呈水平位,位置高于成人 1~2 椎体,3 岁以后逐渐接近成人。

胃分为四部分:贲门部、胃底、胃体和幽门部,上方通过贲门与食管相连,下方通过幽门连接于十二指肠。幽门部又可分为幽门管和幽门窦。胃有前、后两壁,胃上缘(内缘)凹向右上方为胃小弯,下缘(外缘)凸向左下方为胃大弯。胃小弯最低处距幽门 5cm,有明显的转角称为角切迹。食管左缘与大弯起始处形成的锐角称为胃食管角(His 角)。

胃的大部分位于左季肋区,小部分位于腹上区。胃前壁右半侧(包括胃小弯)被肝脏覆盖,左侧上半部为膈肌及肋骨覆盖,下半部与腹前壁内面相邻。胃后壁构成小网膜囊前壁的一部分,隔腹膜与胰腺、肾上腺、脾、横结肠及膈肌脚等结构相邻。后壁的溃疡穿孔易与胰体粘连并穿入其中。胃小弯与肝门之间有肝胃韧带。胃大弯以大网膜起始部的胃结肠韧带与横结肠相连。胃贲门部以膈胃韧带与膈肌相连,胃底以胃脾韧带与脾相连。胃窦后壁有与胰腺体颈相连的腹膜皱襞,称胃胰韧带。

胃壁组织分为四层:黏膜、黏膜下层、肌层和浆膜层。黏膜层分为上皮层、固有层及黏膜肌层。黏膜上皮为单层柱状上皮细胞,基本功能是分泌黏液,覆盖于黏膜表面,有保护上皮细胞免受胃酸和胃蛋白酶的损伤。固有层由结缔组织(毛细血管、淋巴管)及许多腺体(贲门腺、胃底腺、幽门腺)组成。贲门腺位于贲门部固有膜内,主要由黏液细胞组成,有少量壁细胞和内分泌细胞。胃底腺广泛分布于胃底和胃体,由黏液细胞、壁细胞和主细胞组成,分泌胃液的主要成分。壁细胞又称泌酸细胞,与盐酸形成有关,主细胞生产和分泌胃蛋白酶。幽门腺位于幽门固有膜内,腺体有 G 细胞、壁细胞和内分泌细胞,G 细胞分泌胃泌素,有刺激胃酸分泌及促进胃肠道黏膜生长的作用。黏膜肌层由 2~10 层平滑肌纤维构成,肌纤维收缩有利于腺体分泌物排出。黏膜下层为较疏松的结缔组织,有脂肪细胞、肥大细胞、淋巴样细胞、嗜酸性粒细胞、血管、淋巴管和黏膜下神经丛。胃肌层是食管肌层的延续,移行到十二指肠,由内斜、中环及外纵三层平滑肌构成。浆膜层是胃壁的最外层,即腹膜的脏层,由间质和薄层结缔组织构成,内含血管、淋巴管和神经纤维。

婴幼儿胃分泌的盐酸和各种酶均较成人少,且酶活性低下,消化功能差。胃平滑肌发育尚未完善,在充满液体食物后易使胃扩张。由于贲门和胃底部肌张力低,而幽门括约肌发育较好,故易发生幽门痉挛而出现呕吐。胃排空时间随食物种类不同而异:水的排空时间为 1.5~2 小时;母乳为 2~3 小时;牛乳为 3~4 小时;早产儿胃排空更慢,易发生胃潴留。

【肠】

儿童肠管相对比成人长,新生儿肠管总长度约为身长的 8 倍,婴幼儿为 6 倍,而成人则为 4~5 倍。肠管的长度随年龄而增长,出生最初数月增长最快,后逐渐变慢,3 岁以后增长速度明显放缓。大肠、小肠长度比也有所不同,新生儿为 1:6,婴幼儿为 1:5,成人为 1:4。儿童平均小肠全长约为 300cm,十二指肠约为 20~40cm,结肠约为 130~150cm,直肠约为 5~7cm,肛管约为 2~3cm。

从肠壁组织结构上来看,新生儿肠壁肌层较薄,尤以纵肌更薄,黏膜富于血管和细胞,黏膜下组织脆弱,弹力纤维不发达,黏膜与浆肌层厚度比为 1:1,而成人至少为 1:2,故通透性高,屏障功能差,肠内毒素、消化不全产物等过敏原可经肠黏膜进入体内,加之口服耐受的免疫机制尚不完善,容易引起全身感染和变态反应疾病。婴幼儿结肠壁薄,结肠无明显结肠带与脂肪垂,升结肠与后壁固定差,易发生肠扭转和肠套叠。乙状结肠和直肠相对较长,易造成便秘,直肠黏膜与黏膜下层固定较弱,肌层发育不良,易发生肛门、直肠黏膜脱垂。婴儿阑尾及其开口相对宽大呈漏斗状,易于排空,因此阑尾炎发病率较低,但其大网膜短,局限能力差,阑尾炎后易造成弥漫性腹膜炎。

小肠的主要功能包括运动(蠕动、摆动、分节运动)、消化、吸收及免疫。小儿十二指肠内有多种消化酶,如胰蛋白酶、乳糖酶、脂肪酶等,食物进入十二指肠与消化酶相混后,使其进一步消化。空肠和回肠是消化吸收营养物质的主要部位,同时推送食物向结肠方向移动,一般在1.5~3小时内到达回肠末端,而从回肠末端至完全排出体外约需5~7小时。食糜进入结肠后,其残渣和未被完全吸收的少量物质,仍可继续吸收一小部分,以右半结肠为主,左半结肠则是贮存和形成粪便之处。由于婴儿大脑皮质功能发育不完善,进食时常引起胃-结肠反射,产生便意,所以大便次数多于年长儿。

【肝】

年龄越小,肝脏相对越大。出生时肝脏重约120~130g,占体重4%~5%,生后肝脏的重量较体重增长慢,5岁时重约650g,占体重的3.3%,成年后约重1 200g,占2%~3%。正常小儿肝脏界限:肝脏肋缘下界,正常新生儿至1周岁,肝在右锁骨中线上,右肋缘下1~3cm可触及,边缘钝;3岁以内大部分在右肋缘下1~2cm;4岁以后大多在肋弓以内不易扪及,仅少数能在1cm之内触及;7岁以上绝大部分不能扪及。肝脏上界(相对浊音界)3岁以前在右锁骨中线平第4肋间隙,以后随年龄增大下移到第5肋间隙。肝在剑突下,从生后到7岁介于2~2.5cm之间。

婴儿肝结缔组织发育较差,肝细胞再生能力强,不易发生肝硬化,但易受各种不利因素的影响,如缺氧、感染、药物、先天性代谢异常等均可使肝细胞脂肪浸润、变性、坏死、纤维增生而肿大,影响其正常功能。婴儿时期胆汁分泌较少,故对脂肪的消化、吸收功能较差。

【胆道】

胆道分为肝内胆道和肝外胆道两部分。肝内胆管自毛细胆管开始汇集称为肝段、肝叶胆管和左、右肝管,与肝内门静脉和肝动脉分支伴行,三者被包绕在结缔组织鞘(Glisson鞘)内,又称为Glisson系统。肝外胆道包括肝外胆管(肝左管、肝右管、肝总管和胆总管)和胆囊。肝总管由肝左、右管汇合而成,合成处80%在肝门下方,20%在肝门内。肝总管位于肝十二指肠韧带内,其下端与胆囊管汇合成胆总管。

胆囊呈长梨形,位于胆囊窝内,分为底、体、颈、管四部分,借疏松结缔组织与肝相连。胆囊底为盲端,体表投影位于右腹直肌外侧缘与右侧肋弓相交处,称为 Murphy 点。胆囊体为胆囊的大部分,位于胆囊底与胆囊颈之间,三者无明显分界。胆囊颈是胆囊体向后的延续部分,细而弯曲,与胆囊管相续。胆囊管为靠近胆囊颈的一段,与肝总管和胆总管相连接,是肝总管与胆总管的分界点。

胆总管由肝总管与胆囊管汇合而成,长度 4~8cm,管径 6~8mm,向下与胰管会合,分为十二指肠上段、十二指肠后段、胰腺段和十二指肠壁内段。胆总管起始段位于肝十二指肠韧带内,然后经十二指肠上部后方,向下经胰头与十二指肠降部之间或经胰头后方被胰实质所包埋,最后斜穿十二指肠降部后内侧壁与胰管汇合,形成略膨大的肝胰壶腹(又称为 Vater 壶腹),开口于十二指肠大乳头。在 Vater 壶腹周围有肝胰壶腹括约肌(又称为 Oddi 括约肌)包绕,在控制胆管开口和防止反流方面起重要作用。

【胰腺】

胰腺位于第 1~2 腰椎椎体水平横位于腹膜后间隙上部,分为胰头、颈、体、尾四部分。出生后 3~4 个月时胰腺发育较快,胰液分泌量也随之增多,出生后 1 年,胰腺外分泌部分生长迅速,为出生时的 3 倍。胰腺在新生儿时期约重 2~3.5g,长 4~5cm,厚 12mm,到 1 岁时约重 10g,4~5 岁时约重 20g,10~12 岁时约重 30g,至成年期约重 65~100g。

胰腺有内分泌和外分泌两种细胞,内分泌细胞分泌胰岛素,外分泌细胞分泌消化酶。胰腺的外分泌液主要由主胰管和副胰管通入十二指肠;主胰管在胆总管的左侧一起斜向穿过十二指肠肌层,后与胆总管汇合成 Vater 壶腹,再经 Oddi 括约肌及乳头部注入十二指肠降部后方,距幽门约 10cm,副胰管短而细或缺如,可形成十二指肠副乳头,经此处进入十二指肠。胰液分泌量随年龄增长而增加。酶类出现的顺序:胰蛋白酶最先,而后是糜蛋白酶、羧基肽酶、脂肪酶,最后是淀粉酶。新生儿胰液所含脂肪酶活性不高,直到 2~3 岁时才接近成人水平。婴幼儿时期胰液及其消化酶的分泌易受炎热天气和各种疾病的影响而被抑制,发生消化不良。偶见胰腺组织异位于胃肠道他处,如胃、十二指肠、空肠等处,称之为异位胰腺,特别是梅克尔憩室中,有时可导致肠出血。

【肠道细菌】

在母体内,胎儿肠道是无菌的,生后数小时细菌即进入肠道,主要分布在结肠和直肠,3 天后肠内细菌数量上基本接近高峰,以后变化不大。肠道菌群受分娩方式、添加辅食时间和食物成分影响,单纯母乳喂养儿以双歧杆菌占绝对优势,人工喂养和混合喂养儿肠内的大肠埃希菌、嗜酸杆菌、双歧杆菌及肠球菌所占比例几乎相等。肠内细菌分布不均,一般胃内多不含细菌,十二指肠及小肠近端仅含少量细菌,小肠远端含菌量渐增,结肠含菌最多,肠梗阻情况下细菌可随肠液逆流而上升到十二指肠及胃内。正常肠道菌群除了对侵入肠道的致病菌有一定的拮抗作用,其代谢产物还具有参与免疫调节、促进黏膜生理发育,以及肠道营养代谢作用等。婴幼儿肠道正常菌群脆弱,易受许多因素影响而致菌群失调,导致消化功能紊乱。

【婴儿粪便特点】

食物进入消化道至粪便排出时间因年龄而异:母乳喂养的婴儿平均为 13 小时,人工喂养者平均为 15 小时,成人平均为 18~24 小时。

1. **胎便**　新生儿出生 3 日内排胎便,性黏稠,色黑绿或深绿、无臭,是由脱落的上皮细胞、浓缩的消化液及胎儿时期吞入的羊水所组成,若喂乳充分 2~3 日后即转为正常婴儿大便。

2. **人乳喂养儿粪便**　为黄色或金黄色,多为均匀膏状或带少许黄色粪便颗粒,或较稀薄,绿色、不臭,呈酸性反应(pH 值 4.7~5.1)。平均每日排便 2~4 次,一般在添加辅食后次数减少。

3. **人工喂养儿粪便**　为淡黄色或灰黄色,较干稠,呈中性或碱性反应(pH 值 6~8)。因牛乳及其配方奶粉含酪蛋白较多,粪便有明显的蛋白质分解产物的臭味,有时可混有白色酪蛋白凝块。大便每日 1~2 次,易发生便秘。

4. **混合喂养儿粪便**　与喂牛乳者相似,但较软、黄,添加淀粉类食物可使大便增多,稠度稍减,稍呈暗褐色,臭味加重。便次每日 1~3 次不等。添加各类蔬菜、水果等辅食时大便外观与成人粪便相似。

(吴 捷)

参考文献

[1] 胡亚美,江载芳,申昆玲,等.诸福棠实用儿科学.北京:人民卫生出版社,2018.

[2] 王卫平,孙锟,常立文.儿科学.北京:人民卫生出版社,2018.

[3] 王振宇,徐文坚.体断层影像解剖学.北京:人民卫生出版社,2020.

[4] 赵玉沛,陈孝平.外科学.北京:人民卫生出版社,2015.

[5] 舒强,徐国成,鹿晓理.局部解剖学.北京:高等教育出版社,2013.

第二节 儿童消化系统生理功能

【概述】

消化系统由消化道和消化腺组成。消化腺的分泌包括内分泌和外分泌,前者分泌的激素通过局部或者血液循环到全身,调节消化系统的活动,后者分泌消化液到胃肠腔内,参与食物的化学性消化。消化道的活动受神经和体液调节,消化道除接受交感和副交感神经支配外,自身有一套肠神经系统精细地调节消化道的功能。

消化系统的基本功能是消化食物和吸收营养物质,还能排泄某些代谢产物。人体需要从外界摄入的物质有六大类,包括蛋白质、脂肪、糖类、维生素、无机盐和水;其中前三类属于天然大分子物质,大多数需要通过消化后才能被吸收,后三类为小分子物质不需要消化就可以被机体吸收利用。食物在消化道内被分解为可吸收的小分子物质的过程,称为消化。食物的消化有两种方式,机械性消化和化学性消化,两种消化方式相互配合,共同作用,为机体的新陈代谢源源不断地提供养料和能量。经消化后的营养成分透过消化道黏膜进入血液或淋巴液的过程,称为吸收。未被吸收的食物残渣则以粪便的形式被排出体外。

【口腔内消化和吞咽】

1. **口腔内消化** 食物的消化是从口腔开始的,在口腔内,通过咀嚼和唾液中酶的作用,食物得到初步消化。咀嚼可使唾液淀粉酶与食物充分接触而产生化学性消化,还能加强食物对口腔内各种感受器的刺激,反射性地引起胃、胰、肝和胆囊的活动加强,为下一步消化和吸收做好准备。

2. **吞咽** 是指食团由舌背推动经咽和食管进入胃的过程。吞咽动作由一系列高度协调的反射活动组成。根据食团在吞咽时经过的解剖部位,可将吞咽动作分为三个时期:①口腔期:是指食团从口腔进入咽的时期,这是一种随意运动,受大脑皮层控制;②咽期:是指食团从咽部进入食管上端的时期,其基本过程是,食团刺激咽部的触觉感受器,冲动传到位于延髓和脑桥下端网状结构的吞咽中枢,立刻发动一系列快速反射动作,即软腭上举,咽后壁向前突出,以封闭鼻、口、喉通路,防止食物进入气管或逆流到鼻腔,而上食管括约肌舒张,以利于食团从咽部进入食管;③食管期:是指食团由食管上端经贲门进入胃的时期。此期主要通过食管的蠕动实现。食管有三个功能区:上食管括约肌(upper esophageal sphincter,UES)、食管体和下食管括约肌(lower esophageal sphincter,LES)。两个括约肌区域都具有静息压力,其响应于吞咽或其他刺激而松弛,并且具有以协调方式向腹部传播的收缩,导致蠕动波将食管内容物推入胃中。UES是最近端的胃肠括约肌,可以防止胃内容物被吸入。LES是食管-胃交界处的平滑肌增厚区域,产生长3~5cm的高压区,此处的压力比胃内压高5~10mmHg。当食物进入食管后,刺激食管壁上的机械感受器,可反射性地引起LES舒张,允许食物进入胃内,食团进入胃后,LES收缩,恢复其静息时的张力,可防止胃内容物反流入食管。LES作为一种有效的抗反流屏障,对新生儿的发育具有重要意义。

【胃的生理功能】

胃是消化道中最膨大的部分,具有储存和初步消化食物的功能。食物入胃后,经过胃的机械性和化学性消化,食团逐渐被胃液水解和胃运动研磨,形成食糜。胃的运动还使食糜逐次、少量地通过幽门,进入十二指肠。胃对食物的化学性消化是通过胃黏膜中多种外分泌腺细胞分泌的胃液来实现的。胃黏膜中有三种外分泌腺:①贲门腺,为黏液腺,位于胃与食管连接处宽 1~4cm 的环状区;②泌酸腺,为混合腺,存在于胃底的大部及胃体的全部,包括壁细胞、主细胞和颈黏液细胞;③幽门腺,分泌碱性黏液,分布于幽门部。另外,胃黏膜内还含有多种内分泌细胞,通过分泌胃肠激素来调节消化道和消化腺的活动。常见的内分泌细胞:①G 细胞,分泌促胃液素和促肾上腺皮质激素样物质,分布于胃窦;②δ 细胞,分泌生长抑素,对促胃液素和胃酸的分泌起调节作用,分布于胃底、胃体和胃窦;③肠嗜铬样细胞,合成和释放组胺,分布于胃泌酸区内。

1. 胃液的分泌 纯净的胃液是一种无色的酸性液体,pH 值 0.9~1.5,正常成年人每日分泌 1.5~2.5L,其主要成分有盐酸、胃蛋白酶原、黏液和内因子,其余为水、HCO_3^-、Na^+、K^+ 等无机物。①盐酸(hydrochloric acid,HCl)又称胃酸,由壁细胞分泌。胃液中的 H^+ 浓度为 150~170mmol/L,比血浆 H^+ 浓度高 $3×10^6$ 倍。胃液中的 Cl^- 浓度为 170mmol/L,约 1.7 倍于血浆 Cl^- 浓度。因此,壁细胞分泌 H^+ 是逆巨大的浓度梯度而进行的主动过程。H^+ 的分泌是依靠壁细胞顶端分泌小管膜中的质子泵实现的。质子泵具有转运 H^+、K^+ 和催化 ATP 水解的功能,故也称 H^+- K^+-ATP 酶。胃内的盐酸具有多种生理作用:激活胃蛋白酶原,并为胃蛋白酶提供适宜的酸性环境;使食物中的蛋白质变性,有利于蛋白质的水解;杀灭随食物进入胃内的细菌,对维持胃及小肠内的少菌状态具有重要意义;盐酸随食糜进入小肠后,可促进促胰液素和缩胆囊素的分泌,进而引起胰液、胆汁和小肠液的分泌;盐酸造成的酸性环境有利于小肠对铁和钙的吸收。②胃蛋白酶原:主要由胃泌酸腺的主细胞合成和分泌。胃蛋白酶原进入胃腔后,在 HCl 作用下,转变成有活性的胃蛋白酶。胃蛋白酶可水解食物中的蛋白质,使之分解成蛋白胨、少量多肽及游离氨基酸。③内因子:壁细胞也分泌一种被称为内因子的糖蛋白。内因子有两个活性部位,一个活性部位与进入胃内的维生素 B_{12} 结合,形成内因子-维生素 B_{12} 复合物,

可保护维生素 B_{12} 免遭肠内水解酶的破坏。当内因子-维生素 B_{12} 复合物运行至远端回肠后,内因子的另一活性部位与回肠黏膜细胞膜的相应受体结合,促进维生素 B_{12} 的吸收。④黏液和碳酸氢盐:胃液中含有大量的黏液,它们是由胃黏膜表面的上皮细胞、泌酸腺、贲门腺和幽门腺的黏液细胞共同分泌的,其主要成分为糖蛋白。分泌后即覆盖于胃黏膜表面,在胃黏膜表面形成一层厚约 $500\mu m$ 的保护层,起润滑作用,减少粗糙食物对胃黏膜的机械损伤。

2. 胃的运动 胃在功能上可分为近端胃和胃窦两部分。近端胃由贲门、胃底和胃体的一部分组成,负责储存食物,其具有容受性舒张功能,能够容纳大量的营养物质,而胃内压没有显著升高。研究证明近端胃的容受性舒张在婴儿可以忽略不计,这可能部分解释了新生儿反流发生率高的原因。胃排空的直接动力是胃和十二指肠内的压力差,而其原动力则为胃平滑肌的收缩,胃慢波决定胃收缩的传播和最大频率,正常人胃慢波频率为 3 次/min。胃排入十二指肠的速度也取决于摄入的食物的类型和成分。胃窦收缩只允许较小的颗粒和液体进入十二指肠,并通过逆行推进将较大的颗粒(大于 0.2mm)驱回胃体。富含碳水化合物的食物在几小时内就会排空,而富含蛋白质的食物排空较慢,含大量脂肪的食物排空最慢。排空率还取决于胃窦扩张(胃胃反射),十二指肠内脂肪、蛋白质和酸的浓度(十二指肠胃反射),以及结肠扩张(肠胃反射)。年龄较大的儿童存在消化间期移行性复合运动(migrating motor complex,MMC),即每隔 90~120 分钟由胃向小肠传播。胃 MMC 存在于妊娠超过 32 周的新生儿中,在早产儿中,只有不协调的、非迁移性的收缩存在。消化间期 MMC 使胃肠保持断续的运动,特别是Ⅲ相的强收缩可起"清道夫"的作用,能将胃肠内容物清扫干净。若消化间期的这种移行性复合运动减弱,可引起功能性消化不良及肠道内细菌过度繁殖等疾病。

【小肠的生理功能】

1. 小肠内消化 小肠内消化是整个消化过程中最重要的阶段。在这里,食糜受到胰液、胆汁和小肠液的化学性消化,以及小肠运动的机械性消化作用,许多营养物质也都在此处被吸收,因此食物在经过小肠后消化过程基本完成。食物在小肠内停留的时间随食物的性质而有不同,混合性食物一般在小肠内停留 3~8 小时。

(1) 胰液的分泌:胰腺是兼有外分泌和内分泌功能的腺体。胰腺的内分泌功能主要与糖代谢调节有关。胰腺的外分泌物为胰液,是由胰腺的腺泡细胞和小导管管壁细胞所分泌的,具有很强的消化能力。人每日分泌的胰液量为 1~2L。胰液中 HCO_3^- 的含量很高,可达 140mmol/L,HCO_3^- 的主要作用是中和进入十二指肠的胃酸,使肠黏膜免受强酸的侵蚀,同时也提供小肠内多种消化酶活动的最适 pH 环境(pH 值 7~8)。胰液中的蛋白质主要是多种消化酶。胰淀粉酶对生的和熟的淀粉水解效率都很高,消化产物为糊精、麦芽糖。胰脂肪酶可分解甘油三酯为脂肪酸、一酰甘油和甘油。胆固醇酯酶和磷脂酶 A_2 可分别水解胆固醇酯和卵磷脂。胰蛋白酶和糜蛋白酶可将蛋白质消化为小分子多肽和游离氨基酸。此外,正常胰液中还含有羧基肽酶、核糖核酸酶、脱氧核糖核酸酶等水解酶。

(2) 胆汁的分泌和排出:肝细胞能持续分泌胆汁。在非消化期,肝脏分泌的胆汁主要储存于胆囊内。成年人每日分泌胆汁 0.8~1.0L。胆汁中除水分外,含有胆盐、卵磷脂、胆固醇和胆色素等有机物和 Na^+、K^+、Ca^{2+}、HCO_3^- 等无机物。胆汁是唯一不含消化酶的消化液。胆汁中最重要的成分是胆盐,其主要作用是促进脂肪的消化和吸收,胆汁中的胆盐、卵磷脂和胆固醇等均可作为乳化剂,降低脂肪的表面张力,使脂肪乳化成微滴分散在水性的肠液中,因而可增加胰脂肪酶的作用面积,促进脂肪的分解消化。在小肠绒毛表面覆盖有一层静水层,脂肪分解产物不易穿过静水层到达肠黏膜表面而被上皮细胞吸收。肠腔中的脂肪分解产物,如脂肪酸、一酰甘油等均可掺入由胆盐聚合成的微胶粒中,形成水溶性的混合微胶粒。混合微胶粒则很容易穿过静水层而到达肠黏膜表面,从而促进脂肪分解产物的吸收。胆汁的这一作用,也有助于脂溶性维生素 A、D、E、K 的吸收。

(3) 小肠液的分泌:小肠内有两种腺体,即位于十二指肠黏膜下层的十二指肠腺和分布于整个小肠黏膜层的小肠腺。前者分泌含黏蛋白的碱性液体,黏稠度很高,其主要作用是保护十二指肠黏膜上皮,使之免受胃酸侵蚀;后者分布于全部小肠的黏膜层内,其分泌液为小肠液的主要部分。成年人每日分泌量为1~3L。大量的小肠液可稀释消化产物,使其渗透压下降,有利于吸收。小肠液分泌后又很快被绒毛上皮重新吸收,这种液体的交流为小肠内营养物质的吸收提供一个大容量媒介。小肠腺分泌的酶只有肠激酶,它能将胰液中的胰蛋白酶原活化为胰蛋白酶,以利于蛋白质的消化。除肠腔内的消化酶对食物进行消化外,小肠对食物的消化还存在一种特殊的方式,在小肠上皮细胞的刷状缘和上皮细胞内含有多种消化酶,如分解寡肽的肽酶、分解双糖的蔗糖酶和麦芽糖酶等,这些酶可分别将寡肽和双糖进一步分解成氨基酸和单糖。

2. 小肠的运动 紧张性收缩是小肠进行其他运动的基础,并使小肠保持一定的形状和位置。分节运动是一种以环形肌为主的节律性收缩和舒张交替进行的运动,这种形式的运动表现为食糜所在肠道的环形肌以一定的间隔交替收缩,把食糜分割成许多节段;随后,原收缩处舒张,原舒张处收缩,使原来节段的食糜分成两半,邻近的两半合在一起,形成新的节段。如此反复,食糜得以不断分开,又不断混合。小肠的蠕动可发生在小肠的任何部位,推进速度为0.5~2.0cm/s,其作用是将食糜向小肠远端推进一段后,在新的肠段进行分节运动。此外,有一种传播很快(2~25cm/s)很远的运动,称为蠕动冲,可一次把食糜从小肠近端推送到末端,有时可推送到大肠。有时在回肠末段可出现一种与一般蠕动方向相反的逆蠕动,其作用是防止小肠在非消化期也存在与胃相同的周期性MMC,它是胃 MMC 向下游传播而形成的,其意义与胃 MMC 相似。

【大肠的功能】

人类的大肠没有重要的消化活动。大肠的主要功能在于吸收水分和无机盐,同时还为消化吸收后的食物残渣提供暂时储存场所,并将食物残渣转变为粪便。

(1) 大肠液的分泌:大肠液是由在肠黏膜表面的柱状上皮细胞及杯状细胞分泌的,主要作用在于其中的黏液蛋白,它能保护肠黏膜和润滑粪便。

(2) 大肠的运动和排便：大肠的运动少而慢，对刺激的反应也较迟缓，这些特点与大肠作为粪便的暂时储存场所相适应。袋状往返运动是在空腹和安静时最常见的一种运动形式，这种运动有助于促进水的吸收。分节推进运动是指环行肌有规律的收缩，将一个结肠袋内容物推移到邻近肠段，收缩结束后，肠内容物不返回原处，如果一段结肠上同时发生多个结肠袋的收缩，并且其内容物被推移到下一段，则称为多袋推进运动。进食后或副交感神经兴奋时可见这种运动。大肠的蠕动是由一些稳定向前的收缩波所组成。收缩波前方的肌肉舒张，往往充有气体，收缩波的后面则保持在收缩状态，使这段肠管闭合并排空。在大肠还有一种进行很快且前进很远的蠕动，称为集团蠕动。它通常始于横结肠，可将一部分肠内容物推送至降结肠或乙状结肠。食物残渣在结肠内停留的时间较长，一般在十余小时。正常人的直肠内通常没有粪便。当肠蠕动将粪便推入直肠时，可扩张刺激直肠壁内的感受器，冲动沿盆神经和腹下神经传至腰、骶段脊髓的初级排便中枢，同时上传到大脑皮层引起便意。若条件许可，即可发生排便反射。这时冲动由盆神经传出，使降结肠、乙状结肠和直肠收缩，肛门内括约肌舒张。同时阴部神经的传出冲动减少，使肛门外括约肌舒张，于是粪便被排出体外。在排便过程中，支配腹肌和膈肌的神经也兴奋，因而腹肌和膈肌收缩，腹内压增加，有助于粪便的排出。

【肝脏的消化功能和其他生理作用】

肝脏是人体内最大的消化腺，也是体内新陈代谢的中心。肝脏的主要功能是进行三大营养物质的代谢，包括糖的分解和糖原合成、蛋白质及脂肪的分解与合成，以及维生素及激素的代谢等。肝细胞内存在体内几乎所有代谢所需的酶类。胎儿肝脏在妊娠的后半段积累了大量的糖原，而这些糖原又在出生后消耗掉，早产儿由于糖原合成不足和糖异生途径不成熟，容易患低血糖。凝血因子、补体蛋白和载脂蛋白都是在出生时开始合成，但是许多需要到 1 岁时才能达到成人水平，比如婴儿的血清白蛋白浓度约为 1 岁儿童的 60%，这会影响新生儿的血清未结合胆红素水平。胆汁酸是肝脏所有代谢功能中成熟时间最长的，肝细胞将胆汁酸排泄到胆小管的能力直到出生第一年才成熟。在生后最初几个月,胆道排泄功能的不成熟使婴儿容易因内因或外因而发生胆汁淤积。肝脏是胎儿造血的主要部位,从妊娠的第四至第五周开始,并在妊娠早期达到峰值。在生后的头两个月中,造血细胞的数量迅速减少。众所周知,肝脏具有显著的再生潜力,小鼠肝切除模型显示,肝脏体积在 2 周后恢复。

【吸收】

消化道不同部位所吸收的物质和吸收速度是不同的,这主要取决于各部分消化道的组织结构,以及食物在各部位被消化的程度和停留时间。食物在口腔和食管内一般不被吸收,在胃内的吸收也很少,胃能吸收乙醇和少量水。小肠是吸收的主要部位,糖类、蛋白质和脂肪的消化产物大部分在十二指肠和空肠被吸收,回肠具有其独特的功能,即能主动吸收胆盐和维生素 B_{12}。食物中大部分营养在到达回肠时,通常已被吸收完毕,因此回肠是吸收功能的储备部分。小肠内容物在进入大肠后可被吸收的物质已非常少。大肠可吸收的主要是水和盐类,大肠一般可吸收大肠内容物中 80% 的水,以及 90% 的 Na^+ 和 Cl^-。

(耿岚岚)

参考文献

［1］王庭槐.生理学.9 版.北京:人民卫生出版社,2018.

［2］WYLLIE R,HYAMS JS,KAY M,et al,Wyllie Pediatric GI and Liver Disease 5E,Elsevier,2016.

第三节　儿童消化系统疾病诊疗技术

消化系统包括从口腔到肛门的消化道及肝胆胰等实质性脏器,随着新技术的引进和推广,儿童消化系统疾病的检查方法渐趋多样化和专业化。尤其是内镜技术的发展,为消化道疾病的诊断提供了可视化手段。临床上常用的消化系统疾病检查方法有胃肠道影像、消化道内镜、胃肠动力学检查和呼吸试验。主要的消化道诊疗技术介绍如下：

一、胃肠影像学

1. 腹部 X 线平片　腹部 X 线平片是小儿消化系统影像学的基本检查方法，简单方便，小儿容易接受。主要用于胃肠道穿孔、肠套叠、肠梗阻、腹部肿块、脏器异位、组织钙化、消化道先天畸形如食管闭锁、肛门闭锁等疾病，以及不透 X 线异物的诊断。根据病情及诊断的需要可取仰卧位、立位、水平侧位、倒立侧卧位等进行摄片。

2. 腹部超声　腹部 B 超检查是一种物理检查方法，原理是基于人体内各器官、组织的密度不同，超声波进入人体后能产生不同的反射、折射、吸收、衰减，通过反射波在 B 型超声仪器上可显示人体内部器官影像。腹部 B 超能迅速地检查出肝、胆囊、胆管、脾、胰、肾、肾上腺等腹部脏器的大小及形状变化，是否处于正常位置，有否受到周围肿块或脏器的压迫，能确切地判定腹腔内肿物的部位以及与周围脏器的关系，能准确地辨别出肿物是实质性的还是液体性囊肿、血肿及脓肿等，也能初步判断肿块的性质，对于腹痛、呕吐、黄疸等消化道症状的鉴别诊断具有较大价值。因为是无创伤性检查，临床上应用较为广泛，检查前最好空腹。

3. 消化道造影　消化道造影在儿科临床应用广泛，常用于诊断各种消化道疾病。造影检查能观察儿童消化道病变的形态及功能改变，同时也可反映消化道外某些病变的范围。常用造影剂有阴性造影剂和阳性造影剂，前者有空气和氧气；后者有钡剂和碘剂。钡剂造影分为普通硫酸钡造影、双重气钡造影及气钡灌肠造影 3 种。碘造影剂有油质和水溶性两类。

(1) 消化道造影：多用于上消化道先天发育异常或疾病的检查，如食管闭锁、食管气管瘘、食管狭窄、食管裂孔疝、贲门失弛缓症、先天性肥厚性幽门狭窄、十二指肠隔膜、肠旋转不良及膈疝等。还可通过全面细致观察上消化道各部位黏膜及其充盈状态，评估相关的病变，如胃、十二指肠溃疡，也可评估有无胃食管反流的发生，但对于胃食管反流的诊断存在一定的假阳性和假阴性。而全消化道造影还可用于小肠及结肠疾病的诊断,也可评估胃肠道造影剂的通过时间。

(2) 定时钡餐造影(timed barium esophagram,TBE):为患者吞服一定量的钡剂,分别测量食管 1 分钟、2 分钟和 5 分钟的残余钡剂的宽度及高度。该检查方法被认为优于传统钡餐造影,对于食管动力功能障碍性疾病的诊断较具价值。

(3) 钡灌肠(barium enema):主要用于先天性巨结肠及其类缘病、肠闭锁、结肠息肉及直肠发育不良等结直肠发育异常疾病的诊断,急腹症不做该检查。婴幼儿钡灌肠,检查当日不给固体食物,检查前 3 小时禁食,可以不清洁灌肠;但学龄前期和学龄期儿童在检查前必须清洁灌肠。

4. 电子计算机体层扫描(computed tomography,CT) 腹部 CT 检查主要用于全面了解腹腔内病变情况。适用于肝脏、胆囊和胰腺疾病的诊断,也可以用于腹部包块、腹膜后肿瘤、小肠和腹部血管性病变的检查。螺旋 CT 检查可增快扫描速度,减少呼吸运动造成的伪影。静脉造影剂增强扫描可清楚地显示腹部脏器血管的解剖,还可区别肿瘤和正常组织。

CT 小肠成像(computed tomograghy enlerography,CTE):在进行静脉造影剂显影的同时,通过口服肠道对比剂使小肠充盈,提高对肠壁病变的观察准确性。有研究认为 CTE 对于活动期小肠炎症的敏感度明显较小肠钡餐造影高。适用于各种小肠梗阻型性疾病、克罗恩病、肿瘤等,能高度精确地显示黏膜病变、肠壁增厚及肠外并发症,也能清楚地确定肿瘤的大小和数量。CTE 检查时不易受肠道蠕动影响,检查迅速,花费时间短,图像更清晰、更直观,常用于克罗恩病小肠放射影像的全面评估。

5. 磁共振成像术(magnetic resonance imaging,MRI) 主要适用于肝脏肿瘤,特别是血管瘤与囊性病变的诊断,对于局限性脂肪浸润显示较清。MRI 的血管显影成像优于 CT,特别是磁共振血管造影对肝脏病变的血管显示更为清晰。

磁共振小肠成像(magnetic resonance enterography,MRE),在进行静脉造影剂显影的同时,通过口服肠道对比剂使小肠充盈,小肠黏膜和肠壁的观察能力增强。MRE 可以从多个序列的角度对小肠进行观察,软组织分辨率高,无辐射,适用于连续性多次检查,检查时间较长,容易受肠道蠕动影响。MRE 可以反映小肠黏膜愈合情况,其诊断准确性高,是一种用于评估克罗恩病小肠炎症活动的可靠检测方法。

二、消化道内镜技术

消化道内镜技术是诊断和治疗消化道疾病的可靠手段。随着内镜技术的发展,电子内镜已普遍应用于儿科临床,加之高性能的电视监视器,图像清晰,能清楚观察到消化道黏膜的细微病变,并可采用多种方式记录和保存图像,便于会诊与教学,为诊断、治疗消化道疾病提供了良好的条件。内镜检查除了可以观察消化道黏膜病变外,还可以做黏膜组织活检及微生物学检查。目前,消化内镜检查技术已成为儿科较普遍开展的项目。近年来,消化内镜微创治疗技术在儿科也得到了快速的发展,除了传统的消化道异物钳取术、息肉摘除术、内镜下止血术、食管狭窄扩张术、食管静脉曲张硬化剂治疗术外,内镜下逆行胰胆管造影检查(endoscopic retrograde cholangiopancretography,ERCP)、经口内镜下食管括约肌切开术(peroral endoscopic myotomy,POEM)等也逐渐应用于儿科临床。

1. 儿童上消化道内镜检查 儿童上消化道内镜检查(upper gastrointestinal endoscope)又称胃镜检查或食管胃十二指肠镜检查,其优点是直观、准确、全面,病变发现率高。通过胃镜检查,可以发现食管、胃及十二指肠内炎症、溃疡、憩室、息肉、血管瘤及血管扩张等。小儿胃镜检查适应证主要为上腹疼痛、呕血、黑便、咽下困难或咽下疼痛、反复呕吐、误服异物等。

2. 儿童结肠镜检查 结肠镜(colonoscopy)主要用于大肠病变的检查。儿童的大肠病变有结肠炎、息肉、炎症性肠病、血管畸形、憩室等。肠息肉是引起儿童下消化道反复出血的主要原因。结肠镜检查可在直视下观察大肠息肉病变的部位、大小、数量,并初步判断其性质,也可行活体组织检查和结肠息肉电凝电切切除术等。因此,结肠镜检查主要适用于小儿便血、慢性腹泻、息肉、炎症性肠病等疾病的诊断,也可行内镜下介入治疗操作,如息肉摘除、异物取出、狭窄扩张及止血等。

3. 儿童超声内镜检查(endoscopic ultrasonography,EUS)　超声内镜检查是经超声胃镜、肠镜导入高频微型超声探头,通过体腔在内镜直视下对消化道管壁或邻近脏器进行超声扫描。由于超声探头接近病变部位,使图像分辨率明显提高。同时,在消化道管腔内进行超声扫描,避免了体外超声检查时皮下脂肪、肠腔气体和骨骼系统对影像的干扰,可获得清晰的消化道管壁的各层次结构和周围邻近脏器的超声显像。主要用于消化道管壁、黏膜下肿块组织来源及其性质、与邻近脏器关系的初步判断。

4. 儿童小肠镜检查　小肠长约 3~5m,肠管盘曲折叠,又位于胃和结肠之间。双气囊小肠镜是小肠疾病新的检查手段,为小肠腔内病变的识别与诊断提供了帮助。其与普通内镜的区别,即在内镜头部有一气囊,内镜外再置有一气囊的外套管,通过气囊的来回充气、放气和外套管移行、钩拉等动作,使内镜插入小肠深处,达到检查目的。主要用于儿童原因不明肠道出血、慢性腹泻或小肠疾病的检查,也可进行小肠息肉等微创摘除治疗。

5. 胶囊内镜　胶囊内镜也是小肠病变诊断手段之一。其工作原理是受检者通过口服内含微型摄像头和信号传导系统的胶囊,借胃肠道蠕动使其在消化道内移行并拍摄图像,再利用体外的图像接收和成像工作站,了解受检者的消化道情况。本方法是无痛苦、无创伤,缺点是发现病灶后不能做活体组织检查或作内镜下治疗。使用前需排除肠道狭窄或梗阻。小年龄儿童因吞咽胶囊困难,可在胃镜辅助下将胶囊送入十二指肠。

6. 内镜下逆行胰胆管造影检查　内镜下逆行胰胆管造影检查(ERCP)是将十二指肠镜插到十二指肠降段,经内镜活体组织检查孔道插入造影导管进入十二指肠乳头开口部,向胆管或胰管注入造影剂,作 X 线胰胆管造影。ERCP 是胰胆系统重要的微创诊治方法,在小儿主要运用于肝内外胆道梗阻如胆总管扩张、反复发作性胆源性胰腺炎等检查。随着内镜器械的发展,在做 ERCP 检查的同时,可行十二指肠乳头肌切开术、乳头肌球囊扩张术、胰胆管支架引流术等内镜下治疗。

三、胃肠动力学检查

1. 食管动态 pH 值监测(pH monitoring) 采用的 pH 值玻璃或锑电极(儿科常用锑电极),放置在下食管括约肌(LES)上缘以上 3~5cm 处,期间不限制活动,力求接近生理状态,数据储存在可携带的 pH 值记录仪上,可持续监测 24 小时,由电脑进行数据处理。在检查过程中记录进餐、体位变化的起止时间和症状发生的时间,检测结束后分析反流和症状之间的相关性。食管下端 pH 值降到 4.0 以下持续 15 秒以上为一次酸反流,监测指标有食管 pH<4 的次数、总食管 pH<4 的时间占总监测时间的百分比(亦称为酸反流指数,RI)及其立位和卧位时百分比、反流持续时间≥5 分钟的次数、最长反流持续时间和 Boix-Ochoa 综合评分或 DeMeester 综合评分,其中以酸反流指数和综合评分最具诊断价值。监测 24 小时食管下端 pH 值变化,反映昼夜酸反流的发生和反流的程度,在胃食管反流病的诊治和鉴别诊断中有较高的价值。也适用于非心源性胸痛、反流症状严重但疗效不满意寻找原因、非典型症状的反流患者如咳嗽、哮喘等的病因确定,抗反流手术及抗反流药物疗效的评价。

2. 传统测压法 根据测压原理的不同,可分为微量水灌注测压系统和固态测压系统。水灌注系统大致包括测压导管、灌注泵及连接两者的压力感受装置。在灌注泵的一定压力支持下,测压导管的侧孔以一定的速度缓慢出水,导管位于胃肠道管腔内,具有一定压力的胃肠道壁作用于出水孔,出水受到一定的阻力,此阻力传到压力感受器上被感知,从而间接得出了相应胃肠道的腔内压力。固态测压系统的压力感受点直接位于测压导管上,不需水灌注,其压力感受的原理又可细分为固态环绕电容压力感应与固态环绕液态压力感应。测压导管可分为 4 侧孔、6 侧孔和 8 侧孔导管,测压系统主要采用液压毛细管灌注系统(hydraulic capillary infusion system),灌注速度降到 0.6ml/min 或更小,提供更精确的数据。通常采用牵拉法用于食管测压、直肠肛门测压、胃内压测定、Oddi 括约肌测压等。消化道测压是诊断胃肠动力障碍性疾病及研究胃肠道生理功能的重要方法。

3. 高分辨率测压 可分为食管高分辨率测压(high-resolution manometry,HRM)和肛管直肠高分辨率测压:测压导管压力感受器排列更密集(可达到每 1cm 分布一个压力感受器),插管一步到位,无须牵拉,可同步测定食管或肛管直肠不同部位的压力、蠕动及括约肌收缩和松弛情况;在图像显示上,不再采用线性图的方式,引入地形学中时空图的显示技术,得出的图像直观而细致,提高了诊断的准确性及简单性。由于其高效细致的数据采集能力和简洁直观的数据显示方法,与传统测压技术相比显示出了其优越性。高分辨率测压分为两种:水灌注系统和固态测压系统,肛管直肠高分辨率测压导管与食管高分辨率测压导管的不同之处是其头端带有气囊,便于模拟排便动作时注气。食管高分辨率测压可同步测定上、下食管括约肌、近段食管(骨骼肌)、食管骨骼肌平滑肌移行区(transition zone,TZ)、中远段食管(平滑肌)的压力,使食管测压变得快速而高效。对贲门失弛缓症、硬皮病、弥漫性食管痉挛、食管裂孔疝等有很高的诊断价值。肛管直肠高分辨率测压可同步测定直肠内压、肛管括约肌松弛压、缩窄压及肛门直肠抑制反射等。

4. 食管阻抗(impedance)测定 根据物质传导性不同,阻抗也不同的原理,当不同物质(气体、液体、固体)通过两个电极时产生的阻抗是不同的。多通道腔内阻抗(multichannel intraluminal impedance,MII)是将含有 6~7 个阻抗感受器(电极)的一根导管置于食管中,每个电极之间的距离相同,根据其阻抗值的不同和变化情况,了解食管反流物的性质和走行状态。阻抗值偏离基线≥50% 时被认为发生了一次反流,液体反流时阻抗值下降,气体反流时阻抗值增加。阻抗技术目前多与 pH 值监测或者 HRM 联用,分别称为 24 小时 pH-MII 技术和高分辨率测压阻抗(high-resolution impedance manometry,HRIM)技术。

(1) 24 小时 pH-MII 技术:MII 技术可以了解食管内容物的物理性质(气体、液体)、走行状态(吞咽和反流),pH 探头可以了解食管内容物的化学酸碱度,因此该二项技术联用可以明确反流的发生以及反流物的理化性质,最终区分酸反流(pH<4.0)、弱酸反流(pH 4.0~7.0)和非酸反流(pH>7.0),并能区分是气体反流、液体反流还是混合反流,对于明确胃食管反流病的病因有重要意义。

(2) HRIM 技术:将 HRM 与阻抗相结合,可以在了解食管各部分压力状况的同时明确食团被蠕动推进和通过胃食管连接部进入胃内的过程,多方位地明确食管动力状况。同时,还可了解胃食管反流的发生与短暂的下食管括约肌松弛的关系,有助于深入了解胃食管反流的发病机制。

5. 胃电图(electrical gastrography,EGG) 胃电活动测定也是检查胃运动功能的主要方法之一。在人体应用的方法有腔内胃电记录和体表胃电记录。体表胃电记录技术,即胃电图是一种非侵入性检查方法,其定量指标包括胃电活动的主频率、正常胃慢波所占时间百分比,了解有无胃动过速、胃动过缓及其他动力紊乱。

6. 核素检查 将标记核素的液体与固体食物给试验者服用后,用 γ 照相机直接观察其在食管内动态移行情况,并用记录器与起始计数比较得出单位时间的排空率和胃半排空时间,了解胃排空情况及胃食管反流、十二指肠胃反流测定。

7. 超声检查 采用 B 型实时超声或三维实时超声检查,进食一定量的液体餐后,观察胃窦、胃体、幽门及十二指肠的动态运动情况,并可将胃排空情况量化,得出胃排空和半排空时间。

四、呼吸试验

1. 氢气呼吸试验 哺乳动物的新陈代谢过程中不产生 H_2,呼气中的 H_2 是由肠道的细菌发酵碳水化合物而产生。在某些病理情况下,肠黏膜上皮细胞上双糖酶如乳糖酶、蔗糖酶、麦芽糖酶或异麦芽糖酶缺乏或活性低下,相应的乳糖、蔗糖和麦芽糖不能被消化直接进入结肠,经结肠细菌发酵产生的 H_2 大部分从肠道排出,14%~21% 被吸收入血液循环,经肺呼气中排出,这就是呼出气中 H_2 的来源。通常应用气相色谱法检测收集的呼出气中的 H_2。正常人呼出氢气浓度服糖后比服糖前增加不超过 20×10^{-6} 倍,碳水化合物吸收不良者,呼出氢气为正常人的 2~6 倍,凡超过 20×10^{-6} 有诊断意义。氢气呼吸试验主要用于诊断乳糖吸收不良、蔗糖吸收不良、小肠细菌过度生长,并可测定胃肠道传输时间。

2. 二氧化碳呼吸试验 CO_2 是能量代谢的终末产物,当口服或静脉注射 ^{13}C 标记化合物后,经一系列代谢最终以 CO_2 形式从肺排出。每隔一定时间收集呼出气体,经液闪测定检测呼出气中 $^{13}CO_2$ 含量,用于检测脂肪吸收不良、乳糖吸收不良、小肠细菌过度生长及评价肝功能等。^{13}C 尿素呼气试验还可以用于检测幽门螺杆菌感染。^{13}C 为稳定性同位素,无放射性,适用于儿童。

五、治疗技术

1. 生物反馈治疗 生物反馈治疗是一种生物行为疗法,通过电子工程技术,把一些不能或不易被人体感知的生理和病理活动,转化为声音、图像等易被感知的信息,利用生物反馈机制,以达到治疗疾病的目的。近 30 年来,生物反馈技术广泛应用于小儿功能性便秘和大便失禁等肛直肠功能紊乱的治疗。通过电脑屏幕显示的卡通图像,指导患儿如何有效收缩和放松肛门肌肉,纠正患儿的异常肌电活动,如排便时肛门括约肌与腹肌间的矛盾运动。在模拟排便时收缩腹肌,同时放松肛门肌肉,并保持一段时间;在模拟缩窄肛门时进行向心性收缩,而放松腹肌,以达到排便的协调性,从而完成正常的排便过程。通过反复强化训练,使患儿的症状得到缓解,并达到治愈的目标。

2. 粪菌移植 "粪菌移植"(fecal microbiota transplantation,FMT)的定义,是将健康人粪便中的功能菌群,移植到患者胃肠道内,重建新的肠道菌群,以治疗胃肠道疾病及肠道外的疾病。FMT 属于菌群移植技术中的一种。2013 年美国 Surawicz 等将 FMT 首次写入临床指南,用于治疗复发性艰难梭菌(clostridium difficile)感染,这是 FMT 在现代医学史上的标志性进步。但中国传统医学用人粪治疗疾病,见于公元 300 年至 400 年间,东晋时期,葛洪《肘后备急方》(也称《肘后方》)记载,用人粪治疗食物中毒、腹泻、发热并濒临死亡的患者。

FMT 作为重建肠道菌群的有效手段,已用于艰难梭菌感染等多种菌群相关性疾病的治疗和探索性研究,并被认为是近年的突破性医学进展之一。FMT 也用于炎症性肠病、顽固性便秘等疾病的治疗,其远期疗效及并发症尚待评估。

粪菌移植是通过一系列的分离纯化供者的粪便菌群后进行移植,可分为发酵扩增、新鲜移植及冻存三种状态的移植粪菌。粪菌移植途径分为上消化道、中消化道、下消化道 3 种途径。上消化道途径主要指口服粪菌胶囊;中消化道途径包括通过鼻肠管、经皮内镜胃造瘘空肠管;下消化道途径包括结肠镜、灌肠、结肠造瘘口,以及经内镜肠道插管或置管术(transendoscopic enteral tubing,TET)等。FMT 的安全性成为临床决策的首要考虑因素,最容易发生不良事件的受者是免疫状态差和肠道溃疡严重的患者,而最严重的不良事件是麻醉状态下因为呕吐物误吸。同时,FMT 必须遵循其医学伦理学原则。

综上,消化系统疾病诊疗技术各有特点,要根据患儿年龄、疾病特点、医院的条件进行合理选用,相互补充、相互印证,以最简单的方法、最小的代价、最快的速度达到确诊的目的。胸腹部 X 线平片是小儿消化系统影像学的基本检查方法,主要用于消化道畸形、穿孔、梗阻、异物等的诊断。消化道造影检查能观察小儿消化道病变的形态及功能改变,常用的有钡餐造影和钡灌肠造影。腹部 CT 扫描主要适用于肝脏、胰腺疾病的诊断,也可用于腹部包块、腹膜后肿瘤、小肠和腹部血管性病变的检查。MRI 主要适用于肝脏肿瘤,特别是血管瘤与囊性病变的诊断。胃镜检查,可以发现食管、胃及十二指肠病变,还可进行上消化道异物钳取和止血等介入治疗。结肠镜主要用于大肠病变的检查,也可进行息肉摘除等介入治疗。24 小时食管 pH 值和阻抗监测,在胃食管反流病的诊断和鉴别诊断中有较高的价值。氢呼气试验,主要用于乳糖吸收不良、蔗糖吸收不良、小肠细菌过度生长的诊断和胃肠道传递时间的测定等。

(江米足)

第四节 液体疗法与电解质平衡

【概述】

体液(body fluid)是人体重要的组成部分,保持体液平衡是维持正常新陈代谢的必要条件。体液平衡主要是容量、渗透压、酸碱度及各种溶质的相对稳定,以保证组织细胞进行正常生理活动。儿童尤其是婴幼儿由于体液占体重比例较大、各器官功能发育尚未成熟、新陈代谢旺盛及机体调节功能差等生理特点,更容易发生体液平衡失调。因此,水、电解质和酸碱平衡紊乱是儿科常见的临床问题,处理不当甚至可危及儿童生命,临床医师需全面了解和掌握生理和病理条件下体液平衡的特点以正确地进行液体疗法。

【体液的生理平衡】

1. 体液总量与分布 体液包括两部分:细胞外液和内液,前者分布于血浆和组织间隙,后者分布于细胞内。年龄越小,体液总量相对越多,这主要是间质液的比例较高,而血浆和细胞内液量的比例则与成人相近。在新生儿早期,常有体液的迅速丢失,可达体重的 5% 或更多,即所谓的生理性体重下降,此时婴儿逐渐适应宫外的环境。至1 岁时,体液降至约占体重的 70%,在 8 岁时达成人水平(60%)。体液占体重的比例在婴儿及儿童时期相对保持恒定,这意味着此时体内脂肪及实质成分的增加与体液总量的增加是成比例的。在青春期,开始出现因性别不同所致的体内成分不同。由于体内脂肪在男女性别间的差异,体液总量在男性占体重的 60%,而在女性为 55%。不同年龄的体液分布见表 1-1。

2. 体液的电解质组成 细胞内液和细胞外液的电解质组成有显著的差别。细胞外液的电解质成份可以通过血浆精确测定。正常血浆阳离子主要为 Na^+、K^+、Ca^{2+} 和 Mg^{2+},其中 Na^+ 含量占该区阳离子总量的 90% 以上,对维持细胞外液的渗透压起主导作用。血浆主要阴离子为 Cl^-、HCO_3^- 和蛋白,这 3 种阴离子的总电荷与总阴离子电位差称为未确定阴离子(undetermined anion, UA),主要由无机硫和无机

表 1-1 不同年龄的体液分布(占体重的百分比)

年龄	细胞外液			细胞内液
	总量	血浆	间质液	
足月新生儿	78	6	37	35
1 岁	70	5	25	40
2~14 岁	65	5	20	40
成人	55~60	5	10~15	40~45

磷、有机酸如乳酸、酮体等组成。组织间液的电解质组成除 Ca^{2+} 含量较血浆低一半外,其余电解质组成与血浆相同。细胞内液的电解质测定较为困难,且不同的组织间有很大的差异。细胞内液阳离子以 K^+、Ca^{2+}、Mg^{2+} 和 Na^+ 为主,其中 K^+ 占 78%。阴离子以蛋白质、HCO_3^-、HPO_4^{2-} 和 Cl^- 等离子为主。

3. 小儿水的代谢特点 健康小儿尽管每天的水和电解质摄入量有很大的波动,但体内液体和电解质的含量保持着相当的稳定,即水的摄入量大致等于排泄量。

(1) 水的生理需要量:儿童水的需要量大,交换率快,其主要原因为小儿生长发育快、活动量大、机体新陈代谢旺盛;摄入热量、蛋白质和经肾排出的溶质量均较高;体表面积相对大、呼吸频率快使不显性失水较成人多。细胞组织增长时需积蓄水分也可增加水的摄入,但以每天计算,其量是很少的。按体重计算,年龄越小,每日需水量越多。不同年龄小儿每日所需水量见表 1-2。

表 1-2 小儿每日水的需要量

年龄(岁)	需水量(ml/kg)	年龄(岁)	需水量(ml/kg)
<1	120~160	4~9	70~110
1~3	100~140	10~14	50~90

(2) 水的丢失:机体主要通过肾(尿)途径排出水分,其次为经皮肤和肺的不显性失水和消化道(粪)排水,另有极少量的水贮存于体

内供新生组织增长。正常情况下,水通过皮肤和肺的蒸发,即不显性失水,主要用于调节体温。汗液属显性失水,也是调节体温的重要机制,与环境温度及机体的散热机制有关。不显性失水常不被引起注意,但在较小的早产儿其量是相当可观的。每天人体水含量的1/4左右是通过皮肤和肺蒸发水分而丧失的,其含电解质甚微。小婴儿尤其是新生儿和早产儿要特别重视不显性失水量,新生儿成熟度越低、体表面积越大、呼吸频率快、体温及环境温度高、环境的水蒸气压越小,以及活动量大,不显性失水量就多。不显性失水量不受体内水分多少的影响,即使长期不进水,机体也会动用组织氧化产生的和组织中本身含有的水分来抵偿,故在供给水分时应将其考虑在常规补液的总量内。小儿不同年龄的不显性失水量见表1-3。

表1-3 儿童每日不显性失水量

年龄/体重(g)	早产/足月新生儿				婴儿	幼儿	儿童
	750~ 1 000	1 001~ 1 250	1 251~ 1 500	>1 500			
不显性失水量 [ml/(kg·d)]	82	56	46	26	19~24	14~17	12~14

小儿排泄水的速度较成人快,年龄越小,出入量相对越多。婴儿每日水的交换量为细胞外液量的1/2,而成人仅为1/7,故婴儿体内水的交换率比成人快3~4倍。因婴儿对缺水的耐受力差,在病理情况下如进水不足同时又有水分继续丢失时,由于肾脏的浓缩功能有限,将较成人更易脱水。

(3)水平衡的调节:肾脏是唯一能通过其调节来控制细胞外液容量与成分的重要器官。蛋白质的代谢产物尿素、盐类(主要为钠盐)是肾脏主要的溶质负荷,必须有足够的尿量使其排出。肾脏水的排出与抗利尿激素(antidiuretic hormone,ADH)分泌及肾小管上皮细胞对 ADH 的反应性有密切关系。正常引起 ADH 分泌的血浆渗透压阈值为280mOsm/L,血浆渗透压变化1%~2% 即可影响 ADH 分泌。当液体丢失达总量的 8% 或以上时,ADH 分泌即显著增加,严重脱水使

ADH 增加呈指数变化。

　　小儿的体液调节功能相对不成熟。正常情况下水分排出的多少主要靠肾脏的浓缩和稀释功能调节。肾功能正常时，水分摄入多，尿量就多；水分入量少或有额外的体液丢失（如大量出汗、呕吐、腹泻）而液体补充不足时，机体即通过调节肾功能，以提高尿比重、减少尿量的方式来排泄体内的代谢废物最终使水的丢失减少。小儿年龄越小，肾脏的浓缩和稀释功能越不成熟。新生儿和幼婴由于肾小管重吸收功能发育尚不够完善，其最大的浓缩能力只能使尿液渗透压浓缩到约 700mOsm/L（比重 1.020），即在排出 1mmol 溶质时需带出 1.0~2.0ml 水；而成人的浓缩能力可使渗透压达到 1 400mOsm/L（比重 1.035），只需 0.7ml 水即可排出 1mmol 溶质，因此小儿在排泄同等量溶质时所需水量较成人为多，尿量相对较多。当入水量不足或失水量增加时，易超过肾脏浓缩能力的限度，发生代谢产物滞留和高渗性脱水。另一方面，正常成人可使尿液稀释到 50~100mOsm/L（比重 1.003），而新生儿出生 1 周后肾脏稀释能力虽可达成人水平，但由于肾小球滤过率低，水的排泄速度较慢，若摄入水量过多又易致水肿和低钠血症。年龄越小，肾脏排钠、排酸、产氨能力也越差，因而也容易发生高钠血症和酸中毒。

　　【水与电解质平衡失调】

　　1. 脱水　是由于水的丢失过多和摄入量不足引起的体液总量，尤其是细胞外液量的减少。脱水时除水分丢失外同时伴有钠、钾和其他电解质的丢失。脱水的严重程度取决于水和电解质丢失的速度及幅度，而脱水的性质则反映了水和电解质（主要是钠）的相对丢失率。

　　（1）脱水的程度：一般根据体液丢失量占体重的百分比来评价脱水的程度。但临床实践中，患儿常有体液丢失的病史而无近期体重记录，因此，应根据脱水体征如前囟、眼窝、皮肤弹性、尿量和循环情况等临床表现综合分析判断（表 1-4）。不同性质的脱水其临床表现也不尽相同，现以临床最为常见的等渗性脱水为例，可以将脱水程度分为三度。

表 1-4 不同脱水程度的症状和体征

项目	轻度 (体重的 3%~5%)	中度 (体重的 5%~10%)	重度 (>体重的 10%)
心率增快	无	有	有
脉搏	可触及	可触及(减弱)	明显减弱
血压	正常	体位性低血压	低血压
皮肤灌注	正常	正常	减少,出现花纹
皮肤弹性	正常	轻度降低	降低
前囟	正常	轻度凹陷	凹陷
黏膜	湿润	干燥	非常干燥
眼泪	有	有或无	无
呼吸	正常	深,也可快	深和快
尿量	正常	少尿	无尿或严重少尿

1)轻度脱水:表示有 3%~5% 体重或相当于 30~50ml/kg 体液量的减少。

2)中度脱水:表示有 5%~10% 的体重减少或相当于体液丢失 50~100ml/kg。

3)重度脱水:表示有 10% 以上的体重减少或相当于体液丢失 100~120ml/kg。

中度与重度脱水的临床体征常有重叠,有时使单位体重液体丢失难以精确计算。

(2)脱水的性质:常反映了水和电解质的相对丢失量,临床常根据血清钠及血浆渗透压水平对其进行评估。血清电解质与血浆渗透压常相互关联,因为渗透压很大程度上取决于血清阳离子,即钠离子。低渗性脱水时血清钠低于 130mmol/L;等渗性脱水时血清钠在 130~150mmol/L;高渗性脱水时血清钠大于 150mmol/L。临床上以等渗性脱水最为常见,其次为低渗性脱水,儿童高渗性脱水很少见。

脱水的不同性质与病理生理、治疗及预后均有密切的关系。详细的病史常能提供估计失水性质与程度的信息,故应详细询问患儿的摄入量与排出量、体重变化、排尿次数、一般状况及儿童的精神状况。当患儿腹泻数天,补充水量正常而摄入钠盐极少时,常表现为低渗性脱水;当高热数天而摄入水很少时,将配方奶不正确地配成高渗或使用高渗性液体时,可出现高钠血症。急性腹泻时脱水多为等渗性。

(3)临床表现:在等渗性脱水,细胞内外液无渗透压梯度,细胞内容量保持原状,临床表现视脱水的轻重而异,很大程度上取决于细胞外液的丢失量。应注意在严重营养不良儿往往对脱水程度估计过重。眼窝凹陷常被家长发现,其恢复往往是补液后最早改善的体征之一。

低渗性脱水时,细胞内液渗透压较高,水由细胞外进入细胞内,使循环容量因水向细胞内转移更进一步减少,严重者可发生循环不良,血压下降,内脏血管发生反射性收缩,肾血流量减少,肾小球滤过率减低,尿量减少,出现肾前性肾功能障碍。低渗性脱水时细胞外液的减少程度相对较其他两种脱水明显,临床表现多较严重。除一般脱水现象如皮肤弹性降低、眼窝和前囟凹陷外,多有四肢厥冷、皮肤花斑、血压下降、尿量减少等休克症状。营养不良患儿发生腹泻易发生低渗性脱水。

高渗性脱水时,水从细胞内转移至细胞外使细胞内外的渗透压达到平衡,导致细胞内容量降低,细胞外液得到了细胞内液体的补充,使临床脱水体征并不明显,主要表现为烦渴、高热、烦躁不安、皮肤黏膜干燥。高渗性脱水可使神经细胞脱水、皱缩,脑血管扩张甚至破裂出血,亦可发生脑血栓,表现为肌张力增高、惊厥、昏迷、脑脊液压力降低等,可留有中枢神经系统后遗症。

2. 钾代谢异常 正常血清钾浓度为 3.5~5.5mmol/L,当血清钾 <3.5mmol/L 时为低钾血症(hypokalemia),当血清钾浓度 >5.5mmol/L 时为高钾血症(hyperkalemia)。低(高)钾血症临床症状的出现不仅取决于血钾的浓度,更重要的是与血钾变化的速度有关。

(1)低钾血症

1)病因:①钾摄入量不足:长期不能进食,液体疗法时补钾不足。②钾丢失增加:如呕吐、腹泻、各种引流、胃肠减压,使用排钾利尿剂,低镁血症,原发性失钾性肾病(远端肾小管酸中毒、醛固酮增多症等),肾小球旁器增生症(Bartter综合征),Cushing综合征等。③钾分布异常:输液纠正酸中毒过程中,由于血液被稀释,钾随尿量的增加而排出,酸中毒纠正后大量K^+进入细胞内,以及糖原合成时消耗钾,均导致血清钾骤降;低钾性周期性麻痹、碱中毒和胰岛素治疗等,以及使用β-肾上腺素能兴奋剂、茶碱、钡剂等药物均可引起钾向细胞内转移。

2)临床表现:①神经肌肉:可表现为精神萎靡,骨骼肌兴奋性降低,可表现为肌无力(弛缓性瘫痪、呼吸肌无力)、腱反射消失。②胃肠道平滑肌兴奋性降低可表现为恶心、呕吐、腹胀、肠麻痹、腹壁反射消失等。③心血管:心肌收缩无力、心脏扩大。表现为心音低钝、心动过速、心衰、猝死。心电图示T波低平、S-T段下降、Q-T间期延长、出现U波、室上性或室性心动过速、室颤,亦可发生心动过缓和房室传导阻滞、阿-斯综合征。④泌尿系统:长期缺钾可导致肾小管上皮细胞空泡变性,对抗利尿激素反应低下、浓缩功能减退,出现多饮、多尿、夜尿。肾小管泌H^+和回吸收HCO_3^-增加,氯的回吸收减少,发生低钾、低氯性碱中毒,此时伴反常性酸性尿,可增加肾脏产氨而导致肝性脑病。还由于膀胱功能受损,可导致尿潴留,慢性缺钾可造成间质性肾炎。⑤其他:缺钾还可使胰岛素分泌受抑制、糖原合成障碍,易发生高血糖症。

3)治疗:①治疗原发病;②轻度患者可口服氯化钾每日200~300mg/kg;③重度低钾血症需静脉补钾,全日总量一般为100~300mg/kg(10% KCl 1~3ml/kg),忌将钾盐静脉推注,应均匀分配于全日静脉输液中,浓度一般不超过0.3%(新生儿0.15%~0.2%),每日补钾总量静滴时间不应少于6~8小时。肾功能损害无尿时影响钾排出,此时补钾有引起高血钾的危险,故必须见尿补钾,膀胱中有潴留尿或治疗开始前6小时内曾排过尿即可视为有尿。由于细胞内钾恢复较慢,治疗低钾血症须持续给钾4~6日,甚至更长。在治疗过程中如病情好转,可由静脉补钾改为口服补钾。

(2)高钾血症

1)病因:高钾血症常见病因有:①肾衰竭、肾小管性酸中毒、肾上腺皮质功能低下等使排钾减少;②休克、重度溶血及严重挤压伤等使钾分布异常;③由于输入含钾溶液速度过快或浓度过高等。

2) 临床表现:神经、肌肉症状:高钾血症时患儿精神萎靡,嗜睡,手、足感觉异常,腱反射减弱或消失,严重者出现弛缓性瘫痪、尿潴留,甚至呼吸麻痹。心电图异常与心律失常:高钾血症时心率减慢而不规则,可出现室性期前收缩和心室颤动,甚至心搏停止。心电图可出现高耸的 T 波、P 波消失或 QRS 波群增宽、心室颤动等。心电图的异常与否对决定是否需治疗有很大帮助。

3) 治疗:高血钾时,所有的含钾补液及口服补钾必须终止,其他隐性的钾来源,如抗生素、肠道外营养等也应注意。当血钾 >6~6.5mmol/L 时,必须进行心电监测以评估心律失常情况。高血钾治疗有两个基本目标:①防止发生致死性的心律失常;②去除体内过多的钾。为了减少心律失常而采取的降低血钾的措施往往是快速有效的,但是并不能去除体内过多的钾。快速降低高钾引起的心律失常风险的措施包括:通过快速静脉应用 5% 碳酸氢钠 3~5ml/kg,或葡萄糖加胰岛素(0.5~1g 葡萄糖/kg,每 3~4g 葡萄糖加 1U 胰岛素),促进钾进入细胞内,使血清钾降低;β_2 肾上腺素能激动剂如沙丁胺醇(salbutamol)5μg/kg,经 15 分钟静脉应用或以 2.5~5mg 雾化吸入常能有效地降低血钾,并能持续 2~4 小时;以 10% 葡萄糖酸钙 0.5ml/kg 在数分钟内缓慢静脉推注,使心肌细胞膜稳定,可对抗高钾的心脏毒性作用,但同时必须监测心电图。上述方法都只是短暂的措施,体内总钾并未显著减少。将过多的钾从体内清除的措施包括:采用离子交换树脂(如聚苯乙烯磺酸钠)、血液或腹膜透析或连续血液净化(continuous blood purification,CBP)等,这些措施效果常较明显。此外,对于假性醛固酮增多症,应用氢氯噻嗪常有效。

3. 酸碱平衡紊乱 正常儿童血液 pH 值与成人一样,在 7.35~7.45 之间。pH<7.35 为酸中毒,pH>7.45 为碱中毒。发生酸碱平衡紊乱(acid-base imbalance)时,如果机体通过缓冲系统的代偿,使血液的 pH 值仍保持在正常范围时则称为代偿性酸中毒或碱中毒。如果不能代偿致 pH 值低于或高于正常范围,则称为失代偿性代谢性(或呼吸性)

酸中毒(或碱中毒)。常见的酸碱失衡为单纯型(呼酸、呼碱、代酸、代碱),有时亦出现混合型。人体调节 pH 值在较稳定的水平取决于两个机制:①理化或缓冲机制;②生理机制,主要为肾脏和肺直接作用于缓冲机制。

(1) 代谢性酸中毒(metabolic acidosis):临床最常见,根据阴离子间隙(anion gap, AG)值将其分为正常 AG 型(AG 值 8~16mmol/L) 和高 AG 型(AG 值 >16mmol/L)两型。正常 AG 型代谢性酸中毒主要是失碱引起,见于:①碱性物质从消化道或肾脏丢失,如腹泻,肾小管酸中毒,小肠、胰、胆管引流,应用碳酸酐酶抑制剂(乙酰唑胺)或醛固酮拮抗剂等;②摄入酸性物质过多,如氯化钙、氯化镁等;③静脉输入过多的不含 HCO_3^- 的含钠液;④酸性代谢产物堆积,如进食不足、组织缺氧、休克等情况。高 AG 型主要是产酸过多所致,如糖尿病酮症酸中毒、饥饿性酮症和水杨酸中毒等。

1) 临床表现:根据血液 HCO_3^- 的测定结果,临床将酸中毒分为轻(18~13mmol/L)、中(13~9mmol/L)、重(<9mmol/L)三度。轻度酸中毒症状不明显,主要靠病史和血气分析作出诊断。典型酸中毒表现为精神萎靡或烦躁不安、呼吸深快、有时可有面红或唇红、腹痛、呕吐、昏睡、昏迷。酸中毒时细胞通过 H^+-K^+ 交换使细胞外液 K^+ 增高,可导致心律失常和心力衰竭。酸中毒时血浆游离钙增高,在酸中毒纠正后下降,可使原有低钙血症的患儿发生手足抽搐。新生儿和小婴儿的呼吸代偿功能较差,酸中毒其呼吸改变可不典型,往往仅有精神萎靡、拒食和面色苍白等。

2) 治疗:积极治疗缺氧、组织低灌注、腹泻等原发病。正常 AG 型代谢性酸中毒处理原则为减少 HCO_3^- 的损失和补充碱剂增加碱储备、中和 H^+;高 AG 型原则为改善微循环和机体缺氧状况。轻度酸中毒经病因治疗后通过机体代偿可自行恢复,不需碱剂治疗;一般主张 pH<7.3 时可静脉补给碱性液体,常首选碳酸氢钠。在紧急情况下,可暂按提高血浆 HCO_3^- 5mmol/L 计算(1.4% $NaHCO_3$ 或 1.87% 乳酸钠 3ml/kg 可提高 HCO_3^- 约 1mmol/L),必要时 2~4 小时后可重复;有血气测定结果时可按照公式计算,碱剂需要量=剩余碱–BE×0.3×体

重（kg）。因为 5% 碳酸氢钠 1ml=0.6mmol，故所需 5% 碳酸氢钠（ml）=-BE×0.5× 体重（kg），一般首次给予计算量的 1/2，根据治疗后情况及复查血气决定是否继续用药。重度酸中毒伴重度脱水时，可用 1.4% $NaHCO_3$ 每次 20ml/kg（总量不超过 300ml），起到既纠酸又扩容的作用。在通气功能障碍时不宜用碳酸氢钠，用后可发生 CO_2 潴留反而使酸中毒加重。新生儿、缺氧、休克和肝功能不全不宜使用乳酸钠。在纠酸过程中由于钾离子进入细胞内液使血清钾降低，游离钙也减少，应注意补钾和补钙。

（2）代谢性碱中毒（metabolic alkalosis）：由于体内 H^+ 丢失过多或 HCO_3^- 蓄积所致。主要见于：①严重呕吐或胃液引流导致的氢和氯的丢失，如常见的先天性肥厚性幽门狭窄、先天性失氯性腹泻；②摄入或输入过多碳酸氢盐；③严重低钾血症，肾脏碳酸氢盐的重吸收增加，使用大剂量皮质激素、Bartter 综合征（肾小球旁器增生症）、脱氧皮质酮分泌增多、使用大剂量青霉素、氨苄西林等含有肾脏不能回吸收的阴离子（使远端肾小管 H^+、K^+ 排出及 Na^+ 回吸收增多）、肾衰、使用呼吸机使高碳酸血症迅速解除等。

1）临床表现：典型表现为呼吸慢而浅、头痛、烦躁、手足麻木、低钾血症，血清中游离钙降低而导致手足抽搐。

2）治疗：去除病因，停用碱性药物，纠正水电解质平衡失调。轻症给予 0.9% 氯化钠液静脉滴注补充部分阴离子（氯离子）即可。严重者（pH>7.6；$HCO_3^->40mmol/L$；$Cl^-<85mmol/L$）可给予氯化铵治疗。对高碳酸血症迅速解除所引起的代谢性碱中毒，首先应调节呼吸机参数，使 $PaCO_2$ 回升到患者原来耐受水平，以后再逐渐降低。

（3）呼吸性酸中毒（respiratory acidosis）：由于通气障碍导致体内 CO_2 潴留和 H_2CO_3 增高所致，通常见于：①呼吸道阻塞：如喉头痉挛或水肿、支气管哮喘、呼吸道异物、分泌物堵塞、羊水或胎粪吸入等；②肺和胸腔疾患：如严重肺炎、呼吸窘迫综合征、肺不张、肺水肿、气胸、大量胸腔积液等；③呼吸中枢抑制：脑炎、脑膜炎、脑外伤、安眠药和麻醉药过量等；④呼吸肌麻痹或痉挛：感染性多发性神经根炎、脊髓灰质炎、严重低血钾、破伤风等；⑤呼吸机使用不当所致 CO_2 潴留。

1) 临床表现:除原发病表现外,常伴有低氧血症及呼吸困难,高碳酸血症可引起血管扩张,颅内血流增加,致头痛及颅内压增高,严重时可出现中枢抑制。

2) 治疗:积极治疗原发病,改善通气和换气功能,排除呼吸道阻塞。重症患儿应行气管插管或气管切开、人工辅助呼吸,低流量氧气吸入。

(4) 呼吸性碱中毒(respiratory alkalosis):由于通气过度使血液CO_2过度减少、血H_2CO_3降低所致。见于:①神经系统疾病:脑膜炎、脑肿瘤或外伤;②低氧:严重贫血、肺炎、肺水肿、高山病等;③过度通气:紧张、长时间剧烈啼哭、高热伴呼吸增快、心理疾病、机械通气使用不当导致的CO_2排出过多;④水杨酸中毒(早期);⑤CO中毒。

1) 临床表现:突出症状为呼吸深快,其他症状与代谢性碱中毒相似。

2) 治疗:主要是病因治疗,呼吸改善后,碱中毒可逐渐恢复。纠正电解质紊乱,有手足抽搐症者给予钙剂。

(5) 呼吸性酸中毒合并代谢性酸中毒:是较常见的混合型酸碱平衡紊乱,由于换气功能障碍导致CO_2潴留,同时伴有缺氧、进食不足、脱水和休克等情况,此时既有HCO_3^-降低,又有CO_2潴留,血浆pH值明显下降。治疗上应积极治疗原发病,在处理代谢性酸中毒的同时保持呼吸道通畅,必要时须应用呼吸机促进潴留CO_2的排出。

【液体疗法时常用液体种类及补液途径】

常用液体包括非电解质和电解质溶液。其中非电解质溶液包括饮用水及5%或10%葡萄糖溶液等,因葡萄糖在体内迅速被代谢而产生热量、H_2O及CO_2,故可将葡萄糖溶液视为无张力溶液。电解质溶液指含有氯化钠、氯化钾、乳酸钠、碳酸氢钠和氯化铵等一种或几种溶质的液体,以及它们的不同配制液(表1-5)。

口服补液盐(oral rehydration salts,ORS)是20世纪70年代起世界卫生组织推荐用以治疗急性腹泻合并脱水的一种液体,研究证实2%左右的葡萄糖是促进肠道吸收水和钠盐的最佳浓度,通过小肠上皮细胞刷状缘的膜上存在着Na^+-葡萄糖共同载体显著增加水、钠的

表 1-5　常用的电解质溶液成份及其渗透浓度

溶液种类	电解质浓度（mmol/L）					渗透浓度
	Na^+	K^+	Cl^-	HCO_3^-	Ca^{2+}	（mOsm/L）
生理盐水	154	–	154	–	–	308
格林液	146	4	155		2.5	310
乳酸钠格林液	130	4	109	28	1.5	274
2：1 溶液	158	–	105	53	–	316
1.4% 碳酸氢钠液	167	–	–	167		334
1/6M 乳酸钠液	167	–	–	167		334
血浆	142	5	105	24		315
3：4：2 液（2/3 张）	105		70	35		210
3：2：1 液（1/2 张）	79		51	28	–	158
1：1 含钠液（1/2 张）	77	–	77		–	154
口服补液盐（ORS）	90	20	80	30		220

吸收。1984 年 WHO 又推荐一种新的 ORS 配方,用枸橼盐酸钠 2.9g 取代原配方中的碳酸氢钠,使产品更便于保存,且口味较好,患儿较易接受,目前市场上相应的产品称为"ORSⅡ"。20 世纪 90 年代后,多中心、随机、双盲临床研究显示,与经典 ORS 比较,低渗 ORS 可以减少排便量,缩短病程,减少计划外静脉输液及防止高钠血症的发生。WHO 确认了这些研究成果,并于 2002 年推荐低渗 ORS 配方:NaCl 2.6g,枸橼酸钠 2.9g,氯化钾 1.5g,葡萄糖 13.5g,加水至 1 000ml 配成,总渗透压为 245mOsm/L。此外,有实践表明将标准 ORS 配方 1.5 倍稀释,其电解质浓度相当于 1/2 张,用于治疗及预防脱水也能取得满意的效果(表 1-6)。

ORS 适用于轻度或中度脱水患儿,重度脱水、呕吐频繁、意识障碍、呼吸困难、急腹症及新生儿一般不宜采用口服补液。根据 2020 版《儿童急性感染性腹泻病诊疗规范》推荐:从患儿腹泻开始,就给予口服足够的液体以预防脱水,给予口服补液盐或米汤加盐溶液,在每次

表 1-6 不同 ORS 成分及电解质浓度

分类	电解质浓度（mmol/L）				电解质	
	Na$^+$	K$^+$	Cl$^-$	HCO$_3^-$	mOsm/L	张力
标准 ORS	90	20	80	30	220	2/3
ORSⅡ	90	20	80	30	220	2/3
低渗 ORS（ORSⅢ）	75	20	65	30	170	>1/2
标准 ORS1.5 倍稀释	60	13.3	53.3	20	147	1/2

稀便后补充一定量的液体（<6 个月者：50ml；6 个月 ~2 岁者：100ml；2~10 岁者：150ml；10 岁以上的患者随意）直至腹泻停止；如果患儿发生轻至中度脱水：应用口服补液盐，用量（ml）= 体重（kg）×（50~75），4 小时内服完，密切观察患儿病情，4 小时后评估脱水情况，然后选择适当的方案。

液体疗法是儿科临床医学的重要组成部分，其目的是维持或恢复正常的体液容量和成分，以确保正常的生理功能。液体疗法包括了补充生理需要量、累计损失量及继续丢失量。上述每一部分都可独立地进行计算和补充。例如，对于空腹将接受外科手术的儿童，可能只需补充生理需要量和相应的电解质；而对于腹泻患儿则需补充生理需要量、累计损失量和继续丢失量。由于体液失衡的原因和性质非常复杂，在制订补液方案时必须全面掌握病史、体检和实验资料及患儿的个体差异，分析三部分液体的不同需求，制订合理、正确的输液量、速度、成分及顺序。一般情况下，肾脏、肺、心血管及内分泌系统对体内液体平衡有较强的调节作用，故补液成分及量如基本合适，机体就能充分调整，以恢复体液的正常平衡；但如上述脏器存在功能不全，则应较严格地选择液体的成分，根据其病理生理特点选择补液量及速度，并根据病情变化而调整。

（1）生理需要量：生理需要量涉及热量、水和电解质。维持液量和电解质直接与代谢率相关，代谢率的变化可通过碳水化合物、脂肪和蛋白质氧化影响内生水的产生。肾脏的溶质排出可影响水的排出。正常机体 25% 的水是通过不显性失水丢失的，热量的产生必然会影响到水的丢失,故正常生理需要量的估计可按热量需求计算,一般按每代谢 100kcal 热量需 100~150ml 水;年龄越小需水相对越多,故也可按简易计算表计算(表 1-7)。

表 1-7　生理需要量的四种计算方法

体表面积法:	
1 500ml/BSA（m²）/d	
100/50/20 法:	
体重（kg）	液体量
0~10	100ml/（kg·d）
11~20	1 000ml+超过 10kg 体重数×50ml/（kg·d）
>20	1 500ml+超过 20kg 体重数×20ml/（kg·d）
4/2/1 法:	
体重（kg）	液体量
0~10	4ml/（kg·d）
11~20	40ml/h+超过 10kg 体重数×2ml/h
>20	60ml/h+超过 20kg 体重数×1ml/h
不显性失水+测量损失法:	
400~600ml/（m²·d）+尿量（ml）	
+其他测得的损失量（ml）	

　　生理需要量取决于尿量、大便丢失及不显性失水。大便丢失常可忽略不计,不显性失水约占液体丢失的 1/3,在发热时增加(体温每增加 1℃,不显性失水增加 12%),肺不显性失水在过度通气,如哮喘、酮症酸中毒时增加,在有湿化功能的人工呼吸机应用时肺不显性失水降低。在极低体重儿,不显性失水可多达每天 100ml/kg 以上。

　　电解质的需求包括每日出汗、正常大小便、生理消耗的电解质等,变化很大。平均钾、钠、氯的消耗量约 2~3mmol/100kcal。生理需要量应尽可能口服补充,不能口服或口服不足者可以静脉滴注 1/4~1/5 含钠液,同时给予生理需要量的钾。发热、呼吸加快的患儿应适当增加液量输入;营养不良者应注意热量和蛋白质补充;必要时用部分或全静脉营养。

(2) 补充累计损失量:根据脱水程度及性质补充:即轻度脱水约30~50ml/kg(体重);中度为 50~100ml/kg;重度为 100~120ml/kg。通常对低渗性脱水补 2/3 张含钠液;等渗性脱水补 1/2 张含钠液;高渗性脱水补 1/3~1/5 张含钠液(液体张力=等张含钠液/液体总量),如临床上判断脱水性质有困难,可先按等渗性脱水处理。补液的速度取决于脱水程度,原则是先快后慢、先盐后糖、见尿补钾、纠酸补钙。对伴有循环不良和休克的重度脱水患儿,开始应快速输入等张含钠液(生理盐水或 2∶1 等张液)按 20ml/kg 于 30~60 分钟输入。其余累计损失量补充常在 8~12 小时内完成。在循环改善出现排尿后应及时补钾。对于高渗性脱水,需缓慢纠正高钠血症(每 24 小时血钠下降 <10mmol/L),也可在数天内纠正。有时需用张力较高,甚至等张液体,以防血钠迅速下降出现脑水肿。

(3) 补充继续丢失量:在开始补充累计损失量后,由于腹泻、呕吐、胃肠引流等损失可能继续存在,以致体液继续丢失,如不予以补充将又成为新的脱水、电解质紊乱。补充继续丢失的原则是异常丢失多少及时补充多少,这就需要根据每一个患儿、每日的情况,做出具体的判断(表 1-8)。

表 1-8 各种体液损失成分表

体液	Na^+(mmol/L)	K^+(mmol/L)	Cl^-(mmol/L)	蛋白(g/dl)
胃液	20~80	5~20	100~150	—
胰液	120~140	5~15	90~120	—
小肠液	100~140	5~15	90~130	—
胆汁液	120~140	5~15	50~120	—
肠造瘘口损失液	45~135	5~15	20~115	—
腹泻液	10~90	10~80	10~110	—
正常出汗	10~30	3~10	10~25	—
烫伤	140	5	110	3~5

➤ 附:高钾血症的诊治流程图

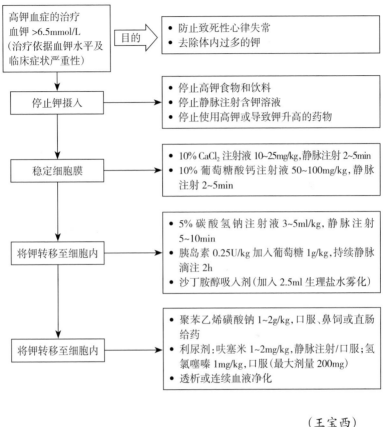

（王宝西）

参考文献

[1] GREENBAUM LA. Electrolyte and acid-base disorders, in: Ne lson textbook of pediatrics. 20th ed. Philadelphia: Elsevier, 2016.

[2] KEARNS GL, ABDEL-RAHMAN SM, ALANDER SW, et al. Develop mental pharmacology-drug disposition action therapy ininfant and children. N Engl J Med, 2003, 349: 1157-1167.

［3］HAHN S，KIM S，GARMER P. Reduced osmolarity oral rehydratic on solution for treating dehydration caused by acute diarrhea in Children. Cochrane Database Syst Rev，2002，（1）:CD002847.

［4］儿童急性感染性腹泻病诊疗规范(年版)编写审定专家组. 儿童急性感染性腹泻病诊疗规范(2020年版). 中国医药科学，2020，10(21):249-256.

第五节 微生态制剂临床应用

随着人体微生态学研究的深入和发展,研发生产的微生态制剂产品越来越多,应用也越来越广泛。因各个国家微生态制剂应用法规不同,微生态制剂的菌株和产品形式各式各样,质量也参差不齐,临床合理应用,以及其有效性及安全性仍是重点关注的问题。尽管国际上对微生态制剂临床效果进行了循证评价,也制定了相应临床应用指南,因其作用效果具有显著的菌株特异性,而且国外所用菌株与国内不完全相同,因此微生态制剂在国内的临床应用,需结合专家共识或指南,与临床经验综合考量,合理应用。

【微生态制剂的概念】

1. 微生态制剂的定义和分类 微生态制剂(microecological preparation)又称"微生态调节剂",是根据微生态学原理,利用对宿主有益的正常微生物或其促进物质制备成的制剂,具有维持或调整微生态平衡,防治疾病和增进宿主健康的作用。国际上将其分成3个类型,即益生菌(probiotics)、益生元(prebiotics)和合生元(synbiotics)。益生菌指在摄入足够数量情况下,对宿主产生有益作用的活的微生物,发挥健康功效,维持或改善人体微生态平衡。益生菌产品依据其微生物种类、来源等可分为细菌和真菌制剂,原籍菌和共生菌制剂,以及单一菌株制剂和复合菌株制剂,益生菌制剂菌株主要包括酪酸梭菌、乳酸杆菌、双歧杆菌、枯草杆菌和酵母菌等。益生元指能选择性刺激宿主肠道内一种或几种有益菌的活性或促其生长繁殖,又不被宿主消化和吸收的一类物质,如乳果糖(lactulose)、蔗糖低聚糖(oligosucrose)、棉子低聚糖(oligoaffinose)、异麦芽低聚糖(oligomaltose)、玉米低聚糖(cornoligossacharides)和大豆低聚糖(soybean oligosaccharides)等。合生元指益生菌与益生元同时并存的制剂,服用后到达肠道使益生菌在益生元作用下再行繁殖,发挥更有利作用。近年来提到的后生素(postbiotics),又称"益生素",指由活菌代谢产物或细菌死亡溶解后释放的可溶性因子,并对宿主产生有益作用,这些可溶性因子包括短链脂肪酸(short chain fatty acid,SCFA)、酶类、多肽类、磷壁酸、肽聚糖衍生物-胞壁肽、内源性和外源性多糖、细菌外膜蛋白、维生素、胆汁酸、缩醛磷脂及长链脂肪酸等。

2. 微生态制剂的发展与现状　"益生菌可对人体健康产生有益作用"这一概念可追溯至 19 世纪中期,微生物学家 Louis Pasteur 通过显微镜发现酸牛奶中含有大量乳酸杆菌。之后法国 Henry Tissier 教授从健康母乳喂养儿粪便中分离出第一株双歧杆菌,认为与婴儿健康密切相关,可降低腹泻发生风险。1917 年,Alfred Nissle 首次发现了乳酸菌外的其他类型益生菌如"大肠杆菌"。1965 年,Daniel Lilly 和 Rosalie Stillwell 首次提出了益生菌概念。1989 年,Fulle 把益生菌定义为能促进肠道菌群生态平衡,对宿主起有益作用的活微生物制剂。1992 年,Fulle 又对益生菌菌株作了更详细描述,认为菌株应具有在宿主肠道或其他生境存活的能力,能工业化生产,在使用和贮存期间能保存其活性状态和稳定性,对宿主产生有益作用,且无毒、无害、无副作用。2001 年 FAO/WHO 再次明确了益生菌定义,并沿用至今。

随着对微生态制剂的深入研究,新型益生菌、新型益生元,以及其他新型微生态制剂产品也孕育而生。"新型益生菌"是指在现有干预或治疗基础上可定位至具体发挥作用的微生物菌株,其确切疗效还需基础和临床验证。"新型益生元"是指在肠道微生物群作用下可产生 SCFA,如乙酸、丁酸等,它会影响肠上皮细胞转运、代谢,为其提供能量,降低肠道 pH 值,促进有益厌氧菌生长和繁殖,抑制病原微生物生长。

【微生态制剂的临床应用】

目前,越来越多研究者将肠道微生物群作为疾病治疗靶标,根据肠道菌群紊乱情况选择适宜的微生态制剂调节肠道环境,扶正菌群结构,恢复肠微生态平衡,治疗相关疾病。临床上将微生态制剂用于治疗儿童感染性腹泻、抗生素相关性腹泻、便秘、炎症性肠病、新生儿黄疸及新生儿坏死性小肠结肠炎等疾病,已获得一定临床疗效。微生态制剂临床应用时应根据每个患儿具体病情需要和不同微生态制剂的特点综合判断,合理选择。

1. 感染性腹泻 感染性腹泻是儿科的常见病、多发病,也是导致婴幼儿死亡的重要因素之一,微生态制剂常用于感染性腹泻的预防和辅助治疗。此前 Hemalatha 等调查不同益生菌菌株对感染性腹泻的影响显示,儿童服用副干酪乳杆菌 Lpc-37 可有效降低腹泻患病率。乳双歧杆菌 HN019 也有助于减少儿童腹泻和儿童感染沙门氏菌的频数。JAMA 一项研究明确了益生菌对艰难梭菌性肠炎的预防和治疗作用。益生菌通过恢复肠道菌群平衡预防和治疗感染性腹泻是明确的,但不同益生菌菌株对感染性腹泻的治疗疗效并不一致,仍需进一步探索。目前益生菌治疗小儿急性腹泻已获世界多个指南及权威机构认可,欧洲儿科胃肠病学、肝病学和营养协会(ESPGHAN)支持微生态制剂用于儿童急性感染性腹泻,推荐使用鼠李糖乳杆菌(lactobacillus rhamnosus,LGG)、布拉氏酵母菌、罗伊乳杆菌和灭活嗜酸乳杆菌,使用益生菌可减少腹泻频数和腹泻持续时间。2017 年中华预防医学会微生态学分会儿科学组"益生菌儿科临床应用循证指南"提出,急性腹泻病治疗原则是预防和纠正脱水、继续进食及合理用药,使用益生菌可缩短腹泻病程,减少住院时间。

2. 抗生素相关性腹泻 抗生素相关性腹泻(antibiotic associated diarrhea,AAD)是抗菌药物使用后最常见的不良反应,可延长原发疾病恢复时间、增加医疗费用,甚至引起死亡。《儿童抗生素相关性腹泻诊断、治疗和预防专家共识》指出,AAD 是指近期曾使用或正在使用抗生素出现腹泻,呈稀便或水样便、黏液便、脓血便、血便,或见片状或管状假膜,且不能用其他明确病因所解释。建议补充益生菌恢复肠道菌群平衡,但在特定菌株、剂型、剂量和使用时间上无具体推荐。近期 23 项临床研究荟萃分析结果显示,芽孢杆菌属、双歧杆菌属、丁酸梭菌属、乳酸杆菌属、乳球菌属、酵母菌属或链球菌属可显著降低 AAD 发生率,益生菌在预防 AAD 方面具有保护作用。2014 年 ESPGHAN 推荐使用鼠李糖乳杆菌(LGG)和布拉氏酵母菌(S. boulardii)制剂预防儿童 AAD,S. boulardii 可预防艰难梭状菌性肠炎(clostridium difficile associated diarrhea,CDAD),推荐预防量 S. boulardii 250~500mg/d,LGG (1~2)×10^{9}CFU/d,使用时间建议在抗生素使用期间,延长使用时间效果不明确。2015 年第 4 届耶鲁/哈佛益生菌研讨会共识意见中预防 AAD 除推荐布拉氏酵母菌、鼠李糖乳杆菌外,还推荐干酪乳杆菌 DN114 G01、保加利亚乳杆菌和嗜热链球菌组成的复合制剂,推荐布拉氏酵母菌、鼠李糖乳杆菌预防 CDAD 复发。2017 年我国益生菌儿科临床应用循证指南推荐布拉酵母菌、酪酸梭菌二联活菌散、双歧杆菌三联活菌散/胶囊和双歧杆菌四联活菌片预防 AAD。总之,益生菌株不同,其作用也不尽相同,由于特异性菌株、剂量和应用时间等因素会影响临床疗效,因此,针对不同疾病的预防及治疗所需使用不同种类益生菌制剂,仍需进一步的研究。

3. 过敏性疾病 过敏性疾病已成为目前重要的公共卫生问题,1989 年 Strachan 提出的"卫生假说"被认为是导致过敏性疾病的患病率增加的主要理论依据。多项实验证据表明,生命早期不同微生物暴露将影响免疫发展方向,并与婴儿健康和过敏性疾病发生风险存在密切关联。

17 项临床研究荟萃分析结果提示,妊娠后期和/或出生 1 个月内使用益生菌可降低儿童远期湿疹发生风险,但对哮喘、喘息和过敏性鼻炎、过敏性结膜炎作用并不明显。对有家族过敏史的 150 对母子,出生前孕母服用鼠李糖乳杆菌 HN001 和动物双歧杆菌乳糖亚种 HN019,新生儿生后 24 个月服用益生菌动态观察发现,2 岁时湿疹累计发病率较对照组减少 49%,6 岁时湿疹累计发病率减少 44%,提示益生菌对湿疹具有预防作用。进一步研究发现皮肤菌群在健康人群、湿疹发生前、湿疹发生时的特征均不一致,其中球形马拉色菌、疱疹马拉色菌、合轴马拉色菌的丰度在这三种状态下有明显差异。另外,当皮肤菌群中链球菌属、孪生球菌属丰度出现富集,球菌属减少时,皮肤更易发生湿疹。

最近一项研究证实,牛奶蛋白过敏患儿使用深度水解配方奶(EHF)联合 LGG 治疗优于单纯使用 EHF,并且粪便菌群明显改善,随访 3 年后发生其他过敏的概率明显降低,提示益生菌能加速肠道对牛奶蛋白过敏的口服耐受。因此,2015 年国际过敏组织(WAO)在益生菌预防过敏性疾病指南中指出,尽管目前使用益生菌预防儿童过敏疾病证据不足,但以下几种情况使用益生菌是可以获益的:如有过敏家族史孕母妊娠后期使用;过敏高风险婴儿母亲哺乳期使用;过敏高风险婴儿生后即刻使用,并推荐鼠李糖乳杆菌 GG(LGG)、乳双歧杆菌(B.lactis)和其他双歧杆菌或混合菌株。目前研究哮喘与儿童肠道菌群组成也存在密切关系,SusanVLynch 等对 298 例婴儿,随访至 2 岁和 4 岁时粪便菌群分析发现,新生儿期粪便菌群中双歧杆菌属、Akkermansia 菌属及 Faecalibacterium 菌属丰度较低,念珠菌属及红酵母菌属(真菌)丰度较高时,2 岁时发生哮喘风险会增加 3 倍。该团队另一项研究,10 例哮喘高危儿 LGG 菌株干预 6 个月后,肠道中Akkermansia 菌属、栖粪菌属和罗氏菌属丰度明显提高,肠道菌群成熟度也明显提升,认为生命早期益生菌干预可预防哮喘的发生。

4. 炎症性肠病　　炎症性肠病(inflammatory bowel disease,IBD)是一种原因不明、以慢性炎症为特征的肠道炎性疾病,主要包括溃疡性结肠炎(ulcerative colitis,UC)、克罗恩病(Crohn'sdisease,CD)和未定型结肠炎(indeterminate colitis,IC)。IBD 发病机制目前不十分清楚,以往研究认为与遗传、免疫、环境和感染等因素有关,目前认为宿主与肠道微生态之间的平衡被打破是触发宿主易感基因,以及引起异常免疫应答的基础。Joossens 等对 68 例 CD 患者肠道菌群分析发现,CD 患者存在明显菌群失调,双歧杆菌、柔嫩梭菌属、小类杆菌属和某一梭状芽孢杆菌属增多,活波瘤胃球菌减少。Macfarlane 等采用 16S rRNA 基因技术对 UC 患者直肠活检标本菌群检测发现,UC 患者双歧杆菌数量为正常对照组的 1/30,链球菌仅在 UC 患者标本中发现。Machiels 等对 127 例 UC 患者肠道菌群分析发现,UC 患者肠道菌群中人罗氏拜瑞菌和柔嫩梭菌属较健康者减少。

IBD 患者肠道菌群紊乱一方面引起遗传易感个体肠黏膜上皮通透性增加;另一方面肠道中致病菌代谢物可作为抗原持续刺激肠上皮细胞,激活肠黏膜免疫,引发自体免疫应答而诱发 IBD。所以,微生态制剂成为 IBD 的治疗手段之一。HelenSteed 等对 35 例 CD 患者行双歧杆菌干预 3~6 个月后,患者的疾病活动指数和组织学指数明显下降,肿瘤坏死因子-α 表达量也显著降低。对 90 例 UC 患者行双歧杆菌四联活菌(婴儿双歧杆菌、嗜酸乳杆菌、粪肠球菌、蜡样芽孢杆菌)治疗,能显著提高 UC 患者临床症状缓解率。但因缺少大样本量的系统性临床研究,益生菌制剂在 IBD 的诱导和维持缓解作用的有效性尚需进一步探索。并且,由于国内缺乏基于儿童 IBD 人群的益生菌高质量、大样本量研究,因此尚未形成对此人群的益生菌使用推荐意见。

5. 营养代谢相关性疾病

(1) 营养不良:肠道菌群在营养物质的消化吸收方面发挥重要作用:一方面肠道菌群结构改变可致营养不良;另一方面肠道菌群发育迟滞或异常也可造成营养不良。Subramanian 等评估了 64 例 6~20 月龄重度营养不良患儿的肠道菌群,发现其肠道菌群成熟度明显低于同龄健康儿童,提示营养不良患儿肠道菌群发育迟滞,不能适应随年龄增长而发生的饮食结构变化,阻碍了营养物质的消化与吸收。此外,与健康儿童相比,营养不良患儿不但肠道菌群结构丰度发生了变化,还潜伏着更多致病菌的威胁如致病性大肠埃希菌、沙门氏菌、金黄色葡萄球菌、幽门螺杆菌等,这些致病菌不仅影响营养物质吸收,还可增加感染风险。尽管目前发现了一些与儿童营养不良相关的肠道菌群和功能通路,但仍难以确认其为直接致病菌。Blanton 等从营养不良患儿粪便微生物群中分离出 11 株可被 IgA 靶向识别的致病菌株,将其移植到无菌小鼠体内后出现饮食依赖性肠病,提示该菌株可能是致病菌株之一。该研究组又从健康儿童粪便中分离两株可被 IgA 特异识别的菌株即活泼瘤胃球菌和共生梭菌植入到菌群发育迟滞营养不良小鼠肠道后,其症状得到了缓解,由此证实肠道菌群中的确存在可导致儿童营养不良的关键特征菌,以及与之相拮抗的益生菌,但具体致病机制有待进一步研究。近年一项 RCT 研究发现,将瘦人粪便移植到有代谢综合征肥胖患者体内后,增加了患者的胰岛素抵抗,增加肠道菌群多样性,且产丁酸盐细菌数量增加,更证实了益生菌对营养不良的防治作用。

(2)肥胖:肥胖不仅会给身体带来极大负担,还会增加其他疾病如糖尿病、心脑血管疾病、慢性肾病、高血脂、高血压等的发生风险。研究发现,肥胖的发生受肠道菌群影响,肠道中有益菌通过分泌短链脂肪酸增强机体胰岛素敏感性,刺激饱腹感荷尔蒙的分泌从而抑制肥胖。GuolinLi 等研究发现间歇性禁食能有效改善肥胖状态,这种改善与肠道菌群中乙酸盐代谢菌丰度的增加有关。MoranYassour 等研究发现,肥胖发生前肠道中 Akkermansiamuciniphila 的丰度就已经发生了改变,且该菌的数量与身体质量指数(BMI)、空腹血糖、机体胰岛素水平等成负相关。研究者建立了肠道菌群与血清胆固醇的线性相关模型,辅助预测血清胆固醇含量,提示肥胖及高血脂发生风险。赵立平教授通过营养膳食配合益生元对肥胖儿童进行干预,不但体重下降,肠道菌群也有了很大改善,且全身慢性炎症也逐渐消失,说明肠道菌群不仅可作为肥胖干预的潜在靶点,还可改善机体炎症状态。基于肠道菌群与营养代谢的关联,不仅能通过肠道特征菌变化对肥胖风险进行预测,还能为其治疗提供潜在菌群靶点。

6. 其他疾病 此前已有很多研究报道了肠道菌群与 2 型糖尿病、结直肠癌、风湿性关节炎、自闭症等疾病的发生密切相关,也有部分研究报道了益生菌或益生元在这些疾病中的辅助治疗作用,但由于有效证据的缺乏及临床应用标准化等问题,益生菌对于这些疾病的预防或治疗作用仍需要更多的研究来确定。

【微生态制剂临床应用的安全性】

尽管已证实益生菌具有良好的安全性,但不同人群对不同益生菌制剂的耐受性也不尽相同。

菌血症是益生菌使用中的重要问题之一,Rautio 报道了 1 例 74 岁女性糖尿病患者服用 LGG 4 个月后出现肝脓肿和肺炎。Land 报道了 1 例 4 月龄婴儿心脏手术后服用 LGG 发生心内膜炎。因此,目前基于临床研究证据也提出了益生菌应用的一些危险因素,如多脏器功能衰退、伴有恶性肿瘤、免疫功能缺陷,以及未成熟新生儿是服用益生菌的主要危险因素;中央静脉置管、肠道黏膜屏障受损、空肠造口术后,以及心脏瓣膜病是服用益生菌的次要危险因素。目前临床报道的益生菌不良反应病例均出现在上述高危人群中,正常人群尚未见不良反应报道,但健康个体长期使用益生菌的安全性仍缺乏足够临床证据。细菌耐药是益生菌使用中的另一个重要问题,Matteuzzi 对人粪便中 15 种、459 株双歧杆菌行药敏试验发现,所有菌株均对氯霉素和林可霉素敏感,对新霉素、链霉素和四环素出现不同程度耐药。D.Aimmo 从常用益生菌制剂中分离出 34 株双歧杆菌和鼠李糖乳杆菌行药敏试验发现,所有菌株均对氨曲南、环丝氨酸、卡那霉素和多黏菌素 B 耐药。由于屎肠球菌 SF68 可能存在传递万古霉素耐药基因,故在儿童中不推荐应用。益生菌菌株的耐药性是由菌株本身所携带的天然耐药基因决定的,随着益生菌制剂广泛使用,耐药因子有可能在不同菌群中传递扩散而导致抗生素对患者效果欠佳,甚至无效。因益生菌存在潜在感染风险,并有可能传递耐药基因,故在免疫缺陷或免疫力低下、危重症患儿、中心静脉置管、短肠综合征及心脏瓣膜病术后患者使用益生菌时应需谨慎。另外,部分益生菌产品辅剂中含有牛奶成分,对于牛奶蛋白过敏的患儿会引发过敏风险。新生儿特别是早产儿、低出生体重儿应用益生菌应谨慎,目前没有足够证据支持在早产儿使用益生菌是绝对安全的。

【应用注意事项】

1. 早产儿应用微生态制剂问题　早产儿因其消化系统发育不成熟,肠道内细菌定植无论在时间和性质上均不同于足月新生儿,部分早产儿因各种原因进入重症监护病房常使用抗生素治疗,加之母子分离等因素延迟了早产儿肠道菌群的初始定植和微生态稳态的建立,从而影响肠黏膜屏障的发育。早产儿应用益生菌时要充分与家长沟通,让其了解应用益生菌的潜在好处和风险。在安全条件满足情况下,建议应用鼠李糖乳杆菌、婴儿双歧杆菌、乳酪双歧杆菌和嗜热链球菌等可降低坏死性小肠结肠炎和晚发败血症发生风险。有报道434名极低出生体重儿生后服用益生菌(嗜酸乳杆菌、两歧双歧杆菌)6周,未发生脓毒症。2 000名早产儿预防性应用益生菌也未发现短期不良影响,上述研究只是对特定益生菌菌株短期安全性的验证,未来还需更多不同菌株在新生儿甚至早产儿中应用的短期和长期安全性的观察数据加以证实。

2. **与抗生素合用问题** 当微生态制剂与抗菌药物合用时,抗菌药物会抑制益生菌制剂中活菌的生长繁殖,降低其疗效,甚至失效。若需同时应用,应加大益生菌剂量或错开服药时间,最好间隔2~4小时以上。最好选用耐抗生素的微生态制剂如布拉氏酵母菌、酪酸梭菌和芽孢杆菌制剂,因对抗生素不敏感,可以与抗生素同时使用。

3. **不宜与收敛剂等配伍应用** 微生态活菌制剂不宜与具收敛作用的制剂合用如鞣酸、铋剂、活性炭、氢氧化铝及碱性药物,以免吸附或杀灭益生菌活菌。

4. **服用方法** 冲调益生菌产品时水温不宜超过40℃,以免使其活性降低或失活。服用时间应依据菌株特性不同而不同,服用不耐胃酸的菌株时,可饭后服用;服用耐胃酸的菌株时,饭前饭后均可;肠溶制剂应整粒服用,不宜分开或弄细服用。

5. **储存与保管** 微生态制剂的贮存条件直接影响其质量。活菌一般怕光、怕热,有的怕冻、怕湿。温度越高,湿度越大活菌存活时间越短。益生菌制剂一般保存在2~8℃,效期长短因产品不同而各异。

总之,选用微生态制剂应依据其应用目的不同,存在菌株特异性、剂量依赖性和个体差异性。要权衡微生态制剂临床的有效性和安全性,选择质量可靠、循证证据强的微生态制剂产品。由于使用菌株和剂量不同,目前很难评价多种菌与单一菌制剂的优劣,尚无证据证明多种益生菌联合使用较单一菌株药物有更好的临床疗效。

【微生态制剂临床应用的发展方向】

随着精准医疗和个性化医疗概念的提出,微生态制剂的未来发展也应满足更多疾病、不同族群、临床诊断和治疗的需求。基于此点,未来的可能发展方向更趋向于:

（1）通过不同微生态制剂产品组合用于不同临床症状或疾病，以及不同人群的个性化干预或治疗。

（2）建立个人自体益生菌库，保存不同人群健康状况下有益菌菌株，疾病时可行自体益生菌菌株移植。

（3）通过基因组编辑调控益生菌的基因表达，使其在不同环境信号下（如生理或病理信号）表达特定产物如抗菌肽、激素、酶等，从而最终适用于不同人群、不同临床症状和疾病的微生态制剂产品。

为了更好地维持人体肠道微生态平衡，保护和促进儿童健康，需更全面深入了解肠道微生态学的运行机制，依据人体微生物群、免疫、宿主基因的互作关系，研发新型微生态制剂促进微生态和人体健康的协同发展。

（张 琳 郭 城）

参考文献

[1] 中华预防医学会微生态学分会儿科学组.益生菌儿科临床应用循证指南.中国实用儿科杂志,2017(2):81-90.

[2] 郑跃杰,武庆斌,方峰,等.儿童抗生素相关性腹泻诊断,治疗和预防专家共识.中华实用儿科临床杂志,2021,36(6):7.

[3] FIOCCHI A,PAWANKAR R,CUELLO-GARCIA CA,et al. World Allergy Organization-McMaster University Guidelines for Allergic Disease Prevention (GLAD-P):Probiotics. World Allergy Organization Journal,2015,8(4).

[4] NI J,WU GD,ALBENBERG L,et al. Gut microbiota and IBD:causation or correlation? Nat Rev Gastroenterol Hepatol,2017,14(10):573-584.

第二章 儿童消化系统常见问题

第一节 呕 吐

【概述】

呕吐(vomiting)是婴幼儿常见症状,是由自主神经和骨骼肌肉的中枢神经系统反射引起,导致食管、胃或肠道呈逆蠕动,并伴有腹肌强力痉挛性收缩,从而迫使食管或胃内容物从口、鼻腔涌出。严重剧烈的呕吐会导致患儿呈呼吸暂停的窒息状态,若呕吐物被吸入,可导致肺部感染。反复多次呕吐会引起水电解质酸碱紊乱。慢性长期呕吐会影响营养物质摄入,导致营养不良和生长发育迟缓。

【病因】

胃肠道疾病或胃肠道外疾病均可引起呕吐,不同年龄段呕吐的疾病谱不尽相同(表2-1),包括内科疾病和外科疾病:

1. 消化道感染 病毒或细菌感染引起的急性肠炎、急性胃肠炎等均可出现呕吐表现。常见的病毒病原体有轮状病毒、诺如病毒等,其中诺如病毒引起的呕吐较剧烈,且可出现聚集发病的流行病学特征。

2. 消化系统疾病 如慢性胃炎、食管炎、胃食管反流病、腹型过敏性紫癜、急性胰腺炎、急性胆囊炎等均可引起呕吐。

3. 全身感染性疾病 如呼吸道感染、扁桃体炎等,影响胃肠功能后可引起呕吐。

4. 外科急腹症疾病 如肠套叠、急性阑尾炎(单纯性、化脓性、坏疽性、脓肿)、机械性肠梗阻、腹膜炎等除呕吐表现突出外,可伴有剧烈腹痛等其他消化道表现。

表 2-1　不同年龄段呕吐常见病因

年龄	常见病因
新生儿	食管闭锁、胃扭转 肠闭锁、肠旋转不良、先天性巨结肠、肛门或直肠闭锁 神经系统疾病：颅内出血、硬膜下血肿、缺血缺氧性脑病
婴幼儿	急性胃肠炎、全身感染 胃食管反流病 肠套叠 食物蛋白诱导小肠结肠炎综合征 食管裂孔疝、贲门失弛缓症 先天性肥厚性幽门狭窄、胃扭转、十二指肠隔膜 颅内感染、颅内占位、脑积水
学龄前及学龄儿童	胃炎、急性肠炎、消化性溃疡 周期性呕吐综合征、胃食管反流病 急腹症：阑尾炎、腹膜炎、肠梗阻等 胰腺炎、胆道疾病 颅内感染、颅内占位、脑水肿 代谢性疾病、酮症酸中毒 食物中毒

5. 功能性胃肠病　如婴儿反流、功能性消化不良、周期性呕吐综合征等功能性胃肠病。此类疾病需排除消化道器质性病变、神经系统疾病和全身疾病等因素后，符合罗马Ⅳ标准方可诊断。

6. 食物过敏　如食物蛋白诱导小肠结肠炎综合征，常发生在摄入过敏原后不久出现较为剧烈的呕吐，回避过敏原呕吐能够缓解。

7. 消化道梗阻及畸形　任何原因引起胃肠道梗阻均可引起呕吐。先天性消化道畸形，如食管闭锁、食管裂孔疝、幽门梗阻、十二指肠隔膜、胃扭转、肠旋转不良、肠扭转、贲门失弛缓症、肠梗阻、消化性溃疡瘢痕梗阻等。急性梗阻常伴有腹胀、便血、肛门排便排气停止等表现。

8. 神经系统疾病　任何原因引起的颅内高压(颅内占位、颅内感染、脑水肿)均可导致呕吐。此类呕吐常剧烈,呈喷射性,急性发作且不伴有恶心等前驱症状,伴有神经系统症状体征(如头痛、嗜睡、惊厥、昏迷等)。小脑或前庭功能异常,可随体位改变而发生。

9. 心血管系统疾病　如暴发性心肌炎,该病起病急骤,发展迅猛,患儿一般情况差,可出现生命体征不平稳。由于早期症状不典型,易误诊,预后凶险。

10. 中毒　药物、食物或毒物中毒可表现为急性呕吐,呕吐物可能有异味,伴有中毒的其他器官功能障碍表现。

11. 代谢紊乱　代谢性酸中毒、高氨血症、酮血症、氨基酸代谢异常等。

【诊断】

1. 临床表现

(1) 病史询问:包括呕吐发生时间、缓急;呕吐的方式、呕吐量、颜色、气味;与进食的关系;有无恶心、腹痛、便血等伴随症状;有无神经系统症状,如头痛、头晕、耳鸣等;既往有无腹部手术史、既往病史、用药史等。呕吐类型可分为溢乳、反复呕吐,喷射性呕吐(常见于小婴儿吞咽大量空气、幽门梗阻、各种原因引起的颅内压增高等)。呕吐物性质:幽门及胃部病变呕吐胃内容物,不含胆汁;十二指肠下部病变则呕吐物含胆汁;低位肠梗阻可见呕吐物带粪质。

(2) 体格检查:重点进行腹部查体,包括腹部外形、疼痛的触诊、包块触诊、肠鸣音、移动性浊音等。此外,注意患儿的精神状态,有无脱水征,并进行神经系统查体。

2. 实验室检查　血、尿、粪便常规,电解质、肝肾功能、血气分析、血糖、尿酮体等,进行初步病因判断以及脱水和内环境紊乱的评估。

3. 影像学及内镜检查　根据病因不同,进行有针对性的辅助检查,如怀疑腹腔内病变,需要进行腹部B超、必要时腹部增强CT检查;怀疑肠套叠,胃肠道彩超检查;怀疑消化道发育畸形,消化道造影检查;怀疑食管及胃部病变,胃镜检查;怀疑胃食管反流病,24小时动态食管 pH 值监测;怀疑颅内占位,头颅 CT 或 MRI 检查。

【治疗】

1. 病因治疗 明确病因后积极治疗原发病。

2. 对症治疗 急性胃肠炎伴呕吐患儿需液体疗法,纠正电解质及内环境紊乱。轻症病例仍可继续进食,但是要注意补液防止脱水,可照常喂母乳或给半流质饮食,加服补液盐或米汤。对于严重频繁呕吐应短期禁食(4~6小时),给予输液,待呕吐控制后逐渐恢复正常饮食。

3. 药物治疗

(1) 促动力药物:多潘立酮是具有抗多巴胺作用的苯米唑衍生物,能增加下食管括约肌的张力,改善胃十二指肠动力,促进胃排空,具有一定的止吐作用。每次0.3mg/kg,每日3次,餐前15~30分钟口服。但有锥体外系及引起Q-T间歇延长的副作用,因此新生儿、婴儿及有心血管疾病基础者不建议应用。

(2) 质子泵抑制剂(proton pump inhibitor,PPI):能够特异性和非竞争性地作用于H^+-K^+-ATP酶,阻断各种原因所致壁细胞泌酸的共同及最终环节,具有强力抑酸作用,是迄今抑酸作用最强的药物。可用于胃食管反流病、消化性溃疡、食管炎、急慢性胃炎等引起的呕吐。目前,国内批准上市有临床应用证据的主要有奥美拉唑(omeprazole)、兰索拉唑(lansoprazole)、泮托拉唑(pantoprazole)、雷贝拉唑(rabeprazole)等5种制剂。PPI在餐前0.5~1小时口服,疾病和年龄不同,PPI种类的选择、剂量及使用的疗程不一,注意使用适应证,儿科常用奥美拉唑。

(3) 其他药物:昂丹司琼可用于化疗药物及术后的剧烈呕吐,近年来也逐渐用于急性胃肠炎的剧烈呕吐,6月以上儿童每次0.15mg/kg,最大剂量8mg。能够明显缓解症状,安全有效。周期性呕吐综合征患儿指南建议5岁以下的用赛庚啶,5岁以上的用阿米替林;二线治疗包括应用普萘洛尔进行预防性治疗,适合于所有年龄段的患儿。

4. 外科治疗 在应用药物治疗后,严重的症状仍然存在,或者出现致命的吸入性肺炎时,则需考虑外科手术。胃底折叠术可以在解剖学上增加下食管括约肌的抗反流能力。儿童有严重的神经系统缺陷不能耐受经口或胃管喂养,可以用胃造瘘。

➢ 附：呕吐的诊治流程图

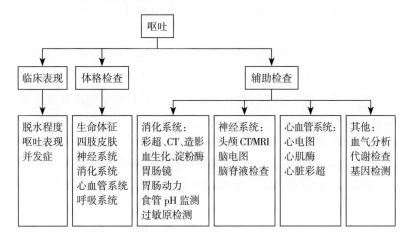

（谢晓丽）

参考文献

［1］耿岚岚,刘明南,龙高,等.儿童功能性胃肠病罗马Ⅳ标准.中华儿科杂志, 2017,55(1):4-14.

［2］中华医学会儿科学分会临床药理学组,中华医学会儿科学分会消化学 组,中国医药教育协会儿童用药临床评价分会,国家儿童医学临床研究 中心(重庆),《中国实用儿科杂志》编辑委员会.儿童质子泵抑制剂合理 使用专家共识(2019年版).中国实用儿科杂志,2019,34(12):977-981.

［3］KARUNANAYAKE A,DEVANARAYANA NM,DE SILVA A,et al. Randomized Controlled Clinical Trial on Value of Domperidone in Functional Abdominal Pain in Children. J Pediatr Gastroenterol Nutr,2018,66(5):725-731.

［4］MARCHETTI F,MAESTRO A,ROVERE F,et al. Oral ondansetron versus domperidone for symptomatic treatment of vomiting during acute gastroenteritis in children:multicentre randomized controlled trial. BMC Pediatr,2011;11:15.

［5］ROSSOR T,ANDRADI G,BHAT R,et al. Investigation and management of gastro-esophageal reflux in United Kingdom neonatal intensive care units. Acta Paediatr,2018,107(1):48-51.

[6] ROMANO C,DIPASQUALE V,SCARPIGNATO C. Antiemetic Drug Use in Children:What the Clinician Needs to Know. J Pediatr Gastroenterol Nutr,2019,68(4):466-471.

[7] FREEDMAN SB,WILLIAMSON-URQUHART S,HEATH A,et al. Multi-dose Oral Ondansetron for Pediatric Gastroenteritis:study Protocol for the multi-DOSE oral ondansetron for pediatric Acute GastroEnteritis(DOSE-AGE) pragmatic randomized controlled trial.Trials,2020,21(1):435.

第二节　吞咽困难

【概述】

吞咽困难是指食物通过咽部或食管时感到费力,有梗阻、障碍、咽不下的感觉,包括口咽性吞咽困难和食管性吞咽困难。口咽性吞咽困难即吞咽之初出现咽下困难,多由口咽部器质性疾病、神经系统疾病及肌肉疾病导致。食管性吞咽困难即食物从口腔到胃的推进过程中受阻而出现梗阻感,多由食管器质性病变、食管括约肌压力异常、松弛发生障碍、纵隔疾病、神经肌肉疾病等原因引起。吞咽困难会影响患儿的生活质量,导致营养不良、低蛋白血症、吸入性肺炎,甚至窒息而危及生命。本章重点阐述食管性吞咽困难。

【诊断】

1. 病史　询问病史时应考虑的要点包括有无异物和/或腐蚀剂吞咽史,部位,吞咽困难的食物性状(固体和/或液体),症状呈进行性还是间歇性,持续时间,有无鼻反流、咳嗽、鼻音、咳嗽反射减弱、气哽、构音不良、口臭等伴随症状。

2. 临床表现　吞咽困难的主要临床表现包括:①饮食速度慢,一口食物分几次吞咽;②吞咽的过程明显感觉费力;③饮食过程中伴颈胸部充血;④饮食过程中出现咳嗽、呼吸困难或气短,部分可听见水泡音;⑤食物向鼻腔反流;⑥反复发生肺炎;⑦长期吞咽困难可导致体重下降。

3. 体格检查　除全面体格检查要点之外,应特别注意以下几点:①营养及精神状态;②有无脱水征;③是否有张口困难;④口腔、舌、咽部有无溃疡、肿物、炎症表现;⑤扁桃体是否肿大,有无炎症表现; ⑥若疑为神经系统疾病所致者,应做神经系统体查。食管性吞咽困难患儿的体格检查常常无明显异常,腐蚀剂吞服、食管异物后出现发热、严重胸骨后疼痛、捻发音和/或休克是食管穿孔伴纵隔炎的表现。

4. 辅助检查

(1) 实验室检查:对于伴有发热的吞咽困难患儿,应行血常规、CRP、PCT、细菌培养等检查。如患儿有气促、发绀、脱水等表现,应行电解质、血气分析等检查。

(2) 影像学检查:①气道及颈部软组织正侧位片:以寻找异物、肿块、气道受压、咽后区或皮下组织积气、会厌炎等依据。②胸部正侧位片:以识别吸入性肺炎、先天性心脏病、纵隔炎所致皮下积气、纵隔肿块或(如在贲门失弛缓症患儿中的)食管扩张伴气液平面的征象。对于确定或高度怀疑吞咽了透射线异物的患儿,除平片外,还应进行内镜检查或透视造影检查。③胃镜:存在食管性吞咽困难的患儿应行胃镜检查,且尽量行食管黏膜活检以警惕嗜酸性粒细胞性食管炎。反流性食管炎和感染性食管炎(如单纯疱疹病毒、巨细胞病毒及念珠菌感染)都具有特征性内镜表现,容易明确诊断。狭窄性食管结构异常可以在内镜检查中进行黏膜活检和扩张治疗。如果内镜检查中发现食管内有残留食物、液体或唾液,则高度提示食管动力异常,尤其是贲门失弛缓症。胃镜检查对吞咽了腐蚀剂或有异物梗阻证据的患儿至关重要,内镜检查的最佳时机取决于临床情况。④食管钡餐:当考虑患儿可能存在咽部憩室、食管黏膜环或食管动力异常时,应首先进行食管钡餐检查。贲门失弛缓症的典型钡餐影像学特点是食管扩张和食管胃交界区"鸟嘴"样狭窄。弥漫性食管痉挛典型的钡餐表现为螺旋状食管。此外,钡餐检查还可发现食管憩室、管腔狭窄、黏膜环及肿瘤等结构异常。⑤头颅CT:有颅内压增高症状或神经系统定位体征提示脑脓肿或肿瘤的患儿应完善头颅CT检查。

对于大多数患儿,通过准确和完整的病史一般可提示诊断。关键病史信息包括确已知或疑似的异物吞咽、腐蚀剂吞咽、失音、发热,特别是伴有口腔黏膜损害、流涎、咽痛、张口困难或颈僵硬。如固体吞咽困难甚于液体提示存在某种程度的食管阻塞,如异物、食团、食管肿瘤或血管环;固体和液体吞咽困难相当提示食管动力障碍;进食使疼痛加重提示胃食管反流和/或食管炎。相比其他食管异物,有食物嵌顿的患儿存在基础食管病变的可能性更高,例如狭窄、贲门失弛缓症、嗜酸细胞性食管炎或食管动力障碍。

【鉴别诊断】

1. **幼年型皮肌炎**　幼年型皮肌炎是儿童期发生的一种全身性自身免疫性疾病,临床特征表现为近端肢体肌无力及皮疹,常合并有异位钙化和脂肪营养不良,可累及呼吸、心血管、胃肠道等多个系统。在幼年型皮肌炎患儿中,腭和环咽肌无力可能导致吞咽困难、鼻音、气管误吸和食物反流入鼻咽。上段食管受累可导致固体和液体吞咽困难。食管下 1/3 横纹肌无力伴食管反流和食管动力障碍也可引起吞咽困难。

2. **重症肌无力**　重症肌无力是一种由自身抗体介导的获得性神经-肌肉接头传递障碍的自身免疫性疾病。乙酰胆碱受体(acetylcholine receptors,AChR)抗体是最常见的致病性抗体。虽然大多数重症肌无力患者表现为上睑下垂和/或复视的眼部症状,但约 15% 的患者会显示延髓症状,包括吞咽困难。患儿面临的误吸风险可能导致"肌无力危象"。腭无力可能导致鼻反流(尤其是液体)。

3. **克罗恩病**　克罗恩病为一种非特异性慢性胃肠道炎症,病变呈穿壁性炎症,多为节段性、非对称分布,可累及胃肠道各部位,以回肠末段及附近结肠为主,临床主要表现腹痛、腹泻、瘘管和肛门病变。18%~43% 的克罗恩病患儿在组织学上存在食管受累,可能引起吞咽困难和吞咽痛。

4. **血管环或外在压迫**　少数情况下,主动脉弓血管畸形形成的环绕食管的血管结构可造成儿童吞咽困难。这些解剖异常在 1 岁以下婴儿中通常表现为呼吸窘迫。极少数情况下,来自纵隔或胸部肿瘤(如淋巴瘤)的外部压迫可损害食管动力。但是,这些肿瘤最常见、最典型的表现是呼吸窘迫、喘鸣、哮鸣,特别是处于仰卧位时。

5. **癔球症**　指与胃食管反流或食管动力障碍无关、持续至少 6 个月且在两餐之间发生的咽部有肿块或异物的间歇性感觉。癔球症患儿并不存在真正的吞咽困难。虽然癔球症常见于成年人,但极少数情况下也可见于儿童,需要恰当的诊断性评估以排除真的存在异物或其他食管病变。

【治疗】

1. 危急情况处理 对存在吞咽困难患儿的初步评估需快速评估呼吸状态,需要立即干预的情况有上气道完全阻塞、快速进展的部分性气道阻塞、呼吸衰竭、纵隔肿块压迫气管。对此类患儿优先采取的措施包括辅助供氧、呼吸支持和气道管理。对于发绀或呼吸窘迫的患儿应接受 100% 的辅助供氧,且在完成充分评估和临床情况稳定之前不得经口摄食。

2. 对症治疗

(1) 改良饮食模式:吞咽困难患儿需进行标准化的营养管理及进行营养风险筛查,这有助于进一步的营养状况评估。用于吞咽困难的食物(food for dysphagia,FD)是指通过加工制成的特殊食品,包括但不限于分解食品或添加增稠等食品添加剂。FD 成分应符合以下标准:①便于咀嚼和吞咽,如土豆泥和水果泥;②增加稀释食品的黏度,在水、饮料、果汁、牛奶等液体中添加食品添加剂,以增加食品的黏稠度,以减少反流;③避免混合和食用固体及液体的食物;④选择质地均匀、光滑的食物。

(2) 留置胃管:留置胃管可以避免食物经过口、咽喉部,减少吞咽不适感。此外,对于口服摄入热卡不能达到推荐每日摄入热卡的 60%、存在意识障碍或认知障碍的患儿,建议采用经胃管鼻饲喂养以达营养支持的目的。

(3) 支持治疗:如患儿有发热,予以退热处理;如患儿存在脱水、电解质酸碱平衡紊乱,及时补液维持内环境稳定。

3. 对因治疗 针对原发病进行治疗,如为反流性食管炎,可给予抑酸药物;如为嗜酸性粒细胞性食管炎,予以饮食回避或激素治疗;如为食管狭窄,可给予球囊扩张术或食管支架置入术;如为贲门失弛缓症,可给予球囊扩张术或内镜下环形肌切开术。

4. 其他治疗 传统针刺疗法是针灸治疗卒中后吞咽障碍的基本方法,目前针灸治疗法结合电刺激、药物、康复训练等方式在治疗吞咽困难上也取得了较好的效果。

▶ 附：吞咽困难的诊治流程图

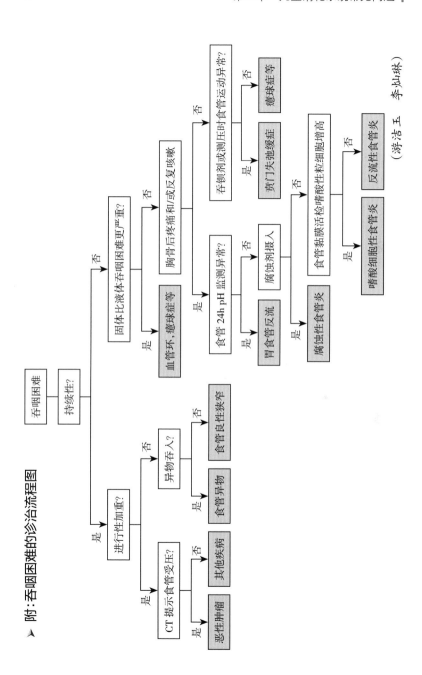

（游洁玉 李灿琳）

参考文献

[1] HUDSON S，SAMPSON C，MUNTZ HR，et al. Foreign body impaction as presentation of eosinophilic esophagitis. Otolangol Head Neck Surg，2013，149：679.

[2] SUN JQ，DOU ZL.Chinese expert consensus on food and nutrition management for dysphagia（2019 version），Asia Pac J Clin Nutr，2020，29（2）：434-444.

[3] BURGOS R，BRETÓN I，CEREDA E，et al. ESPEN guideline clinical nutrition in neurology. Clin Nutr，2018，37：354-396.

[4] STEELE CM，ALSANEI WA，AYANIKALATH S，et al. The influence of food texture and liquid consistency modification on swallowing physiology and function：a systematic review.Dysphagia，2015，30：2-26.

[5] CHEN J，LÜ Z. Eating disorders of elderly：Challenges and opportunities of food industry. Food Science，2015，36：310-315.

[6] BAIJENS LW，CLAVÉ P，CRAS P，et al.European Society for Swallowing Disorders-European Union Geriatric Medicine Society white paper：oropharyngeal dysphagia as a geriatric syndrome. Clin Interv Aging，2016，11：1403-1428.

第三节　腹　　痛

【概述】

1. 病因　腹痛是儿科常见的症状。由于儿童对腹痛的感知和耐受性有相当大的差异，加上婴幼儿无法主诉或描述不清，在临床诊断中更容易让医生产生困扰。腹痛按病因分为器质性和功能性，器质性又包括内科病和外科病，外科病以急腹症为代表。腹痛按病程分为急性腹痛和慢性腹痛。

腹痛按性质分为：①绞痛：由管状器官的肌肉痉挛或梗阻并痉挛引起，如肠管、胆道、输尿管，多为阵发性绞痛。②钝痛：由器官被膜受牵扯引起，如肝、肾、阑尾及腹膜等炎症引起的被膜牵扯，多为持续性。

　　腹痛按部位分为:①内脏痛:可以是迟钝的或剧烈的,定位往往不准确。内脏痛的病因和部位见表 2-2。②躯体痛:往往很强烈,通常限于局部,当发炎的内脏接触到顶层腹膜或腹壁时,疼痛局限于该部位。弥漫性腹膜炎则引起全腹痛、强直、肌卫、反跳痛、皮肤感觉过敏。还有一种腹壁痛,较少见,是由于各种原因造成腹内压升高,压迫腹壁前皮神经,又称前皮神经卡压综合征,特点是绷紧腹壁肌肉时腹痛加重。③牵涉痛:腹部外的病因,牵涉到腹部表现为腹痛,或者腹部的病因,放射到腹部以外的部位疼痛,见表 2-3 和表 2-4。

表 2-2　内脏痛:疼痛部位往往与病变部位不一致

病变部位	疼痛部位
肝、胰、胆道、胃、小肠近端	上腹部
远端小肠、盲肠、近端结肠	脐部
远端大肠、尿路、盆腔器官	耻骨上
盲肠、升结肠、降结肠	病变部位
阑尾炎	初脐部、转移性右下腹

表 2-3　牵涉痛:腹外的病因牵涉到腹部

疼痛的起源	病因
心脏	心肌梗死、心肌炎、心包炎
肺	胸腔积液、肺炎、肺栓塞
肌肉骨骼的	肋软骨炎、肋骨骨折、胸椎间盘突出、肌肉痉挛
泌尿生殖的	睾丸扭转、卵巢扭转、盆腔炎、泌尿系感染、异位妊娠、卵巢囊肿、血肿
系统性的	糖尿病酮症酸中毒、甲亢、系统性红斑狼疮、尿毒症、血管炎、镰状细胞病、卟啉症
中枢神经系统	腹型偏头痛、抑郁、功能性腹痛
感染性	链球菌性咽炎、EB 病毒单核细胞增多症、落基山斑疹热、带状疱疹、莱姆病

表 2-4 牵涉痛：腹部病因牵涉到远处

疼痛部位	病因
右肩	十二指肠穿孔
背中部	胆绞痛
背下部	胰腺炎
肋颈角	肾或尿道结石
骶骨	子宫或直肠痛
浅表痛	胃溃疡

2. 发病机制 在腹部传递疼痛刺激的神经纤维主要有两种，在皮肤和肌肉中，A 纤维介导剧烈的局部性疼痛，来自内脏、腹膜和肌肉的 C 纤维传递定位较差的钝痛。这些传入纤维在背根神经节内有胞体，一些轴突穿过中线，上升到延髓、中脑和丘脑。疼痛的感觉中枢在中央后回的皮质，它可以接受来自身体两侧的冲动。

腹痛的机制包括：①机械刺激：牵拉是主要因素，包括膨胀、收缩、牵引、压迫及扭转。②化学刺激：炎症或缺血时释放如 P 物质、缓激肽、5-羟色胺、组胺、前列腺素类，刺激黏膜感受器。③牵涉痛：有时机体会将源自内脏的疼痛误认为来自远离受累器官的部位。牵涉痛通常累及与内脏传入神经汇合至相同脊髓水平的皮区。④痛觉的阈值因人而异。

【急性腹痛】

1. 定义 急性腹痛通常指病程为几小时至 1 天。分为器质性和功能性腹痛，前者包括外科病和内科病，外科病以急腹症为代表。普通门诊的腹痛，急腹症占 2%，在急诊室就诊的腹痛，急腹症占 20%~30%。急腹症是指腹痛持续 6 小时以上，腹部局部性体征为压痛、肌紧张、肿物、肠型，以上各项具有固定的位置、固定的范围、固定的性质，多次检查不变，为典型的急腹症。急性腹痛鉴别诊断的关键是识别急腹症。

2. 观察要点　接诊患儿时首先判断病情的严重性,主要通过精神状态(活泼的还是痛苦的)、循环状况(有无脱水)、活动状况(自如的还是被动体位)来判断;要注意不同年龄、不同性别有不同的疾病倾向,腹痛可能伴随恶心、呕吐、拒食、发热、腹胀、腹泻、不能排气、便秘、便血等,伴随症状不同意味着不同的疾病,表2-5列举了不同年龄急性腹痛的病因。

表2-5　小儿腹痛不同年龄的病因

所有年龄	婴幼儿(0~4岁)	学龄期(5~11岁)	青少年(12~18岁)
阑尾炎	婴儿绞痛	功能性腹痛	异位妊娠
肠梗阻	腹股沟疝	过敏性紫癜	功能性腹痛
虐待儿童	肠套叠	肠套叠	炎症性肠病
便秘	乳糖不耐症	铅中毒	月经相关疾病
饮食不当	铅中毒	单核细胞增多症	单核细胞增多症
胆囊疾病	中肠旋转不良	肠扭转	大网膜梗死
胃肠炎	Meckel憩室		其他妊娠问题
溶血尿毒综合征	肠扭转		卵巢或睾丸扭转
肠系膜淋巴结炎			盆腔炎
胰腺炎			性传播感染
镰状细胞危象			
创伤			
上呼吸道感染			
泌尿道感染			

3. 体检　腹部体检时无论是婴幼儿还是年长儿,都要充分暴露腹部及会阴部,婴幼儿要打开尿片,年长儿裤子要脱至大腿中部。婴

幼儿平卧位,年长儿平卧加双腿屈曲,医生站在患儿右侧。婴幼儿往往不能配合腹部体检,造成了诊断的困扰,以下四种方法可以协助体检,特别是急腹症时,对于发现固定的腹部阳性体征,有重要意义。

(1) 对比检查法:第一步,家长在患儿头部安慰患儿,握住患儿双手。医生双手分别按压腹部左右,上下,比较哭闹反应。第二步,放开患儿左手,允许其自由活动,医生双手同时按压腹部左右、上下,任凭患儿以左手抵抗,患儿一般先尽力推开压痛点处之医生的手,抵抗之一侧常为压痛部位。第三步,医生一手压迫压痛点,另一手压其他部位,对照患儿自由的左手抵抗情况及哭闹情况,以便更明确压痛点疼痛程度及范围。同样对比方法观察腹肌紧张,凭手感及压下深度体会肌紧张程度,随患儿哭闹呼吸,无腹肌紧张侧检查之手渐渐压下,而有腹肌紧张侧检查之手不能压下。

(2) 三层六区检查法:腹部分为浅、中、深层,左右、上下、中及直肠指检双合诊。三层为:浅层抚摸腹壁观察皮肤疼痛过敏(阑尾蛔虫、蛲虫)及急性肠梗阻之肠型(注意扪到的肠型宽度与张力),中层按压测紧张,压痛,深层探索肿物及深压痛。

(3) 三次核对检查:初诊时、常规检查后,以及回家前或入院前。器质性病变的压痛紧张必须恒定,要求"三固定",经过 3 个不同的时间,以明确体征固定性。若 3 次中有一次检查阴性,则不能称为固定性,需继续观察。

(4) 镇静或睡眠后检查:以上诊断仍不肯定时可以在睡眠后再重复检查,阳性者更有肯定意义。镇静一般可以口服 10% 水合氯醛 0.5ml/kg,婴幼儿最多不超过每次 10ml。

4. 辅助检查　门急诊最常用的检查包括血常规、C 反应蛋白、血气分析电解质、尿液分析、粪便检查、腹部超声和腹部 X 线等。腹部超声具有无创、快速、经济的特点,儿童常见的急腹症如阑尾炎、肠套叠、肠扭转和腹内疝在超声下具有特征性改变,超声在辅助诊断嵌顿疝、先天性胆总管囊肿、泌尿系结石、胆囊结石、胆道和肠道蛔虫症方面也具有重要的诊断价值。腹部 X 线检查在辅助诊断肠梗阻、肠穿孔和不透 X 线异物方面具有优势。腹部 CT 因为 X 线的问题一般不作为急腹症检查的首选,但考虑肿瘤或外伤时具有诊断优势。

【慢性腹痛】

1. **定义**　慢性腹痛又称复发性腹痛,是指发病缓慢、病程长,或急性发病后时发时愈的腹痛。病因分为器质性和功能性,慢性腹痛大部分是功能性的,但可以表现得跟器质性腹痛一样严重,医生要充分理解患儿的痛苦并帮助解决。慢性腹痛与急性腹痛病因常相互交错,加大了诊断的难度,鉴别诊断的重点是识别出器质性腹痛。根据功能性胃肠病罗马Ⅳ诊断标准,功能性腹痛的病程要求至少2 个月。

2. **病史**　慢性腹痛病因复杂,加上病情反复、病程长,诊断起来困难,理清问病史的思路对诊断至关重要,询问中应包含以下问题:

(1) 腹痛是持续性还是间歇性,频率和持续时间?

(2) 进食会让疼痛减轻、加重还是没什么不同?

(3) 排便会让疼痛减轻、加重还是没有什么不同?

(4) 锻炼会让疼痛减轻、加重还是没什么不同?

(5) 减轻疼痛的方法? 药物、食物、休息还是分心?

(6) 什么让疼痛更严重? 食物、锻炼、学业挣扎、欺凌还是家庭压力? 腹痛具有以下特点提示可能是功能性的:疼痛持续的时间每次不超过 5 分钟,总是位于脐周,总是在醒来或睡觉时抱怨而日常活动时没有症状。当腹痛有以下报警症状且症状个数越多时提示很可能有器质性疾病:年龄小于 5 岁、发热、持续呕吐、不愿意进食、持续右上腹痛、胃肠道出血、关节炎、直肠周围病变、非意向性体重减轻、生长缓慢、青春期延迟、炎症性肠病或消化性溃疡家族史。

3. **辅助检查**　除常规的血、尿、粪便检查外,腹水检查、腹部超声、X 光片、腹部 CT、消化道造影、胃镜、结肠镜、胶囊内镜、小肠镜等可根据病情选择。在考虑腹部存在外科器质性疾病但诊断的确困难时,腹腔镜或手术探查有一定的意义,文献报道经过腹腔镜或手术探查诊断的阑尾炎和腹内疝,在手术治疗后腹痛大部分消失,但发现的肠粘连在解除粘连后腹痛不一定好转,探查发现的其他病因有肠系膜淋巴结肿大、胆囊炎和胆囊结石等。

4. 诊断与鉴别诊断　诊断时结合病史、体检、辅助检查结果综合分析,要注意功能性腹痛可与器质性腹痛并存。有两类精神心理疾病需要引起重视:

（1）学校恐惧症:患儿腹痛出现在上学前的早上,或者周末、寒暑假无腹痛,开学时腹痛。

（2）分离焦虑症:发病高峰年龄是 7~9 岁,表现为与至亲分离时出现腹痛。

以上两类疾病心理辅助治疗对缓解腹痛很重要。表 2-6~表 2-8 列举了慢性腹痛的常见病因、少见病因和罕见病因,供参考。

表 2-6　慢性腹痛的常见病因

疾病	疼痛部位
酸相关疾病	上腹部
碳水化合物吸收不良	脐周,下腹部
便秘（器质性或功能性）	左侧
嗜酸细胞性食管炎	上腹部或胸部
食物过敏	无特定部位
炎症性肠病	下腹部
血管炎（如过敏性紫癜、结节性多动脉炎）	弥漫性
胆总管囊肿/慢性胆囊炎/胆结石	上腹或下腹
肌肉骨骼疼痛（如疝气、血肿、前皮神经卡压综合征）	腹壁

表 2-7　慢性腹痛的少见病因

疾病	疼痛部位
慢性肝炎	右上腹
慢性胰腺炎	上腹部
痛经	下腹部
子宫内膜异位症	下腹,骨盆
盆腔炎	下腹部骨盆
异物	可变的
旋转不良(晚发的)	弥漫性
泌尿系感染	下腹,侧腹
肾盂输尿管连接部梗阻	脐周
寄生虫感染(如贾第鞭毛虫、隐孢子虫)	弥漫性

表 2-8　慢性腹痛的罕见病因

疾病	疼痛部位
胃石	上腹部
伯基特淋巴瘤	弥漫性,右下腹
家族性地中海热	弥漫性
重金属中毒(如铅)	弥漫性
肠系膜缺血	弥漫性
肾结石	下腹部
怀孕	下腹部
腰大肌脓肿	下腹部
处女膜闭锁伴血肿	下腹部,盆腔
肋骨滑脱综合征	上腹部
肠系膜上动脉综合征	上腹部
乳糜泻	不太可能上腹部
遗传性血管性水肿	非特异

➤ 附:腹痛的诊治流程图

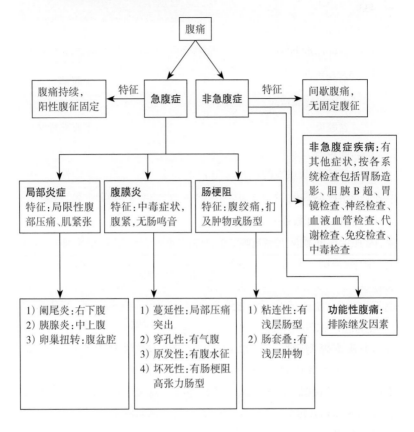

(耿岚岚)

参考文献

[1] 江载芳,申昆玲,沈颖.诸福棠实用儿科学.8 版.北京:人民卫生出版社,2015.

[2] KLIEGMAN RM,GEME JS. Nelson Textbook of Pediatrics,21th ed. 2020.

[3] HYMAN PE. Chronic and Recurrent Abdominal Pain. Pediatr Rev,2016,37(9):377-90.

［4］LAX Y,SINGH A. Referred Abdominal Pain. Pediatr Rev,2020,41（8）:430-433.

［5］ZHAO J,SAMAAN JS,TOUBAT O,et al. Laparoscopy as a Diagnostic and Therapeutic Modality for Chronic Abdominal Pain of Unknown Etiology:A Literature Review. J Surg Res,2020,252:222-230.

第四节 腹　胀

【概述】

　　腹胀（abdominal distension）为儿童临床常见症状,既可是消化系统疾病本身的症状表现,又可为全身性疾病或其他系统疾病的伴随或继发症状。腹胀概念较为模糊,是一种很难用语言准确表达的感觉,因其定义不确定使得腹胀至今仍无法得到一个合理的描述及讨论。腹胀是诸多疾病的表现形式之一,由于其症状不特异、定义不确切、诊断模糊、发生率高,且不同年龄段儿童腹胀病因和临床特点也不尽相同,给临床病因查找和诊治带来一定困难。腹胀常由腹腔和/或肠腔内积气、积液、腹内包块、肠道麻痹等引起,包括腹膨隆型腹胀与非腹膨隆型腹胀。腹膨隆型腹胀表现为腹胀伴有腹围增加,腹胀的程度可用腹围来衡量;非腹膨隆型腹胀表现为自觉腹部胀满而不伴有腹围增加。一般来讲,非腹膨隆型腹胀多是功能性胃肠道疾病（functional gastrointestinal disorder,FGID）患儿的常见主诉症状。轻症腹胀多以胃肠胀气为主,对症处理多能很快缓解;重症腹胀病因复杂,常由严重的小儿内外科疾病引起,须急症处理,腹胀可造成酸碱失衡、水电解质紊乱和营养不良等后果,严重者甚至死亡。故对临床上出现的腹胀应详细询问病史、全面体格检查和必要的辅助检查,综合分析后方能做出正确诊断。

【病因】

　　1. **胃肠道胀气**　胃肠道内产气过多或排气障碍均可导致胃肠胀气。胃肠道产气过多的原因:①吞咽大量气体;②消化不良或进食较多植物纤维素、豆类等;③呼吸衰竭时肺部换气功能障碍;④小肠细菌过度生长和对碳水化合物不耐受;⑤肠道排气障碍(如急性胃扩张、胃轻瘫、机械性或麻痹性肠梗阻、小肠假性肠梗阻等)。

2. 腹水　如门静脉高压、低蛋白血症、肾病综合征、肝硬化等。

3. 腹腔内肿物　如先天性肝囊肿、巨大脾脏、卵巢囊肿等。

4. 胃肠运输功能受损和内脏敏感性增强　如功能性腹胀患者胃肠道排空率明显减慢,提示功能性腹胀的发生与胃肠道运动功能减弱有关;焦虑、抑郁等不良情绪可降低患者内脏感觉阈值,增强内脏敏感性,使正常的生理运动被感知为异常的疾病状态。

5. 腹膈协同失调　即矛盾的腹膈反应,如功能性腹胀患者腹部CT 扫描有明显的腹壁突出和膈肌下降。

6. 其他因素　小肠细菌过度生长引起肠道运动和感觉障碍,结肠微生物构成改变可导致发酵结肠气体产量增加或气体消耗减少;新生儿先天性消化道畸形、坏死性小肠结肠炎是新生儿腹胀的主要病因。

【诊断】

对于有腹胀症状的患儿,应详细追问病史,进行全面体格检查、必要的实验室和影像学检查,结合患儿年龄和症状特点综合判断。

1. 病史

(1) 年龄:不同年龄段儿童腹胀原因差异较大。新生儿期以先天性肠道畸形、感染为主要原因。就单一病因而言,早产儿腹胀第一位病因为败血症,其次为先天性巨结肠;足月儿则相反,以先天性巨结肠为第一位病因。婴儿期、幼儿期、学龄前期、学龄期及青春期则以肠梗阻为主要病因,阑尾炎为第二位病因。就腹胀伴随症状而言,婴幼儿多以呕吐为主要伴随症状,大年龄儿童则以腹痛为主,青春期以呕吐、腹痛为主要伴随症状。

(2) 症状:详细了解患儿腹胀及伴随症状,如有无发热、呕吐、腹痛、腹泻、便秘、便血、黄疸、全身水肿、呼吸困难等症状。了解疾病的发生发展状况。

(3) 既往史:了解患儿是否患有其他疾病史,如肝胆疾病、严重腹泻、外伤手术史、严重感染、多器官功能障碍综合征等。

(4) 饮食、生活习惯:了解患儿近期饮食情况如是否食入过量豆类、花生、薯类等易引起腹胀的食物,以及对于存在乳糖酶缺乏患儿食入乳制品也可引起腹胀。

2. 体格检查　患儿常呈急性或慢性病容,严重者因影响呼吸而不能平卧。

(1) 腹部查体

1) 望诊:腹部膨隆高出胸部,呈均匀性圆形隆起,有时可见肠型;全腹胀呈均匀圆形隆起,脐部凹陷应考虑肥胖或胃肠道胀气,若脐凸出多为腹水或腹内肿物;局限性腹胀如右上腹胀多见于肝胆肿大,右下腹胀可能系阑尾周围脓肿;中上腹胀多见于胃肠道疾患;左上腹胀常由脾大引起;腰部胀满,多为来自腹膜后的肾脏肿瘤;下腹胀多见于尿潴留。腹壁发红多见于新生儿腹膜炎、巨结肠合并小肠结肠炎或肠坏死。门静脉高压症可见腹壁静脉怒张。重度腹胀时腹壁发亮,阴囊肿胀积液;腹膜炎时阴囊可发红。腹胀患儿易出现脐疝和腹股沟疝,注意不要漏诊腹股沟疝嵌顿。新生儿注意检查肛门,不要漏诊肛门闭锁。

2) 触诊:胆道闭锁患儿可触及肿大的肝脾;肠梗阻、腹膜炎患儿腹部拒按,触压痛、反跳痛;肿瘤患儿可触及巨大包块,当伴有大量腹水时,腹部有波动感,移动性浊音阳性,肝脾和肿物可触及不清。

3) 叩诊:肝浊音界消失提示有胃或肠穿孔;叩鼓音多为肠胀气;叩实音多为实质性肿块,移动性浊音多为腹水。

4) 听诊:肠鸣音亢进或成高调肠鸣音提示有机械性肠梗阻;肠鸣音减弱或消失提示有肠麻痹。

(2) 直肠指检:了解有无肛门直肠狭窄、直肠后及盆腔内肿物,指检后有无气便排出,指套是否染血。

3. 实验室检查

(1) 血常规:白细胞升高、C反应蛋白(C-lreactive protein,CRP)、血沉增快提示存在炎症反应,如肺炎、肠道炎症、炎性包块等;白血病、恶性实体肿瘤时可见肿瘤细胞;生化检查中白蛋白 <30g/L 时提示低白蛋白血症如肾病综合征等,腹腔积液时可存在电解质紊乱如低钾、低钠血症等;肝硬化、肝腹水等肝脏病变时存在肝功能异常;血凝分

析提示存在血凝异常如弥散性血管内凝血（disseminated intravascular coagulation，DIC）等。

（2）呼气测试：是评估碳水化合物消化不良的指标。测试物质包括葡萄糖、乳果糖、果糖、山梨糖醇、蔗糖和菊粉。结肠未吸收的碳水化合物发酵过程中产生的气体扩散到体循环，并在呼吸中排出，故在呼吸中气体可以被量化。氢气和甲烷是肠道微生物发酵产生的气体。

（3）腹腔穿刺：需在影像学检查证实存在腹腔积液后进行，以免刺穿肠腔，腹腔穿刺液可行微生物、细胞学、甲胎蛋白、常规、生化检查。漏出液多为非炎症引起；渗出液多见于炎症、肿瘤或物理、化学刺激所致；穿刺液为不凝血，多见于肝脾等实质脏器破裂、血友病腹腔内出血等；血性渗液多见于绞窄性肠梗阻、坏死性小肠结肠炎、出血坏死性胰腺炎、卵巢扭转等；脓性渗液多考虑原发性或继发性腹膜炎；淡黄色穿刺液多见于机械性或麻痹性肠梗阻、低蛋白血症、肝硬化腹水；含粪质穿刺液多考虑肠穿孔或刺入肠腔；胆汁性穿刺液多考虑胆道或十二指肠破裂；尿性腹水多考虑膀胱破裂、尿道梗阻等。

4. 辅助检查

（1）腹部立位 X 线检查：腹胀时可见膈肌抬高，两侧腹壁外隆，胀气扩张的肠管，肿大的肝脏轮廓，尿潴留时下腹正中扩张的膀胱轮廓，巨大肿瘤时的软组织影，机械性或麻痹性肠梗阻时的肠腔内液气平面，坏死性小肠结肠炎时肠壁和门静脉积气，以及急性胃扩张时的胃扩张影像等变化。

（2）钡灌肠检查：可提示先天性巨结肠、肠旋转不良、肠闭锁等。

（3）超声检查：可提示肝脾肿大、肠套叠（横切面呈"同心圆"或靶环状块影）、肠旋转不良、腹腔积液、肿瘤、肾盂积水等。

（4）腹部CT检查：可提示肝脾肿大、肠旋转不良、腹腔积液、肿瘤，以及肝脾胰肾挫裂伤、机械性肠梗阻等。

（5）胃肠镜检查：当怀疑胃出口阻塞、胃轻瘫、肠道炎症、肠道占位或功能性消化不良（functional dyspepsia，FD）时，胃肠镜检查是必要的，还可对肠胃黏膜组织进行活检，行组织病理检查以排除器质性疾病引起的腹胀。

(6) 胃肠功能检查:4小时闪烁胃排空研究是诊断胃轻瘫或快速胃排空的标准试验。用闪烁显像或无线运动胶囊进行完整的胃肠运输评估,可能对运动障碍或便秘患者有用。胃气压仪或单光子发射计算机断层成像术(single photon emission computed tomography,SPECT)可识别胃调节功能受损,目前这些检查还未普及。

(7) 肛门直肠的功能测试:肛门直肠压力测量法是评价肛门直肠疾病最广泛使用的试验,结肠造影可评估结直肠的解剖和功能。

因不同年龄腹胀患儿临床特点及病因存在差异,需临床医生综合患儿病史、临床特点、相关检查等对腹胀患儿病因进行准确判断,避免漏诊、误诊。

【鉴别诊断】

儿童腹胀原因复杂多样,在发病机制、好发年龄、临床表现形式、实验室和影像学特点,以及临床转归等均具有自身特点,与成人有一定的差异,分析时应结合病史、临床特征、体征及相应辅助检查,大部分病例能诊断明确,但也有一些病例在诊断鉴别上比较困难。腹胀评估时应首先判断是胀气、腹水还是腹部包块等,排除任何导致腹胀的器质性原因是至关重要的,包括坏死性小肠结肠炎、先天性巨结肠、肠狭窄、肠旋转不良、糖原贮积症、吞气症等,以腹胀为主要表现的部分疾病也可危及生命。因此,尽快明确腹胀病因显得尤为重要。

1. 先天性肥厚性幽门狭窄　系幽门环形肌肥厚致幽门管腔狭窄而引起的上消化道不全梗阻,常在出生后2~4周出现症状,主要表现为喂奶后数分钟出现呕吐,上腹部局限性胀气,而下腹部较凹陷或平坦。查体时可在右侧腹直肌外缘与右肋缘下交界处深部扪到枣核或橄榄大小的肿物,光滑,硬度如软骨,能移动。钡剂X线检查可见胃蠕动波亢进,胃内钡剂潴留,见幽门管前后壁肌肉肥厚,幽门管细长。

2. 先天性巨结肠　系结肠远端无神经节细胞,肠管运动功能障碍,粪便淤积于近端结肠导致肠管扩大肥厚而形成巨结肠。表现为生后胎便排出延缓、顽固性便秘、腹胀、呕吐、营养不良和发育迟缓,直肠指检排出恶臭气体及大便。钡剂灌肠可显示典型痉挛段、移行段及扩张段,成"漏斗状"。

3. 肠痉挛 多见于 3~4 个月以下婴儿,由于肠壁平滑肌阵发性强烈收缩而引起阵发性腹痛,是婴儿阵发性哭闹的常见原因之一。临床多表现为突然发生的阵发性腹部绞痛,以脐周明显,因小儿不能诉说,常以突然哭吵、烦躁不安表达。腹部检查全腹胀、腹肌紧张,可历时数分钟至数十分钟后突然缓解入睡,间歇期如正常儿一样,可反复发作数次达数天之久。腹部无固定压痛区,无包块。腹部透视、胃肠钡餐、空气或钡剂灌肠等检查无异常。

4. 肠易激综合征 由多种因素引起的慢性、反复性发作的以肠道运动功能障碍为主,无器质性病变的肠道功能紊乱综合征。以腹痛、腹胀、腹泻、便秘为主诉,伴有全身神经症症状,多是机体应激反应与心理因素相互作用的结果,不同个体可能涉及遗传、环境、心理、社会和胃肠感染等因素,导致胃肠动力改变、微生物-脑肠轴相互作用紊乱、自主神经和激素变化等,伴有精神障碍(如恐慌、焦虑、创伤后应激紊乱等)、睡眠障碍和心理应对障碍,但心理因素与肠易激综合征之间确切联系不十分清楚。临床上患儿每个月至少有 4 天出现腹痛,或与排便有关,或伴有排便频率的改变,或伴有大便性状的改变,持续 2 个月以上。便秘儿童,腹痛不会随便秘的好转而缓解,且大便常规、培养均未见异常,X 线钡剂灌肠检查无阳性发现,或仅有结肠激惹现象,结肠镜检有肠蠕动亢进或痉挛,无黏膜及组织学检查异常。

5. 小肠假性肠梗阻 系肠道肌肉神经病变引起的消化道运动功能障碍性疾病,临床常表现为腹胀、腹痛、恶心、呕吐、腹泻或便秘,腹部膨隆,可见肠型,压痛明显,但无腹肌紧张及反跳痛。叩诊鼓音、肠鸣音减弱或消失。腹部 X 线检查可见小肠及结肠扩张,并有液平面,显示钡剂通过延迟。

6. 肠套叠 是婴幼儿期最常见的肠梗阻,80% 发生于 2 岁以下儿童,病因不清楚,临床表现为阵发性腹痛、呕吐,可有果酱样、暗红色或鲜红色血水样脓血便,腹部扪及腊肠样包块,听诊可闻及肠鸣音亢进,晚期(48 小时后)发生肠穿孔腹膜炎时,腹胀加重、腹肌紧张、压痛明显、腹壁静脉扩张,甚至出现腹水征。影像学检查表现:①钡剂灌肠:在 X 线透视下可见钡剂在结肠受阻,出现杯状、钳状、球形、圆柱形阴影。②腹部 B 超检查:在套叠部位横切面呈"同心圆"或靶环状影,纵切面呈"套筒"影。

7. 低钾血症　指血清钾浓度低于 3.5mmol/L,是临床上引起小儿腹胀的常见原因之一。主要由于钾摄入不足、丢失过多或钾在细胞内外液中的重新分布而致。临床表现:①神经肌肉兴奋性降低:如精神萎靡、反应低,躯干和四肢肌肉无力,重者出现弛缓性瘫痪、腱反射减弱或消失,平滑肌受累可出现腹胀、便秘、肠鸣音减弱,重者可致肠麻痹;②心血管症状:心音低钝、心律失常、血压降低,心电图 T 波增宽、低平或倒置,出现 U 波,两者可融合为一个宽大的假性 T 波,Q-T 间期延长,S-T 段下降,可出现房性或室性期前收缩或室颤等心律失常的变化,或致房室传导阻滞或心动过缓;③低钾低氯性碱中毒。

8. 急性胃肠功能衰竭　常发生在危重症过程中,无论感染性或非感染性因素,如严重感染、脓毒症、窒息、创伤、休克等所致的危重症,都可引起胃肠功能衰竭,表现为腹胀、肠鸣音减弱或消失、口吐咖啡色液体,常提示病情加重,预后不良。

9. 急性坏死性小肠结肠炎　是以小肠广泛出血坏死为特征的胃肠道疾病,起病急、病情重、进展迅速,临床常以腹痛、腹胀、腹泻、便血为主征,全身中毒症状严重,病死率高。多见于早产儿和低出生体重儿,表现为腹胀、肠鸣音减弱或消失、呕吐、血便、全身中毒症状,严重者可发生休克及 DIC。年长患儿腹痛常突然发生,婴幼儿则表现为哭闹不安、四肢屈曲紧张、腹部拒按、呕吐、腹泻、便血,初为黏液水样便,继为血水样或果酱样便,次数频繁。腹胀明显伴有压痛,肠鸣音早期亢进,以后减弱、消失,如有穿孔可出现腹膜炎现象,全身中毒症状严重,腹部 X 线检查可见肠壁积气。

10. 急性阑尾炎　是小儿时期最常见的急腹症,5~12 岁多见,细菌感染及阑尾管腔梗阻等是可能致病因素,一般分型为单纯性(卡他性)阑尾炎、化脓性阑尾炎及坏疽性阑尾炎,后两类可造成阑尾穿孔。典型阑尾炎表现为转移性右下腹疼痛、呕吐、发热、右下腹固定压痛伴肌紧张及反跳痛,血白细胞总数增高及中性粒细胞比例上升。阑尾彩超示阑尾管径增粗,局部水肿,阑尾周围渗出及网膜包裹,结构紊乱等。

11. 腹部肿块　是由于先天异常、肿瘤、炎症等各种原因形成腹腔内或腹膜后的肿块。临床表现为腹部不同部位腹胀或全腹胀,如肝脏肿大可引起右腹胀、肾脏肿瘤可致双侧腹胀。如肿瘤晚期可出现发热、贫血、疼痛、消瘦等全身性症状,腹部彩超、CT 等检查均可发现相应肿物。

12. 肾病综合征　是多因素引起的肾小球基底膜通透性增加,导致血浆内大量蛋白质从尿中丢失的临床综合征,表现为大量蛋白尿[24 小时尿蛋白 >50mg/(kg·d)]、低白蛋白血症(血清白蛋白浓度 <30g/L)、高脂血症(血胆固醇 >5.7μmol/L)及明显水肿,严重者可有腹腔积液。

【治疗】

治疗原则:首先处理急症,其次消除病因,最后缓解症状,提高生活质量。

1. 急症处理

(1)胃扩张、肠梗阻:应禁食,胃肠减压,纠正水及电解质紊乱,补充血容量、改善微循环,以及应用抗生素等。出现下列情况时应及时手术:中毒症状加重,脉搏、呼吸异常,体温上升,脱水不能纠正;腹胀加重,出现腹肌紧张、压痛,腹腔穿刺液中有脓细胞或红细胞或粪液样物,钡剂不能下行或固定一处不变。

(2)腹腔积液:积极治疗原发病,少量积液可自行吸收,大量腹腔积液患儿可行腹腔穿刺术放液减轻压迫症状,注意同时补充白蛋白及使用利尿剂。

2. 病因治疗　针对病因抗感染、改善肝脏代谢、纠正白蛋白及电解质紊乱、手术切除肿瘤、纠正肠道菌群失衡等。

3. 对症治疗

（1）促胃肠动力性药物：需排除胃肠道梗阻后方可使用，如多潘立酮：每次 0.3mg/kg，每日 3 次。应在饭前 15~30 分钟服用，若饭后服用，吸收会有所延迟，注意心血管系统并发症。

（2）促进肠道气体排出：西甲硅油主要用于腹胀不适，婴儿每次 1ml，喂乳前或喂乳后喂服；1~6 岁儿童每次 1ml，每日 3~5 次；6~14 岁儿童每次 1~2ml，每日 3~5 次。二甲硅油：儿童每次 2~4ml，每日 2~3 次，饭后或两餐间口服，用量应根据患者症状轻重进行适量增减等。

（3）纠正电解质紊乱。

（4）微生物调节剂：益生菌如酪酸梭菌活菌、双歧杆菌三联和/或双歧杆菌四联活菌制剂等可减少产气细菌或改变其代谢活动，从而减少过度发酵所致腹胀。

4. 一般治疗　儿童腹腔胀气多由不当饮食引起，应尽早识别患儿不耐受的食物，减少食物残渣的过度发酵；建议少食多餐，避免过度饮用含碳酸饮料；少吃含有吸收不良的糖醇如山梨醇、甘露醇、木糖醇和甘油等食物；减少豆类、薯类食品摄入等，采用低发酵、低聚糖、二糖、单糖、多元醇等饮食改善肠易激综合征患儿的腹胀；临床营养师与儿科医生应密切合作，制定合理膳食，改善临床症状；适当的运动有助于促进消化。

5. 生物反馈治疗　功能性胃肠病所致腹胀者，经过生物反馈治疗可有效减少膈肌和肋间肌收缩，减少主观腹胀和腹围。

【预防】

健康儿童可通过改变饮食习惯如少食多餐，避免过度饮用含碳酸饮料，减少含果糖或山梨醇(糖)的食物，减少豆类、薯类食品摄入等，增加运动促进胃肠蠕动。对于腹胀患儿要及时纠正电解质紊乱，预防电解质紊乱引起的肠道蠕动障碍；应用抗生素患儿可预防性应用微生态制剂预防抗生素导致的肠道菌群紊乱；积极治疗原发病，预防腹胀的发生。

➤ 附:腹胀的诊治流程图

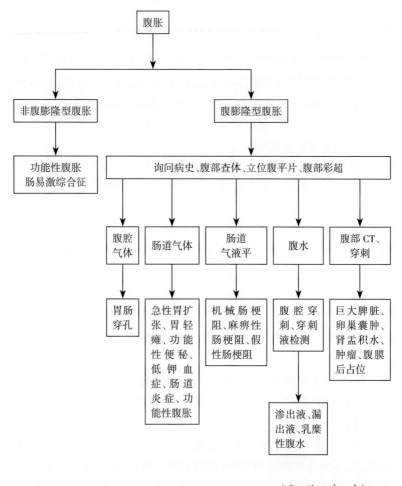

（张 琳 郭 城）

参考文献

[1] 赵茜茜,张国强,李中跃.儿童腹胀的临床特点及病因分析.中国当代儿科杂志,2019,21(10):1022-1027.

［2］江载芳,申昆玲,沈颖.诸福棠实用儿科学.北京:人民卫生出版社,2015.

［3］赵祥文.儿科急诊医学.4版.北京:人民卫生出版社,2015.

［4］万学红,卢雪峰.诊断学.8版.北京:人民卫生出版社,2013.

［5］LACY BE,CANGEMI D,VAZQUEZ-ROQUE M. Management of Chronic Abdominal Distension and Bloating. Clinical Gastroenterology and Hepatology,2021,19(2):219-231.

第五节　黄　疸

【概述】

黄疸是指由于胆红素代谢障碍引起血清内胆红素浓度升高,导致巩膜、皮肤、黏膜及其他组织出现黄染的现象。黄疸是由于多种原因导致胆红素代谢障碍,血清中胆红素浓度升高出现的症状,包括溶血性黄疸、肝细胞性黄疸、胆汁淤积性黄疸等多种情况。主要症状为皮肤、黏膜、巩膜黄染。治疗为确定病因,积极治疗病因,主要通过药物、手术等方法进行治疗,改善症状,提高生活质量。

【病因】

导致黄疸的原因较多,按病因可分为溶血性黄疸、肝细胞性黄疸、胆汁淤积性黄疸及先天性非溶血性黄疸;结合胆红素代谢可分为间接胆红素和直接胆红素升高黄疸;结合组织解剖特点又可分为肝前性、肝性和肝后性黄疸;结合感染还可以分为感染性和非感染性黄疸。正确认识和理解胆红素的代谢过程包括胆红素的来源、运输、生物转化、排泄、肠肝循环、肠菌群作用等。

1. 溶血性黄疸(肝前性黄疸)

(1)感染:细菌、病毒、螺旋体、衣原体、支原体和原虫等引起的重症感染皆可致溶血。

(2)非感染:常见病因有先天性溶血性贫血,如遗传性球形红细胞增多症;后天性获得性溶血性贫血,如自身免疫性溶血性贫血。

2. 肝细胞性黄疸(肝性黄疸)　肝细胞性黄疸多由各种致肝细胞严重损害的疾病包括感染和非感染引起的疾病,如病毒性肝炎等。

另一部分则由于肿胀的肝细胞及炎性细胞浸润压迫毛细胆管和胆小管,或因胆栓的阻塞使胆汁排泄受阻而反流入血液循环中,致血中结合胆红素亦增加而出现黄疸。

3. 胆汁淤积性黄疸(混合性即肝性或肝后性黄疸)　胆汁淤积可分为肝内性和肝外性、感染性和非感染性。见于病毒性肝炎、药物性肝炎等。肝外胆汁淤积症由胆总管结石、狭窄、炎性水肿、肿瘤及蛔虫等阻塞,引起胆道阻塞。此外,由于胆汁分泌功能障碍、毛细胆管通透性增加,胆汁浓缩而流量减少,导致胆道内胆盐沉淀与胆栓形成。

4. 肠肝循环和胃肠道功能变化(肝后性黄疸)　肠道内的结合胆红素,被细菌还原成尿胆原及其氧化产物,大部分随粪便排除,小部分被肠吸收后,由肾脏排泄和经门静脉至肝脏重新转变为未结合胆红素,再经胆道排泄,即胆红素的"肠肝循环"。此外,胎粪约含胆红素 80~200mg,如排泄延迟,可使胆红素吸收增加。如果有肠道菌群紊乱、排便困难、腹泻性疾病等会影响或延迟胆红素的排出。先天性肠道闭锁、先天性幽门肥厚、巨结肠、饥饿和喂养延迟等均可使胎粪排泄延迟,使胆红素吸收增加。

母乳性黄疸,病因不清。可能与母乳中的 β-葡萄糖醛酸苷酶进入患儿肠内,使肠道内未结合胆红素生成增加有关,并参与肠肝循环。

5. 先天性非溶血性黄疸(非感染性的遗传代谢性黄疸)

(1) 由肝细胞对胆红素的摄取、结合和排泄有缺陷所致的黄疸,临床较少见。①肝脏摄取和/或结合胆红素的功能低下:缺氧,如窒息和心力衰竭等,尿苷二磷酸葡萄糖醛酸转移酶(UDPGT)活性受抑制。②Gilbert 综合征:即先天性非溶血性未结合胆红素增高症。③Crigler-Najjar 综合征:即先天性 UDPGT 缺乏。Ⅰ型属常染色体隐性遗传,酶完全缺乏,酶诱导剂治疗无效,很难存活;Ⅱ型属常染色体显性遗传,酶活性低下,酶诱导剂治疗有效。④Lucey-Driscoll 综合征:即家族性暂时性新生儿黄疸。⑤药物:某些药物如磺胺、水杨酸盐、维生素 K₃、吲哚美辛、毛花苷 C 等,可与胆红素竞争 Y、Z 蛋白的结合位点。⑥其他:先天性甲状腺功能减退、脑垂体功能低下和先天愚型等常伴有血胆红素升高或黄疸消退延迟。

（2）胆汁排泄障碍：肝细胞结合或排泄胆红素障碍或胆管阻塞，可致高结合胆红素血症，如同时有肝细胞功能受损，也可伴有未结合胆红素增高。①新生儿肝炎；②先天性代谢缺陷病；③Dubin-Johnson综合征：即先天性非溶血性结合胆红素增高症；④胆管阻塞：先天性胆道闭锁和先天性胆总管囊肿。胆汁黏稠综合征是由于胆汁淤积在小胆管中，使结合胆红素排泄障碍，见于严重的新生儿溶血病。肝和胆道的肿瘤也可压迫胆管造成阻塞引起胆汁淤积表现。

【诊断】

诊断需根据病史、临床表现和辅助检查。

1. 病史 详细询问病史、流行病史、产前情况、家族史、生长发育状况：患儿起病情况是否伴发热，是否存在尿路感染、败血症、病毒感染；孕期是否有宫内感染等，以了解是否为感染因素引起的胆汁淤积。若父母或同胞之间如果有类似表现，提示可能存在遗传性疾病如α_1-抗胰蛋白酶缺乏、进行性家族性肝内胆汁淤积、囊性纤维化等；某些遗传代谢性疾病如 citrin 缺陷导致的婴儿肝内胆汁淤积症可导致生长发育迟缓。

2. 临床表现 黄疸的症状主要表现为全身皮肤、巩膜、黏膜发黄。不同的病因会出现不同的伴随症状。

（1）黄疸：根据病因不同主要可分为以下几类表现：①溶血性黄疸：溶血性黄疸的皮肤黏膜一般呈浅柠檬色，没有皮肤瘙痒，急性溶血时可出现发热、寒战、头痛、呕吐、腰痛，并伴有不同程度的贫血和血红蛋白尿。慢性溶血多为先天性，除贫血外还有脾肿大。②肝细胞性黄疸：肝细胞性黄疸的皮肤黏膜呈浅黄或者深黄色，可出现轻度的皮肤瘙痒。另外还会有肝脏原发病的临床表现，如食欲减退、疲乏等。其特征可有肝脏损伤的表现如肝酶的变化在先，而胆道阻塞的表现如胆红素或胆汁酸的变化在后。③胆汁淤积性黄疸：胆汁淤积性黄疸皮肤黏膜呈暗黄色，甚至黄绿色，伴有皮肤瘙痒、心动过缓。小便呈浓茶色，粪便呈白陶土色。其特征可有胆道阻塞的表现，如胆红素或胆汁酸的变化在先，而肝脏损伤的表现如肝酶的变化在后。④母乳性黄疸:见于母乳喂养儿,黄疸于生后 3~8 天出现,1~3 周达高峰,6~12 周消退,停喂母乳 3~5 天,黄疸明显减轻或消退有助于诊断。

(2) 伴随症状:①伴粪便颜色变化,可以提示是否有胆道梗阻;②伴发热,见于急性胆管炎、败血症及各种原因所致急性溶血;③伴肝肿大,见于病毒性肝炎、肝癌、肝硬化等;④伴有胆囊肿大,见于胰头癌、胆总管癌等;⑤伴脾肿大,见于肝硬化、疟疾、溶血性贫血等;⑥伴皮疹,可以提示川崎病、败血症、血液病、过敏性疾病等;⑦伴腹水,见于肝硬化失代偿期、肝癌等。

(3) 并发症:如精神心理异常,由于周围人群可能对黄疸的认识不足,害怕有传染性而不愿与患者接触,患者容易产生焦虑、恐惧和自卑等心理。严重黄疸患者外观形象发生改变,患者或家属短期内不能接受这种事实,害怕他人的反应或被别人排斥,感到无助。

3. 辅助检查　如出现皮肤、巩膜、黏膜等部位发黄,应及时就医,进行实验室检查、影像学检查等,明确出现黄疸的具体病因。

(1) 常规检查:①血常规、尿常规、粪常规检查:如血常规检查观察血红蛋白的变化,对判断是否有溶血,是非常有临床意义的;如检测尿胆红素、尿胆原,二者为阳性时提示肝细胞性黄疸。②肝功能检查:肝细胞性与胆汁淤积性黄疸鉴别常有一定困难,胆红素升高的类型与血清酶学改变的分析最为关键。主要包括丙氨酸氨基转移酶、天冬氨酸氨基转移酶、总胆红素、直接胆红素、间接胆红素、胆汁酸、γ-谷氨酰转肽酶、碱性磷酸酶、胆碱酯酶等,如果结果出现异常,表明肝脏功能受损,其对判断病情和预后有重要临床意义。

(2) 特殊检查:适用于疑难黄疸病例的诊断:①动态持续十二指肠液检查。②影像学检查:腹部超声对了解肝脏的大小、形态、肝内有无占位性病变、胆囊大小及胆道系统有无结石、脾脏有无肿大、胰腺有无病变等有较大帮助;腹部 CT 对显示肝、胆、胰等病变,特别对发现肝外梗阻有较大帮助;磁共振胰胆管成像可清晰显示胆管系统的形态结构,特别适用于 B 超或 CT 有阳性发现,但又不能明确诊断的患儿;逆行胰胆管造影、经皮肝穿刺胆道造影是确定黄疸病因的辅助手段；核素肝胆显像的评价。③遗传代谢病的检查：基因的检查。④肝脏病理：如肝穿刺活检。⑤腹腔镜检查。⑥剖腹探查。

【诊断标准】

出现皮肤、巩膜等部位发黄，应进行实验室检查，明确血清总胆红素浓度是否处于异常范围，并进行肝功能检查等，可明确出现黄疸的病因。正常血清总胆红素浓度为 1.7~17.1μmol/L，当血胆红素 >34.2μmol/L 时，出现黄疸；当血胆红素升高至 17.1~34.2μmol/L，而肉眼不能发现的黄疸，称隐性黄疸。

【鉴别诊断】

1. 真性黄疸 血中胆红素浓度升高的黄疸。

2. 假性黄疸 血中胆红素浓度没有升高的黄疸。假性黄疸主要见于食用过多含有胡萝卜素的食物，比如胡萝卜、南瓜、柑橘等。

【治疗】

由于导致黄疸出现的原因各异，所以要积极就诊，明确引起黄疸的病因，针对病因进行治疗。详细参见第六章第二节婴儿胆汁淤积症的治疗。

【预防】

对于黄疸的预防，主要预防可能引起黄疸的疾病。

1. 接种乙肝疫苗，平时避免与感染者的过度接触，避免医源性传播，比如不规范使用注射器。

2. 如果感染肝炎病毒，及时治疗，防止病情加重。

3. 尽量避免服用可能会对肝功能有影响的药物或食物，如蘑菇等。

4. 对于大年龄儿童要避免饮酒。

> ➢ 附:黄疸的诊治流程图

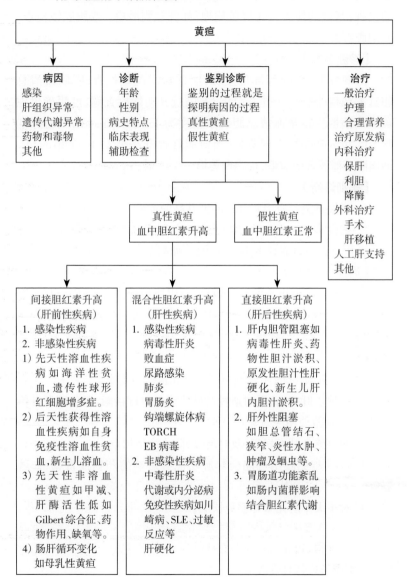

黄疸

| 病因 | 诊断 | 鉴别诊断 | 治疗 |

病因
感染
肝组织异常
遗传代谢异常
药物和毒物
其他

诊断
年龄
性别
病史特点
临床表现
辅助检查

鉴别诊断
鉴别的过程就是
探明病因的过程
真性黄疸
假性黄疸

治疗
一般治疗
护理
合理营养
治疗原发病
内科治疗
保肝
利胆
降酶
外科治疗
手术
肝移植
人工肝支持
其他

真性黄疸
血中胆红素升高

假性黄疸
血中胆红素正常

间接胆红素升高
（肝前性疾病）
1. 感染性疾病
2. 非感染性疾病
1）先天性溶血性疾病如海洋性贫血,遗传性球形红细胞增多症。
2）后天性获得性溶血性疾病如自身免疫性溶血性贫血,新生儿溶血。
3）先天性非溶血性黄疸如甲减、肝酶活性低如Gilbert综合征、药物作用、缺氧等。
4）肠肝循环变化如母乳性黄疸

混合性胆红素升高
（肝性疾病）
1. 感染性疾病
病毒性肝炎
败血症
尿路感染
肺炎
胃肠炎
钩端螺旋体病
TORCH
EB病毒
2. 非感染性疾病
中毒性肝炎
代谢或内分泌病
免疫性疾病如川崎病、SLE、过敏反应等
肝硬化

直接胆红素升高
（肝后性疾病）
1. 肝内胆管阻塞如病毒性肝炎、药物性胆汁淤积、原发性胆汁性肝硬化、新生儿肝内胆汁淤积。
2. 肝外性阻塞如胆总管结石、狭窄、炎性水肿、肿瘤及蛔虫等。
3. 胃肠道功能紊乱如肠内菌群影响结合胆红素代谢

（黄永坤）

参考文献

[1]周春燕,药立波.生物化学与分子生物学.9版.北京:人民卫生出版社,
2020.

[2]王庭槐.生理学.9版.北京:人民卫生出版社,2019.

[3]万学红,卢雪峰.诊断学.9版.北京:人民卫生出版社,2020.

[4]张琳,王宝西,邹丽萍.儿童微生态学临床应用.北京:科学出版社,2021.

[5]王卫平,孙琨,常立文.儿科学.9版.北京,人民卫生出版社,2018.

[6]江载芳,申昆玲,沈颖.诸福棠实用儿科学.8版.北京,人民卫生出版社,
2015.

第六节 肝 脾 肿 大

【概述】

肝脾肿大(hepatosplenomegaly)指肝脏和脾脏体积增大。生理情况下,肝脏和脾脏大小在各年龄段会有较大差异,由于小儿的正常解剖生理特点,年龄越小,肝脏相对越大。按照体格检查触诊,各年龄组小儿右侧锁骨中线处肋下可触及肝脏的正常值:新生儿组为2.0~2.5cm,婴儿组为2.0cm,幼儿组为1.5cm,学前儿童组为1.0cm,学龄儿童组为0.5cm或触诊不到。脾脏在正常新生儿及婴幼儿有时在左侧肋下可触及,最大不超过1cm,其他各年龄段应触及不到。由于年龄、身高、体重、腰围及BMI不同,邻近器官的病变对肝脏、脾脏位置上升或下移会有一定的影响,要明确肝脏、脾脏的真实大小,体格检查具有一定的局限性,还需通过影像学检查进一步确定。腹部超声是最常用检查方法之一,具有无创、简单、无辐射,已经成为判断肝、脾肿大的首选方法,肝、脾各年龄段正常值见表2-9。正常肝脏质地柔软、表面光滑、边缘锐利。凡有质地变硬、表面粗糙、边缘钝,无论是否肿大都需考虑病理性改变。

表 2-9　各年龄肝脏、脾脏的纵向长度

年龄 （月）	肝右叶纵向长度（mm）		脾脏纵向长度（mm）	
	平均值	标准差	平均值	标准差
1~3	64	10.4	53	7.8
4~6	73	10.8	59	6.3
7~9	79	8.0	63	7.6
12~30	85	10.0	70	9.6
36~59	86	11.8	75	8.4
60~83	100	13.6	84	9.0
84~107	105	10.6	85	10.5
108~131	105	12.5	86	10.7
132~155	115	14.0	97	9.7
156~179	118	14.6	101	11.7
180~200	121	11.7	101	10.3

　　肝脏和脾脏是人体腹腔内的两个重要器官。肝脏具有营养、代谢、生物合成、转化和解毒、分泌胆汁等生理功能。脾脏是体内最重要的周围淋巴器官，位于血液循环的通路上，有滤过血液和针对入侵的各种抗原（包括感染原和致敏原）产生免疫应答等重要功能；且储存血细胞及血小板。尽管这两个器官生理功能和解剖位置不同，但是临床上由于各种疾患引起的肝、脾肿大并不少见。

【病因及流行病学】

　　引起肝脾肿大的原因甚多，涉及感染性因素与非感染因素（代谢性疾病、血液系统疾病、结缔组织病、心血管疾病、先天畸形、肝脏囊肿及肿瘤）等。而当病理发生时，很难由表征确定出是由于某个原因造成的,因此,每个病例均需进行全面、细致的询问病史,结合各项实验室、影像学、代谢组学、基因组学等检查,明确病因。儿童肝脏疾病的疾病谱非常广泛,而且许多疾病仅限于儿童人群。慢性肝病不仅影响儿童的生活质量及生存状况,也给家庭及社会带来了沉重的精神及经济负担。美国每年大约有 1.5 万例儿童因为肝病住院治疗。婴儿期以胆汁淤积性疾病为主,发生率约为 1/2 500。儿童及青少年主要肝脏疾病有遗传代谢性肝病、肝内胆汁淤积症、脂肪性肝病、自身免疫性肝病、药物性肝损害及病毒性肝炎等。在中国,儿童肝病的流行病学资料缺乏,多数学者认为中国儿童肝病发生率可能高于西方国家。病毒性肝炎曾是各年龄阶段患儿最主要的肝脏疾病之一。近年,随着出生乙肝疫苗普遍接种、生活水平的提高、卫生条件的改善、输血前病毒筛查等措施的实施,病毒性肝炎的发生率明显下降,非感染性肝病所占比例不断上升,尤其是与肥胖相关的非酒精性脂肪性肝病已成为新的病种。

　　脾脏是体内最大的贮血器官,各种原因造成的脾脏血液回流受阻,均可造成脾脏淤血性肿大。如:肝硬化门静脉高压症先天或后天的血管畸形;各种原因引起的右心衰竭、缩窄性心包炎或心包大量积液均可致脾脏瘀血而肿大;脾脏也是造血器官,在骨髓增殖性疾病时,脾脏可恢复其造血功能,出现不同程度的髓外造血导致脾脏肿大;各种病原菌感染导致炎性细胞浸润、白血病细胞浸润、组织细胞增生症也可引起脾脏肿大。

【诊断及流程】

　　肝脾肿大原因诸多,发病机制也不完全相同,为了更好分析原因,进行鉴别诊断,根据肝脾肿大发生的顺序,分为:①先有肝肿大,继以脾肿大;②肝脾同时肿大;③先有脾肿大,然后累及肝脏,发生肝脾肿大。

　　详细询问既往病史和体格检查结果:如患儿既往有肝病史,体格检查先有肝肿大,继而又发现脾肿大,那么患儿可能患有肝病;反之,先有脾肿大病史,那么就需要考虑可能引起脾脏肿大的常见疾病;根据病因的不同,各项检查应有所侧重。

（1）如果伴有发热、贫血，应进行血常规、尿常规、粪便常规检查：应注意有无白细胞计数量增多及分类比例异常，有无异型细胞、有无贫血；大便常规检查观察有无寄生虫卵或成虫，血生化、凝血、血气检查等了解肝功能损害程度，相关病原体检查明确感染的原因。

（2）如果伴有贫血，应行骨髓检查、溶血指标、自身抗体的检查，明确是否血液病或自身免疫性疾病引起的肝脾肿大。

（3）肝脾超声检查，腹部 CT、MRCP 等影像学检查，可明确肝脾肿大程度及占位性病变、胰胆管病变。

（4）在上述检查仍然不能明确病因，可行肝穿刺及组织病理检查，明确病变的原因及程度。

（5）食管、胃镜检查可进一步明确是否有门静脉高压、食管-胃底静脉曲张。

（6）代谢组学及基因组学检查可进一步寻找与遗传代谢相关的原因。

肝脾肿大可以是局部肝脾本身疾病的原因，也可能是全身疾病的一种表现，应逐层分析：

（1）感染因素：感染是引起肝脾肿大的主要原因，且常伴有不同程度的发热，主要有各种细菌感染引起的败血症、脓毒血症、全身性炎症反应综合征、伤寒、结核、布氏杆菌感染；EB、CMV、嗜肝病毒感染；寄生虫如阿米巴肝病、疟疾、黑热病、血吸虫病、华支睾吸虫病、肝包虫病、弓形虫病；霉菌感染的组织胞浆菌病、放线菌病；螺旋体感染的先天性梅毒、回归热等。

（2）非感染性疾病：包括先天性胆道畸形及胆汁淤积性肝病、脂肪肝、药物性中毒性肝炎，自身免疫性肝病、肝硬化门静脉高压、门静脉海绵样变性等。

（3）血液系统疾病：如溶血性贫血、营养性贫血、急性白血病、慢性白血病、恶性淋巴瘤、骨髓增生异常综合征、嗜血细胞性淋巴组织细胞增多症、朗格汉斯细胞组织增生、血色病等。

（4）免疫系统疾病：如自身免疫性肝炎、系统性红斑狼疮、幼年型类风湿关节炎、自身免疫性淋巴细胞增生综合征等。

（5）心血管系统疾病：如先天性心脏病、心肌病等引起充血性心力衰竭、慢性缩窄性心包炎、肝静脉阻塞等。

（6）先天代谢性疾病（贮积病）：与铜、铁代谢相关的 Wilson 病，含铁血黄素沉积；与糖原贮积相关的糖原贮积病，尿素循环障碍；与溶酶体相关的 Wolman 病、鞘脂贮积病（尼曼-皮克病、戈谢病、GM1 神经节苷脂贮积症、黏多糖贮积症）、胆固醇酯贮积症、肝细胞内质网贮积症（α_1-抗胰蛋白酶缺乏、无纤维蛋白原或低纤维蛋白原血症）等。

（7）占位性病变：肝肿瘤、肝囊肿、肝血管瘤、肝脾脓肿等。

【预防及治疗】

儿童肝脾肿大的发展往往是一个从轻到重的过程，大量研究已经证实，在查清病因的基础上及时治疗原发病，在疾病的早期干预可有效地延缓甚至阻断疾病的进展。因此对儿童肝脾肿大首先需要明确病因，才能进行相应治疗。

随着乙肝疫苗的广泛接种、生活水平的提高、饮食结构的改变、基因等诊断技术的发展，儿童肝脏疾病谱也发生了变化，感染性疾病、病毒性肝炎发病率明显下降，非感染性肝病如非酒精性脂肪性肝病等正逐渐成为儿童期最常见的慢性肝病之一。

预防病原菌及寄生虫感染及肝硬化发生，及早治疗先天或后天的门静脉高压症血管畸形，可有效预防脾脏肿大的发生。

随着分子医学的进步，越来越多的由遗传因素引起的儿童肝脏疾病被认识。同时，随着治疗手段的发展，遗传性肝病的预后得到改善，遗传性肝病在儿童期的早期诊断、随访和干预对长期预后有非常重要的影响。必须加强儿童和成人肝病医生间的交流和合作，更新知识，共同努力，使肝病儿童有更美好的明天。

➤ 附:肝脾肿大的诊治流程图

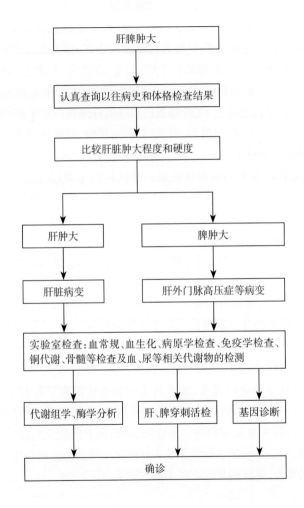

> 附:脾肿大鉴别诊断流程图

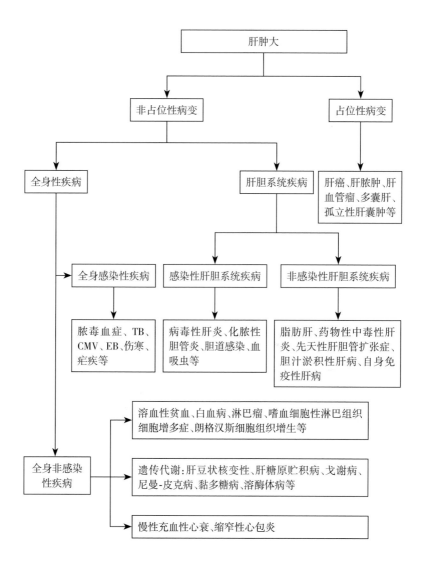

> ➤ 附:脾肿大鉴别诊断流程图

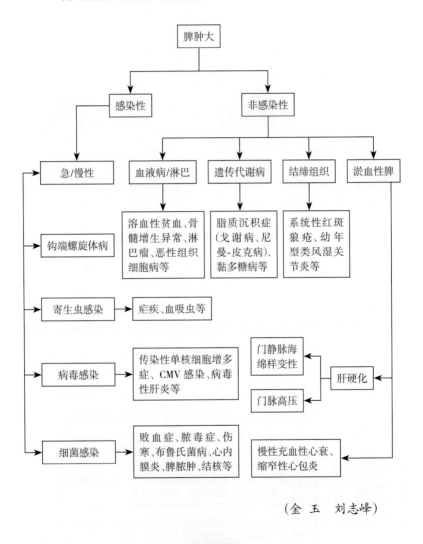

（金　玉　　刘志峰）

参考文献

[1] 董永绥.肝脾肿大的发病机制和诊断思路.中国实用儿科杂志,2004,6:
321-323.

[2] KONUS OL. Normal liver, spleen, and kidney dimensions in neonates, infants, and children: evaluation with sonography. AJR American Journal of Roentgenology, 1998; 171(6): 1693-1698.

[3] 王建设. 发展儿科肝脏病学, 提高儿童肝病诊治水平. 临床肝胆病杂志, 2012, 28(12): 881-883.

第七节　腹　　水

【概述】

正常腹腔内仅含少量液体, 对内脏起润滑作用, 腹水是腹腔内液体的病理性积聚, 其病因复杂多样, 涉及多系统和多种疾病。2010年英国 EASL 指南根据腹水量的多少分为: Ⅰ级: 轻度腹水, 仅通过超声检测到腹水; Ⅱ级: 中度腹水, 腹部中度对称膨胀; Ⅲ级: 大量腹水, 出现明显腹胀。根据腹水的性质可分为漏出性腹水、渗出性腹水、乳糜性腹水和血性腹水。

【病因及发病机制】

先天性或新生儿腹水较罕见, 常见的原因有宫内感染、代谢疾病、心脏结构和节律紊乱, 少见的如血液系统或泌尿生殖系统疾病等。在儿童中, 肝、肾和心脏疾病是最常见的原因。

引起腹水的因素很多, 如血浆胶体渗透压降低、肝内血流动力学改变和门静脉高压、肝脏淋巴液外漏及回流受阻、肾脏血流动力学改变、水钠潴留、激素代谢紊乱、内毒素血症、腹膜毛细血管通透性增加、腹腔脏器穿孔破裂等, 各因素通常共同作用, 其本质为血管内外液体交换平衡失调与体内外液体交换平衡失调。

腹水根据基础病理生理学可将病因分类如下:

1. 门静脉高压　见于肝硬化、酒精性肝炎、急性肝衰竭、肝小静脉闭塞病、心力衰竭、缩窄性心包炎、血液透析相关腹水(肾源性腹水)等。

2. 低白蛋白血症　如肾病综合征、蛋白丢失性肠病、重度营养不良等引起。

3. 腹膜疾病　如恶性肿瘤、感染性腹膜炎(如结核或真菌感染)、嗜酸粒细胞性胃肠炎(浆膜型)、淀粉肉芽肿性腹膜炎、腹膜透析(合并腹膜感染)等。

4. 其他病因 如乳糜性腹水、胰性腹水(如因胰管破裂)、黏液性水肿、腹腔积血及泌尿系损伤等。

【诊断】

1. 临床表现 腹水最初表现为异常体重增加,随着腹水量的增多可表现为腹部膨隆。大量腹水时,患儿腹部膨隆呈蛙腹状,脐部凸出;膈肌上升影响呼吸,可致患儿呼吸困难、端坐呼吸;腹水压迫下腔髂总静脉,影响下肢静脉回流,可致下肢水肿;查体移动性浊音阳性,可有液波震颤。此外,因病因不同伴有不同原发病的表现,如心源性可有发绀、颈静脉怒张、心脏扩大、心前区震颤、肝脾大、心律失常、心脏杂音等体征。肝源性常有皮肤巩膜黄染、蜘蛛痣或肝掌、腹壁静脉曲张、肝脾大等体征。肾源性可有面色苍白、周围水肿等体征。发热、腹部压痛、腹壁有柔韧感考虑感染性腹膜炎可能。消瘦、恶病质、淋巴结肿大或腹部有包块多为恶性肿瘤。蛋白丢失性肠病常有水肿、腹泻等表现。少量腹水的症状体征不明显,腹部 B 超检查可发现。因此,应注重病史询问及体格检查,有助于初步判断腹水病因。

2. 影像学检查 腹部超声是有效的检查方法,必要时可进行腹部 CT 及磁共振成像(MRI)。这些影像学检查可以帮助估计腹水的量、测量门脉的宽度及血流速率,判断是否存在门脉高压,肝脾是否增大,有无肿瘤、血栓,有无淋巴结肿大,肾脏及其肾周有无病变等。心脏超声检查有助于判断有无心肌、心包或心瓣膜疾病。疑有淋巴管阻塞时,可进行淋巴管造影和淋巴显像。

3. 腹腔穿刺 腹腔穿刺抽取腹水进行相应的检查是鉴别腹水性质最有效、最经济的方法,是确定病因的必要检查程序,穿刺通常在腹壁的左下象限,也可依据腹部超声定位进行。所有新发腹水的患儿都需进行腹腔穿刺。

4. 实验室检查 腹水常规检测(表 2-10)一般包括外观分析、细胞计数和分类计数、培养、总蛋白及血清-腹水白蛋白梯度(SAAG)。

表 2-10　腹水渗出液与漏出液鉴别

检验项目	渗出液	漏出液
外观	混浊、不透明或血性	清晰、透明,淡黄色
相对密度	>1.018	<1.015
总蛋白量(g/L)	>40	<25
葡萄糖(mmol/L)	<3.33	接近血糖水平
腹水/血清蛋白质比值	>0.5	<0.5
乳酸脱氢酶(U/L)	> 正常血清 LDH 上限的 2/3	< 正常血清 LDH 上限的 2/3
积液/血清 LDH 比值	>0.6	<0.6
有核细胞数(×10^6/L)	>500	<100
有核细胞分类	急性炎症以中性粒细胞为主,慢性炎症或恶性积液以淋巴细胞为主	淋巴细胞为主,可见间皮细胞

（1）外观:有助于鉴别诊断。澄清腹水通常见于肝硬化,腹水混浊通常见于感染,乳状腹水提示乳糜性腹水,血性腹水可见于恶性肿瘤或穿刺创伤等。

（2）腹水细胞计数:有核细胞计数指包括浆膜间皮细胞在内的有核细胞计数。必须排除浆膜腔穿刺损伤引起的有核细胞数的增高。漏出液有核细胞数远少于渗出液。腹水的红细胞计数通常低于 1 000/mm^3,约为 10 000/mm^3 时腹水将呈粉红色。腹水的红细胞计数大于 50 000/mm^3 定义为血性腹水。中性粒细胞计数≥250/mm^3,提示自发性细菌性腹膜炎(SBP)可能。中性粒细胞超过 1 000/mm^3 常见于化脓性渗出液及结核性早期渗出液。淋巴细胞增高主要见于慢性炎症,如结核、梅毒、肿瘤或结缔组织病所致渗出液。嗜酸粒细胞增高常见于嗜酸粒细胞性胃肠炎(浆膜型)和寄生虫病所致渗出液,也可见于结核性渗出液吸收期、系统性红斑狼疮、间皮瘤等。漏出液主要见单个核细胞(包括淋巴细胞、单核细胞、间皮细胞等),以淋巴细胞和间皮细胞为主;渗出液以中性粒细胞等多种类有核细胞为主。

（3）腹水培养：如果考虑患儿存在腹水感染，如出现发热、腹痛、氮质血症、酸中毒或意识模糊，则需要行腹水培养。常规腹水培养总阳性率为40%~60%，而床边直接用血培养瓶接种10ml腹水液，阳性率增加90%。

（4）腹水蛋白：漏出液总蛋白浓度小于25g/L，渗出液蛋白浓度大于25g/L，此分类在临床中会遇到不符的情况。现推荐采用血清-腹水白蛋白梯度法（SAAG）区分腹水性质，血清白蛋白浓度减去腹水白蛋白浓度的差值即为SAAG，两项数值应在同日获取（表2-11）。SAAG≥11g/L提示患者存在门静脉高压，准确度为97%；SAAG＜11g/L表明患者不存在门静脉高压。SAAG升高可发生于任何导致门静脉高压的疾病，对肝硬化所致腹水不具有特异性。腹水蛋白浓度在腹水性质判断上尽管存在一些问题，但腹水总蛋白浓度仍有一定价值。该参数不随SBP的发生而变化，并且总蛋白浓度小于10g/L的患者发生SBP的风险高。

表2-11　利用血清和腹水白蛋白差值梯度（SAAG）鉴别腹水

SAAG≥11g/L	SAAG<11g/L
肝硬化	腹膜肿瘤
酒精性肝炎	结核性腹膜炎（不伴肝硬化）
充血性心力衰竭	胰性腹水（不伴肝硬化）
暴发性肝功能衰竭	胆道破裂
Budd-Chiari综合征	肾病综合征
静脉闭塞性疾病	系统性红斑狼疮
门静脉闭塞	肠梗阻
黏液性水肿	低清蛋白血症
妊娠急性脂肪肝	良性卵巢疾病

（5）葡萄糖:漏出液葡萄糖含量与血清相似;渗出液因病原体、炎症、肿瘤细胞等消耗葡萄糖而减低,腹水/血清葡萄糖比值小于0.5,见于积脓、结核性腹膜炎、恶性肿瘤和风湿免疫性疾病所致腹水等。

（6）乳酸脱氢酶:LDH 测定有助于漏出液与渗出液的鉴别诊断。LDH 升高多见于腹腔感染或肿瘤。如果怀疑患者存在腹膜肿瘤,可以行腹水细胞学检查。

（7）其他:腹水其他检查项目见表 2-12。

表 2-12 腹水其他检查项目临床意义

项目	水平	意义
甘油三酯	>200mg/dl	乳糜性腹水
淀粉酶	>1 000IU/L 或是血清水平的 5 倍	胰性腹水或肠穿孔
碱性磷酸酶	>240IU/L	小肠穿孔、空腔脏器损伤
胆红素	>6mg/dl,超过血清胆红素	肠或胆囊穿孔、胆总管囊肿破裂
腺苷脱氨酶	>20~40U/L	结核性腹水
腹水/血清葡萄糖比值	<0.5	积脓、结核性腹膜炎、恶性肿瘤、风湿免疫性疾病

【鉴别诊断】

1. 腹水的鉴别诊断主要是病因的鉴别,需要结合病史、体格检查及辅助检查,其中最重要的是腹腔穿刺,根据上述腹水的相关实验室检查辨别原因。

2. 腹水还需要和其他可引起腹部膨隆的疾病鉴别,如肝大、脾大、肠梗阻、腹腔肿瘤等,通过查体及腹部影像学检查,比较容易鉴别。

【治疗】

1. **病因治疗** 针对不同病因治疗原发病,如对原发性肝病、心脏及肾病的治疗,出血性胰腺炎的对症治疗,结核感染抗结核治疗,合并 SBP 时给予抗感染治疗,应根据腹水培养结果选择敏感抗生素。

2. 针对腹水的治疗

(1) 轻中度腹水的治疗

1) 限制钠盐摄入:对于儿童腹水,大多数指南建议限制食用盐摄入。对于年龄较大的儿童和青少年,每日盐的摄入量可以为半茶匙(2~3g/d) 或 1~2mg/(kg·d),但对于年龄较小的儿童和婴儿,氯化钠的摄入量不应 >1g/d(每日四分之一茶匙)。用餐时应避免吃咸零食和添加盐,如泡菜、薯片、酱、海盐等。应提供热卡 150kcal/(kg·d),其中碳水化合物为 60%,蛋白质 15%,脂肪为 30%~35%。对于从未出现腹水的儿童,不建议预防性限制盐。只有当血钠 <120mmol/L 时,才需要限制液体。

2) 利尿剂:儿童中常用的利尿剂有醛固酮拮抗剂(螺内酯)和袢利尿剂(呋塞米)。螺内酯比呋塞米更有效,但其起效时间较慢。螺内酯的起始剂量为 1~3mg/(kg·d),最多为 6~9mg/(kg·d),最大量不超过 400mg/d,因其半衰期 5~7 天,应每 3~5 天酌情调整剂量。呋塞米常规剂量为 1~2mg/(kg·d),最大剂量为 6~12mg/(kg·d)(≤12 岁患者最高 80mg/d,12~18 岁患者最高 120mg/d)。根据反应的不同,剂量以 0.5~1mg/(kg·d)逐渐增加。螺内酯和呋塞米联合治疗可缩短住院时间,维持正常血钾,推荐作为复发性腹水患者的初始治疗。在获得满意的反应后,双药治疗可改为螺内酯单药治疗。然而,对于第一次发生腹水的儿童,螺内酯的单一治疗可能是首选。治疗的目标是液体负平衡达≥10ml/(kg·d)[即出量–入量≥10ml/(kg·d)]或体重减轻 0.5kg/d。较高的负平衡可能导致血浆容量消耗和肾功能下降。在腹水消退后,应减少利尿剂的剂量,并尽可能停止使用。对于有肾功能损害或电解质紊乱的儿童,应谨慎使用利尿剂。每日监测包括体重、腹围、外周水肿、感觉、出入量记录、24 小时尿钠排泄值或尿钠/钾比值,以及每日钠、钾和肌酐的血生化值。

(2) 大量腹水的治疗:腹腔穿刺大量放腹水(LVP)和白蛋白输注是大量腹水的首选治疗方法。其定义为去除≥50ml 腹水液/kg,通常联合输注 20% 的白蛋白及呋塞米,应注意监测电解质。在成人中,LVP 已被证明比单独使用利尿剂更有效、更安全且可以缩短住院时间。然而,LVP 可能与穿刺后循环功能障碍(PPCD)有关,主要特征是有效血容量减少。可以通过缓慢输注 0.5~1g/kg 白蛋白预防。LVP 对肾脏水钠潴留没有影响,因此去除后需要继续使用利尿剂,以防止再积累。对于伴有相关弥散性血管内凝血的儿童,应避免使用 LVP。不建议在穿刺前常规预防性使用新鲜冷冻血浆或血小板。

(3) 顽固性腹水的治疗:顽固性腹水是指对饮食限钠和高剂量利尿剂治疗无反应的腹水。主要分为 2 种类型:①利尿剂抵抗型:由于对限钠和利尿剂治疗无反应,腹水不缓解或早期复发;②利尿性难治性腹水:因为利尿剂引起的并发症,无法使用有效的利尿剂,腹水不缓解或复发。在这种情况下,需要考虑 LVP 联合白蛋白输注(如上所述)、经颈静脉肝内门静脉系统分流术(TIPS)、腹腔静脉分流和肝移植等。

(4) 经颈静脉肝内门静脉系统分流术(TIPS):是经颈静脉入路,在门静脉的分支与肝实质内肝静脉分支之间建立人工分流通道,可有效降低门静脉压力,常用于治疗肝硬化门静脉高压引起的食管胃底静脉曲张破裂出血和顽固性腹水。在预防腹水复发方面比 LVP 更有效,但 30%~50% 的 TIPS 后患者可发生肝性脑病。其他并发症包括分流器血栓形成和狭窄。对于患有严重肝肾衰竭、伴有活动性感染或严重心肺疾病的患者,应避免使用 TIPS。腹腔-静脉分流治疗顽固性腹水的并发症较多,目前已很少使用。

(5) 腹水浓缩回输治疗:是将腹水中的中、小分子及水滤过、浓缩后的腹水回输至腹腔,是治疗腹水的新技术,我国对其在顽固性腹水中的应用报道有限。

(6) 肝移植:是所有终末期肝病合并顽固性腹水患者的唯一挽救生命的治疗方式。但肝移植供体较少、价格昂贵,且移植后并发症较多,故限制了其临床应用。

► 附：腹水的诊治流程图

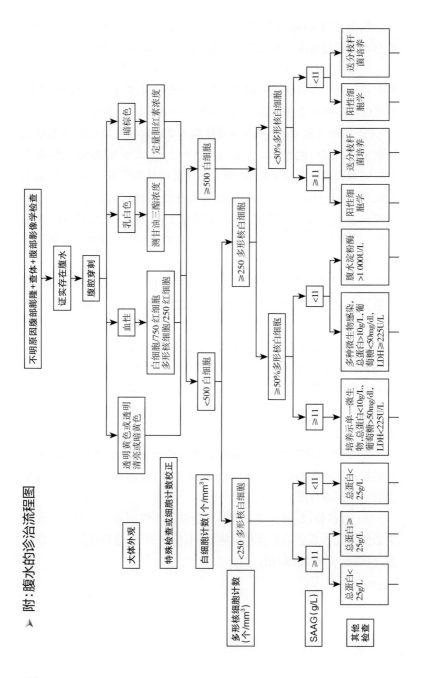

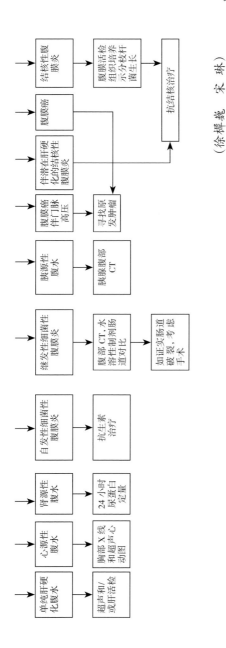

（徐樨巍　宋　琳）

参考文献

[1] OFLIVER E. EASL clinical practice guidelines on the management of ascites, spontaneous bacterial peritonitis, and hepatorenal syndrome in cirrhosis. Journal of Hepatology, 2010, 53(3): 397-417.

[2] BAVDEKAR A, THAKUR N. Ascites in Children. Indian Journal of Pediatrics, 2016, 83(11): 1-7.

[3] 江载芳, 申昆玲, 沈颖. 诸福棠实用儿科学. 8版. 北京: 人民卫生出版社, 2015.

[4] 郭姝, 徐樨巍, 宋琳, 等. 儿童小肠淋巴管扩张症47例临床分析. 中华儿科杂志, 2017, 55(012): 937-941.

[5] 王洪丽, 耿岚岚, 龚四堂, 等. 儿童浆膜病变型嗜酸性粒细胞性胃肠炎1例并文献复习. 临床儿科杂志, 2020, 38(5): 390-394.

[6] 丛玉隆. 实用检验医学. 北京: 人民卫生出版社, 2009.

[7] BESA DF, FERNÁNDEZA MC, MALLAA I, et al. Management of cirrhotic ascites in children. Review and recommendations. Archivos Argentinos de Pediatria, 2017, 115(5): 505-511.

[8] 张鑫赫, 李异玲. 肝硬化顽固性腹水治疗现状. 实用肝脏病杂志, 2020, 23(05): 154-157.

[9] AITHAL GP, PALANIYAPPAN N, CHINA L, et al. Guidelines on the management of ascites in cirrhosis. Gut, 2021, 70(1): 9-29.

第八节 肝功能异常

【概述】

肝脏是人体的重要器官, 具有分泌、排泄、合成、生物转化及免疫等多种功能。儿童时期肝脏储备功能尚未发育完善, 当致病因素作用于肝脏, 一方面可引起肝脏细胞变性、坏死、纤维化及肝硬化等结构改变, 另一方面引起代谢功能障碍, 导致各项肝功能异常, 进而出现黄疸、出血、继发感染、低血糖、肾功能障碍、顽固性腹水及肝性脑病等临床表现。

【病因】

引起肝功能异常的病因很多,具体可分为感染性因素、药物性因素、化学毒物因素、遗传代谢障碍因素等,另外,一些全身性疾病也容易合并有肝功能异常。

1. 感染性因素

(1) 病毒感染:嗜肝病毒感染是引起肝功能异常的常见病因。嗜肝病毒包括甲型肝炎病毒(Hepatitis A virus,HAV)、乙型肝炎病毒(Hepatitis B virus,HBV)、丙型肝炎病毒(Hepatitis C virus,HCV)、丁型肝炎病毒(Hepatitis D virus,HDV)、戊型肝炎病毒(Hepatitis E virus,HEV)。此外,一些非嗜肝病毒,如巨细胞病毒、EB病毒、单纯疱疹病毒、水痘-带状疱疹病毒、人类疱疹病毒6型、腺病毒、柯萨奇病毒、麻疹病毒、流行性出血热病毒和轮状病毒等均可引起一过性或持久性肝脏损害。

(2) 支原体、细菌、寄生虫感染:肺炎支原体感染易合并肝脏损害,某些细菌可引起肝脓肿,某些寄生虫,如肝吸虫等可累及肝脏,造成不同程度的肝脏损害,原虫如阿米巴滋养体可引起阿米巴肝脓肿,损伤肝脏功能。

2. 药物性因素 部分药物本身或其代谢产物对肝脏有毒性作用。临床常见可以引起肝脏损害的药物,包括阿司匹林、对乙酰氨基酚、尼美舒利、红霉素、磺胺类、抗结核菌药物、抗癫痫药。值得注意的是,近年来研究发现,一些中药成分,如雷公藤等,也可以引起肝脏损害。

3. 化学毒物因素 能以肝脏为靶器官的各种化学毒物称为肝脏毒物,包括乙醇、有机磷农药、有机氯农药、二氯乙烷、二氧化二砷、铅等,其对肝脏的损害程度取决于与毒物接触的剂量、时间及个体差异等。

4. 遗传代谢障碍因素 遗传代谢障碍导致的肝功能异常主要见于儿童,包括肝豆状核变性、肝糖原贮积症、脂类代谢异常、氨基酸代谢异常(酪氨酸血症、Citrin蛋白缺乏症)、非酒精性脂肪性肝病。

5. 胆道相关性疾病　如胆道闭锁、胆总管囊肿、Alagille 综合征、Caroli 病等。

6. 其他　胃肠外营养相关性胆汁淤积发病率逐渐增加,其他一些全身疾病也易合并肝脏损害,包括川崎病、噬血细胞综合征、自身免疫性肝炎、风湿性疾病、甲状腺功能亢进、肿瘤等。

【诊断及鉴别诊断】

1. 临床表现和体征

(1) 病情经过不同:急性肝脏损害起病急骤、进展快、病死率高。发病数小时后出现黄疸,有明显出血倾向。病毒、药物及中毒所致的急性重症肝炎是急性肝脏损害的常见病因。慢性肝脏损害病程较长,缓慢进展,呈迁延性过程。部分患儿仅体检时发现肝功能指标异常。

(2) 临床表现:患儿可出现低血糖、糖耐量减低等糖代谢障碍表现和脂肪泻、厌食油腻食物等脂类代谢障碍表现。当肝脏出现合成功能障碍时可因低蛋白血症引起腹水,血红蛋白合成障碍时可出现贫血;肝脏损伤可引起脂溶性维生素如维生素 A、维生素 D、维生素 E、维生素 K 代谢和吸收障碍,出现暗适应障碍(夜盲症)、出血倾向、骨质疏松;当胆红素代谢障碍和肝内胆汁淤积时可出现黄疸(高胆红素血症);肝功能障碍者可继发感染。

(3) 体征:可无阳性体征,当血清胆红素升高时可表现为皮肤、巩膜黄染,部分患儿可触及有肝肿大、脾肿大,部分有腹水;一些病原体感染或遗传代谢性疾病患儿可有神经系统症状(肌张力下降),或伴小头畸形、眼小畸形等特殊面容。

2. 辅助检查

(1) 肝功能异常的检查包括反映肝细胞损害的酶学检查:丙氨酸氨基转移酶(alanine aminotransferase, ALT)、天冬氨酸氨基转移酶(aspartate aminotransferase, AST);而血清总胆红素(total bilirubin, TB)、间接胆红素(indirect bilirubin, IB)、直接胆红素(direct bilirubin, DB)测定,血清胆汁酸及碱性磷酸酶(alkaline phosphatase, AKP)、γ-谷氨酰转肽酶(γ- glutamyl transpeptidase, γ-GT 或 GGT)和 5'-核苷酸酶

(5′-nucleotidase,5′-NT)等指标可提示胆汁淤积;血清白蛋白(albumin,Alb)、前白蛋白(prealbumin,PA)、凝血酶原时间(prothrombin time,PT)、胆碱酯酶(cholinesterase,CHE)等指标可反映肝细胞合成功能;血氨可反映肝脏解毒功能,当重症肝炎、肝衰时合成功能障碍,血氨显著升高;遗传代谢性疾病时,尤其尿素循环中酶缺陷可导致高氨血症。而胆固醇、甘油三酯、载脂蛋白反映脂类代谢。

(2)肝功能异常相关指标及临床意义

1)丙氨酸氨基转移酶(ALT):催化丙氨酸与α-酮戊二酸合成谷氨酸与丙酮酸,是反映肝细胞损害最直接、最敏感的指标。ALT增高程度与肝细胞损害数量不成正比,轻中度肝损害时ALT越高,提示病变越严重,但在重症肝炎伴急性肝功能衰竭时,肝细胞在短时间内坏死、凋亡,无能力生成ALT,此时血清酶值却正常,甚至降低,而血清中胆红素值却显著升高,出现所谓"酶-胆分离"现象,指示预后不良。应注意:除肝细胞外,肌细胞中也含有ALT,例如肌营养不良时,ALT明显升高。

2)天冬氨酸氨基转移酶(AST):催化天冬氨酸与α-酮戊二酸合成谷氨酸与草酰乙酸。人体分布广泛(心肌、肝、骨骼肌),不如ALT特异反映肝细胞损害。正常AST值略高于ALT,成人AST/ALT比值约为1.15。由于ALT主要分布在肝细胞的细胞浆水溶相中,而AST主要分布于线粒体,当肝细胞变性和细胞膜通透性增加时,存在于细胞浆水溶相中的ALT最易逸出,而病变严重时,AST也从线粒体释放出来。所以在临床症状如黄疸出现之前ALT就可急剧升高,同时AST也升高,但是AST升高程度不如ALT。而在慢性肝炎和肝硬化时,AST升高程度超过ALT,故轻症肝炎时,只有血清ALT升高明显,AST/ALT比值下降;重症肝炎时,AST比ALT更多释放,从而使比值上升。临床注意非肝源性疾病也可出现ALT和AST升高,而单纯AST升高(ALT正常)不能诊断肝功能损伤,需和其他心脏或代谢性疾病鉴别。

3)γ-谷氨酰转移酶(γ-GT,GGT):分布在肝细胞的毛细胆管侧和整个胆管系统,胆汁淤积指标之一。小婴儿单纯γ-GT升高不能诊断胆汁淤积。值得注意的是,在一些代谢性肝细胞性胆汁淤积症中

GGT 正常,如进行性家族性肝内胆汁淤积症(除 3 型外)。

4) 碱性磷酸酶(AKP):广泛分布于肝脏、骨骼、肠、肾和胎盘等组织,经肝脏向胆外排出,因此胆汁淤积时也会升高。但要注意鉴别诊断,如婴幼儿暂时性高磷酸酶血症(transient hyperphosphatasemia of infancy and early childhood,THI)是指婴幼儿在无肝或骨疾病的情况下其 AKP 活性呈暂时、孤立的显著升高。而对于高度疑似 THI 儿童,应避免进行不必要的检查(如骨扫描等),血 AKP 活性应在 2~3 个月后再进行评估,若 AKP 仍未恢复正常,宜进一步进行广泛而深入检查,以排除肝或骨异常。

5) 总胆汁酸(total bile acid,TBA):是胆固醇经肝组织代谢的最终产物,其生理作用不仅能促进脂类乳化及消化,还可以防止胆石生成。胆汁淤积性肝病时常与 DB、AKP 和 GGT 同时升高。在临床上当发现明显胆汁淤积的患者,血清 TBA 不升高和/或 GGT 不升高的情况下,要高度怀疑先天性胆汁酸合成缺陷。TBA 增高并与其他肝功能指标变化不同步、不平行——钠牛磺胆酸共转运多肽(sodium taurocholate cotransporting polypeptide,NTCP)缺陷病,是 *SLC10A1* 基因变异引起的遗传性胆汁酸代谢病。

6) 脂肪代谢相关指标:①胆固醇:主要在肝合成。肝损害时降低,单纯梗阻性黄疸时升高。②甘油三酯:人体内含量最多的脂类,含量过高会引起脂肪肝,正常肝脏合成的甘油三酯和磷脂、胆固醇、载脂蛋白形成极低密度脂蛋白分泌入血。肝病和梗阻性黄疸时升高。③载脂蛋白:血浆脂蛋白中蛋白质部分称为载脂蛋白。主要在肝合成,急性肝炎时常下降。

7) 铜蓝蛋白:铜蓝蛋白降低能早期筛查肝豆状核变性患儿。典型肝豆状核变性患儿血清铜蓝蛋白通常低于正常下限的 50%,即 <0.1g/L。约 20% 杂合子携带者血清铜蓝蛋白水平降低,通常在 0.1~0.2g/L 之间。约有 5%~20% 的患儿血清铜蓝蛋白水平正常。

8) 病原体感染引起的肝功能异常应积极寻找感染依据,完善病原学检查。

【治疗】

病因明确者,应针对病因同时对症保肝治疗;病因不明确者,需采用对症保肝治疗。保肝药是能够改善受损害的肝细胞代谢,促进肝细胞再生,增强肝脏解毒功能,达到改善肝脏病理以及功能的药物。儿童选用时要注意年龄、禁忌证等。

1. 促进代谢性药物及维生素　门冬氨酸钾镁、氨基酸制剂、水溶性维生素、肌苷、三磷酸腺苷、辅酶 A 等。

2. 肝细胞再生类

(1) 多烯磷脂酰胆碱:必需磷脂类,细胞膜的重要组分,特异性地与肝细胞膜结合,促进肝细胞膜再生,协调磷脂和细胞膜功能,降低脂肪浸润,增加细胞膜防御能力,起到稳定、保护、修复细胞膜的作用。注意:制剂中含有苯甲醇,新生儿和早产儿禁用。成人静脉滴注每天 5~10ml(232.5mg/5ml),也可口服,儿童一般根据年龄酌减。

(2) 促肝细胞生长素:刺激新生肝细胞 DNA 合成,促进肝细胞再生。多用于重症肝炎。

3. 解毒类

(1) 还原型谷胱甘肽:补充失去还原状态的谷胱甘肽水平,减少肝细胞膜和线粒体氧化损伤,提高肝脏解毒能力。适用于肝损伤,如病毒性肝病、药物性、中毒性、脂肪肝等,还可用于药物性肾损伤、化放疗保护等。静脉滴注剂量 30mg/kg,或根据年龄给予 0.6~1.2g/d。

(2) 葡醛内酯:在体内可与含有羟基或羧基的毒物结合,形成低毒或无毒结合物,由尿排出体外,保护肝脏和解毒。适用于急慢性肝炎的辅助用药。剂量:口服每次 0.1~0.2g,每天 3 次;静脉输注 0.1~0.2g/d。

4. 抗炎类药　甘草甜素制剂,如复方甘草酸苷,肝细胞保护作用明显;同时还具有类似皮质激素的抗炎、抗过敏作用。剂量:注射剂 20ml/40mg,通常每天 1 次,20ml 静脉滴注。可依年龄、症状适当增减。口服:25mg/片,成人 1 次 2~3 片,小儿 1 次 1 片,每天 2~3 次。

5. 降酶药

(1) 联苯双酯:五味子的中间体,我国首创的降酶药。剂量:0.5mg/kg,每天 3 次。

（2）双环醇：联苯双酯结构类似物。对抗肝脏多种炎性因子，清除自由基，具有防止肝纤维化，增强蛋白质合成促进肝细胞再生等作用。剂量：1.5~3mg/（kg·d），每天 2 次口服。注意：降低血清 ALT 作用肯定，对 AST 作用不明显；容易反弹，长期应用，缓慢减量。

6. 利胆药

（1）腺苷蛋氨酸：促进腺苷蛋氨酸-依赖性质膜磷脂的合成而恢复细胞质膜的流动性。克服转硫基反应障碍，促进了内源性解毒过程中硫基的合成。剂量：30~60mg/（kg·d）。

（2）熊去氧胆酸：促进胆酸排泌并抑制其重吸收；抑制胆固醇的合成，促进其排泌和转化；炎症抑制；清除自由基抗氧化；免疫调节；拮抗疏水性胆酸细胞毒保护肝细胞。剂量：10~30mg/（kg·d），每天 2~3 次。副作用：腹泻等。禁忌证：急性胆囊炎、胆管炎和胆道阻塞（胆道闭锁）；胆囊不能在 X 线下被看到、胆结石钙化、胆囊不能正常收缩，以及经常性胆绞痛。

（3）考来烯胺：一种阴离子结合树脂。作用机制：在肠道中与胆汁酸结合成不溶性复合物，经粪便排出，以降低血清胆汁酸，可缓解因胆汁酸过多沉积于皮肤导致的瘙痒。剂量：250~500mg/（kg·d）。儿童建议从小剂量开始，根据患儿治疗反应逐渐调整。

（4）苯巴比妥：作用机制：提高 Na^+-K^+-ATP 酶活性，促胆汁排泄；促进胆固醇形成胆汁酸成分。5~10mg/（kg·d），分次口服。7 天显效，疗程 4~8 周。

（5）中药：如退黄汤、茵栀黄口服液等。注意：中药长期使用可能的副作用。

7. 降血氨　如门冬氨酸鸟氨酸，通过产生两种氨基酸—鸟氨酸和门冬氨酸，作用于两个主要的氨解毒途径——尿素合成和谷酰胺合成。

▲ 附：肝功能异常的诊治流程图

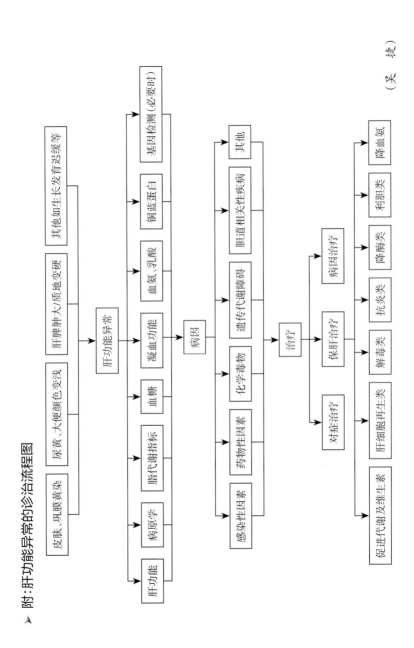

（吴 捷）

参考文献

[1] 李桂源,吴伟康,欧阳静萍.病理生理学.2版.北京:人民卫生出版社,2011.

[2] 吴捷,孙梅.肝功能化验单异常看儿童肝脏及其他疾病.中国实用儿科杂志,2012,27(3):229-231.

[3] 王大刚,朱剑功,蔡硕,等.非嗜肝病毒感染所致肝损伤患者的病因及免疫功能分析.检验医学与临床,2017,14(z2):71-73.

[4] 倪鑫,申昆玲,沈颖.北京儿童医院诊疗常规 内科诊疗常规.2版.北京:人民卫生出版社,2016.

第九节　消化道出血

【概述】

消化道出血主要表现为呕血及便血,按出血部位分为上消化道出血和下消化道出血两种。前者指 Treitz 韧带以上的消化道出血,包括食管、胃、十二指肠、胰腺和胆道出血,临床表现以呕血和/或排柏油样黑便为主。后者指 Treitz 韧带远端的小肠和大肠出血,大便色泽较鲜红或暗红或为果酱样便。根据消化道出血量的多少、速度快慢、在肠腔内停滞时间的长短以及临床表现的不同,消化道出血可分为三类:慢性隐性出血:肉眼不能观察到便血又无明显临床症状,仅用化验方法证实粪便潜血阳性;慢性显性出血:肉眼能观察到鲜红、咖啡色呕吐物或血便,临床上无循环障碍;急性大量出血:肉眼观察到呕血、黑色粪便或暗红色血便,伴循环障碍和重度贫血,可出现低血压或休克症状,常需紧急处理,严重者可致死亡。儿童消化道出血可发生在任何年龄,病因复杂,有时病情变化快,如果出血量大,可危及患儿生命。

【病因】

小儿消化道出血的病因依年龄而异,可由消化道局灶病变引起,也可为全身疾病的局部表现。一般可分为四大类原因:①出血性疾病：如新生儿自然出血症、胃肠道过敏性出血(特别是过敏性紫癜)、血友病、白血病等；②感染性疾病：如新生儿败血症、结肠炎、胆道感染、肠伤寒等；③胃肠道局部病变：如消化性溃疡、食管胃底静脉曲张(门静脉高压症)、胃黏膜异位、食管裂孔疝、肠息肉、炎症性肠病、胃肠道血管瘤、肠重复畸形等；④少数"无痛型"急腹症出血如新生儿肠扭转(肠回转不良症)、休克型肠绞窄，以及少见的无痛型肠套叠(症状以休克及出血为主)。各年龄段常见消化道出血病因如下：

1. 新生儿期　多见吞咽母血、新生儿自然出血症(维生素 K 缺乏)、应激性溃疡、消化性溃疡、血管畸形、凝血功能障碍、牛奶蛋白过敏、坏死性小肠结肠炎、肠扭转、肠重复畸形、巨结肠继发小肠结肠炎、过敏性结肠炎等。

2. 婴儿及幼儿期　多见反流性食管炎、食管裂孔疝、胃炎、消化性溃疡、应激素溃疡、胆道出血、血管畸形、胃扭转、胃食管静脉曲张、肠梗阻、肠息肉、肠套叠、Meckel 憩室、肠重复畸形、肠回转不良、出血性坏死性小肠炎、溃疡性结肠炎、肠道细菌感染性腹泻、巨结肠继发小肠结肠炎、全身感染性出血性疾病、肛门疾病等。

3. 学龄前及学龄期　多见消化性溃疡、胃食管静脉曲张、过敏性紫癜、炎症性肠病、肠息肉、感染性结肠炎、Meckel 憩室、急性坏死性胰腺炎、肠梗阻、血友病、误吞异物、肛门疾病等。

【诊断】

消化道出血基本诊断程序：确定消化道出血、估计出血部位、评估出血量和速度、判断出血的活动性、明确病因及出血部位。

1. 确定消化道出血　通过病史和体检，排除因口腔、牙齿、鼻咽部出血被吞咽后引起的呕血与黑便；排除因食动物血、猪肝、活性炭、铁剂、铋剂及中药等引起的黑便；排除因大量咯血时，血液咽入消化道引起的呕血与黑便。

2. 估计出血部位　呕血(鲜红或暗红色)与黑便同时存在，为上消化道出血特征性表现；幽门以上出血可呕血伴有黑便；幽门以下出血时则以黑便为主。十二指肠出血量较多时，部分血反流至胃内，亦可引起呕血。黑便、果酱样便不伴呕血多提示为小肠或右侧结肠出血;鲜红或暗红色便多为左半结肠或直肠出血;血色鲜红,出血量少,附于大便表面或便后滴血多为直肠、肛门疾病;大便混有粘液或脓血多为结肠炎症性疾病。

3. 评估出血量和速度　儿童血容量 80ml/kg,急性失血量超过血容量 1/5,慢性失血量超过血容量 1/3 时,可显示循环不良和休克的症状和体征,依其失血量多少可分为:

(1) 少量出血:仅少量呕血或血便,出血量 <10%,血红蛋白≥100g/L,无不适症状。

(2) 中等量出血:间歇性或持续性较多量的呕血和/或便血,出血量达 10%~20%,血红蛋白 60~90g/L,伴有头晕、软弱无力、口干等症状,脉搏可增快,突然起立可产生昏厥。

(3) 急性大量出血:短期内呕出和/或排出大量鲜红色或暗红色血,出血量≥20%~25%,血红蛋白 <60g/L,伴面色苍白,脉搏细弱,血压下降,尿少等休克表现。

4. 出血活动性的判断　①反复呕血或转为呕鲜红血;黑便次数增多,或转为暗红、柏油样便,肠鸣音活跃。②虽经补液、输血等措施,周围循环衰竭表现仍未见明显改善;或虽有好转但又恶化。③脉搏又复增快或不稳定,血压仍有下降趋势。④红细胞计数、血红蛋白、红细胞压积下降,网织红细胞计数升高。⑤补液扩容后,尿量正常,但血尿素氮持续或再次升高。⑥胃管抽吸液的颜色持续血性。

【辅助检查】

确定消化道出血后,依据患儿的临床特征,可选择使用消化内镜、放射性核素显像、血管造影等检查,明确消化道出血的病因及出血部位。

1. 实验室检查

(1) 血常规:早期由于周围血管及脾脏收缩,红细胞重新分布等生理调节,血红蛋白、红细胞、红细胞压积均可能在正常范围内,继而大量组织液渗入血管以补充血容量,血红蛋白、红细胞被稀释而降低,网织红细胞升高。

(2) 粪便潜血(OB)试验:阳性提示每日消化道出血量在 5~10ml

以上。

(3) 肝、肾功能检查：除原发肝病外，消化道出血时肝功能大多正常；大量出血时血尿素氮增高。

2. 消化内镜检查　为消化道出血病因诊断的首选方法。

(1) 胃镜检查：对食管、胃和十二指肠出血的部位、原因和严重程度均能较准确判断，是上消化道出血定性、定位诊断的首选方法。消化道出血 24~48 小时内检查，其准确率较高，可达 85%~90%。但应掌握适应证，原则上患儿休克得到纠正，生命体征稳定，如诊断仍不明确，应尽早行急诊胃镜检查。如检查时发现活动性出血，还可进行内镜下止血。

(2) 结肠镜检查：对以便血为主的下消化道出血，结肠镜检查可较准确诊断结肠病变，如对结肠、直肠息肉的检出率达 98%~100%，对结肠炎症性病变、憩室、畸形均有较高的诊断价值。

(3) 小肠镜检查：对推测病变在小肠者可应用小肠镜检查，现国内应用较多的为双气囊推进式小肠镜检查。由于小肠长度长、且迂曲重叠、活动度大，检查较困难。

(4) 胶囊内镜检查：胶囊内镜常用的是一个 11mm×30mm 药丸大小的无线内镜，由电池光源成像系统构成，可获得清晰的图像，为小肠疾病的诊断提供了新的方法，适用于能自行吞咽胶囊的年长患儿。但不能进行镜下活检及治疗，价格相对昂贵。

(5) 术中内镜：目前认为是确诊小肠出血最有效的方法，成功率可达 83%~100%，可以识别小肠出血的部位和原因。

3. 放射学检查

(1) X 线钡餐和钡剂灌肠检查：可以观察全消化道的形态和功能，至今仍是诊断消化道出血病因的重要方法。但有其局限性，对某些浅表性病变不易显示。近年来虽采用气钡双重造影对比检查，使病因诊断率有所提高，但仍不及内镜。对出血定位诊断帮助不大，且在急性活动出血时或出血中止 48 小时内不宜检查。

(2) 核素显像检查：根据检查出血病灶目的不同，把短半衰期核素和几种标记物配合使用，对全腹进行闪烁扫描以诊断消化道病变和出血灶,是一种非损伤的、适合小儿的检查方法。$^{99m}TcO_4$ 腹部闪烁扫描特别适用于胃黏膜异位先天性病变诊断,如 Meckel 憩室、肠重复畸形。该核素可被甲状腺、唾液腺和胃腺组织摄取和浓缩。由于几乎所有并发出血的 Meckel 憩室均含有异位胃黏膜,其中壁细胞对此核素有较高亲和力,从而造成腹部异常部位的放射性扫描成像,一次静注 $^{99m}TcO_4$ 100μci/kg,5 分钟即可准确观察到 Meckel 憩室出血部位。

(3) 选择性动脉血管造影:对小儿急、慢性消化道出血经内镜、X 线钡餐、核素扫描等均不能发现病变,或各种原因不能接受内镜检查者尤为适用,对发现血管病变、炎症、溃疡、肿瘤、出血部位的定位都有较高的诊断价值。检查时机选择在出血的活动期,当出血量为 0.5ml/min 以上时可显示造影剂外溢,从而确定出血部位。

【鉴别诊断】

1. 呕血与咯血　咯血是指从喉部以下的呼吸道或肺部咳出的血液,多伴有咳嗽,痰中带血,也可以是完全的血液或血块,多呈鲜红色,常由呼吸道疾病所致。呕血是指来自胃、食管的血液,多伴有呕吐,呕出的血液可为咖啡色、暗红色或鲜红色,常由胃、食管疾病所致。

2. 消化道出血与口鼻出血　口腔出血、鼻出血可经吞咽入消化道,如伴呕吐时可表现类似呕血的症状。如为口腔出血,可发现牙龈、口腔、咽部有出血。如为鼻出血,可由前鼻孔流出或鼻后孔流出咽下。

3. 假性消化道出血　新生儿咽血综合征中吞咽母血。食物、药物引起,如服用铁剂、炭末,进食动物血、染料物质等均致大便呈红色、黑便或柏油样,若大便检查无红细胞,隐血试验阴性,或停用铁剂、动物血后,隐血试验转阴性,即可排除。

【治疗】

治疗原则:评估病情,急性大量出血者要快速稳定患儿的生命体征,确定出血部位及病因,以内镜诊治为基础,联合药物治疗和非药物治疗等手段,慎用急诊外科手术治疗。

1. 一般治疗

(1) 卧床休息,保持安静,呕血者应保持呼吸道通畅,以防窒息。

(2) 严密观察记录生命体征,如心率、血压、呼吸、尿量、神志等变化。

(3) 缺氧者给予氧气吸入,烦躁不安者可予适量镇静剂。出血量大时,应放置胃管,既可抽取胃液判断出血停止与否,又可直接灌注药物。

(4) 控制饮食:无呕血者,应尽早给予流质饮食;出现休克、腹胀、呕血、恶心情况下应禁食,但呕血停止后 12 小时可进冷或温的流质。早期进食可中和胃酸,保持营养,维持水、电解质平衡,促进肠蠕动,有利于积血排出。

2. 输血及抗休克治疗　急性消化道大出血伴休克者应立即进行监护,严密观察生命体征变化,用生理盐水或葡萄糖盐水 20ml/kg 于30 分钟内快速输入,及时纠正代谢性酸中毒。轻度出血不必输血,当失血量 >20% 时,即可发生失血性休克,应尽早快速输入足量全血,维持有效循环血量。紧急输血指征:血红蛋白 <70g/L,或红细胞压积<25%;收缩压 <90mmHg,或较基础血压下降 25% 以上;体位改变出现晕厥,脉搏每分钟增加 20 次以上或每分钟 >120 次。

3. 药物治疗

(1) 抑制胃酸分泌的药物:血块溶解和血小板聚集过程是依赖于pH 值的,在高 pH 值时胃蛋白酶被不可逆灭活。当胃 pH<5.0 时形成的凝血块迅速被消化,pH<3.0 时凝集效应丧失。故抑制胃酸分泌提高胃液 pH 值可达到止血作用,对控制上消化道出血,以及胃黏膜异位如 Meckel 憩室糜烂出血具有重要意义。临床常用质子泵抑制剂(proton pump inhibifor,PPI) 如奥美拉唑,0.6~0.8mg/(kg·d),也可选用 H_2 受体阻滞剂如西咪替丁、雷尼替丁,但疗效以 PPI 为优。

(2) 生长抑素及类似物:具有收缩内脏血管,减少内脏血流量,降低门脉压力,抑制多种胃肠道激素,对胃肠细胞有保护作用。对上消化道出血尤其是食管静脉曲张破裂出血是一种有效、安全的药物,止血率可达 80%~90%,无明显副作用。生长抑素(somatostatin)半衰期短,约 3~5 分钟,大量出血时先以 3.5μg/kg 冲击量一次静脉推注,随后以每小时 3.5μg/kg 静脉滴注维持。

(3) 垂体后叶素:具有收缩内脏血管,减少门脉血流量,降低门脉压力作用。多用于门静脉高压引起的食管胃底静脉破裂出血,但副作用较大。

4. 胃管灌洗止血　主要用于上消化道出血。

(1) 冰盐水洗胃:可使胃内局部降温、胃黏膜表面血管收缩,达到止血目的。除去胃内积血,为急诊胃镜做好准备。

(2) 药物灌注:去甲肾上腺素 2~3mg 加生理盐水 20ml 注入胃管,30 分钟后观察病情变化,必要时 4~6 小时可重复使用,亦可应用凝血酶、中药(云南白药、三七粉)等。

5. 内镜治疗　内镜直视下各种止血方法的发展和运用,使消化道出血尤其是上消化道出血的手术率和死亡率下降,主要方法有:

(1) 内镜下止血:内镜发现出血灶可用高频电灼止血,对暴露的出血血管用钛夹止血,对出血的曲张静脉注射硬化剂、血管收缩剂,出血面喷洒止血药如 5%~10% 孟氏液、凝血酶、去甲肾上腺素、云南白药等,有效率可达 90%。近几年开展较多的还有热凝固、微波止血、激光止血等。

(2) 对结肠、直肠息肉可在内镜下行高频电凝切除术。

6. 外科手术治疗　对出血量大考虑为动脉出血,内镜止血失败或反复再出血的患者,应进行外科手术治疗。手术适应证:

(1) 出血量大,经内科治疗无效,并严重威胁患儿生命。

(2) 复发性慢性消化道出血引起的贫血难以纠正者。

(3) 诊断明确,内科治疗已控制,但有潜在大出血的危险者。

急诊外科手术治疗急性消化道出血病死率较择期手术高,所有患儿应首先选用内科保守治疗。

➤ 附:消化道出血的诊治流程图

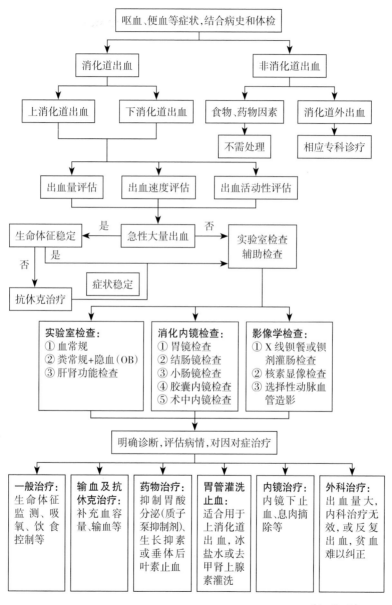

（江米足）

参考文献

[1] TEMIZ A. Efficiency of upper gastrointestinal endoscopy in pediatric surgical practice. World J Clin Pediatr,2015,4(4):113-119.

[2] ROMANO C,OLIVA S,MARTELLOSSI S,et al. Pediatric gastrointestinal bleeding:perspectives from the Italian Society of Pediatric Gastroenterology. World J Gastroenterol,2017,23(8):1328-1337.

[3] Cochrane Gut Group,LUO SH,GUO Q,LIU GJ,et al. Fasting for haemostasis in children with gastrointestinal bleeding. Cochrane Database Syst Rev,2016, 2016(5):CD010714.

[4] TEMIZ A,GEDIKOGLU M,EZER SS,et al. Endovascular diagnosis and successful treatment of massive gastrointestinal hemorrhage in children. Balkan Med J,2018,35(5):404-405.

第十节　消化道异物

【概述】

消化道异物是指在消化道内不能被消化且未及时排出而滞留的各种物体。消化道异物是儿科常见急症之一,6个月至6岁为高发年龄段。儿童消化道异物种类繁多,包括硬币、玩具、磁铁、果核、纽扣电池、鱼刺等。大多数患儿无临床症状,可自行排出体外,但也有些异物因排出困难或危险性大且并发症多需要手术治疗。

1. 依据异物的形状、性质分类　①钝性异物:以硬币最为常见,约占42%~61%;②尖锐异物:最常吞入的尖锐异物有枣核、螺丝钉、针等;③电池:电池在儿童消化道异物中约占6.8%~10.8%,其中纽扣电池最常见;④磁性异物:如磁珠、磁棒,发病率有逐年增长趋势;⑤长形异物:棒棒糖棒、塑料勺、笔帽、钉子、笔等;⑥其他异物:食物、胃石、毛发、超强吸水聚合物等。

2. 按异物的危险度分类　①非高危消化道异物:多为钝性异物,造成伤害的风险相对较低;②高危消化道异物:毗邻重要器官与大血管的异物、腐蚀性异物、尖锐异物、磁性异物等。

【诊断】

1. 临床表现

(1) 大多数儿童异物吞入是无症状的。

(2) 异物嵌顿在食管,表现为反复哭闹、拒食、饮食习惯改变、流涎、咽下不适或疼痛、进食时或进食后呕吐等。有异物误吞史突然出现咳嗽、气促等呼吸系统症状者,需警惕异物嵌顿造成食管周围软组织肿胀进而压迫气管的可能性。尖锐异物穿透食管壁,移位入纵隔可诱发纵隔脓肿,形成食管气管瘘。异物滞留于食管第二狭窄处,有刺入主动脉弓风险,形成食管主动脉瘘,可诱发致命性出血风险。

(3) 胃及十二指肠异物多无临床症状,少数可引起呕吐、上腹部疼痛等症状。较大异物可引起幽门梗阻,出现呕吐或出现胃蠕动波。

(4) 小肠异物:体积较大异物可嵌顿于小肠,易出现腹痛、腹胀、呕吐等肠梗阻表现;尖锐异物刺破肠壁诱发消化道穿孔,可出现腹膜炎相关临床表现。

(5) 结肠异物:多数可排出体外。若滞留在回盲部阻塞阑尾,可出现右下腹压痛、反跳痛等症状。

2. 辅助检查

(1) 喉镜检查:异物位于口咽部、食管入口上方者,首选喉镜检查。

(2) X线检查:用于金属或高密度异物的数量、大小、形态、位置和是否有并发症等判断。X线下不显影的异物可以通过碘水造影协助诊断,也可判断消化道管腔狭窄及是否存在瘘道(采用碘帕醇注射液[15g/50ml],按碘∶水=1∶1比例配制,以口服方式给药,食管内异物用量5~20ml,胃及十二指肠异物用量随年龄增加而递增)。X线还可评估尖锐异物对颈椎水平软组织的损伤。

(3) CT检查:CT诊断异物的敏感度为70%~100%,特异度为70%~94%。对于X线不显影,有明确误吞异物史或高度怀疑的患儿,或可疑食管异物穿孔者均可借助高分辨率CT协助诊疗。结合气道及食管三维重建,可评估异物的位置、大小及是否存在穿孔等并发症。

(4) 电子胃镜检查:拟诊上消化道异物而喉镜或影像学检查结果阴性的患儿,电子胃镜检查既能诊断又能治疗。

(5) 化验室检查:血常规、肝肾功能、凝血功能、血型、术前四项(乙肝、丙肝、人类免疫缺陷病毒、梅毒)等检查,根据患儿情况及医院规定,合理选择。

【鉴别诊断】

1. 幽门梗阻 临床表现为呕吐、上腹部饱胀感、嗳气、腹痛,营养不良,上腹部膨隆及压痛、蠕动波及振水音。X 线检查可见胀大的胃泡,内镜检查可确诊梗阻及病因。

2. 消化道出血 临床表现为呕血、黑便或血便等,出血量少者无临床症状,出血量多者伴随贫血、血容量减少,甚至失血性休克。消化内镜检查确诊出血部位及病因。

3. 消化道穿孔 表现为腹痛剧烈,伴发热、恶心、呕吐、休克等症状。既往有慢性、周期性、反复性发作病史,X 线检查可见膈下游离气体。

【治疗】

儿童消化道异物应快速确诊,若不能自行排出,评估异物的性质及嵌顿部位,查无禁忌证后尽早拟定手术方案。年龄小于 3 岁、合并基础疾病、异物形状尖锐、嵌顿于食管且滞留时间 >24 小时等是并发症发生的高危因素。因此误吞异物一经确诊,应急诊取出;若邻近重要器官与大血管的异物、易损伤黏膜或血管而导致穿孔等并发症的尖锐异物、腐蚀性异物、磁性异物等高危异物,应组织消化内镜、胸外科、胃肠外科、耳鼻喉科、ICU、影像科等多学科 MDT 会诊,拟定最佳治疗方案。

1. 消化道异物的处理原则

(1) 如有以下情况必须行急诊内镜下消化道异物取出(急诊内镜):①尖锐异物;②毒性或腐蚀性异物(如纽扣电池嵌顿食管);③食管内异物;④多个磁性异物或磁性异物合并金属;⑤大而不规则异

物;⑥食管内异物导致出现吞咽困难、流涎等食管完全梗阻表现;⑦食管内异物导致出现呼吸困难、气促等气管受压合并梗阻表现;⑧胃或十二指肠内异物导致出现胃肠道梗阻表现。

(2) 如存在以下情况应在 24 小时内尽早行内镜下消化道异物取出(择期内镜):①直径>2.5cm 的异物;②长度>6cm 的异物;③单个磁性异物;④可能自然排出的异物;⑤未达到急诊内镜指征的食管异物;⑥出现临床表现但未达到急诊内镜指征的胃或十二指肠内异物。

2. 术前准备

(1) 知情同意:实施内镜操作前,术者应与患儿家属沟通,告知其操作适应证、目的、替代方案、可能存在的风险、术中、术后可能出现的并发症,并由患儿监护人签署书面知情同意书。

(2) 镇静与监护:术前应对患儿病情及全身状况作全面评估,选择合适的镇静和麻醉方式,须有麻醉专业资质的医生配合。操作过程中应监测患者生命体征。

(3) 建立静脉通道。

(4) 患儿准备:内镜检查前需要需禁食 6 小时,禁饮 2 小时。查无手术禁忌证,能够耐受内镜手术操作。

(5) 器械准备:①内镜准备:根据患儿年龄大小及营养状况选用合适外径的内窥镜,儿童选择 8.9~9.2mm 外径内镜,婴幼儿可选择 5.9~7.8mm 外径内镜。②钳取器械:常规钳取器械包括活检钳、异物钳(鼠齿钳、鳄嘴钳等)、圈套器、异物网篮、异物网兜等。还可配合保护器材:对尖锐异物、不规则异物、腐蚀性异物选用外套管、透明帽。

(6) 术前讨论:对疑难病例建议多学科术前讨论,结合病史、化验检查、影像学资料权衡内镜操作的获益与风险,制定切实的诊疗方案,并详细书写讨论记录。

3. 手术步骤

(1) 异物的寻找:患儿取左侧卧位,常规进行内镜检查,范围包括左右梨状窝、食管、胃、十二指肠球部及降部,在检查时应仔细寻找异物。胃内异物常位于胃大弯侧的粘液湖中,较难发现。粘液湖中胃液较多者可边抽吸胃液边寻找。若混有食物残渣者应注水冲洗后,再仔细寻找。小肠异物需小肠镜探查,结肠异物选择结肠镜检查。

(2) 异物的钳取:发现异物后,可根据异物的大小和形态选用不同的钳取器械,并根据情况选择透明帽或外套管辅助将异物取出。外套管可以保护食管及咽喉部黏膜组织,取多个异物或食物嵌塞时允许内镜反复通过,在取尖锐异物时可保护食管黏膜免受损伤。圆形金属异物,多嵌顿于食管生理性狭窄处,可用磁性异物取出器快速取出;或透明帽联合异物钳,钳夹金属异物。若金属异物嵌顿于食管入口处,内镜附件不能打开,可将其推至胃内,再使用附件取出。棒棒糖棍等长条样异物,透明帽联合圈套器套,使异物轴向与食管平行,助手辅助患儿头后仰,使异物顺利通过咽喉。枣核、鱼刺等尖锐异物,钳紧异物后将尖锐端收入透明帽内。误吞纽扣电池,需第一时间安排内镜急诊取出。术后留置鼻胃管至溃疡、穿孔处,胃肠减压器持续引流,同时留置胃空肠营养管,鼻饲营养支持治疗。误吞多个磁铁若不能同步排出时,磁铁与食管、胃、十二指肠、小肠等组织相互吸引,导致消化道穿孔,若多次影像学检查异物固定位置,需内镜联合外科剖腹探查。

4. 术后并发症及处理　异物取出后再次进镜检查食管黏膜损伤情况,判断是否发生并发症,并给予合理的处理。

(1) 黏膜损伤:病变位于食管上段不伴反流者给予鼻胃管喂养;病变位于中下段或胃内,选择鼻空肠营养管喂养,同时抑酸和黏膜保护剂治疗。

(2) 感染或呼吸系统感染:广谱抗生素控制感染,同时管饲营养支持。

(3) 纵隔、颈部、胸腔、腹腔积脓:应尽早行脓肿清创引流术,部分患儿需多部位、多次引流。

(4) 出血:多数为黏膜糜烂渗血,可局部喷洒盐酸肾上腺素、凝血酶等药物;若血管破裂活动性出血,可用电凝钳或金属夹止血。

(5) 食管穿孔:对于急性<2cm 的新鲜穿孔给予金属夹夹闭;若周围组织水肿或炎性渗出明显,需全身抗感染,局部胃管引流,同时放

置鼻空肠营养管或胃空肠造瘘管,建立早期的肠内营养通路支持治疗,多数保守治疗可治愈。直径≥2cm,内镜直视下置入覆膜支架,维持食管管壁完整性,多数穿孔可自愈。

(6) 食管气管瘘和食管狭窄:是异物远期并发症。食管气管瘘多数不能自愈,置入气道支架或置入消化道支架是最主要也是最有效的治疗方法之一。瘘口<10mm,内镜经电灼、氩离子凝固术破坏瘘的黏膜组织,产生新生肉芽,使其重新粘连愈合。瘘口≥10mm需穿孔后 8~12 周进行外科手术治疗。异物刺破食管壁穿孔,异物刺激及局部炎症反应性增生,导致局限性食管狭窄,多数经过扩张可治愈。

5. 外科手术指征

(1) 经保守或内镜取异物失败,症状严重,排出有困难者。

(2) 出现有腹膜炎体征者。

(3) X 线表现异物嵌插在某一部位,经过 1 周无移动或有刺破重要脏器危险者。

(4) 合并有消化道出血或梗阻者。

(5) 异物形成内瘘或脓肿者。

【预防】

儿童消化道异物可发生在各个年龄段,通过科普宣传相关知识预防,早期家庭识别,及时送医院就诊,可减少严重的并发症。嘱托儿童避免口含小件物品习惯。药品和危险的物品放在专柜或儿童接触不到的地方。不选择有"危险"的玩具给儿童玩,对于幼儿可能误吞的物品,不作为玩具。

▲ **附：消化道异物的诊断流程图**

拒食、饮食习惯改变、流涎、咽下不适或疼痛、呕吐等症状，可疑异物吞入史

判断异物的性质

高危异物

食管
- ≤12h：2~6h内胃镜/食管镜取出；如无胃镜条件，则转诊尽早胃镜取出
- >12h：胃镜诊疗前胸部CT、外科会诊，胃镜取出或MDT

胃：12~24h胃镜检查并取出；如无胃镜条件，则转诊胃镜取出

小肠：有症状，外科手术；无症状，随诊，复查腹部X线片

结肠：未确诊，随诊；如有症状，结肠镜或外科手术

非高危异物

食管：有症状，2~6h胃镜；无症状，12~24h胃镜取出

胃：可观察，1~2周复查腹部X片；2~4周未排出，可胃镜取出

小肠/结肠：可观察，1~2周复查X线平片；如有症状，或2~4周未排出，结肠镜或外科手术

（李小芹）

参考文献

[1] KRAMER RE,LERNER DG,LIN T,et al. Management of ingested foreign bodies in children:a clinical report of the NASPGHAN Endoscopy Committee. J Pediatr Gastroenterol Nutr,2015,60(4):562-574.

[2] 王跃生,张敬,李小芹,等. 儿童上消化道异物所致并发症及其危险因素分析. 中国当代儿科杂志,2020,22(7):774-779.

[3] TRINGALI A,THOMSON M,DUMONCEAU JM,et al. Pediatric gastrointestinal endoscopy:European Society of Gastrointestinal Endoscopy (ESGE) and European Society for Paediatric Gastroenterology Hepatology and Nutrition (ESPGHAN) Guideline Executive summary. Endoscopy,2017,49(1):83-91.

[4] 王跃生,张敬,李小芹,等. 儿童食管异物致继发性食管气管瘘临床内镜表现及处理. 中华实用儿科临床杂志,2021,36(11):861-864.

第三章　口腔与食管疾病

第一节　口　　炎

【概述】

　　口炎（stomatitis）通常指口腔黏膜由于各种感染所致的炎症,可累及颊黏膜、舌、齿龈、上腭等处。多见于婴幼儿,可单独发病也可继发于全身性疾病如腹泻、营养不良、急性感染、久病体弱和维生素 B、维生素 C 缺乏等。引起口炎的主要有细菌、病毒及真菌。细菌感染性口炎常以链球菌和葡萄球菌为主要致病菌;病毒感染性口炎主要为单纯疱疹病毒Ⅰ型感染所致;真菌性口炎多见于白念珠菌感染。细菌或真菌感染性口炎通常在急性感染、长期腹泻、肠道菌群紊乱、机体抵抗力低下状况下,若口腔不洁,则致细菌大量繁殖,从而引起口腔黏膜炎症。

【诊断】

1. 临床表现

　　（1）溃疡性口炎（ulcerative stomatitis）:主要由链球菌和葡萄球菌感染所致。口腔各部位均可发生,常见于唇内、舌及颊黏膜等处,可蔓延到口角（单侧多见）、唇和咽喉部。初起黏膜充血、水肿、疱疹样,后发生大小不等的糜烂或溃疡,甚至连成大片,创面覆盖较厚的纤维素性渗出物形成的灰白色或黄色假膜,边界清楚,易于擦去,擦后遗留溢血的糜烂面,不久又重新出现假膜。局部口腔疼痛、淋巴结肿大,可有拒食、流涎、烦躁、发热 39~40℃等,重者可出现脱水和酸中毒。大多 1 周左右体温恢复正常,溃疡逐渐痊愈。

　　（2）疱疹性口炎（herpetic stomatitis）:为单纯疱疹病毒Ⅰ型感染所

致。起病时发热可达 38~40℃,1~2 天后,齿龈、唇内、舌、颊黏膜等各部位口腔黏膜出现单个或成簇的小疱疹,直径 2mm,周围有红晕,迅速破溃后形成溃疡,有黄白色纤维素性分泌物覆盖,多个溃疡可融合成不规则的大溃疡,有时累及上腭和咽部。在口角和唇周皮肤亦常发生疱疹,疼痛颇剧、拒食、流涎、烦躁,颌下淋巴结经常肿大。体温在 3~5 天后恢复正常,病程 1~2 周。局部淋巴结肿大可持续 2~3 周。

(3) 鹅口疮(thrush,oral candidiasis):又称雪口病,为白念珠菌感染所致。多见于新生儿和婴幼儿、营养不良、腹泻、长期应用广谱抗生素或类固醇激素、免疫功能抑制者。特征为口腔黏膜表面白色乳凝块样小点或小片状物,可融合成大片,不易拭去,周围无炎症反应,强行剥离后局部黏膜潮红、粗糙、可有溢血。轻症者无口腔疼痛,不流涎,一般不影响吃奶,无全身症状。重症则全部口腔均被白色斑膜覆盖,甚至蔓延至咽喉、食管、气管及肺部,危及生命;此时可伴有低热、拒食、吞咽困难。儿童、身体衰弱和血液病患者还常发念珠菌口角炎,常累及双侧口角,口角区的皮肤与黏膜发生皲裂,邻近的皮肤与黏膜充血,皲裂处常有糜烂和渗出物,或结有薄痂,张口时疼痛或溢血。

2. 实验室检查

(1) 血常规检查:细菌性口炎白细胞总数、中性粒细胞比值和 CRP 可升高;念珠菌口炎增高不显著;疱疹性口炎白细胞数及 CRP 多正常。

(2) 组织病理检查:疱疹性口炎取水疱底部组织染色,可见到多核巨细胞,细胞核内有嗜伊红病毒颗粒,电镜下观察,能见到六角形单纯疱疹病毒。鹅口疮患者取白膜少许放玻片上加 10% 氢氧化钠一滴,在显微镜下可见真菌的菌丝和孢子。

【鉴别诊断】

儿童口炎通过病史、口炎的临床特征、适当的检查多可明确诊断,但仍需与以下疾病鉴别。

(1) 疱疹性咽峡炎(herpangina):多由柯萨奇病毒引起,A 组 2、4、6、9、16、22 型皆可引起此病,B 组 1~5 型也可致病,埃可病毒 3、6、9、16、17、25 型和肠道病毒 70 型也可引起本病。多发生于夏秋季。常骤起发热、流涎、纳差、咽痛、吞咽困难等,初期咽部充血,灰白色疱疹围绕红晕,2~3 日后破溃成黄色溃疡。疱疹主要发生在咽部和软腭,有时见于舌但不累及齿龈和颊黏膜(与疱疹性口炎迥异),颌下淋巴结肿大。

(2) 手足口病(hand-foot-and-mouth disease,HFMD):手足口病是由肠道病毒引起的传染病,引发手足口病的肠道病毒有 20 多种(型),其中以肠道病毒 71 型(EV71)和柯萨奇病毒 A16 型(Cox A16)最为常见。多发生于 5 岁以下儿童,表现为低热、口痛、厌食,以及手、足、口腔等部位出现小疱疹或小溃疡,部分皮疹可不典型,多数患儿 1 周左右自愈,少数患儿可引起心肌炎、肺水肿、无菌性脑膜脑炎等并发症。重症患儿病情发展快,可致死亡。

(3) 其他:溃疡性口炎有时需与可出现口腔溃疡或口角炎的其他疾病鉴别,如白塞综合征、炎症性肠病、维生素 B_2 缺乏症、药物过敏性口炎、腐蚀性口腔炎等。此类疾病所致口腔溃疡有时从溃疡形态及数量上难以鉴别,通常需要疾病的其他病史及临床表现,如炎症性肠病或白塞综合征时通常无口角炎表现,溃疡多位于口腔黏膜内,数量不多,但更重要的是需要注意有无肠道及肠道外表现,甚至全身表现如体重下降及相关炎症指标进行综合性判断,同时需注意此类溃疡的反复发作性及难治性,避免遗漏基础性疾病。而药物过敏及腐蚀性口腔炎通常具相关病史,黏膜糜烂甚至球菌感染引起膜性口炎样改变。

【治疗】

口炎患者均应该保持口腔清洁,多饮水保持口腔黏膜的潮湿,食物以微温或凉的流质为宜,避免刺激性食物。补充维生素 B、维生素 C 等,高热时给予药物或物理降温。

(1) 溃疡性口炎:每日常用 0.1%~0.3% 的利凡诺溶液或 1:2 000 的洗必泰溶液清洗口腔 1~2 次再局部涂药,可用 2.5%~5% 的金霉素鱼肝油、锡类散、1% 的龙胆紫或冰硼油。及时控制感染,局部和全身治疗同时进行。宜用抗生素全身治疗,如青霉素及第一、二代头孢霉素等。

（2）疱疹性口炎:局部可涂疱疹净抑制病毒,亦可喷西瓜霜、口腔炎喷剂、锡类散等局部常用药物。为预防感染,局部可用 2.5%~5% 的金霉素鱼肝油。疼痛严重者餐前可用 2% 利多卡因涂抹局部。严重者可全身抗病毒治疗,抗生素不能缩短病程,仅用于有继发感染者。

（3）鹅口疮:一般不需要口服抗真菌药物。小婴儿可用 2% 碳酸氢钠溶液于哺乳前后清洁口腔,或局部涂抹(10 万~20 万) U/ml 制霉菌素鱼肝油混悬溶液,每日 2~3 次。也可口服肠道微生态制剂,纠正肠道菌群失调,抑制真菌生长。注意哺乳卫生,加强营养。

➢ 附:口炎的诊断流程图

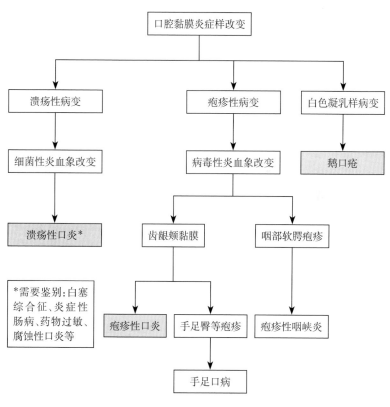

（李中跃）

参考文献

[1] 薛辛东,杜立中,毛萌.儿科学.2版.北京:人民卫生出版社,2010.

[2] 王卫平,孙锟,常立文.儿科学.9版.北京:人民卫生出版社,2018.

[3] 江载芳,申昆玲,沈颖.诸福棠实用儿科学.8版.北京:人民卫生出版社,2015.

第二节　先天性食管闭锁及食管气管瘘

【概述】

先天性食管闭锁(congenital esophageal atresia,CEA)是一种常见的先天性消化系统畸形,其发病率约为新生活婴的1/3 000~4 000。食管气管瘘(esophago-respiratory fistulas,ERF)或气管食管瘘(Tracheo-esophageal fistula,TEF)是指在食管和气管之间有一条或多条异常通道。其好发部位为颈7到胸1之间的位置(C_7~T_1)或胸3到胸4的位置(T_3~T_4)。先天性食管闭锁和食管气管瘘是胚胎第3~6周前肠演化成气管与食管时所发生的畸形。如气管食管隔(tracheoesophageal septum)未分开,则管腔相通形成食管气管瘘,如食管气管隔向后偏位,前肠上皮向食管腔生长过度则形成食管闭锁。超过90%的先天性食管闭锁儿常合并食管气管瘘(congenital esophageal atresia with tracheoesophageal fistula,CEA-TEF)。先天性食管闭锁共分五型(表3-1,图3-1)。后天性食管气管瘘则主要由于食管异物、食管腐蚀性损伤、食管憩室、机械通气、气管切开、胸外伤、器械损伤、食管肿瘤或术后、特异性感染(如结核感染)、食管支架并发症等所致。

表 3-1　先天性食管闭锁 Gross 分型

分型	病变描述	百分比(%)
Ⅰ型	食管近段及远段均为盲端,无食管-气管瘘	4.0~8.0
Ⅱ型	食管近段与气管后壁相通,形成食管-气管瘘,远段为盲端	0.5~1.0

续表

分型	病变描述	百分比(%)
Ⅲ型	食管近段为盲端,远段与气管后壁沟通,形成食管-气管瘘 上、下两段相距≥2cm(ⅢA),相距<2cm(ⅢB)	85~90
Ⅳ型	食管近段及远段分别与气管后壁相通,形成两处食管-气管瘘	1.0
Ⅴ型	食管腔通畅,无闭锁,食管前壁与气管后壁间有瘘管相通,呈"H"形畸形	4.0~5.0

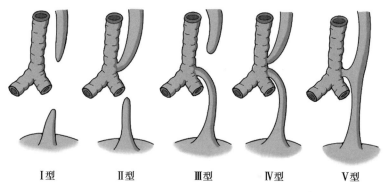

Ⅰ型　　　Ⅱ型　　　Ⅲ型　　　Ⅳ型　　　Ⅴ型

图 3-1　先天性食管闭锁 Gross 分型

【诊断】

1. 临床表现　先天性食管闭锁伴食管气管瘘因年龄不同而症状不同。宫内胎儿可有羊水过多,B超胃泡消失;生后婴儿可发现有唾液过多、喂养后吐、胃管插入困难、胃/远端肠管充气、呼吸困难、窒息/紫绀、反复肺炎等。Ⅲ型、Ⅳ型患者由于大量气体经呼吸道通过下端食管瘘进入胃肠道,故可发现显著腹胀,叩诊鼓音;Ⅰ型、Ⅱ型患者因不能吞咽空气,气管与远端食管之间无交通,故胃肠道内无气体,腹部呈平坦瘪塌状。Ⅴ型患者除肺部并发症体征外,胃肠道常无气体体征。儿童期或后天性食管气管瘘则可有痰/口水多、呕吐/呛咳、呼吸困难、窒息/紫绀、反复肺炎、胸骨后疼痛、肩部牵涉性疼痛等。除相关并发症所致体征外,通常食管闭锁或食管气管瘘本身并不具有相关临床体征。

2. 影像学检查

(1) X 线检查:可有 X 线平片、支气管造影、食管造影。先天性食管闭锁Ⅰ型或Ⅲ型患者经口或鼻插入胃管,多在进入 8~10cm 受阻,经导管注入 1ml 空气摄包括颈胸腹的平片,即可显示闭锁的食管盲端。不宜使用稀钡或碘油,可能增加肺炎发生的危险性。Ⅰ型、Ⅱ型患者胃肠道内无气体,Ⅲ型、Ⅳ型患者胃肠道充气明显。Ⅴ型患者通常诊断困难,在水溶性碘造影剂行食管造影时多有造影剂外渗情况(图 3-2A)。Ⅲ型食管上段闭锁者如行食管造影不能显示下段闭锁食管盲端位置,只能根据上段闭锁食管的盲端底部位于椎体的位置来估计两盲端的距离(上段闭锁食管盲端底部位于 T_2 椎体水平以上诊断为ⅢA 型,T_2 椎体水平以下诊断为ⅢB 型),同时食管造影有引发严重吸入性肺炎的潜在危险。

(2) CT 检查:近年来随着 CT 技术的迅速发展,已有很多学者将 CT 扫描后获得的数据进行多平面重建(multiple planar reconstruction, MPR)及容积再现(volume rendering, VR)等后处理,应用于气管及食管等中空器官疾病的诊断中。横断位 CT 扫描并不能真正达到各向同性,由于新生儿体型小,呼吸频率快,易产生 "Z" 形移动伪影,导致图像质量下降。要想获得较为满意的图像,必须以较小层厚和螺距进行检查,导致患儿的辐射剂量大大增加。矢状位 CT 扫描可减少扫描范围,缩短扫描时间,辐射剂量低,且由于体位原因,图像产生的 "Z" 形移动伪影并不影响闭锁食管和瘘口位置显示,而且可以测量食管远近端的距离,是诊断新生儿 CEA-TEF 的一种重要检查方法(图 3-2B、C)。

(3) 内镜检查:通常可行支气管镜或胃镜检查,可分别在内镜下观察到瘘口情况,也可联合两种内镜得到确诊。在支气管镜下经瘘口注射亚甲蓝,在食管侧可见到亚甲蓝从瘘口流出,留置胃管者,可将胃管往外拔至食管瘘口处,经胃管注入亚甲蓝,在支气管瘘口处可见亚甲蓝渗出。此法对Ⅰ型、Ⅲ型患者不适用。最适合为Ⅴ型患者及

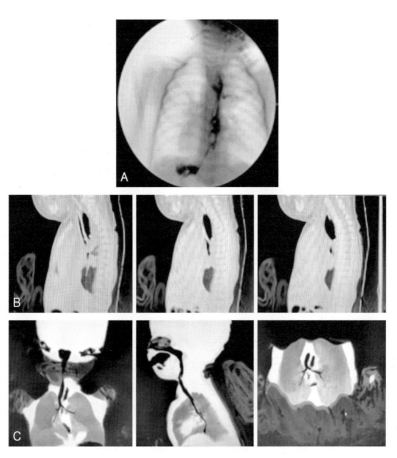

图 3-2　CEA-TEF 的放射影像学检查

A:上消化道造影示 T_4 水平食管狭窄,造影剂渗出。B:胸部 CT 示食管上段呈囊袋状扩张,远端呈盲端,约 T_{2-3} 水平,以下食管未见确切显示;气管下段(约 T_{3-4} 水平)可见一异常充气管状影向后方食管方向走行,并似与食管下段相通。C:气道重建示平 T_{2-3} 水平气管向后似发出细管状透亮影,似与食管相通,食管-气管瘘可能后天性食管气管瘘,如纽扣电池、尖锐异物或腐蚀性异物取出后所致者,大多经内镜可以明显观察到食管或气管侧瘘口情况。

【鉴别诊断】

如果疑诊食管气管瘘,通常经过上述的影像学检查多能得到及时的诊断。虽然先天性食管气管瘘通常在新生儿即可发现,但是某些类型,如V型,可直到青少年甚至成年才被明确诊断。而后天性食管气管瘘则多有相关的病因,容易想到。

1. 呼吸系统疾病　鉴于食管气管瘘患者经常有呼吸系统症状,如呛咳、呼吸困难、窒息/紫绀、反复肺炎等,因此需要与新生儿窒息、吸入性肺炎、支气管-肺发育不良、闭塞性支气管炎、气道异物等所致的慢性呼吸道症状作鉴别。

2. 消化系统疾病　食管气管瘘患者有痰/口水多、呕吐/呛咳、呼吸困难、窒息/紫绀、反复肺炎、胸骨后疼痛、肩部牵涉性疼痛等,因此重点需与食管疾病或 GERD 相鉴别,尤其是食管狭窄、食管隔膜、食管蹼、食管气管软骨移位、食管裂孔疝、贲门失弛缓症、食管异物、胃扭转、幽门狭窄等易致顽固性 GERD 疾患。

【治疗】

先天性食管闭锁合并食管气管瘘罕见有自愈,且多数病情急重,需经外科手术治疗。食管闭锁术后食管气管瘘复发概率为 5%~10%。目前外科手术仍是治疗复发性食管气管瘘最主要的方式,但是围手术期气道/食管管理、二次手术的困难及术后可能导致的严重并发症仍是手术治疗的难点。近年来内镜治疗食管气管瘘有创新性改进和突破,因此复发性食管气管瘘、后天性食管气管瘘的内镜下治疗也得到了极大的发展。

1. 手术治疗　食管闭锁并食管气管瘘原则上应早期进行手术治疗,但因具体病情状况不同,建议根据 Waterston 分组进行相关处置(表 3-2)。手术路径有开胸手术及胸腔镜下手术,目前认为胸腔镜手术较开胸手术具有一定的优势,可以减少术中出血量,减轻术后炎症及疼痛应激反应,改善预后,具有在临床上更广应用的价值。手术方式通常分为 2 种:第一种为切断瘘管并结扎后,分别于食管

表 3-2　EA+TEF 的 Waterston 分组及处理

	Waterston 分组		处置*
A 组		体重 >2.5kg,一般情况好	应即刻行一期食管吻合术
B 组	B1	体重 1.8~2.5kg,一般情况好	应延迟一期吻合术
	B2	体重 >2.5kg,伴中度肺炎或畸形	先行胃造瘘术/治疗合并症
C 组	C1	体重 <1.8kg	应分期手术
	C2	任何体重,伴严重肺炎或重度畸形	

*EA+TEF 的不同型别也有不同的手术方法

和气管处缝扎;第二种为切断并结扎瘘管后,行病变段食管切除及食管端端吻合术。通常对于同时存在食管狭窄的患儿选择采取后者,以利于一并切除食管狭窄段。同时不同型的也有不同的手术方法。

2. 内镜下治疗　随着内镜技术的发展及新器械材料的使用,内镜治疗的成功率较前已有了明显的提高,较之传统开放手术,内镜治疗的优点主要有创伤小、手术过程快、费用低、麻醉要求较低等优势。尤其对复发性食管气管瘘及后天性食管气管瘘的治疗,内镜下的处理可能为首选的治疗手段。但怎样提高其成功率是进一步推广内镜治疗的重点。

(1) 内镜下瘘管去上皮化及黏合剂封堵:去上皮化常用热消融、机械力刮除、硬化剂及氩气等离子等方式,单次治疗成功率为 50%。封堵常用的黏合剂:纤维蛋白胶(Tisseel 等)/组织黏合剂(Histoacyl 等),单次治疗成功率为 28.6%,多次治疗成功率亦低,主要是瘘管黏膜上皮化,封堵后上皮无法生长愈合。而去上皮化联合黏合剂封堵应用则单次操作的成功率超过 66.7%,多次内镜治疗后治愈率可达 93.3%。

(2) 瘘管去上皮化联合内镜下瘘管钳夹:在去上皮化基础上联合内镜下钳夹,避免了胶水封堵后容易脱落导致栓塞的风险,同时可应对直径较粗的瘘管。可选择内镜夹(Endoclip)或镜头一体钳夹系统(over-the-scopeclip, OTSC),但内镜夹体积较大,在婴幼儿食管气管瘘上使用缺乏经验,存在可能导致食管穿孔等风险。

(3) 自膨式食管覆膜支架(covered self-expanding stent):瘘管周围已上皮化者,单独使用支架难以达到治愈目的,但放置支架后可隔绝瘘口与食管内容物,可尽早恢复进食,并有利于控制肺部感染。也可考虑内镜去上皮化及胶水封堵治疗后,联合应用食管覆膜支架,以促进瘘口愈合。早期发现吻合口瘘和食管气管瘘患儿,一经发现后即置入支架,可能为瘘口的自行愈合提供条件。也有多枚食管支架置入处置成功及气管支架应用成果的报道。

(4) 其他内镜治疗:近年来也有报道采取内镜下缝合器械(flexible endoscopic suturing device),将瘘管去上皮化后,在内镜直视下缝合瘘口,成功治愈复发 TEF 的患儿。也有内镜下黏膜下切开术(endoscopic submucosal dissection, ESD)联合内镜钳夹治疗或结扎技术,房间隔缺损的封堵器闭合顽固性食管气管瘘等报道。目前在这方面的经验还很有限,但随着内镜技术的发展,内镜下治疗 TEF 的方法势必逐渐增多,合理的选择和组合应用各项治疗技术,是将来内镜治疗研究的一大重点。

3. 营养支持治疗　对于复发性食管气管瘘、后天性食管气管瘘、多次手术治疗效果差或再次手术困难、小婴儿因瘘口位置在食管入口内镜下治疗困难者。积极的营养支持,防止肺部并发症可能使瘘口逐渐愈合。如瘘口在食管上段,反流机会少者可经鼻胃营养管进行肠内营养支持;瘘口在中下段食管者,如有较大机会反流者可进行鼻空肠营养管置入,需要造瘘者可行胃造瘘空肠置管(PEGJ)进行营养支持。

➤ 附:食管气管瘘的诊疗流程图

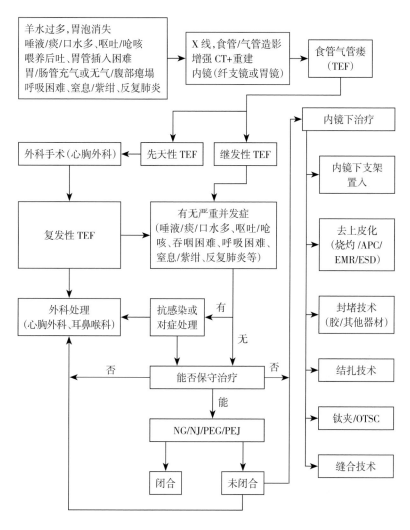

（李中跃）

参考文献

[1] RAMAI D, BIVONA A, LATSON W, et al. Endoscopic management of trache-oesophageal fistulas. Ann Gastroenterol, 2019, 32(1): 24-29.

[2] 王子恺, 李淑玲, 李闻. 食管气管瘘消化内镜治疗新进展. 中华消化杂志, 2019, 39(1): 61-63.

[3] 张曼中, 王俊, 蔡威. 食管闭锁术后食管气管瘘复发的治疗进展. 中华小儿外科杂志, 2016, 37(2): 147-150.

[4] 江载芳, 申昆玲, 沈颖. 诸福棠实用儿科学. 8版. 北京: 人民卫生出版社, 2015.

第三节　腐蚀性食管炎

【概述】

腐蚀性食管炎(corrosive esophagitis)主要是由于服用某些腐蚀性物质所导致的食管炎,也称食管的化学性烧伤。大多是由于好奇或寻找食物或饮料误服所致,多发生在5岁以下儿童,发展中国家更为常见,约5~518/100 000人年。男童、注意力缺陷多动、父母教育水平低、父母年轻、缺乏监管、农村居住是风险因素。腐蚀性物质多指强酸、强碱或其他腐蚀性药物,还可因误喝煮沸开水而烫伤食管。主要的高碱性(pH值≥12)物质(如浓缩氢氧化钠)通常以液体或颗粒形式出售(如油脂清洁剂或下水道清洁剂),是严重的腐蚀破坏的主要原因。家用漂白剂、洗碗机洗涤剂和其他清洁剂等腐蚀性相对弱。漂白剂约占儿童误服的1/3,高度碱性油脂清洁剂占1/3,其他酸性和弱碱性物质占剩下1/3。常见的易误服腐蚀性物质见表3-3。

表 3-3　常见误服的腐蚀性物质

腐蚀物类型	商品形式	腐蚀物类型	商品形式
酸		**碱**	
硫酸	电池	氢氧化钠	油渍/油脂清洁剂
	工业清洗剂		下水道清洁剂
	金属电镀		水槽疏通剂（颗粒、液体）
草酸	油漆稀释剂、除漆剂		烤箱清洁剂
	金属清洁剂		除油剂
盐酸	金属清洁剂、石灰溶剂	氢氧化钾	烤箱清洁剂
	防锈物、盐酸/溶剂		洗涤粉
	马桶和下水道清洁剂	碳酸钠	肥皂制造
乙酸	泡醋、醋精		水果干燥剂
	锡尔特醋、祛疣液	**氨**	
磷酸	马桶清洁剂	商业氨	家用清洁剂
		氢氧化铵	污垢溶剂
		洗涤剂、漂白剂	
		次氯酸钠	家用漂白剂
		钠多磷酸盐	家用清洁剂
		碘灼晶体	
		高锰酸钾	消毒剂
			染发剂

139

【病因与发病机制】

腐蚀性的物质可以固体、液体或气体的形式造成机体的损伤。固体或颗粒剂通常局限但可深层损伤,液体则往往损伤广泛。组织的损伤位置与严重程度除与腐蚀剂的性质有关外,还取决于腐蚀剂的浓度、剂量及接触时间长短等因素。如 pH>12 或 pH<1.5 与严重损害直接相关。强酸和强碱烧伤产生的病理变化不同。酸性物使接触面发生凝固性坏死,食管鳞状上皮外附黏液能耐酸并阻止酸向深部组织渗透而使酸性物到达胃内,而碱性物能溶解蛋白质、胶原和脂肪,引起液化性坏死,并渗入深部组织引起广泛损害,直至被完全中和。因此误服强碱则常以食管损伤为主,强酸则烧伤胃损伤更重,但十二指肠及空肠由于幽门痉挛常得到一定的保护。误服腐蚀剂儿童约 40% 可累及食管,在食管三个狭窄处多见。碱性物质造成的食管损伤及愈合分为 3 期:即急性期(第 1~4 天):液化、坏死、血管内血栓形成及进行性的炎症改变,黏膜充血、水肿,24 小时内不出现黏膜脱落和坏死;亚急性期(第 5~14 天):坏死区黏膜脱落,形成溃疡伴肉芽组织形成,开始出现成纤维细胞、胶原沉积,此时食管壁薄,最易穿孔,因此在 5~15 天内应避免胃镜检查;瘢痕形成期(15 天至 3 个月):纤维组织形成、胶原进一步沉积,第 3 周开始胶原收缩,造成食管狭窄。食管黏膜的再生在吞服腐蚀性碱液后第 4 周至 3 个月内完成,食管狭窄可在 3 周后视病情行扩张治疗。严重食管化学损伤后期常合并食管狭窄,可致食管短缩,狭窄多位于食管损伤最严重的部位。透壁性损伤或坏死则可致纵隔炎、食管气管瘘或食管主动脉瘘,危及生命。

【诊断】

腐蚀性食管炎通常根据腐蚀性物质的误服史、临床表现及相应的辅助检查容易诊断,重要的是对相关疾病严重程度及并发症的评估。

1. 临床表现　儿童误服腐蚀剂的症状取决于腐蚀剂的形状、量、腐蚀强度及组织损伤程度。约 1/2~2/3 患者可无症状,仅报告有误服史。但临床症状并不能完全反映消化道烧伤严重程度,即使无症状患者,也有 35% 左右可有食管损伤。固体腐蚀剂、颗粒剂可有口腔、唇舌、咽喉烧伤,液体多可有食管损伤。常见症状有口咽灼伤、流口水、吞咽困难、吞咽疼痛、拒食、胸骨后痛或腹痛、上腹部疼痛、腹部或胸痛、呕血、呕吐、焦躁不安、哭闹、呼吸困难、心动过速、发热、白细胞增多等。大多数症状是轻微的,通常在数小时内可改善。6%~18% 可累及气道,可出现口咽损伤和喉头水肿、声音嘶哑、呼吸困难、呼吸急促、喘鸣音等。气道症状可能即刻发生,也可误服几小时后发生,特别是如果是粉末腐蚀剂吸入,可能需要紧急气管插管、气管切开、气管造口术。发热、胸痛和低血压提示可能有坏死和穿孔迹象。透壁性损伤可出现纵隔炎、腹膜炎、发热、心动过速、严重胸骨后疼痛或腹痛、出血、败血症、器官功能障碍表现,食管穿孔可在 2 周内任何时候发生。食管化学性烧伤易出现并发症,早期表现为中毒性休克、喉水肿、出血、食管穿孔、纵隔炎、胃穿孔和腹膜炎;晚期为口咽及各烧伤部狭窄,还可因并发反流吸入而咳嗽,发生气管炎和肺炎。强酸烧伤多并发胃和幽门狭窄,强碱烧伤常有食管狭窄。目前认为新型的预后评分系统(DROOLscore)可较好预测食管狭窄(表 3-4)。

表 3-4 腐蚀性物质摄入患者 DROOL 评分的五项标准

项目	症状及体征	0分	1分	2分
① Drooling（流口水）	流唾液	≥12h	<12h	No
② Reluctance（拒食）	不愿进食、吞咽困难或食物不耐受	≥24h	<24h	No
③ Oropharynx（口咽）	口腔和口咽损伤	严重病变*	水肿、充血	No
④ Others（其他）	其他症状/体征数目:持续发热、呕血、腹部压痛、胸骨后疼痛、呼吸困难、言语障碍	≥2	1	No
⑤ Leukocytosis（白细胞增多）	高白细胞计数	≥20 000	<20 000	No

　*黏膜质脆、出血、糜烂、水疱、白色膜、渗出液、溃疡或坏死;评分≤4 高度预测发生食管狭窄(敏感性为 100%,特异性为 96.63%,阳性预测值为 85%,阴性预测值为 100%)

2. 辅助检查 实验室检查对食管化学性烧伤并无特殊的价值，早期可有白细胞增高，也可能显示因脱水、剧烈呕吐等造成的水电解质紊乱。胸部平片可显示肺部受损情况以及有无纵隔炎。如有胸廓饱满，纵隔或膈下游离气体提示食管或胃穿孔可能，同时需注意有无吸入性肺炎或肺炎情况。^{99m}Tc 标记的硫糖铝扫描认为是非侵入性的一项食管损伤检查，但阳性预测值仅为 47%。急性期一般不宜作上消化道钡餐检查，以免引起食管和胃穿孔，待急性期过后，钡餐检查可了解胃窦黏膜有无粗乱、胃腔有无变形、食管有无狭窄，也可了解胃窦狭窄或幽门梗阻的程度，晚期如患者只能吞咽流质食物时，可吞服碘水造影检查。目前认为 12 小时内的胃镜检查存在一定的低估食管损伤的可能；在 48 小时内胃镜检查可降低穿孔风险，可评估口腔、咽喉、食管、胃、十二指肠的损伤情况，同时在内镜指示下置入鼻胃营养管以保证肠内营养支持；超过 48 小时并无相应的临床证据支持何时最佳，建议推迟胃镜检查，5~15 天内应避免胃镜检查以防穿孔；晚期则可谨慎做胃镜检查，以了解食管与胃窦、幽门有无狭窄或梗阻。如食管高度狭窄，胃镜不能通过时，不应硬性插入，以免发生穿孔。胃镜下食管损伤分级与预后密切相关（表 3-5）。对于有呼吸道症状者，需尽早行喉镜或支气管镜检查。

表 3-5 食管腐蚀性损伤的内镜分类

级别	特征	百分比	狭窄发生
0	正常	11%~57%	0
I	表浅黏膜水肿和红斑	11%~88%	0
II	黏膜及黏膜下溃疡		
II A	表浅溃疡、糜烂、渗出	7%~26%	<5%
II B	深部离散或环周溃疡	13.6%~28%	71.4%
III	透壁溃疡伴坏死		
III A	局灶坏死	0.5%~12%	接近 100%
III B	广泛坏死	0~1%	
IV	穿孔	–	–

【鉴别诊断】

腐蚀性食管炎病史明确者容易诊断,但病史不明确者有时需与某些食管炎相鉴别。

1. 反流性食管炎　反流性食管炎伴有食管糜烂时需鉴别,反流性食管炎多见于食管下段,可以充血水肿糜烂,部分成条索状破损,多数平时可有反流相关症状而无腐蚀性物质摄入史。

2. 病毒性或霉菌性食管炎　多见于肿瘤、获得性免疫缺陷综合征、使用免疫抑制剂或激素等免疫低下的患者,常见病毒为 HIV、单纯疱疹病毒、CMV 或人疱疹病毒等。病毒感染好发食管中上段,典型钻孔样或浅表界限清楚溃疡。溃疡可单发或多发,呈较规则的圆形或椭圆形、底清洁。而霉菌性食管炎则可见豆腐渣样白色斑片状物附着,真菌检查多可阳性。有时病毒性食管炎可与霉菌性食管炎共存。

3. 嗜酸细胞性食管炎　嗜酸细胞性食管炎是混合介导的食物过敏相关消化道疾病,症状可与反流性食管炎类似,可累及食管全段及全层,内镜下典型为白斑样、同心圆样改变、裂隙样增厚(皱纸样)、食管狭窄等,通常白斑样改变时需与腐蚀性食管炎、霉菌性食管炎重点鉴别,其他改变常有一定特异性,病理学大量嗜酸性粒细胞浸润是其特征。

4. 其他　如克罗恩病、白塞综合征等多伴有食管溃疡性改变,但缺乏腐蚀性食管炎的相对弥漫性改变,缺乏腐蚀物摄入史,同时也多有食管外相关疾病的表现。

【治疗】

1. 首先应避免再次接触腐蚀物,包括去除粘染在衣物或皮肤上的腐蚀物,检查皮肤损伤及更换衣物。了解口服的腐蚀剂种类,并及早静脉输液补充足够的营养,纠正电解质和酸碱失衡,保持呼吸道畅通,必要时吸氧。立刻禁食,一般忌催吐及洗胃,但不抑制本身因服用腐蚀物所引起的呕吐。为了减少毒物的吸收,减轻黏膜灼伤的程度,吞服强酸者可先饮清水,口服氢氧化铝凝胶,或尽快给予牛乳、鸡蛋清、植物油口服;吞服强碱者可给予食醋加温水口服,不宜服浓食醋,因浓食醋与碱性化合物作用时,产生的热量可加重二次损伤,增加穿孔机会,然后再服少量蛋清、牛乳或植物油。如有激烈呕吐、呼吸窘迫和/或休克,应紧急处理。喉头水肿可给气管插管。如有食管或胃穿孔的征象,应及早手术。

2. 有推荐为腐蚀性摄入患者按内镜分级管理。但也认为内镜并不显著指导治疗方法,仅会影响抗生素的经验使用,腐蚀性物的摄入的处理多应根据症状和体征,故不推荐对任何患者都进行内镜分级管理。轻度腐蚀性病例(黏膜有充血或者轻度糜烂,但是没有溃疡、坏死)无须特别处理,对症处理后可进食及出院观察,1 个月后随诊。重度烧伤患儿可考虑鼻胃/空肠营养管甚至胃造瘘进行肠内营养,并做好 3 周后内镜下食管扩张的准备。早期的鼻胃营养管置入可进行营养并减少食管狭窄情况,但对食管损伤所致纤维化无作用。抑酸药也可减少胃酸,促进食管愈合。目前主张及时应用抗生素,但是并不能预防食管狭窄并发症。尚无足够临床证据支持早期应用肾上腺皮质激素以减少瘢痕狭窄形成,且有加重感染的风险。急性期 2 周后应定期检查,以确定有无狭窄形成。内镜下ⅡB、Ⅲ级,造影显示有狭窄,3 周持续吞咽困难者常需食管扩张。因烧伤后数周食管极其脆弱,为避免易发生穿孔,建议至少在烧伤 3 周后谨慎进行扩张。但目前认为早期(10~14 天)的扩张并不增加穿孔的机会,相反,大多食管穿孔并发症往往在 3 周后的扩张治疗时发生。延迟扩张则易形成纤维性狭窄,将增加扩张次数及食管替代的机会。在食管狭窄扩张同时局部应用醋酸曲安奈德及丝裂霉素 C 以抑制成纤维细胞增殖,并未得到大量的研究证实。非氢氧化钠所致狭窄、狭窄程度 <5cm、上 1/3 段食管狭窄及 <8 岁患者扩张效果好。通常应用 Guilliard-Savary 扩张器或球囊扩张,长狭窄可用 Guilliard-Savary 扩张器,短狭窄则两者均可。

3. 食管支架、部分食管切除术(狭窄切开术)和食管替代手术是其他治疗方案。即使应用自膨式覆膜支架,儿童食管支架置入后通常疗效不佳,因为可能导致气管或支气管侵蚀,支架移位,支架不能耐受,引发胃食管反流和食管炎等。烧伤食管的组织学纤维化的狭窄可能超过放射检查测量的狭窄长度,而且烧伤食管往往是一个"缩短食管""捆拴食管"或"硬化的食管"。部分食管切除术可能只是一部分真正短段狭窄食管患者的合适选择。许多作者推荐食管替代手术而不是长期扩张,建议经 12 周的扩张治疗的失败患者行食管替代手术。

【预后及预防】

儿童腐蚀性食管炎死亡率为 0~0.6%,疗效不佳者可出现营养、心理问题。24 小时内胃镜下食管烧伤程度越重,预后越差,3 级以上严重损伤者更易出现食管穿孔,严重的透壁性食管烧伤的病死率约为 20%,同时约有 41%~80% 的患儿会出现食管狭窄,后者常需要反复内镜下扩张。

鉴于严重的腐蚀性食管炎对儿童伤害极大,必须注重预防及健康教育:①家长应具安全意识,不使用饮料容器盛装腐蚀性物体,或盛装后作好标记并放置在儿童不能触及的地方;②不使用鲜艳的吸引儿童目光的容器或设施盛装腐蚀性物质;③厂家应在相关物质装置上标签清晰,注明危险成分及相关急救热线;④瓶盖等应使用儿童不能打开的设计,如儿童锁一样;⑤政府禁止或限制氢氧化钠等强碱成分为主的某些制剂可显著降低发病率及危害性。

➢ 附:腐蚀性食管炎的诊治流程图

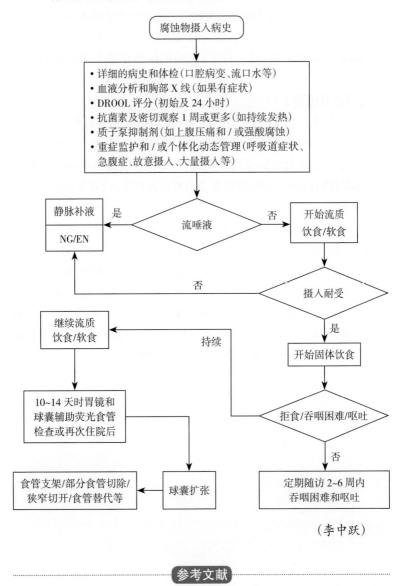

(李中跃)

参考文献

[1] CHIRICA M,BONAVINA L,KELLY MD,et al. Caustic ingestion.Lancet.

2017,389(10083):2041-2052.

［2］ARNOLD M,NUMANOGLU A. Caustic ingestion in children-A review. SeminPediatr Surg,2017,26(2):95-104.

［3］UYGUN I,BAYRAM S. Corrosive ingestion managements in children. Esophagus,2020,17(4):365-375.

［4］江载芳,申昆玲,沈颖.诸福棠实用儿科学.8版.北京:人民卫生出版社,2015.

第四节　胃食管反流

【概述】

胃食管反流(gastroesophageal reflux,GER)是指胃内容物反流到食管,甚至口咽部,可分为生理性和病理性两种。婴幼儿期 GER 发生率较高,大多为生理性,生后 4~6 个月内为高峰期可达 65%,7~9 个月时降至 21%,1 岁时降至 5% 以下,儿童期 GER 可持续至成年期。当反流频繁发作引起不适或症状持续存在时,考虑反流为病理性的。病理性反流引起一系列食管内外症状和/或并发症时,称为胃食管反流病(gastroesophageal reflux disease,GERD)。根据内镜下食管黏膜表现,GERD 分为非糜烂性反流病、糜烂性食管炎或反流性食管炎、Barrett 食管。

【病因和发病机制】

GERD 是由多种因素造成的消化道动力障碍性疾病,主要是由于食管抗反流防御机制低下和反流物对食管黏膜攻击作用增强的结果。

1. 抗反流屏障功能低下

(1) 下食管括约肌(lower esophageal sphincter,LES)压力低下。

(2) 食管胃交界区组织抗反流作用减弱,如腹腔段食管短或缺如,His 角较大(正常为 30°~50°),膈肌食管裂孔钳夹作用减弱,膈食管韧带和食管下端希尔瓣阀的抗反流作用下降。

(3) 短暂性 LES 松弛(transient lower esophageal sphincter relaxation,TLESR),是指非吞咽情况下 LES 发生自发性松弛,松弛前后无任何吞咽动作,可持续 8~10 秒,长于吞咽诱发的 LES 松弛。目前认为,约 90% 的 GER 是由 TLESR 引起的。

2. 食管抗反流能力下降 如食管廓清能力降低、食管黏膜抵抗力下降、食管内脏敏感性增高，食管黏膜容易损伤，引起相关症状，并可导致反流性食管炎。

3. 胃、十二指肠功能紊乱 如胃排空延迟、胃内压增高、餐后酸袋形成、十二指肠胃反流发生，及胃酸、胃蛋白酶和胆盐的损伤作用等。

此外，相关的因素还有社会心理因素、过敏因素、不良的生活方式及遗传因素等。

【诊断】

GER 临床表现复杂且缺乏特异性，仅凭临床症状有时难以与其他引起呕吐的疾病相鉴别。凡临床发现不明原因反复呕吐、咽下困难、反复发作的慢性呼吸道感染、难治性哮喘、生长发育迟缓、营养不良、贫血、新生儿/婴儿反复出现窒息或呼吸暂停等症状时，都应考虑到 GER 的可能。针对不同情况，选择必要的辅助检查或诊断性试验以明确诊断。

1. 临床表现 一般情况下，除非反流的胃内容物到达口腔或引起呕吐，否则反流是难以被发现。反流可引起食管症状和食管外症状，不具特异性，且随年龄而不同。

（1）反流：婴幼儿以反流、呕吐为主要表现，多数发生在进食后，有时在夜间或空腹时，严重者呈喷射状。呕吐物为胃内容物，有时含少量胆汁。部分婴儿可表现为溢乳、反刍或吐泡沫、拒食。年长儿可表现为胸骨后烧灼痛、胸痛、腹痛、反酸、嗳气、反胃、呕吐等。

（2）反流性食管炎症状：有报道经组织学诊断为食管炎的患儿，其中 61%~83% 有 GER。患儿可有或无症状，常见症状包括：①胸骨后烧灼感：位于胸骨下端，饮用酸性饮料可使症状加重，服用抗酸剂或抑酸剂症状可减轻，常见于年长儿的自诉症状；②咽下疼痛：婴幼儿表现为喂食困难、烦躁、拒食，年长儿可有咽下疼痛，如并发食管狭窄则出现严重呕吐和持续性吞咽困难；③呕血和便血：当食管炎症严重，发生糜烂或溃疡时，可出现呕血或黑便症状。

（3）食管外症状，部分患儿可合并食管外症状，或以食管外症状为唯一临床表现。①与 GER 相关的症状：反流性咳嗽、反流性咽炎、反流性哮喘被认为明确相关，而鼻窦炎、中耳炎、喉炎、肺纤维化被认为是可能相关。新生儿、婴幼儿极易引起吸入性肺炎,有时甚至导致吸入性窒息、猝死综合征等严重后果。②生长障碍:是最常见的食管外症状,主要表现为体重不增和生长发育迟缓,见于 80% 左右的患儿。③神经精神症状:部分患儿表现为不安、易激惹、夜惊、婴儿鬼脸(infantile arching)及神经系统疾病。

2. 辅助检查和诊断性试验

(1) 食管钡剂造影:可对食管的形态、运动状况、钡剂的反流和食管与胃连接部的解剖结构进行评估,并能观察到有无食管裂孔疝、贲门失弛缓症、食管狭窄等病变,但诊断 GER 的敏感性和特异性均较低,不作为 GER 的常规检测方法。

(2) 24 小时食管 pH 动态监测:是诊断 GER 方便、快捷、先进的方法。检查时不影响睡眠和进食,更符合生理情况,能客观反映 GER 的情况。不仅可发现反流,还可了解反流的程度,以及反流与症状、体位、进食的关系。根据酸反流指数和 Boix-Ochoa 综合评分或 Demeester 综合评分,可区分生理性和病理性反流(主要是酸反流),是诊断食管胃酸反流最可靠、灵敏的方法。

(3) 食管多通道腔内阻抗(MII)+pH 测定:将含有多个阻抗感受器的一根导管置于食管中,根据其阻抗值的不同和变化情况,了解食管反流物的性质和走行状态。阻抗结合食管 pH 值监测(MII-pH),可监测反流的发生,区分反流物的性质(气体、液体、混合),并判断反流是酸反流(pH<4.0)、弱酸反流(pH4.0~7.0),还是非酸反流(pH>7.0),对于明确 GERD 的病因和临床诊断有重要价值。

3. 食管测压及高分辨率食管测压(high resolution manometry,HRM) 是测定食管动力功能的重要方法。应用低顺应性灌注导管系统和腔内微型传感器导管系统等测压设备,可了解食管运动情况及上、食管括约肌功能。HRM 是新一代高效、简洁、快速的测压方法,可分为水灌注式测压和固态测压 2 种。测压导管上压力感受器排列更密集,插管一步到位,无须牵拉,即可得出与传统测压相比高清的上下食管括约肌、近段食管、移行区、中远段食管的压力图,对贲门失弛缓症、硬皮病、弥漫性食管痉挛、食管裂孔疝等与反流相关的疾病有很高的诊断价值。HRM 结合 MII 检测,能同步测定反流发生与食管动力及 LES 功能的关系。

4. 内镜检查 胃镜检查是诊断反流性食管炎最主要、最直接的方法,不仅可观察到食管黏膜损伤情况,结合病理学检查还可确定是否存在食管炎及黏膜炎症的程度,但不能判断反流有无发生及反流的严重程度。内镜下食管炎主要表现为黏膜红斑、糜烂、溃疡。

5. 诊断性治疗试验 临床上高度疑似 GERD 者,可用质子泵抑制剂(proton pump inhibitors,PPI)抑酸治疗,可作为 GERD 的初步诊断方法,常用奥美拉唑[0.6~0.8mg/(kg·d)],每天 1 次空腹口服,疗程 2~4 周,评估症状改善情况。

【鉴别诊断】

以呕吐为主要表现的新生儿、小婴儿应排除消化道畸形及器质性病变,如肠旋转不良、先天性肥厚性幽门狭窄、肠梗阻、胃扭转等。以呕吐为主要临床表现的儿童,要排除其他系统的疾病,特别是中枢神经系统的肿瘤。以反复呼吸道症状或耳鼻咽喉症状为主要表现的应与呼吸道疾病或耳鼻咽喉疾病鉴别。呕吐/反流相关的报警征象包括:2 周内或 6 月龄后出现反流,或 18 月龄后症状仍持续腹胀或腹肌紧张;胆汁性、夜间或持续呕吐反复肺炎;慢性腹泻抽搐;消化道出血昏睡或易激惹;囟门隆起或头部过度增大吞咽困难;生长迟滞或体重丢失排尿困难;遗传或代谢性疾病肝脾肿大;大头或小头畸形肌张力异常;不明原因发热精神发育异常。

1. 贲门失弛缓症(achalasia of cardia) 是一种食管运动障碍性疾病,由于食管缺乏蠕动和下食管括约肌松弛不良导致的食管功能性梗阻。临床表现为吞咽困难、体重减轻、餐后反食、夜间呛咳和胸骨后疼痛等。X 线钡剂造影显示贲门鸟嘴样狭窄和食管扩张,食管测压显示 LES 静息压力升高和不能有效松弛。

2. 食管裂孔疝 是指胃通过异常宽大的食管裂孔突入胸腔内,主要是构成膈肌食管裂孔的右膈脚发育缺陷所致。临床上可分为食管滑疝、食管旁疝及混合型三种类型,常伴有胃食管反流病,可有反复呼吸道感染或生后即发生的呼吸困难。上消化道钡餐造影和/或高分辨率食管测压可明确诊断。

3. 先天性肥厚性幽门狭窄　源于幽门环肌肥厚导致幽门管狭窄和胃输出道梗阻。呕吐为早期主要症状,生出 3~5 周后出现典型的无胆汁喷射状呕吐,进行性加剧,吐后仍可正常进奶,易出现营养不良和脱水。右上腹部可触及橄榄样肿块,典型的可见左上腹胃蠕动波。B 超诊断标准为幽门肌肥厚≥4mm,幽门管内径 <3mm,幽门管长度 >15mm。

4. 嗜酸性粒细胞性食管炎　是一种食管慢性免疫性炎症疾病,以食管嗜酸性粒细胞浸润为主要特征,可表现为反复呕吐、吞咽困难、食团嵌顿、生长发育落后等,组织病理学检查嗜酸性粒细胞计数≥15/HP 下有重大的诊断价值。

5. 牛奶蛋白过敏　牛奶蛋白过敏是由于接触牛奶蛋白后诱导机体异常的免疫反应,包括速发型 IgE 介导、迟发型非 IgE 介导及混合介导等,临床表现多种多样,可累及呼吸系统、消化系统、皮肤,累及消化系统时症状与胃食管反流病重叠,难以区分,必要时予回避 + 牛奶蛋白激发试验可协助诊断。

【治疗】

对诊断为 GER 的患儿,要与患儿家长进行充分沟通,向其解释 GER 的形成及发展,使其对该病有较全面的了解。对有合并症或影响生长发育者必须及时进行治疗,包括体位治疗、饮食治疗、药物治疗和外科治疗。

1. 体位治疗　是一种简单有效的治疗方法。新生儿和婴幼儿的最合适体位为左侧卧位,可有效减少 TLESR 发生,减少反流,减轻反流症状。俯卧位虽可减少反流发生,但有发生猝死的风险,需家长看护。年长儿也建议睡眠时左侧卧位,将床头抬高 20~30cm,可促进胃排空,减少反流频率及反流物误吸。

2. 饮食治疗

(1) 婴幼儿以稠厚饮食为主,少量多餐,婴儿增加喂奶次数,缩短喂奶间隔,人工喂养儿 4 月龄后可在牛奶中加入糕干粉、米粉等食品;如考虑牛奶蛋白过敏的因素,母乳喂养者母亲回避牛奶及其制品,奶粉喂养者改用氨基酸奶粉替代,2~4 周进行评估,如果症状改善,考虑症状与牛奶蛋白过敏有关,如果症状未改善,则考虑与牛奶蛋白过敏关系不大。

（2）年长儿亦应少量多餐,避免过饱,以高蛋白低脂肪饮食为主,睡前 2 小时不予进食,保持胃处于非充盈状态。避免食用降低 LES 张力和增加胃酸分泌的食物,如酸性饮料、高脂饮食、巧克力和辛辣食品。肥胖儿应控制饮食。

3. 药物治疗　降低胃酸度和/或促进上消化道动力药物,包括抑酸或抗酸药、促胃肠动力药、黏膜保护剂,使用时应注意药物的适用年龄及不良反应。

（1）抑酸或抗酸药:主要作用为抑制胃酸分泌、中和胃酸以减少反流物对食管黏膜的损伤,提高 LES 张力。

1）抑酸药:①PPI:作用于泌酸最终环节质子泵,能特异性地抑制壁细胞顶端膜构成的分泌微管和胞质内管状泡上的 H^+-K^+-ATP 酶,从而有效抑制胃酸的分泌。代表药有奥美拉唑,0.6~0.8mg/（kg·d）,每天 1 次,晨起餐前 30 分钟服用,疗程 8~12 周。②H_2 受体拮抗剂（H_2-receptor antagonists,H_2RA）:阻断组胺与壁细胞 H_2 受体结合,通过拮抗 H_2 受体间接影响质子泵分泌胃酸。常用药物有西咪替丁、雷尼替丁。PPI 抑酸效果优于 H_2RA。

2）中和胃酸药:如氢氧化铝凝胶等。

（2）促动力药:常用选择性、周围性多巴胺 D_2 受体拮抗剂多潘立酮,使胃肠道上部的蠕动和张力恢复正常,促进胃排空,增加胃窦和十二指肠运动。常用剂量为每次 0.2~0.3mg/kg,每天 3 次,餐前 30 分钟及睡前口服,疗程 2~4 周,注意心血管系统并发症。

（3）黏膜保护剂:用于 GER 引起的食管糜烂、溃疡者,此类药物用药后可在病变表面形成保护膜,促进黏膜的修复和溃疡的愈合,但一般不单独用于 GER。药物有硫糖铝、L-谷氨酰胺呱仑酸钠颗粒等。

4. 外科治疗　早期诊断和及时应用体位、饮食等治疗方法后,大多数患儿的症状能明显改善。较严重者可加用药物治疗,一般不需要手术治疗。手术治疗目的是加强食管下括约肌功能,目前多采用 Nissen 胃底折叠加胃固定术。随着腹腔镜在儿科的应用,腹腔镜手术逐渐替代了剖腹手术。

➢ 附:胃食管反流病的诊治流程图

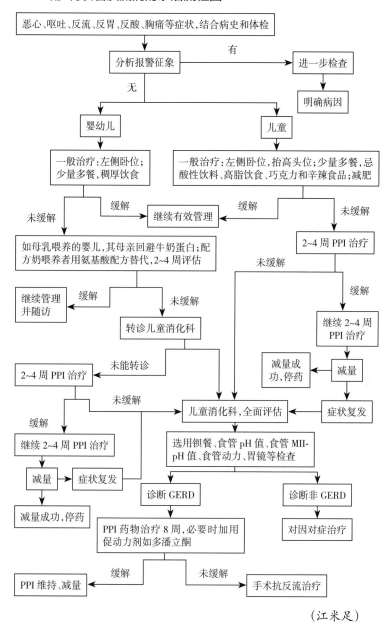

参考文献

［1］PAPACHRISANTHOU MM,DAVIS RL. Clinical practice guidelines for the management of gastroesophageal reflux and gastroesophageal reflux disease： birth to 1 year of age. J Pediatr Health Care,2015.

［2］ROSEN R,VANDENPLAS Y,SINGENDONK M,et al. Pediatric gastroesophageal reflux clinical practice auidelines：joint recommendations of the North American Society for Pediatric Gastroenterology,Hepatology,and Nutrition and the European Society for Pediatric Gastroenterology,Hepatology,and Nutrition. J Pediatr Gastroenterol Nutr,2018,66（3）：516-554.

［3］AYERBE JIG,HAUSER B,SALVATORE S,et al. Diagnosis and management of gastroesophageal reflux disease in infants and children：from guidelines to clinical practice. Pediatr Gastroenterol Hepatol Nutr,2019,22（2）：107-121.

第五节　食管裂孔疝

【概述】

食管裂孔疝（hiatus hernia）是由于包绕食管的膈肌发育不良导致食管裂孔扩大，腹腔段食管、胃底甚至全胃及部分腹腔脏器疝入纵隔，使正常解剖结构中的抗反流机制丧失，导致胃食管反流，并因胃食管反流引起一系列临床症状的疾病。本病在儿童各年龄组包括新生儿期均可发生，早期可无症状或症状轻微，但会随着时间的延长而逐渐出现胸骨后或剑突下烧灼感、上腹饱胀、嗳气等，严重者可累及心、肺，影响循环、呼吸等功能，可并发不同程度的出血、贫血、食管狭窄、疝囊嵌顿等，严重影响患儿生活质量。

【分类】

食管裂孔疝的 Berrott 分型，根据裂孔缺损位置及疝入组织的多少分为滑动型食管裂孔疝（Ⅰ型）、食管裂孔旁疝（Ⅱ型）、混合型食管裂孔疝（Ⅲ型）、裂孔缺损过大导致全胃和肠道和大网膜疝入纵隔的巨大型食管裂孔疝（Ⅳ型）（图 3-3）。新生儿期滑动型食管裂孔疝（Ⅰ型）

最为常见(约占 70%)。根据分型不同,腹腔段食管、贲门、胃进入胸腔的多少存在差异,其病理生理改变也不相同。

1. 滑动型食管裂孔疝(I 型-图 3-3A)　膈食管韧带、膈肌脚、胃悬韧带发育不良松弛时,食管裂孔变大,当卧位或腹压增加时,腹腔段食管和贲门被推压疝入纵隔。当体位改变或腹压减低时食管和贲门回复至腹腔,位置正常,这种称为滑动型食管裂孔疝,简称滑疝。滑疝由于腹腔段食管变短、食管下括约肌失去功能、胃 His 角变钝等,通常出现胃食管反流。食管黏膜经常受反流胃酸刺激,食管蠕动功能减退,对酸性物质的清除率下降,食管下段黏膜出现充血性炎症反应,后期可发展成溃疡及出血,新生儿期患儿常因下段食管炎而出现呕吐咖啡色物。如病情进一步进展,炎症可波及食管肌层和周围组织,形成食管炎和食管周围炎,最终使食管纤维化,造成食管狭窄和短缩。有时反流物进入气管造成误吸,可引发肺部感染,甚至造成窒息死亡。

2. 食管裂孔旁疝(II 型-图 3-3B)　以食管一侧膈肌裂孔缺损为主,使裂孔过大,胃大弯与部分胃体从贲门一侧突入纵隔内,形成食管裂孔旁疝。此类病变的贲门仍处于膈下,His 角不变甚至更小,因此食管裂孔旁疝仍可保持良好的防反流机制,临床表现中可不出现胃食管反流的症状。

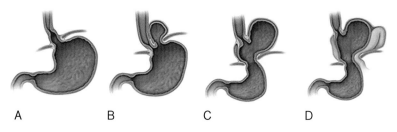

A　　　　　B　　　　　C　　　　　D

图 3-3　食管裂孔疝 Berrott 分型

A. I 型-滑动型食管裂孔疝,图示食管下段、贲门上移至膈上;B. II 型-食管裂孔旁疝,图示胃底及胃体可移至膈上,但贲门仍然居原位;C. III 型-混合型食管裂孔疝,图示贲门与胃体均移至膈上;D. IV 型-巨大型食管裂孔疝,全胃均进入纵隔,部分肠管、左肝叶等腹腔组织也可进入纵隔

3. 混合型食管裂孔疝（Ⅲ型-图 3-3C） 同时具有上述Ⅰ、Ⅱ型裂孔疝病理特点的食管裂孔疝，即虽然胃底、胃体疝入纵隔位于食管一侧，但由于食管裂孔过大，膈食管韧带已不能固定食管，使下端食管、贲门持续回缩在纵隔内。

4. 巨大型食管裂孔疝（Ⅳ型-图 3-3D） 这一型特指食管裂孔缺损巨大，导致全胃，甚至肝左叶、横结肠或部分小肠疝入纵隔的食管裂孔疝。

【临床表现】

儿童食管裂孔疝的临床表现可呈多样化，不一定有典型的临床症状。通常是因伴发胃食管反流引起的系列症状为主的临床表现：如呕吐、因反流误吸后引起的呛咳、气喘和反复的呼吸道感染，症状尤以进食后、平卧位和夜间为重，可因严重的胃食管反流导致食管炎而出现血性呕吐和继发性食管狭窄而出现吞咽困难。症状明显的患儿可出现营养不良和发育迟缓。但也有无任何特征性的临床症状，因其他原因做检查时而被发现的临床病例，应引起临床重视。

【诊断】

不同类型食管裂孔疝的临床诊断主要依靠患儿的临床表现、影像学及内镜检查，食管测压和核素检查可对诊断提供进一步帮助，并可判断是否伴有各类常见的并发症及其严重程度。

1. 影像学检查 胃食管 X 线钡餐造影检查可以动态观察了解食管运动情况，是食管裂孔疝诊断的金标准，也是评价疝大小，确定疝缺损解剖结构、胃的方向、胃食管连接处位置信息的重要诊断方法。部分患儿检查时可见贲门和部分胃组织通过食管裂孔疝入纵隔（图 3-4）。在巨大型食管裂孔疝患儿，可见到全胃甚至腹腔内其他脏器组织也一并疝入纵隔。但需注意的是，有急性胃出口梗阻的患儿在行钡剂检查时要避免吸入性肺炎，建议此类患儿可使用碘海醇进行造影。胸部 X 线检查可以观察到腹腔内脏器进入胸腔的情况，包括结肠是否进入胸腔。有助于了解食管与胃食管连接部的位置，观察是否存在短食管。CT 检查可增加对食管裂孔疝诊断的可视性，CT 三维重建图像更增加了对食管裂孔疝诊断的敏感性。对于Ⅰ型滑疝患儿，

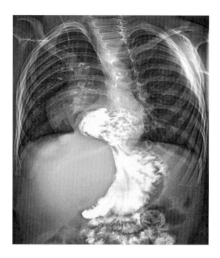

图 3-4 混合型食管裂孔疝
患儿吞入造影剂后可见胃底和贲门位于膈肌上，
胃囊呈牛角形，伴造影剂反流

可能需要反复检查并结合体位的变化才能发现疝入横膈以上纵隔内的贲门下胃黏膜组织。另外，一些放射学的间接征象可为诊断滑疝提供参考，如出现胃食管反流、His 角变钝、贲门以上食管纹理增粗、扭曲和食管炎征象，如果存在以上影像学表现，应取仰卧头低足高位检查，可顶压胃脘区以提高检出率。需要注意的是，存在胃食管反流不一定存在食管裂孔疝，但食管裂孔疝多数会伴有胃食管反流。

2. 内镜检查 内镜检查和病理活检有助于确认食管炎的存在及严重程度，及其是否继发溃疡和狭窄。此外，内镜检查还可以帮助判断裂孔疝的大小和类型（见文末彩图 3-5）。胃镜是评估黏膜病变最直观的检查。滑动型食管裂孔疝在内镜下主要表现为齿状线（Z 线）上移，贲门口扩大松弛，His 角变钝，膈上可见疝囊腔。并发反流性食管炎可见黏膜充血糜烂，严重者出现黏膜溃疡，亦可通过对局部黏膜行活组织检查评估黏膜病变。如果鳞状柱状交界处即 Z 线和膈肌压迹之间距离 >2cm，则提示存在滑动型食管裂孔疝。根据严重程度可分为轻度、中度、重度（表 3-6）。

表 3-6　滑动型食管裂孔疝严重程度内镜下分类

程度	Z 线上移的距离	特点
轻度	约 2~3cm	大多不形成疝囊,贲门处翻转内镜可见贲门与内镜之间的狭小裂隙
中度	约 4cm	疝囊形成,翻转内镜见贲门口松弛扩大,贲门与内镜之间呈圆形裂隙
重度	约 6cm	翻转内镜见胃黏膜嵌入贲门口,食管旁疝可以通过翻转胃镜观察,可见疝囊底部经横隔进入胸腔,食管胃连接部位置正常

但内镜检查不同程度地受患者的呼吸、对胃镜的耐受程度以及临床医生的主观评估影响,因此,该方法主要用于食管裂孔疝的辅助诊断。

3. 胃肠动力及其他检查　24 小时食管 pH 值监测能实时记录被监测点(一般将 pH 电极留置于下食管括约肌近端 3~5cm 处食管腔内)的 pH 值,并与每日的活动规律相结合。当以食管内 pH 值 <4 的时间 >15 秒作为一次反流,记录 24 小时内食管内 pH 值 <4 的总时间,即为 24 小时内食管被酸性胃液侵蚀的时间。但需注意,<1 岁的婴儿出现胃食管反流较为常见。

食道高分辨率测压可以直接反映食管功能及确定食管裂孔疝的存在和大小,通过测定食管上端和下端括约肌的压力,观察食管推进功能的效果和收缩情况,发现异常收缩等。可以静息状态评估,也可以通过饮水吞咽评估吞咽功能,此检查往往需要患儿配合良好才能准确诊断。另外,核医学、经食管超声心动图和超声内镜也可以显示食管裂孔疝,但不常规用于该病诊断。

【疾病鉴别】

1. 食管膈壶腹　是正常的生理现象,特点是膈上 4~5cm 的一段食管呈椭圆形扩张,黏膜边缘光滑,食管裂孔无增大,胃食管角没有发生改变,胃贲门位置在正常胃底部,而食管裂孔疝疝囊大小不一,边缘可不光滑,囊壁的收缩与食管蠕动无关,疝囊上缘可见下食管括约肌收缩形成的收缩环等。

2. 食管下段憩室　以食管右侧多见,食管一侧壁类圆形突出,口部可窄小或宽大,边缘光滑,大小随食管的收缩舒张而变化,其内常因有食物残渣而密度不均。其特征是憩室与之间有一段正常食管相连,且与食管有一狭颈形成。

【治疗】

1. 保守治疗　I型患儿一般首选保守疗法,包括体位疗法和改进喂养方式即可缓解临床症状。对患儿采用斜坡卧位(约 30°~45°卧位),一般提倡母乳喂养,少食多餐,适当增加喂养摄入,进食后适当拍打背部,必要时可服用促胃动力药,同时,仍需密切观察病情变化、防止窒息发生。

2. 药物治疗　目前临床上最常用、最主要的治疗药物为质子泵抑制剂(proton pump inhibitors, PPI),其能阻断 H^+、胃泌素和胆碱介导的酸的生成,通过抑制 H^+-K^+-ATP 酶的最后通路来抑制胃酸分泌,常用药物为奥美拉唑,其与 H_2 受体拮抗剂相比较,夜间的抑酸作用好、起效快、抑酸作用强且时间长、服用方便,用于食管裂孔疝合并胃食管反流病(GERD)的短期治疗和预防抗反流术后的复发。此外,还有钾离子竞争性酸阻滞剂等,药物治疗主要用于控制胃食管反流症状,并不能将该疾病彻底治愈。

3. 手术治疗　对通过调节饮食、生活方式及 PPI 治疗等症状缓解不明显,甚至出现严重脱水和营养不良的I型患儿和其他类型的食管裂孔疝患儿,手术治疗是主要的选择。手术治疗的目的为回纳疝入纵隔的腹腔内器官,延长腹腔段食管长度,缩窄食管裂孔,胃底折叠并重建 His 角,从而完成食管下端解剖结构的重建并建立良好的抗反流机制。传统的外科手术最早应用于食管裂孔疝的非保守治疗,主要包括疝修补术和抗反流手术两大术式。自 20 世纪 50 年代胃底折叠术问世以来,逐渐被人们应用,不断改良,越来越成为治疗食管裂孔疝抗反流手术的首选方法。主要包括 Nissen、Thal、Toupet 术等。

(1) Nissen 术:1954 年,Nissen 首次成功地将 Nissen 手术方法应用于胃食管反流患者,通过将胃底完全包绕食管下段,并缝到食管右侧小弯侧,形成"单向活瓣"防止胃内食物反流。根据手术路径不同,分为经胸路径、经腹路径手术。经胸路径:一般以左下胸为切口,具有术野暴露充分、食管易游离、容易做胃底操作等优点,尤其适用于肥胖患儿或经腹路径失败患儿。对巨大疝、混合疝及短食管患儿亦具有良好的临床效果。

（2）Thal 术：将胃底游离，可部分离断或保留脾胃韧带和胃短动脉，将胃底与左侧腹腔段食管肌层缝合 2 针，并将胃底大弯于食管前向右侧包绕，与食管右侧肌层缝合固定 2~3 针，形成胃底与腹腔段食管的侧壁及前壁 180°~270°不完全性包绕。

（3）Toupet 术：与 Thal 术同理，在完成食管裂孔修补后，重建胃食管 His 角以增加胃食管抗反流机制，与 Thal 术不同的是将胃底经腹腔段食管后方包绕食管 270°，将包绕的胃底与食管的侧壁肌层缝合 2~3 针。

近年来，腹腔镜或胸腔镜下食管裂孔疝修补+胃底折叠术因其微创性及良好的临床疗效而成为治疗裂孔疝的首要选择。我国自 2000 年起陆续在一些儿童医疗中心开展腹腔镜下儿童食管裂孔疝修补术，至今，腹腔镜已成为治疗儿童胃食管裂孔疝的首选标准手术途径。食管裂孔疝也可经胸腔镜完成回纳修补手术，通常通过左胸。但较少有比较经胸腔镜与经腹腔镜行食管裂孔疝修补术的研究报道。总体来说对于腹腔镜食管裂孔疝修补术的报道更为多见。我国报道的儿童食管裂孔疝腔镜手术几乎均为腹腔镜手术。胸腔镜对于极少见的短食管需要行 Collis 手术的患儿更具优势，腹腔镜在儿童食管裂孔疝的修补中优势可能更明显。

【手术适应证】

有并发症的 I 型患儿经内科正规治疗无好转，如出现严重的食管炎、溃疡、出血、狭窄，体重不增或持续下降，贫血严重；Ⅱ型、Ⅲ型、Ⅳ型患儿存在膈食管先天性解剖结构异常，大多可见各类临床症状，并有发生疝入的胃肠组织扭转、嵌顿、梗阻的可能；食管裂孔疝术后复发并有明显临床症状的患儿；急性胃肠组织扭转嵌顿是急诊手术指征。

【禁忌证】

早产儿或体重 <2kg、耐受能力差的新生儿；合并其他严重先天性畸形、心肺功能不良；合并严重肺部感染；有腹部手术史并有严重腹腔瘢痕性粘连者。

【术后处理】

患儿禁食 12~24 小时后改经口进食。静脉输液维持 1~2 天，若患儿术前一般情况较差可适当延长补液时间。需观察患儿有无进食梗阻等因手术导致的食管狭窄和迷走神经损伤等情况,一旦出现并发症则需另行处理。

➤ 附:食管裂孔疝的诊治流程图

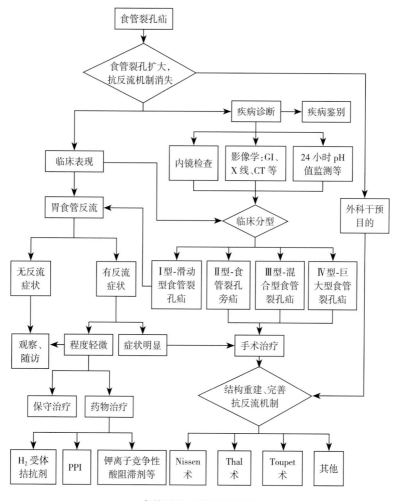

食管裂孔疝诊治流程图

(刘海峰)

参考文献

[1] 张海静,胡海清.食管裂孔疝诊治进展.中华胃肠内镜电子杂志,2020,7
(01):39-44.

[2] 中华医学会小儿外科学分会微创外科学组,中华医学会小儿外科学分会
胸心外科学组.儿童腹腔镜食管裂孔疝手术操作专家共识.中华小儿外
科杂志,2021,42(1):1-6.

[3] 李迎春,彭程,刘翠兰,等.应用电子胃镜诊断儿童食管裂孔疝 69 例的应
用价值.重庆医学,2013,42(007):838.

[4] POLHILL JL,HENIFORD BT,KAVIC S,et al. Re:Classification of Hiatal
Hernias Using Dynamic Three-Dimensional Reconstruction. Surgical
Innovation,2006,13(3):209;author reply 209-10.

[5] 程橙.腹腔镜手术治疗小儿先天性食管裂孔疝的研究进展.临床小儿外
科杂志,2019,018(012):1067-1071.

[6] 李世宪,张宏伟,曹慧,等.不同手术方法治疗小儿食管裂孔疝的临床疗
效观察.腹腔镜外科杂志,2019,24(02):10-13.

第六节　贲门失弛缓症

【概述】

贲门失弛缓症(achalasia)是一种食管动力障碍性疾病。该病为食管壁肌间神经丛内神经节细胞进行性变性,导致下食管括约肌(LES)松弛障碍,伴有食管体部蠕动消失或异常蠕动,引起呕吐、吞咽困难、反流、胸痛及体重减轻等临床症状。贲门失弛缓症是一种罕见病,年发病率为 1.6/10 万,男女发病概率相同,任何年龄都可发生本病,但青春期前发病较为罕见,儿童年发病率为(0.1~0.18)/10 万。

【病因和发病机制】

贲门失弛缓症由食管壁神经元进行性变性引起,但原发性贲门失弛缓症的神经元炎症性变性的病因尚不明确。可能的相关因素包括自身免疫、感染、遗传等。继发性贲门失弛缓症由引起与原发性贲

门失弛缓症相似或相同的食管运动异常的疾病导致。如 chagas 病、淀粉样变性、结节病、神经纤维瘤病、嗜酸细胞性食管炎、幼年型干燥综合征、慢性特发性假性肠梗阻等。

贲门失弛缓症患者的食管组织病理显示肌间神经丛中的神经节细胞减少至缺失,剩下的神经节细胞通常被淋巴细胞、嗜酸性粒细胞及单核细胞浸润。部分患者迷走神经运动背核的神经节细胞也有类似的变性改变。这种炎症性变性主要累及抑制性神经元,影响食管平滑肌松弛,而影响平滑肌收缩的胆碱能神经元相对免于受累。贲门失弛缓症的表现取决于神经节细胞丢失的程度的位置,如 LES 的抑制性神经支配丧失会引起括约肌静息压增高,且不能正常松弛;而对于食管体部的平滑肌,抑制性神经元丧失会导致蠕动消失。

【诊断】

1. 临床表现　本病起病隐匿,病情逐渐进展。主要表现有吞咽困难、反流、呕吐、胸痛和烧心、咳嗽或肺部感染、体重不增长等。大年龄儿童可根据症状行 Eckardt 评分以评估症状严重程度以及作为随访时的疗效评估(表 3-7)。

表 3-7　Eckardt 评分表

评分	主要症状			
	吞咽困难	食物反流	胸骨后疼痛	体重下降(kg)
0 分	无	无	无	0
1 分	偶尔	偶尔	偶尔	<5
2 分	每天	每天	每天	5~10
3 分	每餐	每餐	每餐	>10

0 级为 0~1 分;Ⅰ级为 2~3 分;Ⅱ级为 4~6 分;Ⅲ级为 >6 分

(1)吞咽困难:是儿童期患儿最常见及最早出现的症状,90% 的患者会出现该症状。早期症状不明显,仅表现为进食慢或减少进食,症状时轻时重或间断发生,年长儿童可表达进食后常有堵塞感。长时间吞咽困难导致患儿体重不增长或营养不良。

（2）呕吐：婴幼儿期发病者主要表现为呕吐和喂养困难。呕吐物常为未凝固的奶，常被误诊为胃食管反流。

（3）反流和误吸：患病早期因食管未扩张，LES 尚能缓慢通过食物，食管内潴留物不多，反流较少。随着病情进展潴留物增多而发生反流，但婴幼儿早期即可有反流。可因反流物误吸而导致呼吸道感染，小婴儿可发生窒息。

（4）胸痛和/或烧心：年长儿可述胸痛或烧心。疼痛位于胸骨后、剑突下或剑突下段，可放射至肩颈、心前区。疼痛为针刺样或烧灼样或隐痛，大多发现在进餐时，也可自发性疼痛。

2. 影像学检查

（1）X 线检查：包括上消化道钡餐造影和胸部平片。上消化道钡餐造影：疾病早期钡剂尚能通过但减慢，食管无明显扩张；失代偿期食管蠕动消失，食管扩张，钡剂排空明显延迟，LES 持续收缩引起食管胃连接部（esophagogastric junction，EGJ）狭窄呈"鸟嘴样"（图 3-6）。定时钡餐造影（timed barium esophagram，TBE）为患者吞服一定量的钡剂，分别测量食管 1 分钟、2 分钟和 5 分钟的残余钡剂的宽度及高

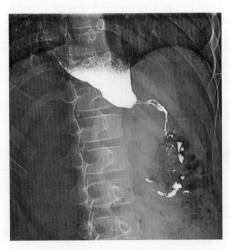

图 3-6　上消化道钡餐造影
食管下端胃连接部狭窄呈"鸟嘴样"改变

度。该检查方法被认为优于传统钡餐造影,其诊断敏感度和特异度为85%、86%,当患者年龄较小无法配合食管测压时,则优先推荐 TBE 帮助诊断,同时这也是评估疗效的重要手段。胸部平片早期无特殊,失代偿期食管扩张可能显示食管扩张导致的纵隔增宽,如伴有呼吸道疾患者可见肺炎等 X 线征象。

(2) 食管测压:对本病的诊断及疗效的评估均有重要意义,食管高分辨率测压(high resolution manometry,HRM)是诊断金标准方法,但小年龄儿童难以配合此检查。本病患者食管测压可提示:①LES 静息压升高或正常,吞咽时 LES 松弛不完全或不松弛;②食管体部静息压升高,吞咽时体部缺乏推进性蠕动收缩。高分辨率测压法可将贲门失弛缓症分为 3 种亚型(芝加哥分类):Ⅰ型(典型)贲门失弛缓症、Ⅱ型贲门失弛缓症、Ⅲ型(痉挛性)贲门失弛缓症(见文末彩图 3-7),分型对治疗的选择和判断预后有重要意义。芝加哥分类 3 种亚型相对应的上消化道钡餐造影,见图 3-8。

(3) 上消化道内镜检查:主要用于排他性诊断,如贲门口狭窄僵硬,应除外局部肿瘤或畸形。本病内镜下可见食管腔扩大,内含大量食物及液体,贲门口持续紧闭,推进内镜虽有阻力,但是稍用力即可通过收缩的 LES 并进入胃腔。而食管黏膜通常外观正常,但也可由于食物长期潴留而继发,食管黏膜炎症或真菌感染等表现,表现为局部红斑、溃疡或白斑附着。

【鉴别诊断】

1. 胃食管反流病　在该类患者中,反流的食管通常因含有胃酸可闻及酸味,而贲门失弛缓患者中,食管内食物通常无酸味,通过食管测压可帮助诊断贲门失弛缓症,而在胃食管反流病患者常无特异性结果,通常 PPI 治疗两周对胃食管反流病有明显疗效,而贲门失弛缓患者无效,也可通过上消化道钡餐造影、上消化道内镜帮助诊断。

2. 食管狭窄　食管狭窄患者的主要临床表现同为吞咽困难,食管近贲门处的狭窄与贲门失弛缓症尤为相似,可通过上消化道钡餐造影及上消化道内镜检查帮助鉴别。

3. 恶性肿瘤　肿瘤可通过直接侵犯食管神经丛或通过释放破坏

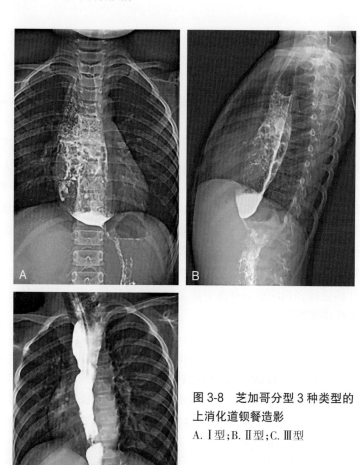

图 3-8　芝加哥分型 3 种类型的
上消化道钡餐造影
A. Ⅰ型；B. Ⅱ型；C. Ⅲ型

食管功能的体液因子引起假性贲门失弛缓症。如胃癌、食管癌、肺癌、淋巴癌等，可通过上消化道内镜检查或胸部 CT 等加以鉴别。

【治疗】

本病无法彻底治愈，目前所有治疗手段的目的是改善 LES 松弛功能，防止食管进一步扩张，从而缓解症状、改善生活质量、纠正营养状态和防止并发症。包括一般治疗、药物治疗、内镜治疗和外科治疗。需根据患者年龄和家庭意愿、高分辨率食管测压分型、医院的配制、医生的专业能力等多方面因素共同决定治疗方案。

1. 一般治疗 尽量食用无刺激性、易排空的软食,并注意饮食成分和进食速度。同时注意睡眠时体位,保持头高脚低,以减少食物反流以及误吸而引起的窒息,尤其是婴幼儿。对于呕吐频繁、喂养困难的患儿,应给予足够的热卡,预防及治疗营养不良。

2. 药物治疗 选择使用一些对 LES 平滑肌具有松弛作用的药物,可以改善食管排空,缓解症状,包括硝酸盐类、钙通道阻滞剂、平滑肌松弛剂等,如硝酸甘油、硝苯地平等,副作用有低血压等。药物治疗总体上疗效较差,不如内镜微创和外科手术治疗,不推荐常规使用,对于疾病早期或无法耐受内镜微创和外科手术治疗的大年龄患儿,可参考成人用药。

3. 内镜治疗

(1) 内镜下括约肌局部注射术:肉毒毒素是一种神经肌肉胆碱能阻断剂。内镜直视下 LES 段多点注射肉毒杆菌毒素,可对抗乙酰胆碱对 LES 的兴奋收缩作用,从而改善 LES 松弛功能而缓解症状。并发症有胸痛。有效率较高,但有效维持时间短,因此,该治疗方法不作为首选,仅适用于一般情况差,药物无效又无法耐受手术的患者。因潜在副作用多,儿童不推荐常规应用。

(2) 内镜下球囊扩张(pneumatic dilation,PD):通过球囊的压力扩张 LES 段,造成局部环形肌部分断裂,改善 LES 松弛障碍。术后患儿的症状、上消化道钡餐造影、食管压力测定均可明显改善,直接成功率为 50%~95%,优于药物治疗和局部药物注射治疗。疗效的维持时间也较长,大部分患者疗效可保持 1 年以上,是得到肯定的有效治疗方法,但远期效果不及内镜下肌切开术或外科手术,需反复扩张。但当初始治疗行肌切开或经口内镜下肌切开术(peroral endoscopic myotomy,POEM)手术的患者需要再治疗时,PD 是一种合适且安全的选择。从芝加哥分型的角度来看,PD 治疗 I 和 II 型贲门失弛缓症与 POEM 的短期疗效相当,长期疗效不及 POEM 或 Heller 肌切开术

(laparoscopic Heller myotomy, LHM)。扩张方法及球囊选择：建议采用分级扩张，即每次扩张逐渐增加球囊直径，成人推荐从直径3cm球囊作为初始治疗。但儿童行PD治疗建议选择直径稍小的球囊，需考虑儿童黏膜及肌层较成人薄，以及各年龄段不同的生长发育特点。球囊扩张的压力、持续时间、需根据患儿身体条件、操作者经验而异，建议操作者为丰富经验的儿科内镜医师，经治医院也需有发生穿孔时外科手术的学科条件及配制。并发症包括穿孔、出血、反流等。其中最严重的是穿孔，经验丰富的操作者发生率为1.9%，在严重营养不良的患儿中更易发生。术后需密切关注是否有穿孔相关表现，如疼痛、发热、查体可及皮下捻发感，应常规行胸部X线检查，必要时行胸部CT或用水溶性造影剂行上消化造影检查。早期识别及合理处理是关键，小的穿孔可以保守治疗（抗生素、肠外营养、食管支架等），大穿孔至广泛而严重的纵隔感染开胸手术是最好的选择。

（3）POEM：是治疗贲门失弛缓症患者的最新治疗手段，其通过使用黏膜下隧道作为手术空间来实现内镜下跨越EGJ的肌切开，即破坏LES的完整性，解除患者食管出口的梗阻，同时使食管黏膜保持完整。该手术自2010年起开始应用于临床，在成人广泛应用，被证实是一种安全且疗效良好持久的治疗方法，不亚于外科手术，直接有效率>90%，在儿童中安全性及疗效需进一步研究探讨。芝加哥分类Ⅲ型患者的POEM成功率高于其他治疗方法。

手术要求及方法：手术医院需有专业内镜、麻醉、外科团队，手术医生需有丰富的内镜切除术经验及处理术中常见出血、穿孔等并发症的经验。患者术前行饮食准备，确保食管无食物残留，手术过程全程使用CO_2灌注。手术步骤：①食管黏膜层切开；②分离黏膜下层，建立"隧道"；③肌切开；④金属夹关闭黏膜层切口。需根据患者术前造影及测压类型选择个体化的治疗方法，如长短隧道的选择、肌切开的长度、位置和程度等。

并发症主要有气体相关并发症（皮下气肿、纵隔气肿、气胸、气腹）、胸腔积液、肺部感染、黏膜损伤、胃食管反流等。

4. 外科手术治疗　在POEM出现之前，是疗效最高、维持时间最长的治疗方法,但目前已基本被 POEM 替代。适用于多次内科治疗无效、食管迂曲或扩张明显的患者。多采用的是腹腔镜 Heller 肌切开术,自浆膜层,即将狭窄段的括约肌纵行切开,直至黏膜下,并保持黏膜完整。为防止术后胃食管反流的发生,目前多联合胃底折叠术(Nissen 术)。对于治疗无效,和食管严重扩张的患者,食管切除为最终治疗方法。

【随访】

建议在治疗后的 1、3、6、12 个月进行随访复查,若无异常,以后每年随访 1 次。随访方式包括 Eckardt 评分、生活质量评分、钡餐造影、内镜检查、HRM 等。其中不推荐单独用 Eckardt 评分表或高分辨率测压的结果来确定治疗效果,而建议 TBE 作为长期随访疗效的首选。

➤ 附:贲门失弛缓症的诊断流程图

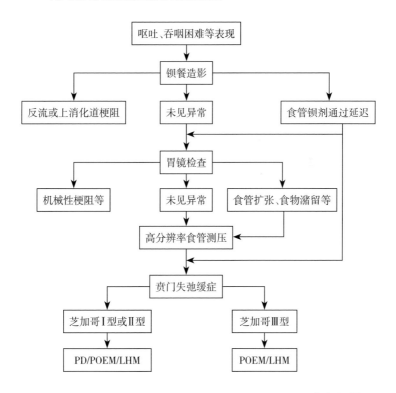

(刘海峰)

参考文献

［1］JEON HH，KIM JH，YOUN YH，et al. Clinical Characteristics of Patients with Untreated Achalasia. J NeurogastroenterolMotil，2017：378-384.

［2］令狐恩强，李兆申，柴宁莉. 中国贲门失弛缓症诊治专家共识（2020，北京）. 中华消化内镜杂志，2021：256-275.

［3］OUDE NIJHUIS RAB，ZANINOTTO G，ROMAN S，et al. European guidelines on achalasia：United European Gastroenterology and European Society of Neurogastroenterology and Motility recommendations. United European Gastroenterol J，2020：13-33.

［4］VAEZI MF，PANDOLFINO JE，YADLAPATI RH，et al. ACG Clinical Guidelines：Diagnosis and Management of Achalasia. Am J Gastroenterol，2020：1393-1411.

第四章　胃与十二指肠疾病

第一节　急 性 胃 炎

【概述】

急性胃炎(acute gastritis)是指各种外在和内在因素引起的急性广泛性或局限性的胃黏膜的急性炎症,临床表现因病因不同而不尽相同,其病因多样,包括感染、急性应激、药物、缺血、胆汁反流、过敏等。临床上将急性胃炎分为急性单纯性胃炎、急性糜烂性胃炎、急性化脓性胃炎、急性腐蚀性胃炎四大类,以前两种较常见。

【病因和发病机制】

1. 感染因素　在进食污染微生物和细菌毒素的食物引起的急性胃炎中,微生物包括沙门菌属、嗜盐杆菌,以及某些病毒等,细菌毒素以金黄色葡萄球菌毒素为多见,偶为肉毒杆菌毒素。当患有白喉、猩红热、肺炎、流行性感冒或脓毒血症等全身感染性疾病时,病毒、细菌和/或其毒素可通过血液循环进入胃组织而导致急性胃炎。

2. 药物因素　主要是非甾体抗炎药(NSAIDs)如水杨酸制剂如吲哚美辛(消炎痛)、布洛芬等,能抑制环氧化酶 I 的活性,阻断内源性前列腺素 E_2 和 I_2 的合成,削弱黏膜抵御损害因子的能力;NSAIDs 抑制胃黏液的合成和碳酸氢盐的分泌,削弱黏液-碳酸氢盐屏障,从而破坏了胃黏膜屏障,前列腺素合成减少,而胃酸分泌相对增多。洋地黄、利血平、金霉素、氯化铵及某些抗肿瘤药物等均可刺激胃黏膜,损害胃黏膜屏障。

3. 毒素及毒物因素　误食毒蕈、砷、汞、灭虫、杀鼠等化学毒物,均可刺激胃黏膜引起炎症。胃内冷冻、放射治疗,均可损伤胃黏膜,引起炎症。

4. 饮食因素　进食过冷或过热饮食、辣椒等刺激性调味品及难以消化的粗糙食物也可引起急性胃炎;酗酒、服烈性酒,以及浓茶、咖啡等一些饮料也可引起急性胃炎。其机制可能是增加 H^+ 向黏膜内的渗透,损伤黏膜内和黏膜下的毛细血管,血管充血、渗出所致,并可使胃酸分泌增加。

5. 食物过敏因素　进食过敏的食物,如牛奶、鸡蛋等也可引起急性胃炎,由食物蛋白介导的黏膜变态反应引起,可由 IgE 介导、非 IgE 介导和两者混合介导,而食物蛋白过敏性胃肠病多为非 IgE 介导的免疫反应。

6. 应激性因素　严重感染、中毒、创伤、窒息、休克、颅压增高及精神过度紧张均可引起胃炎。发生机制不十分清楚,一般认为与自主神经兴奋引起胃黏膜血管痉挛,血流减少导致黏膜缺血缺氧,黏液分泌减少, H^+ 逆扩散增加等,引起胃黏膜受损相关;另外,休克或中枢神经创伤时组胺释放,使胃酸、胃蛋白酶分泌增加,也是引起胃黏膜炎症、糜烂甚至溃疡的原因。

7. 腐蚀因素　由于误服强酸、强碱或其他腐蚀剂引起。强酸可致胃黏膜凝固坏死,强碱可致液化坏死。腐蚀剂进入消化道引起损伤的范围和严重性与腐蚀剂的性质、浓度和数量,腐蚀剂与胃肠道黏膜接触的时间,以及胃内所含食物量有关。

【诊断】

1. 临床表现

(1) 急性单纯性胃炎:一般起病较急,在进食污染食物后数小时至 24 小时发病,或进食过敏食物后发病,症状轻重不一,表现为中上腹不适、疼痛,以至剧烈的腹部绞痛,厌食、恶心、呕吐,严重者可有发热、呕血和/或便血、脱水、休克和酸中毒等症状;食物过敏引起者可伴皮疹和鼻塞、流涕、咳嗽、气喘等呼吸道症状。因饮酒、刺激性食物和药物引起的急性单纯性胃炎多表现为上腹部胀满不适、疼痛、食欲减退、恶心、呕吐等消化不良症状,症状轻重不一。

(2) 急性糜烂性胃炎:发病前有服用非甾体类消炎镇痛药、酗酒,以及烧伤、大手术、颅脑外伤、重要脏器功能衰竭等应激状态病史,临床症状多为上腹部的隐痛或剧痛,小婴儿可表现哭闹不安,伴恶心、呕血和/或柏油样便,出血常为间歇性,部分患者表现为急性大量出血,病情较重,可出现失血性休克。

(3) 急性化脓性胃炎:发病突然且凶险,多为突发性上腹部剧烈疼痛,也可为全腹痛,取前倾坐位可使腹痛缓解,称为 Deninger 征,为本病的特征。其他症状有恶心、呕吐频繁,有时出现呕血及黑便,伴有寒战、高热。体检时上腹部压痛明显,有反跳痛和肌紧张等腹膜炎征象,有时有脓性腹水形成,出现中毒性休克,可并发胃穿孔、血栓性门静脉炎及肝脓肿。本病自从广泛应用抗生素以来已较罕见。

(4) 急性腐蚀性胃炎:在吞服腐蚀剂后,口腔黏膜、食管黏膜和胃黏膜都有不同程度的损害。口腔咽喉的黏膜有充血、水肿和糜烂,引起疼痛、吞咽困难和呼吸困难;胃部症状表现为上腹痛、恶心、呕吐,吐出物常为血性黏液,严重时因广泛的食管、胃的腐蚀性坏死而致休克,也可出现食管及胃的穿孔,引起胸膜炎和弥漫性腹膜炎。继发感染者出现高热。不同的腐蚀剂可在口、唇及咽喉部黏膜产生不同颜色的灼痂。吞服硫酸后口腔黏膜呈黑色,硝酸呈深黄色痂,盐酸呈灰棕色,来苏使口腔黏膜呈灰白色,后转为棕黄色,强碱则呈透明的水肿。此外,各种腐蚀剂吸收后还可引起全身中毒症状。如来苏吸收后引起肾小管损害,导致肾衰竭;酸类吸收可致严重酸中毒引起呼吸困难。几周至几个月后,患者可出现食管、幽门狭窄和梗阻症状。

2. 实验室检查

(1) 血常规:病毒感染因素引起者末梢血白细胞计数正常或轻度增高,中性粒细胞正常或增高,红细胞和血红蛋白正常或降低,血小板正常。

(2) 大便潜血试验可呈阳性,多见于急性糜烂性胃炎、急性化脓性胃炎、急性腐独性胃炎。

(3) 呕吐物检查:潜血试验可呈阳性,多见于急性糜烂性胃炎、急性化脓性胃炎、急性腐独性胃炎;但如呕吐物中有坏死黏膜混合脓性呕吐物,多见于急性化脓性胃炎。

(4) 肝功能、心肌酶谱及血、尿淀粉酶、脂肪酶正常。

(5) X 线检查：腹部 X 线平片示胃扩张，如系产气菌感染则可见胃壁内积聚一层小的气泡。

(6) 超声检查：有的示胃扩张、腹部稍胀气，余未见异常。

(7) 内镜检查：急性单纯性胃炎可见胃黏膜明显充血、水肿，有时见糜烂及出血点，黏膜表面覆盖粘稠的炎性渗出物和黏液。但内镜不必作为常规检查。

急性糜烂性胃炎病变多见于胃底及胃体部，有时也累及胃窦。胃黏膜呈多发性糜烂，从针尖大小到数毫米，呈点、片、线状或不规则形，伴有点片状新鲜出血点或陈旧性出血灶，有时见浅小溃疡，覆以白苔或黄苔，周边黏膜充血水肿。

急性化脓性胃炎，可见胃壁水肿，变硬增厚，黏膜充血平坦，可见糜烂、浅溃疡及散在出血点，上覆脓性分泌物，一般认为本病禁忌行内镜检查，因为充气和操作不慎可能诱发胃穿孔。

急性腐蚀性胃炎，口腔黏膜、食管黏膜和胃黏膜都有不同程度的充血、水肿和糜烂，溃疡乃至穿孔，严重时见明显的灼伤或凝固性坏死及焦痂，晚期可见瘢痕，表现食管和幽门狭窄。

3. 诊断标准　根据患儿急性起病，有进食污染或不洁食物，或过敏食物后，出现腹部不适、疼痛，以至剧烈的腹部绞痛，厌食、恶心、呕吐，严重者可有发热、呕血和/或便血、脱水、休克和酸中毒等症状，如伴皮疹和鼻塞、流涕、咳嗽、气喘等呼吸道症状因高度怀疑食物过敏所致；体检腹部压痛不明显或中上腹部有轻压痛，无反跳痛，墨菲氏征阴性，症状体征轻重不一；腹部彩超示腹部稍胀气，余未见异常；血淀粉酶、尿淀粉酶和脂肪酶正常，临床上可诊断急性胃炎。但若伴有上消化道出血，尤其有酗酒或服水杨酸盐制剂等诱因者，考虑急性糜烂性胃炎的可能，结合胃镜检查可诊断；如全身中毒症状重，有感染灶，呕吐物中有坏死黏膜混合脓性呕吐物，考虑急性化脓性胃炎；如有误服腐蚀性史，需考虑急性腐蚀性胃炎可能，结合胃镜检查可诊断。

【鉴别诊断】

1. 以腹痛、呕吐为表现者 需与以下疾病鉴别：

(1) 急性胆囊炎：本病的特点是右上腹持续性剧痛或绞痛，阵发性加重，可放射到右肩部，Murphy 征阳性，腹部 B 超、CT 或 MRI 等影像学检查可明确诊断。

(2) 急性胰腺炎：常有暴饮暴食史或胆道结石病，突发性上腹部疼痛，重者呈刀割样疼痛，伴持续性腹胀和恶心、呕吐，血、尿淀粉酶在早期升高，重症患者：腹水中淀粉酶含量明显增高，B 超、CT 等辅助检查可发现胰腺呈弥漫性或局限性肿大有利于诊断。

(3) 急性阑尾炎：患儿多起病急骤，首发表现为腹痛，后右下腹转移痛，体检右下腹压痛与反跳痛，腰大肌及闭孔肌试验阳性，B 超、CT 等检查有助鉴别。

(4) 肠梗阻：肠梗阻呈持续性腹痛，阵发性加剧，伴剧烈呕吐，肛门停止排便排气，早期腹部听诊可闻及高亢的肠鸣音或气过水声，晚期肠鸣音减弱或消失，腹部 X 线平片可明确诊断。

2. 以呕血为表现者 需与以下疾病鉴别：

(1) 消化性溃疡并出血：消化性溃疡可以上消化道出血为首发症状，需与急性糜烂性胃炎鉴别，急诊胃镜检查可鉴别。

(2) 肝硬化食管静脉曲张破裂出血：患儿多有肝炎病史，并有肝功能减退和门静脉高压表现如低蛋白血症、腹水侧支循环建立等，胃镜检查可鉴别。

(3) 食管贲门-胃底黏膜撕裂征：患儿可因呕吐剧烈引起食管贲门-胃底黏膜撕裂，导致呕血，胃镜检查可鉴别。

【治疗】

1. 一般治疗 去除病因，卧床休息，停止一切对胃有刺激的饮食或药物，给清淡饮食，必要时禁食，出血明显者应保持呼吸道通畅，必要时吸氧。如患儿误服腐蚀剂时，一般忌洗胃，以免发生穿孔。为了减轻腐蚀剂继发的损害，减少毒物的吸收，减轻黏膜灼伤的程度，吞服强酸者，可先饮清水，口服氢氧化铝凝胶 30~100ml，或尽快给予牛乳、鸡蛋清、植物油 100~200ml 口服；吞服强碱者可给予食醋

300~500ml加温水300~500ml口服,一般不宜服浓食醋,因浓食醋与碱性化合物作用时,产生的热量可加重损害。然后再服少量蛋清、牛乳或植物油。加强护理,密切观察神志、呼吸、脉搏、血压变化及出血情况,记录24小时出入量。

2. 对症治疗 针对不同的症状进行治疗。①腹痛者可行局部热敷,疼痛剧烈者给予解痉止痛剂,如阿托品、复方颠茄片、东莨菪碱或山莨菪碱等。②剧烈呕吐时可用昂丹司琼,可口服或静脉滴注给药,能够有效缓解呕吐症状,针刺足三里、内关等穴位。③误服腐蚀剂患儿,剧痛者可给予止痛剂如吗啡,大于1岁,0.1~0.2mg/kg,皮下或肌内注射,呼吸困难者除给予氧气吸入,已有喉头水肿、呼吸严重阻塞者,应及早作气管切开。在早期,为了避免发生喉头水肿,可酌情在发病24小时内,使用肾上腺糖皮质激素,以减轻咽喉局部水肿,并可减少胶原及纤维瘢痕组织的形成。可用氢化可的松或地塞米松静脉滴注,数日后可改成泼尼松片口服,但不应长期服用。

3. 抗感染治疗 一般不需要抗感染治疗,但由细菌引起,可选用适当抗生素,如第三代头孢,急性化脓性胃炎和误服腐蚀剂者,应用广谱抗生素防治继发感染。

4. 食物过敏者,饮食回避是主要的诊断及治疗方法,且疗效肯定。

5. 抑制胃酸治疗

(1) 胃黏膜保护剂:①硫糖铝:在酸性胃液中与蛋白形成大分子复合物,凝聚成糊状物覆盖于溃疡表面起保护作用,并可增强内源性前列腺素合成,促进溃疡愈合。常用剂量为每日10~25mg/kg,分4次口服。②L-谷氨酰胺呱仑酸钠颗粒剂:有保护胃黏膜、促进溃疡愈合的作用。

(2) 中和胃酸药物:能缓解症状和促进溃疡愈合,常用碳酸钙、氢氧化铝、氢氧化镁及其复方制剂。

(3) 抑制胃酸分泌药物:①H_2受体拮抗剂:可直接抑制组胺与胃壁细胞H_2受体相结合,抑制胃酸分泌,加速溃疡愈合。常用西咪替丁:(每日10~15mg/kg,分4次于饭前10~30分钟口服,或每日分1~2次静脉滴注),雷尼替丁(每日3~5mg/kg,每12小时一次,或每晚一次口服),

口服疗程均为 4~8 周。②质子泵抑制剂(PPI):作用于胃黏膜壁细胞,降低壁细胞中的 H^+-K^+-ATP 酶活性,阻抑 H^+ 从细胞质内转移到胃腔而抑制胃酸分泌。常用奥美拉唑,剂量为每日 0.6~1mg/kg,清晨餐前 30 分钟顿服,重者可静脉注射每 12 时一次。

6. 维持水、电解质及酸碱平衡　因呕吐、腹泻导致水、电解质紊乱时,轻者可给予口服补液法,如口服补液盐,重者应予静脉补液,如重度脱水、休克者可选用 2:1 等张含钠液或生理盐水扩容,并注意补钾,对于有酸中毒者需纠正酸中毒。

7. 大出血者应积极采取以下治疗措施

(1) 补充血容量:对伴上消化道大出血者应立即建立静脉通道,积极补液,酌量输注新鲜血液,迅速纠正休克及水电解质紊乱。输血指征:①血红蛋白 <70g/L,红细胞计数 $<3 \times 10^{12}/L$ 或血细胞比容 <0.30;②收缩压 <80mmHg,③心率 >120 次/min。

(2) 局部止血:留置胃管,可观察出血情况、判断治疗效果、降低胃内压力,也可经胃管注入药物止血。①去甲肾上腺素:2~8mg 加入 100~500ml 冰盐水中分次口服或胃内灌注,将去甲肾上腺素 2~3mg 加入 20~30ml 冰盐水中经胃管注入,保留 30 分钟后再吸出,可反复多次。②凝血酶:每次 200~2 000U 加生理盐水溶解,口服或胃内灌注,每隔 1~6 小时重复应用。③云南白药:成人 0.5g 加水溶解后口服,每天 3 次,儿童酌减。④冰盐水:注入 3~5℃冰盐水,每次约 100~500ml,反复冲洗,直至冲洗液清亮,总量不超过 3 000ml,可清除胃内积血,使黏膜下层血管收缩,有利于止血。

(3) 生长抑素及类似物:具有收缩内脏血管,减少内脏血流量,降低门脉压力,抑制多种胃肠激素,减少胃酸和胃蛋白酶分泌。施他宁(somatostatin,14 肽),首次以 3.5μg/kg 静脉注射,再以 3.5μg/(kg·h) 静脉持续滴注。

(4) 内镜下止血:可用 5%~10% 孟氏液 30~50ml 或去甲肾上腺素、凝血酶局部喷洒止血,注射组织胶、钛铗止血,也可酌情选用电凝、激光、微波凝固止血,常规止血方法无效时可选用内镜下止血方法。

(5) 选择性动脉内灌注垂体后叶素:常规止血方法无效时可考虑

应用放射介入治疗,方法为经股动脉穿刺插管,将垂体后叶素灌注入腹腔动脉及肠系膜上动脉,每5分钟0.1~0.3U,维持18~24小时。近年来多选用特利加压素,每次1~2mg灌注,疗效更好且副作用少。

(6)手术治疗:单纯的广泛糜烂出血性胃炎不宜手术治疗。少数伴有应激性溃疡出血者经24~48小时内科积极治疗仍难以控制出血时,在急诊胃镜检查后基本明确诊断的基础上,可选用外科手术治疗。手术前准备要充分,并补充足够血容量。

8. 并发食管狭窄、幽门梗阻者 可行内镜下气囊扩张治疗。食管局部狭窄时,可植入支架治疗,不宜行扩张或支架治疗者应行手术治疗。

➢ 附:急性胃炎的诊治流程图

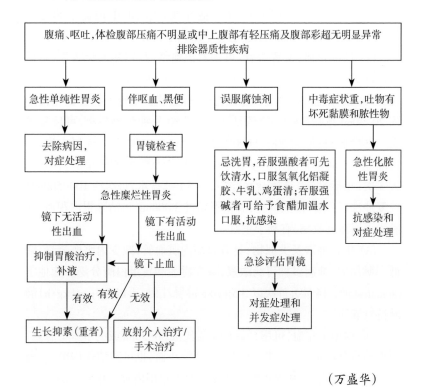

（万盛华）

参考文献

［1］World Allergy Organinzation（WAO）.Diagnosis and Rationale for Action against Cow's Milk Allergy（DRACMA）Guidelines.Pedliatr Allergy Immunol，2010,21（Suppl.21）:1-125.

［2］Alfredo Guarino Andrea Lo Vecchio Jorge Amil Dias. Universal Recommendations for the Management of Acute Diarrhea in Nonmalnourished Children. Journal of Pediatric Gastroenterology and Nutrition,2018,67（5）:586-593.

［3］万盛华,李香莲,张双红,等.婴儿食物过敏致上消化道出血35例分析.中国实用儿科杂志,2012,27（2）:134-136.

［4］孙锟,沈颖,黄国英.小儿内科学.6版.北京,人民卫生出版社,2020.

第二节　慢　性　胃　炎

【概述】

慢性胃炎是由多种致病因子长期反复作用于胃黏膜引起损伤的结果,儿童慢性胃炎中以非萎缩性(以往称浅表性)胃炎最常见,约占90%~95%,萎缩性胃炎和特殊类型胃炎少见。临床表现不一致,无明显特点和规律性,常表现为腹痛、腹胀,可伴有恶心、呕吐、呃逆、嗳气、口臭、食欲减退等,部分患儿无症状,仅在胃镜检查时查出,偶有因消化道出血致严重贫血才被发现。

【病因和发病机制】

慢性胃炎的病因迄今尚未完全阐明。一般认为物理性、化学性及生物性有害因素持续反复作用于易感人体即可引起胃黏膜慢性炎症。已明确的病因包括以下几方面:

1. 幽门螺杆菌（*Helicobacter pylori*,Hp）感染　Hp感染是慢性胃炎的一个重要病因。Hp作为慢性胃炎的病原菌,其致病因素可能包括以下几方面:

（1）Hp能快速穿过胃腔内酸性环境和黏液层,且能产生空泡毒素引起细胞空泡变性。

（2）Hp能破坏胃黏膜表面黏液层结构，损伤其屏障功能。

（3）Hp具有黏附活性，使微绒毛消失和细胞骨架成分破坏。

（4）Hp感染后机体发生免疫反应，可造成自身的免疫损伤。

总之，Hp感染后通过多种致病因素的作用，使黏液屏障受损，黏膜细胞变性坏死，大量中性粒细胞炎症性浸润可形成腺窝脓肿，从而使腺体的再生受到极大影响。

2. 刺激性物质 长期服用非甾体抗炎药物如水物酸盐，可引起慢性胃黏膜损害，食物过冷、过热、过酸、过辣、过咸，或经常暴饮暴食，长期饮用浓茶，以及长期酗酒、吸烟等均可引起慢性胃炎，烟草酸可直接作用于胃黏膜，也可通过胆汁反流而致病。乙醇饮料可使胃黏膜产生红斑和糜烂损伤，增加 H^+ 反弥散，破坏黏膜内和黏膜下的正常组织结构，亦可损伤正常的能量代谢，从而破坏细胞功能。此外，乙醇亦可刺激胃酸分泌而加重胃黏膜损伤。

3. 十二指肠液反流 幽门括约肌功能失调可使十二指肠液反流，而十二指肠液中含有胆汁、肠液和胰液。胆盐可减低胃黏膜屏障对离子的通透功能，胆盐在胃窦部可刺激 G 细胞释放胃泌素，增加胃酸分泌。H^+ 通过损伤的黏膜屏障反弥散进入胃黏膜引起炎症变化，H^+ 亦能刺激肥大细胞使组胺分泌增加，引起胃壁血管扩张及淤血，炎症渗出增多，使得慢性炎症持续存在并形成恶性循环，这也是慢性胃炎难治的原因之一。

4. 胃窦内容物潴留 任何原因引起的胃窦内容物不能及时排空或长期潴留于胃内，可通过释放过多胃泌素而引起胃窦部的浅表性胃炎，但慢性炎症亦可广泛存在，如胃石症常并发慢性胃炎。

5. 细菌、病毒和/或其毒素 急性胃炎之后胃黏膜损伤可经久不愈，如反复发作可发展为慢性浅表性胃炎。扁桃体炎、肺炎等处的细菌或毒素吞入胃内，对胃黏膜长期刺激也可引发慢性胃炎。

6. 食物过敏 食物过敏患儿未及时诊断或确诊后未进行食物回避，经常进食过敏的食物，如牛奶、鸡蛋等可导致慢性胃炎，由食物蛋白介导的黏膜变态反应引起，可由 IgE 介导、非 IgE 介导和两者混合介导，而食物蛋白过敏性胃肠病多为非 IgE 介导的免疫反应。

7. 精神神经因素　持续精神紧张、压力过大,可使消化道激素分泌异常损伤胃黏膜。

8. 全身性疾病　如慢性肾炎、尿毒症、肝胆系统疾病、系统性红斑狼疮等均导致胃黏膜损伤。

9. 其他因素　如环境、遗传、免疫、营养等因素均与发病有关。

【诊断】

1. 临床表现　无特异性,且年龄越小症状越不典型。反复发作,多数表现无规律的腹痛,疼痛部位、性质不定,以上腹部和脐周疼痛为最突出具有经常性、反复性和再发性的特点,故称为慢性非特异性腹痛,其发作频率不一,疼痛程度一般较轻,性质以隐痛、钝痛、胀痛、刺痛较多,饥饿痛和烧灼痛较少,与进食和应激反应的关系并不密切,可伴有恶心、呕吐、呃逆、嗳气、食欲减退、腹部饱胀、呕血、便血等症状,继而影响营养状况和生长发育,受凉、气温下降时更为严重,压痛部位以中上腹最多,且压痛区域较为广泛,部分患儿无症状,仅在胃镜检查时查出,偶有因消化道出血致严重贫血才被发现者。

2. 实验室检查

(1) 血常规检查:血白细胞计数正常或轻度增高,中性粒细胞正常或增高,红细胞和血红蛋白正常或降低,血小板正常。

(2) 便常规检查:潜血试验可呈阴性或阳性。

(3) 肝功能、心肌酶谱及血淀粉酶、尿淀粉酶、脂肪酶检查正常。

(4) 腹部彩超检查:肝脏胆囊胰腺及泌尿系统无异常,有的可示腹部稍胀气,淋巴结稍肿大。

(5) Hp检查:血清学检测Hp抗体、^{13}C尿素呼吸试验、粪便Hp抗原检测、胃黏膜快速尿素酶试验、组织切片特殊染色和细菌培养。

(6) 胃镜检查:可直接观察胃黏膜形态改变,并可于病变部位取组织进行病理学检查。可表现为:①黏膜斑:黏液增多牢固附着于黏膜,以水冲后,黏膜表面发红或糜烂剥脱;②充血:邻区比较,黏膜明显呈斑块状或弥漫性变红区域;③水肿:黏膜肿胀、稍苍白、反光强,胃小凹明显,黏膜脆弱,易出血;④微小结节(micronodular)形成:又称胃窦小结节或淋巴细胞样小结节增生,胃壁平坦时,与周围黏膜比较,增生处胃黏膜呈微细或粗颗粒状或结节状;⑤糜烂:局限或大片发生,伴新鲜或陈旧出血点,当糜烂位于黏膜层时称平坦性糜烂,高于黏膜面时称隆起型糜烂,隆起呈小丘疹状或疣状,顶部有脐样凹陷;⑥花斑:红白相间,以红为主;⑦出血斑点:胃黏膜出现散在小点状或小片状新鲜或陈旧出血。此外,如发现幽门口收缩不良、反流增多、胆汁反流,常提示胃炎存在。

(7) 病理组织学改变:上皮细胞变性,小凹上皮细胞增生,固有膜炎症细胞浸润,腺体萎缩,炎症细胞主要为淋巴细胞和浆细胞。①根据有无腺体萎缩诊断为慢性浅表性胃炎或萎缩性胃炎。②根据炎症程度,慢性浅表性胃炎分为轻、中、重三级。轻度:炎症细胞浸润较轻,多限于黏膜的浅表 1/3,其他改变均不明显;中度:病变程度介于轻、重之间,炎症细胞累及黏膜全层的浅表 1/3~2/3;重度:黏膜上皮变性明显,且有坏死、胃小凹扩张、变长变深、可伴肠腺化生,炎症细胞浸润较重,超过黏膜 2/3 以上,可见固有膜内淋巴滤泡形成。③如固有膜见中性粒细胞浸润,应注明"活动性"。④萎缩:萎缩是指胃固有腺的减少,分为 2 种情况:化生性萎缩,胃固有腺被肠化生或假幽门腺化生的腺体替代非化生性萎缩,胃固有腺被纤维或纤维肌性组织替代,或炎性细胞浸润引起固有腺数量减少。⑤组织切片苏木素-姬姆萨-伊红染色(HGE 染色)嗜酸性粒细胞计数,有助于嗜酸细胞性胃肠炎的鉴别。

【诊断标准】

根据病史,有反复腹痛,伴有恶心、呕吐、呃逆、嗳气、食欲减退、腹部饱胀、呕血、便血等症状,体检腹部压痛不明显或中上腹部有轻压痛,无反跳痛,墨菲氏征阴性,症状体征轻重不一;腹部彩超示腹部稍胀气,余未见异常;血、尿淀粉酶和脂肪酶正常,结合胃镜下的表现为上述①~⑤中符合一项即可诊断;胃镜下的表现为上述⑥、⑦二项,应结合病理组织学特征,可以做出诊断。

【鉴别诊断】

1. 消化性溃疡　本病有腹痛、呕吐、呕血或大便潜血,有时可伴幽门螺杆菌感染,胃镜检查胃和十二指肠有溃疡灶可鉴别。

2. 嗜酸细胞性胃肠炎 本病有腹痛、呕吐、腹胀、呕血或大便潜血,有的外周血嗜酸性粒细胞增高,内镜下表现与慢性胃炎难以鉴别,病理组织嗜酸性粒细胞计数、排除嗜酸性粒细胞增多的其他疾病可鉴别。

3. 功能性消化不良 本病至少 2 个月内符合以下 1 项或多项条件,且每个月至少 4 天是有症状的:①餐后饱胀;②早饱;③上腹疼痛或烧灼感,与排便无关;④经过适当评估,症状不能用其他疾病来完全解释。

4. 肠易激综合征 本病至少 2 个月符合以下所有条件:①每个月至少有 4 天出现腹痛,且符合以下至少 1 项:a. 与排便相关,b. 发作时伴有排便频率改变,c. 发作时伴有大便性状改变。②伴有便秘的儿童,疼痛不会随着便秘的好转而缓解。③经过适当评估,症状不能用其他疾病来完全解释。

【治疗】

慢性胃炎多为原发性胃炎,缺乏特殊的治疗方法,以对症治疗为主。与 Hp 感染相关性胃炎应进行规范抗 Hp 治疗。

1. 病因治疗 停用能损伤胃黏膜的药物,创造良好的生活环境。

2. 饮食治疗 养成良好的饮食习惯及生活规律,少吃生冷及刺激性食物。食物过敏者,饮食回避是主要的诊断及治疗方法,且疗效肯定。

3. 药物治疗

(1)胃黏膜保护剂:①硫糖铝:在酸性胃液中与蛋白形成大分子复合物,凝聚成糊状物覆盖于溃疡表面起保护作用,并可增强内源性前列腺素合成,促进溃疡愈合。常用剂量为每日 10~25mg/kg,分 4 次口服。②L-谷氨酰胺呱仑酸钠颗粒剂:亦有保护胃黏膜、促进溃疡愈合的作用,儿童剂量:每次 30~40mg/kg,日服 3 次,餐后服用。

(2)中和胃酸药物:能缓解症状和促进溃疡愈合,常用碳酸钙、氢氧化铝、氢氧化镁及其复方制剂。

(3) 抑制胃酸分泌药物:①H_2受体拮抗剂:可直接抑制组胺与胃壁细胞 H_2 受体相结合,抑制胃酸分泌,加速溃疡愈合。常用西咪替丁(每日 10~15mg/kg,分 4 次于饭前 10~30 分钟口服,或每日分 1~2 次静脉滴注),雷尼替丁(每日 3~5mg/kg,每 12 小时一次,或每晚一次口服),口服疗程均为 4~8 周。②质子泵抑制剂(PPI):作用于胃黏膜壁细胞,降低壁细胞中的 H^+-K^+-ATP 酶活性,阻抑 H^+ 从细胞质内转移到胃腔而抑制胃酸分泌。常用奥美拉唑,剂量为每日 0.6~1mg/kg,清晨餐前 30 分钟顿服,重者可静脉滴注每 12 时一次。

(4) 胃肠动力药:有餐后腹痛、腹胀、恶心、呕吐者,可用多潘立酮,剂量:每次 0.2~0.3mg/kg,每日 3~4 次,餐前 15~30 分钟服用。

(5) 抗 Hp 治疗:主要采用标准三联或铋剂四联,疗程 14 天,具体见幽门螺杆菌感染一节。

(6) 针对进食相关的中上腹饱胀、纳差等消化不良症状应用消化酶制剂,推荐患者餐中服用,效果优于餐前和餐后服用,目的在于在进食同时提供充足的消化酶,以帮助营养物质的消化,缓解相应症状。消化酶制剂种类较多,常用的包括米曲菌胰酶片、复方阿嗪米特肠溶片、胰酶肠溶胶囊、复方消化酶胶囊等。

(7) 中成药:可选用健脾养胃制剂。

(8) 有消化不良症状且伴明显精神心理因素的慢性胃炎患者可用抗抑郁药或抗焦虑药,或心理治疗,建议心理科专科诊疗。

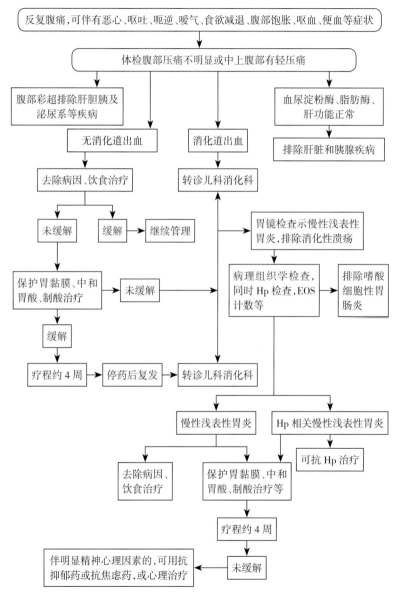

➤ 附：慢性胃炎的诊治流程图

反复腹痛，可伴有恶心、呕吐、呃逆、嗳气、食欲减退、腹部饱胀、呕血、便血等症状

体检腹部压痛不明显或中上腹部有轻压痛

腹部彩超排除肝胆胰及泌尿系等疾病

血尿淀粉酶、脂肪酶、肝功能正常

无消化道出血

消化道出血

排除肝脏和胰腺疾病

去除病因、饮食治疗

转诊儿科消化科

未缓解　缓解→继续管理

胃镜检查示慢性浅表性胃炎，排除消化性溃疡

保护胃黏膜、中和胃酸、制酸治疗　未缓解

病理组织学检查，同时 Hp 检查，EOS 计数等

排除嗜酸细胞性胃肠炎

缓解

疗程约 4 周　停药后复发　转诊儿科消化科

慢性浅表性胃炎　Hp 相关慢性浅表性胃炎

可抗 Hp 治疗

去除病因、饮食治疗　保护胃黏膜、中和胃酸、制酸治疗等

疗程约 4 周

伴明显精神心理因素的，可用抗抑郁药或抗焦虑药，或心理治疗←未缓解

（万盛华）

185

参考文献

[1]《中华儿科杂志》编辑委员会,中华医学会儿科分会感染消化学组.小儿慢性胃炎、消化性溃疡胃镜诊断标准.中华儿科杂志,2003,41(3):189-189.

[2]万盛华,李香莲,张双红,等.牛奶蛋白过敏致婴儿嗜酸细胞性胃肠炎24例临床分析.中国内镜杂志,2017,23(1):95-99.

[3]孙锟,沈颖,黄国英.小儿内科学.6版.北京,人民卫生出版社,2020.

[4]中华医学会消化病学分会.中国慢性胃炎共识意见(2017年,上海).2017,13(11):721-738.

[5]中华医学会儿科学分会消化学组.儿童幽门螺杆菌感染诊治专家共识.中华儿科杂志,2015,53(7):496-497.

[6]耿岚岚,龚四堂,江米足,等.儿童功能性胃肠病罗马Ⅳ标准.中华儿科杂志,2017,55(1):4-14.

第三节 幽门螺杆菌感染

【概述】

幽门螺杆菌(*Helicobacter pylori*,Hp)是一种革兰阴性、螺旋状、微需氧菌,与慢性胃炎、消化性溃疡、胃癌、胃黏膜相关淋巴组织(mucosa associated lymphoid tissue,MALT)淋巴瘤的发生密切相关,因此1994年世界卫生组织(WHO)将其列为Ⅰ级致癌原。儿童是Hp感染的易感人群,其最主要的感染途径是通过口-口和/或粪-口感染。Hp感染可呈家庭聚集现象,且随着年龄的增加,儿童Hp感染率上升。流行病学资料表明,成人Hp感染大多在儿童期获得,一旦感染,很少自然清除。随着Hp抗生素耐药率的增加,Hp根除率逐渐下降。因此,临床上需要规范诊断和治疗儿童Hp感染。

【诊断】

1. 临床表现 Hp感染可以没有症状,如果有症状,大多也是非特异性的。常见的症状有腹痛、恶心、呕吐、纳差、嗳气、呃逆、反胃、腹胀、早饱、口臭、腹泻等,严重者可有消化道出血,如呕血、黑便、贫血等。

2. 实验室检查

（1）Hp 检测的指征：根据 2015 年中国儿童幽门螺杆菌诊治专家共识，如果有以下几种情况，要进行 Hp 检测：①消化性溃疡；②胃黏膜相关淋巴组织淋巴瘤；③慢性胃炎；④一级亲属中有胃癌家族史；⑤不明原因的难治性缺铁性贫血；⑥计划长期服用非甾体消炎药，包括低剂量阿司匹林。但临床上各项检查的目的是为了明确病因，并不意味着 Hp 检测阳性就找到了病因，需要再进行综合分析 Hp 感染与症状之间的相关性。

（2）Hp 检测方法：Hp 检测方法主要分非侵入性及侵入性两类。①非侵入性检测方法：包括 ^{13}C 尿素呼气试验（urea breath test，UBT）、粪便 Hp 抗原检测（stool antigen test，SAT）和血清 Hp 抗体检测等。②侵入性方法：依赖胃镜检查及胃黏膜组织活检，进行包括胃黏膜快速尿素酶试验（rapid urease test，RUT）、胃黏膜组织切片美蓝染色和胃黏膜 Hp 培养、核酸 PCR 检测等。除了血清抗体检查，其他检查前均需停用质子泵抑制剂（proton pump inhibitor，PPI）2 周、抗生素和铋剂 4 周。各种 Hp 检测方法的敏感性和特异性见表 4-1。

（3）Hp 感染诊断标准：符合下述四项之一者可判断为 Hp 现症感染：①细菌培养阳性；②组织病理学检查和 RUT 均阳性；③若组织病理学检查和 RUT 结果不一致，需进一步行非侵入性检测，如 UBT 或 SAT；④消化性溃疡出血时，病理组织学或 RUT 中任一项阳性。血清 Hp 抗体检测主要用于既往感染及流行病学调查，不能作为现症感染的诊断指标。

【治疗】

1. 儿童 Hp 感染根除治疗的适应证

（1）以下情况必须根治：消化性溃疡或胃黏膜相关淋巴组织淋巴瘤。

（2）以下情况可以考虑根治：①患有慢性胃炎；②有胃癌家族史；③患有不明原因的难治性缺铁性贫血；④计划长期服用 NSAID（包括低剂量阿司匹林）；⑤监护人或年长儿童强烈要求治疗。

2. 儿童 Hp 感染根除治疗的常用药物

（1）抗生素：阿莫西林 50mg/(kg·d)，分 2 次（最大剂量 1g，每日 2

表 4-1 各种 HP 检测方法的比较

检测方法	特异性	敏感性	特点
尿素呼气试验（UBT）	77%~100%	75%~100%	^{13}C 尿素呼气试验无放射性，适用于儿童，可用于诊断 Hp 现症感染和治疗后复查，但检测受患儿年龄限制
粪便 HP 抗原检测（SAT）	95%~100%	97%~98%	取材简单，成本低，用时短，依从性好，准确性与 UBT 相当，可用于 Hp 治疗前诊断及治疗后复查
快速尿素酶试验（RUT）	84%~100%	75%~100%	操作简单，费用低，省时，检测结果易受试剂 pH 值、取材部位、细菌量及分布、观察时间、环境温度和胃炎严重程度等影响，存在假阴性
组织切片染色	94%~100%	66%~100%	唯一能确诊 Hp 感染同时判断胃黏膜损伤程度的方法。Hp 在胃内呈灶性分布，其检出率易受取材部位及大小、细菌数量及一些疾病的影响
Hp 培养	100%	55%~96%	是诊断 Hp 感染的金标准，Hp 培养可进行药敏试验和细菌耐药性研究，复杂，耗时，需一定实验室条件
血清 Hp 抗体检测	70%~98%	50%~99%	用于易感人群的筛查及流行病学调查，不能作为现症感染或根除疗效评估标准

次；甲硝唑 20mg/（kg·d），分 2 次（最大剂量 0.5g，每日 2 次）；替硝唑 20mg/（kg·d），分 2 次；克拉霉素 15~20mg/（kg·d），分 2 次（最大剂量 0.5g，每日 2 次）。

（2）抑酸分泌药：奥美拉唑，1.0mg/（kg·d），分 2 次（餐前半小时口服）。

（3）铋剂：胶体次枸橼酸铋剂，6~8mg/（kg·d），分 2 次（餐前口服），适用于 6 岁及以上儿童。

3. 根除儿童 Hp 的治疗方案 符合治疗指征时选择个体化治疗方案,包括药物的选择和疗程,药物可选用三联(通常推荐 PPI+两种抗生素)或四联(通常推荐 PPI+两种抗生素+铋剂,但铋剂适用于 6 岁及以上的儿童)。疗程目前大多推荐 14 天。治疗方案的选择要根据儿童的年龄、病情、Hp 的耐药性等进行个体化制定。

(1) 一线方案(首选配对治疗):①标准三联,奥美拉唑+克拉霉素+阿莫西林,如青霉素过敏,则将阿莫西林改为甲硝唑或替硝唑,适用于克拉霉素耐药率较低(<15%)的地区;②铋剂四联、奥美拉唑+,胶体次枸橼酸铋剂+甲硝唑+阿莫西林。6 岁及以上的患儿,可首选含铋剂四联疗法。

(2) 二线方案,用于一线方案失败者:①铋剂四联,奥美拉唑+阿莫西林+甲硝唑+胶体次枸橼酸铋剂;②伴同疗法,奥美拉唑+克拉霉素+阿莫西林+甲硝唑。

4. 根除 Hp 疗效的判断 应在根除治疗结束至少 4 周后进行,即使患儿症状消失也建议复查,首选 ^{13}C 尿素呼气试验。符合下述三项之一者可判断为 Hp 根除:①UBT 阴性;②SAT 阴性;③基于胃窦、胃体两个部位取材的 RUT 均阴性。

5. 根除 Hp 治疗失败的对策 要分析 Hp 根除失败的原因及症状缓解的情况。如果症状已缓解,可暂缓再次根除治疗;如果症状未缓解,在分析原因的基础上,有针对性地调整治疗方案,包括药物选择、剂量和疗程,并提高服药依从性。假如第二次根除治疗也失败,可考虑 3~6 个月后再次评估,是否需要再次根除治疗。评估期间如果有症状,进行一般药物的对症处理,暂时不进行 Hp 根除治疗。有条件者,可进行胃黏膜 Hp 培养+药敏试验,必要时进一步行抗生素耐药基因及与 PPI 代谢相关的 CYP2C19 基因多态性检测,以实施个体化精准治疗,提高 Hp 根除成功率。

【预防】

Hp 感染主要是通过口-口和/或粪-口传播,加强 Hp 感染的预防、切断传播途径尤为重要。主要是杜绝对婴幼儿口对口喂食,提倡用公筷,家庭分餐等;注意手的卫生和玩具的消毒;饮用清洁卫生水源等可减少 Hp 感染机会。

➤ 附:Hp 感染的诊治流程图

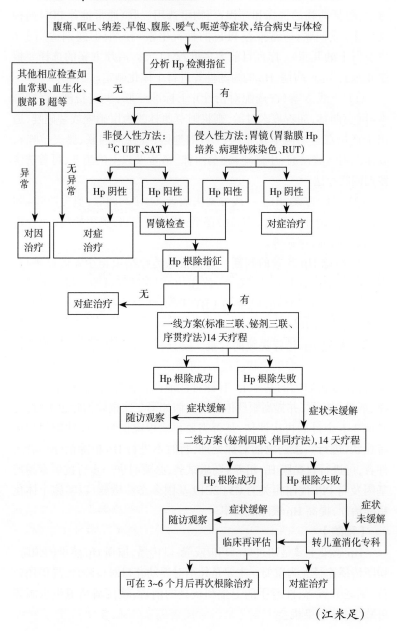

（江米足）

参考文献

［1］GRAVINA AG，PRIADKO K，PAOLA CIAMARRA P，et al. Extra-gastric manifestations of *helicobacter pylori* Infection. J Clin Med，2020，9：3887.

［2］中华医学会儿科学分会消化学组，《中华儿科杂志》编辑委员会. 儿童幽门螺杆菌感染诊治专家共识. 中华儿科杂志，2015，53（7）：496-498.

［3］ZHOU Y，YE Z，HUANG J，et al. High prevalence and low spontaneous eradication rate of *helicobacter pylori* infection among school children aged 7-12 years. Acta Paediatr，2018，107：1624-1628.

［4］HOOI JKY，LAI WY，NG WK，et al. Global prevalence of *helicobacter pylori* infection：systematic review and meta-analysis. Gastroenterology，2017，153：420-429.

［5］JONES NL，KOLETZKO S，GOODMAN K，et al. Joint ESPGHAN/NASPGHAN guidelines for the management of *helicobacter pylori* in children and adolescents（Update 2016）. J Pediatr Gastroenterol Nutr，2017，64：991-1003.

［6］OZBEY G，HANAFIAH A. Epidemiology，diagnosis，and risk factors of *helicobacter pylori* infection in children. Euroasian J Hepato-Gastroenterol，2017，7（1）：34-39.

第四节　消化性溃疡

【概述】

消化性溃疡（peptic ulcer，PU）是指发生在胃和十二指肠的溃疡。胃十二指肠溃疡是指在各种致病因子的作用下，黏膜发生炎性反应与坏死、脱落、形成溃疡，溃疡的黏膜坏死缺损穿透黏膜肌层，严重者可达固有肌层或更深。病变可发生在食管、胃、十二指肠，以及胃空肠吻合口、含胃黏膜的 Meckel 憩室内，其中以胃溃疡（gastric ulcer，GU）和十二指肠溃疡（duodenal ulcer，DU）最常见，一般消化性溃疡指 GU 和 DU。消化性溃疡在我国人群中的发病率尚无确切的流行病学资料。各年龄段儿童具有不同的临床表现和体征，婴幼儿多为急性、继发性溃疡,常有明确的原发疾病,GU 和 DU 发病率相近。年长儿多为慢性、原发性溃疡,以 DU 多见,男孩多于女孩,可有明显的家族史。可通过上消化道内镜检查确诊。治疗以抑酸、保护胃肠黏膜为主,缓解症状,促进溃疡愈合,防止复发,及预防并发症,必要时行内镜和手术治疗。

【病因和发病机制】

原发性消化性溃疡的病因与诸多因素有关,确切发病机制至今尚未完全阐明。目前认为,溃疡的形成是对胃和十二指肠黏膜有损害作用的侵袭因子与自身的防御因子之间失去平衡的结果。继发性溃疡由全身疾病引起的胃、十二指肠黏膜局部损害,多见于各种危重疾病所致的应激反应。一般认为,与酸增加有关的因素更易导致十二指肠溃疡,组织防御减弱更易导致胃溃疡。

1. 侵袭因子　胃酸和胃蛋白酶、幽门螺杆菌(Hp)、胃泌素、非甾体抗炎药(nonsteroidal anti-inflammatory drug,NSAID)和类固醇激素、应激和创伤、饮食习惯不当、精神因素、气候因素等。

2. 防御因子　黏液-碳酸氢盐屏障、黏膜上皮细胞的修复功能、黏膜血流和酸碱平衡、前列腺素(prostaglandin,PGs)、胃黏膜含有巯基和胃肠激素。

此外,Hp 感染具有家族聚集倾向。儿童消化性溃疡病患儿有家族史者占 25%~60%,GU 和 DU 同胞患病比一般人群分别高 1.8 倍和 2.6 倍,单卵双胎有 50% 可患有同一种消化性溃疡。

【诊断】

1. 临床表现　症状往往不典型,可表现为腹痛、呕吐、呕血、黑便、生长发育迟缓等,腹痛发生与进餐时间的关系是鉴别胃与十二指肠溃疡的重要依据,常呈周期性、节律性发作,胃溃疡的腹痛多发生于餐后,十二指肠溃疡的腹痛多发生于空腹时。NSAID-溃疡以无症状者居多,部分以上消化道出血为首发症状。由于溃疡在各年龄阶段的好发部位、类型和演变过程不同,临床症状和体征也有所不同,年龄越小,症状越不典型,不同年龄患儿的临床表现有各自的特点。

（1）新生儿期：以突发上消化道出血或穿孔为主要表现。继发性溃疡多见，常见原发病有早产、出生窒息等缺血缺氧、败血症、低血糖、呼吸窘迫综合征和中枢神经系统疾病等，常急性起病，以呕血、黑便、腹胀及腹膜炎表现为主，易误诊。新生儿生后 1~2 天胃酸分泌高，与成人相同，4~5 天时下降，以后又逐渐升高，故生后 2~3 天亦可发生原发性消化性溃疡。

（2）婴儿期：继发性溃疡多见，发病急，首发症状可为消化道出血和穿孔。原发性以 GU 多见，表现为食欲差、呕吐、呕血、黑便、进食后啼哭、腹胀、生长发育迟缓。

（3）幼儿期：GU 和 DU 发病率相等，主要表现为进食后呕吐、间歇发作脐周及上腹部疼痛，可有夜间及清晨痛醒，可发生呕血、黑便，甚至穿孔。

（4）学龄前及学龄期：以原发性 DU 多见，主要表现为反复发作脐周及上腹部胀痛、烧灼感，饥饿时或夜间多发。严重者可出现呕血、便血、贫血。并发穿孔时疼痛剧烈并放射至背部或上腹部。也有仅表现为贫血，少数患儿表现为无痛性黑便、晕厥，甚至休克。

2. 体征　生长发育评估：测量体重、身高、身体质量指数（body mass index，BMI），评估是否存在慢性疾病或营养不良；评估牙齿是否有龋齿和被腐蚀的牙釉质，这表明可能存在呕吐或反流；结膜苍白、心动过速或心脏杂音可能提示与溃疡相关的贫血或失血；肺部查体可能会发现喘息，这是由于慢性反流导致支气管痉挛所致；可存在中上腹部压痛，应注重腹部压痛区域；若合并口腔、外生殖器溃疡，需与炎症性肠病、白塞综合征相鉴别。

3. 辅助检查

（1）实验室检查：血常规可初步评估是否存在贫血、贫血程度及类型，可动态监测血常规评估是否存在活动性出血；解柏油样大便、粪便潜血试验阳性提示存在消化道出血。

（2）上消化道内镜检查：是诊断溃疡病准确率最高的方法，内镜观察不仅能准确诊断溃疡、观察病灶大小、周围炎症的轻重、溃疡表面有无血管暴露、是否导致消化道管腔狭窄，同时可采集黏膜行病理组织学和细菌学检查,还可以在内镜下行相关治疗。胃溃疡多发生在胃角切迹和胃窦部,十二指肠溃疡多发生在球部,以前壁和大弯侧多见。十二指肠溃疡和胃溃疡的内镜下分期相同,分为活动期(A1、A2)、愈合期(H1、H2)和瘢痕期(S1、S2)(表 4-2,见文末彩图 4-1)。

表 4-2　消化性溃疡内镜下分期

分期	镜下所见
A1 期	溃疡底覆厚苔,周围黏膜水肿,无再生上皮,无黏膜皱襞集中,溃疡面有出血或露出血管
A2 期	溃疡周围水肿减轻,溃疡边缘变明显,边缘有炎症引起的红晕
H1 期	溃疡稍缩小,白苔变薄,溃疡缘出现再生上皮,有轻度黏膜皱襞集中征
H2 期	溃疡缩小,可见再生上皮或栅状发红,伴明显皱襞集中
S1 期	溃疡愈合,完全被再生上皮覆盖,白苔消失,残存发红的胃小区,又称红色瘢痕期
S2 期	溃疡完全修复,发红消退,黏膜皱襞集中征减轻,也称白色瘢痕期

(3)上消化道造影:常用造影剂有钡剂、碘剂等。婴幼儿检查时易发生误吸,碘造影剂和钡剂相比,能很快被吸收入血,不会对机体造成危害,因此婴幼儿常用碘造影剂。上消化道造影存在辐射,且不如上消化道内镜直观,故适用于对内镜检查有禁忌者。

1)直接征象:发现胃和十二指肠壁龛影可确诊。

2)间接征象:溃疡对侧切迹,十二指肠球部痉挛、畸形对本病有诊断参考价值。因儿童溃疡浅表,钡餐通过快,检出率较成人低,且假阳性率较高,气钡双重对比造影效果会更好。

(4)Hp 检测:具体见第四章第三节幽门螺杆菌感染。

4. 诊断标准　儿童消化性溃疡的症状和体征不典型,尤其是新生儿期和婴儿期,故对出现剑突下有烧灼感、饥饿痛;反复发作、进食后缓解的上腹痛,夜间及清晨症状明显;与饮食有关的呕吐;反复胃肠不适,且有溃疡病,尤其是 DU 家族史;原因不明的呕血、便血;粪便潜血试验阳性的贫血患儿等,应警惕消化性溃疡的可能,结合内镜检查,可明确诊断。

【鉴别诊断】

(1) 腹痛:应与肠痉挛、蛔虫症、腹内脏器感染、结石、腹型过敏性紫癜等疾病鉴别。

(2) 呕血:新生儿和小婴儿呕血可见于新生儿自然出血症、食管裂孔疝、食物过敏等;年长儿需与肝硬化致食管胃底静脉曲张破裂及全身出血性疾病鉴别,有时还应与咯血相鉴别。

(3) 便血:消化性溃疡出血多为柏油样便,鲜红色便仅见于大量出血者。应与肠套叠、梅克尔憩室、息肉、腹型过敏性紫癜、炎症性肠病及血液病所致出血鉴别。

【并发症】

儿童消化性溃疡常见并发症包括出血、穿孔及幽门梗阻等。半数以上病例可出现呕血和/或黑便。出血量多少不等,量多者可出现失血性休克,量少者只能从粪便潜血检测中发现。约 10% 的新生儿或婴幼儿可出现穿孔。幽门管或十二指肠球部溃疡,可出现幽门狭窄、梗阻,十二指肠球腔变形狭窄。

【治疗】

治疗目的是缓解和消除症状,促进溃疡愈合,防止复发,预防并发症。治疗方法包括一般治疗、药物治疗、内镜下治疗和手术治疗。经过正规治疗,约 80% 的患者在 4~8 周内胃和十二指肠溃疡消失。

(1) 一般治疗:培养良好的生活习惯,饮食定时定量,避免过度疲劳及精神紧张,消除有害因素,如避免食用刺激性食物和药物。

(2) 药物治疗:原则为抑制胃酸分泌和中和胃酸,强化黏膜防御能力,抗幽门螺杆菌治疗。

1) 抑酸、中和胃酸的主要药物、用法用量及作用机制,见表 4-3。

2) 抗 Hp 治疗:具体见第四章第三节幽门螺杆菌感染。

(3) 内镜治疗:主要用于治疗溃疡合并出血、穿孔、幽门狭窄。

表 4-3　抑酸、中和胃酸的主要药物、用法用量及作用机制

药物	用法	作用机制
H_2 受体拮抗剂	西咪替丁 10~15mg/($kg \cdot d$),4~8 周 雷尼替丁 3~5mg/kg,q.12h.,4~8 周 法莫替丁 0.9mg/kg,q.d.,2~4 周	直接抑制组织胺、阻滞乙酰胆碱和胃泌素分泌,达到抑酸和加速溃疡愈合作用
质子泵抑制剂(PPI)	奥美拉唑 0.6~0.8mg/($kg \cdot d$),清晨顿服,4~8 周,或 i.v.,q.d. 兰索拉唑 0.6mg/($kg \cdot d$),q.d.	作用于胃黏膜壁细胞,降低壁细胞中 H^+-K^+-ATP 酶活性,阻止 H^+ 从细胞浆内转移到胃腔而抑制胃酸分泌
中和胃酸的抗酸剂	铝碳酸镁咀嚼片,饭后 1 小时嚼服,0.5~1 片,t.i.d. 硫糖铝 10~25mg/($kg \cdot d$) 分 4 次口服,4~8 周	缓解症状,促进溃疡愈合

1)胃十二指肠溃疡穿孔:当患儿突然出现腹痛、腹膜炎等表现时,应高度怀疑穿孔,及时评估生命体征,进行常规的实验室检查(如血常规、肝肾功能、炎症指标、凝血、动脉血气分析)和腹部立位平片,必要时行腹部 CT 检查。对于小穿孔,溃疡被大网膜粘连而封闭,未发生腹膜炎,生命体征平稳,可进行保守治疗(禁食、抑酸、抗感染、置入空肠营养管等)。当出现较大穿孔、严重腹膜炎等情况时,需急诊手术治疗。

2)胃十二指肠溃疡出血:当患儿出现黑便、乏力、面色苍白、肠鸣音活跃等情况时,应考虑溃疡合并出血,完善实验室检查(血常规、电解质、凝血、血型)。尽可能在 24 小时内做急诊胃镜检查,必要时进行内镜下止血,有循环衰竭征象者,应先迅速纠正循环衰竭后再行胃镜检查。若多次内镜下止血失败,应手术止血(或血管造影栓塞)。

3) 胃溃疡合并幽门梗阻:当患儿出现腹痛、腹胀、呕吐宿食,查体上腹膨隆,可见蠕动波时,应考虑溃疡合并幽门梗阻,给予禁饮禁食、胃肠减压、抑酸、保护胃黏膜等治疗。

4) 溃疡合并幽门狭窄(非胆汁样剧烈呕吐):置入胃肠营养管保障治疗期间肠内营养,肠内营养可改善上消化道手术后患儿营养状态、减少并发症、缩短住院时间,利于术后恢复,还可以防止应激相关的胃肠道出血;若狭窄严重,应同时置入胃管连接胃肠减压器,减轻胃酸刺激,药物保守治疗过程中,若胃肠减压液体越来越少,说明狭窄较前好转,可去除胃肠减压进行流质饮食;若治疗 8~12 周后患儿依然不能进食,进食后剧烈呕吐,复查胃镜幽门狭窄依然严重,建议进行内镜下治疗。包括:①幽门狭窄球囊扩张术:将注射用水和气注入球囊,使用狭窄环周纤维组织强力伸张,引起肌层撕裂从而达到局部扩大的目的。这是治疗良性瘢痕性幽门梗阻及球部狭窄的一种安全、实用、经济的方法。短期效果明显,但常需反复进行。②幽门狭窄放射状切开术:在胃镜直视下采用 IT 刀或钩刀,针对狭窄口不均衡的纤维化或肌层厚度,有重点、有选择性地切开瘢痕,避免了球囊扩张的盲目性,针对性强,手术时间短,扩张效果好,但远期疗效尚不清楚。③幽门狭窄支架置入术:幽门处的支架扩张会引起黏膜撕裂,但在支架的维持过程中,黏膜也会逐渐恢复和生长。支架为黏膜愈合提供了充足的时间,是一种有效的狭窄治疗方法。近期疗效同球囊扩张术,远期疗效优于球囊扩张术,且安全性高。

(4) 手术治疗:消化性溃疡一般不需手术治疗,若出现以下情况需考虑手术治疗:①溃疡合并穿孔;②难以控制的出血,失血量大,48小时内失血量超过血容量的 30%;③瘢痕性幽门梗阻,经胃肠减压等保守治疗 72 小时仍无改善。

> ➤ 附:消化性溃疡的诊治流程图

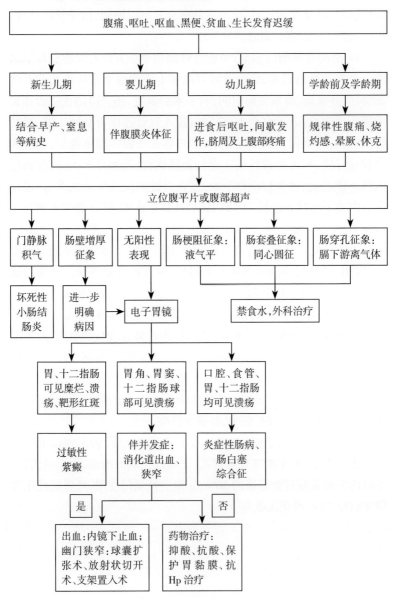

（方 莹）

参考文献

［1］王卫平,孙锟,常立文.儿科学.9版.北京:人民卫生出版社,2018.

［2］SIERRA D,WOOD M,KOLLI S,et al. Pediatric Gastritis,Gastropathy,and Peptic Ulcer Disease. Pediatr Rev,2018,39(11):542-549.

［3］龚均,董蕾,王进海.实用胃镜学.2版.世界图书西安出版公司,2011.

［4］中华医学会儿科学分会消化学组,《中华儿科杂志》编辑委员会.儿童幽门螺杆菌感染诊治专家共识.中华儿科杂志,2015,(7):496-498.

［5］TARASCONI A,COCCOLINI F,BIFFL WL,et al. Perforated and bleeding peptic ulcer:WSES guidelines. World J Emerg Surg,2020,15:3.

［6］中华消化杂志编委会.消化性溃疡诊断与治疗规范(2016年,西安).中华消化杂志,2016,36(8):508-513.

［7］中华医学会儿科学分会临床药理学组,中华医学会儿科学分会消化学组,中国医药教育协会儿童用药临床评价分会.儿童质子泵抑制剂合理使用专家共识(2019年版).中国实用儿科杂志,2019,34(12):977-981.

［8］KAMADA T,SATOH K,ITOH T,et al. Evidence-based clinical practice guidelines for peptic ulcer disease 2020. J Gastroenterol,2021,56(4):303-322.

第五节　先天性肥厚性幽门狭窄

【概述】

先天性肥厚性幽门狭窄(congenital hypertrophic pyloric stenosis,CHPS)是新生儿期常见的消化道畸形,位居新生儿和婴幼儿期消化道畸形第3位,由于新生儿幽门环形肌肥厚,导致幽门狭窄,出现幽门梗阻的症状。国外统计每1 000名新生儿中有2~5名发生本病,国内发病率为0.3‰~1‰,男多于女,约为(4~5):1,50%~60%发生于第1胎,早产儿出生后出现症状较足月儿晚,具有家族聚集性。多于生后2~4周出现非胆汁性喷射性呕吐,伴脱水、消瘦,少数可迟至生后2~3个月发病。幽门超声可确诊本病。幽门肌切开术是本病的主要治疗方法。若未合并其他器官畸形,预后良好。

【病因】

病因目前尚未完全清楚,原因可能是多因素的,遗传和环境因素都起着重要作用。一般认为与下列因素有关:

1. 遗传因素 本病为多基因遗传病,在多个遗传因素的影响下在家族中聚集,受影响患儿的家庭成员患 CHPS 的风险增加,但 CHPS 具有相当大的遗传异质性。CHPS 与许多已知致病突变的临床综合征有关,它们是由影响不同病理生理途径的基因突变导致的,但其发病机制尚不清楚。此外,幽门环形肌中一氧化氮合成酶及卡哈尔间质细胞的减少与本病的发病机制有关。

2. 环境因素 ①孕妇因素:孕期饮酒、吸烟、大环内酯类暴露、年轻孕妇(<20 岁)等都与 CHPS 的发生有关;而孕妇摄入 omega-3 补充剂与 CHPS 的发病率显著降低相关。②婴儿因素:奶瓶喂养(用奶瓶喂养的儿童患 CHPS 的风险比没有用奶瓶喂养的婴儿高 4.6 倍)、大环内酯类暴露(尤其是生后前 2 周)均与 CHPS 的发生有关;婴儿俯卧位睡姿与 CHPS 的发病率降低有关。③感染因素:幽门螺杆菌、柯萨奇病毒、EB 病毒、念珠菌等感染可能与 CHPS 的发生有关。

3. 幽门肌间神经丛异常 由于神经节细胞发育异常,数目减少或退行性变,使幽门括约肌神经控制不平衡,长期处于痉挛状态,使幽门肌肉肥厚、增生,幽门管腔狭窄而形成幽门部不全梗阻。

4. 胃肠激素及其他生物活性物质 患儿幽门环形肌中的脑啡肽、P 物质和血管活性肠肽减少;血清胃泌素、前列腺素水平增高等情况均与 CHPS 的发生有关。

【诊断】

1. 临床表现

(1) 呕吐:为首发症状,也是主要症状。一般在生后 2~4 周,少数可于生后 1 周发病,也可迟至生后 2~3 个月发病。开始为溢乳,逐日加重,几乎每次奶后 10~30 分钟,出现喷射性呕吐,严重者自口鼻喷涌而出。呕吐物为带凝块的奶汁,不含胆汁,有酸味,少数患儿因呕吐频繁,使胃黏膜毛细血管破裂出血,呕吐物呈咖啡色或暗红色。患儿呕吐后即饥饿欲食,吃奶迅速有力。

（2）脱水、电解质紊乱、酸碱失衡和营养不良:由于长期频繁呕吐,营养物质及水摄入不足,患儿体重不增或者下降,并有 H^+ 和 Cl^- 的大量丢失,逐渐出现脱水、低氯性碱中毒、营养不良等;晚期脱水加重,组织缺氧,产生乳酸血症、低钾血症,可合并代谢性酸中毒。

（3）黄疸:约 1%~2% 的患儿伴有黄疸,以非结合胆红素升高为主,手术解除梗阻后,黄疸可迅速消退。

2. 体征

（1）右上腹肿块:为本病的特有体征,临床检出率可达 60%~80%。在右上腹肋缘下与右侧腹直肌之间可触到一表面光滑、硬似软骨、可移动的橄榄样肿物,即肥厚的幽门,呕吐后因腹肌放松,更易触到。

（2）胃蠕动波:常见,但非特有体征,蠕动波从左季肋下向右上腹移动,到幽门即消失。在喂奶时及呕吐前容易见到,轻拍上腹部常可引出。

（3）营养不良:体重减轻,皮下脂肪减少,皮肤松弛,毛发干细发黄,生长发育落后。

3. 辅助检查

（1）实验室检查:对疑似 CHPS 的患儿,尤其是一般状况差的患儿,应进行实验室检查以评估脱水、电解质紊乱、酸碱平衡等情况。实验室检查应至少包括血常规、电解质、血气分析。开始出现症状的 CHPS 患儿的实验室检查结果通常是正常的,症状已经存在较长时间的患儿往往有低氯血症和低钾血症、高碳酸血症(低氯性碱中毒)、高钠血症或低钠血症。

（2）影像学检查

1）幽门超声:为首选的无创检查,肥厚的幽门环形肌显示低密度回声,相应的黏膜层为高密度回声。若幽门肌厚度≥4mm、幽门管直径≥13mm、幽门管长度≥17mm,即可诊断本病。需注意,幽门肌的厚度与患儿体重、年龄呈正相关,高达 5% 的 CHPS 患儿会有幽门肌厚度 <3mm,因此,对于 <3 周的婴儿应随访观察和重新评估。

2）上消化道造影检查:考虑到上消化道造影检查具有辐射暴露、

误吸、检查时间长等缺点,通常只有在体格检查和超声检查不能确诊时,或者有症状或体征时,才进行该项检查。常用造影剂有钡剂、碘剂等。婴幼儿检查时易发生误吸,碘造影剂和钡剂相比,能很快被吸收入血,不会对机体造成危害,因此婴幼儿常用碘造影剂。CHPS的上消化道造影的典型特征:胃不同程度扩张,蠕动增强,可有胃食管反流,造影剂至幽门部停止前进,仅有少量进入十二指肠。幽门管细长狭窄,呈"线样征";幽门肥厚的环形肌压迫胃窦,称"肩征";压迫十二指肠球基底部,使十二指肠球部似蘑菇状改变,称"蕈征";幽门管不充钡,仅幽门入口充钡,似鸟嘴状,称"鸟嘴征";水肿的黏膜夹在幽门管中央,两侧有平行的钡剂充盈,称"双轨征"。

4. 诊断标准 凡具有典型的呕吐病史者,生后 2~4 周出现,无胆汁的喷射性呕吐,进行性加重,吐后觅食,应疑及本病。结合实验室检查、幽门超声、上消化道造影检查即可确诊本病。

【鉴别诊断】

1. 喂养不当 喂奶过多、过急,或人工喂养时将奶瓶内气体吸入胃内,或喂奶后体位不当等,均为新生儿呕吐的常见原因。如系喂养不当引起的呕吐,应防止喂奶过多、过急,食后抱起婴儿,轻拍后背使积存在胃内的气体排出,呕吐即可停止。食物过敏亦可造成患儿反复呕吐,并伴有腹泻和便血,回避过敏原后可缓解。

2. 幽门痉挛 与本病临床症状相似,但多在生后即出现间歇性不规则呕吐,非喷射性,量不多,无进行性加重,偶见胃蠕动波,右上腹摸不到肿块。一般状况较好,无明显脱水及营养不良,B超检查幽门肌层不肥厚,用阿托品、氯丙嗪等解痉镇静剂治疗效果良好。

3. 胃食管反流 呕吐为非喷射性,上腹无蠕动波,无右上腹橄榄样肿块。采用体位疗法和稠厚食物饮食疗法可减轻呕吐。上消化道造影检查、食管 24 小时 pH 值监测等可协助确诊。

4. 胃扭转 生后数周内出现呕吐,移动体位时呕吐加剧,上消化道造影检查可见:①食管与胃黏膜有交叉现象;②胃大弯位于小弯之上;③幽窦的位置高于十二指肠球部;④双胃泡、双液平面;⑤食管腹段延长,且开口于胃下方。

5. 其他　其他先天性消化道畸形,如幽门前瓣膜、幽门口环状胰腺、肠旋转不良及肠梗阻型胎粪性腹膜炎等,完善上消化道造影检查可明确。遗传代谢性疾病,如有机酸血症、半乳糖血症等,呕吐的同时常伴有嗜睡、喂养困难、电解质紊乱、生长迟缓等症状,完善血尿串联质谱可初步评估。神经系统疾病,如神经系统感染、脑积水等颅内压增高的疾病,通常伴有发热、抽搐等表现,完善头颅核磁、脑脊液检查等可初步评估。

【治疗】

确诊后应及早纠正水、电解质紊乱和营养状况,并进行幽门肌切开术,预后效果好。

1. 手术治疗

(1) 术前管理:①术前常规禁饮禁食,完善血常规、凝血系列、肝肾功能、乙肝系列及输血前检查(丙肝、艾滋、梅毒等传染病相关检查)、心电图等术前检查;②液体复苏:术前根据患儿检查结果,纠正水、电解质紊乱,进行液体复苏,加强营养支持,可减少围手术期并发症。代谢性碱中毒可能会影响婴儿的呼吸动力,并与呼吸暂停和拔管困难有关,因此,术前应降低碳酸氢盐浓度至接近正常,并进行呼吸监测。③术前留置胃管,进行胃肠减压,防止误吸。④预防性应用抗生素:根据手术方式及患儿病情,术前应用抗生素。

(2) 手术方式:幽门肌切开术是先天性肥厚性幽门狭窄的有效治疗方法。有多种手术方式可以进行幽门肌切开术,主要术式有:①传统开腹手术:虽然可以完全消除梗阻,但对患儿损伤较大,术后康复较慢,切口感染、裂开等并发症较多,且常遗留腹部手术瘢痕,影响美观。②腹腔镜下幽门肌切开:手术切口较小、创伤较小、术后康复较快、并发症较少、黏膜粘连轻、疼痛症状轻等优势,已经成为治疗先天性肥厚性幽门狭窄的主要手术方式。③经口内镜下幽门肌切开术(gastric peroral endoscopic pyloromyotomy,G-POEM):是一种基于隧道技术和自然腔道内镜手术的微创内镜技术,目前虽未在临床广泛应用,但其可能成为治疗 CHPS 的新的微创手术。

（3）术后管理

1）术后喂养：术后喂养的时间需根据手术方式、术后呕吐和一般情况等综合考虑，多数情况于术后数小时内即可恢复喂养。

2）术后监测：CHPS 婴儿年龄小，营养差，手术需要麻醉，术后有呼吸暂停的风险，需密切监测体温、血压、呼吸、心率、出入量、体重。复查相关实验室指标，及时纠正水、电解质紊乱。若术后放置引流管或胃肠减压管，需观察引流液的颜色及量。根据病情，必要时行上消化道造影检查评估病情。

3）并发症的发生及处理：术后持续的非胆汁性呕吐是常见的术后并发症，主要与幽门痉挛、幽门处黏膜水肿、入院时体重较低、术前电解质紊乱程度，以及术后低氯血症等有关。伤口感染、伤口裂开、腹壁切口疝等伤口并发症常发生于开腹幽门肌切开术，术后应进行细致的伤口护理，预防此类并发症的发生。幽门肌切开不全和黏膜穿孔是腹腔镜下幽门肌切开术可能发生的并发症，一旦发现幽门肌切开不全或黏膜穿孔，都需二次手术治疗。

4）抗生素的应用：术后应根据手术方式、手术时长、患儿一般情况、体温、炎症指标等情况合理应用抗生素。

2. 内科保守治疗　对于家属选择拒绝手术，或者患儿极其衰弱，无法耐受手术的病例，可选择阿托品进行保守治疗。但阿托品不良反应多，过量可引起中毒症状，严重者出现昏迷、呼吸麻痹；阿托品治疗会延长住院时间，因此需谨慎选择。

【随访】

监测患儿的喂养情况、生长发育和营养状况等。

【预后】

及早诊断治疗，未合并其他器官畸形者，预后良好。诊断治疗不及时，可合并营养不良及肺部感染而导致死亡。病死率欧美为 0.12%~0.5%，国内为 0.5%~1%。

➢ 附:先天性肥厚性幽门狭窄的诊断流程图

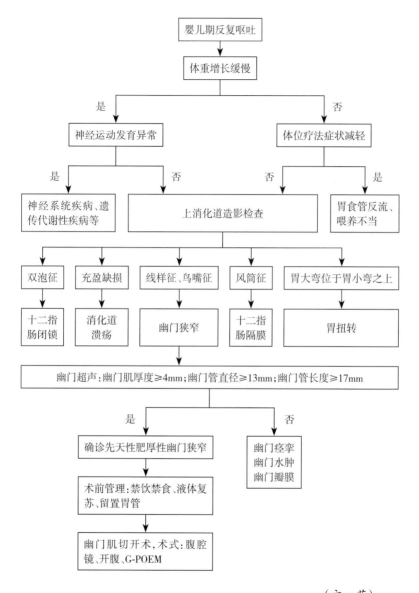

（方　莹）

参考文献

[1] 王卫平,孙锟,常立文.儿科学.9版.北京:人民卫生出版社,2018.

[2] PEETERS B,BENNINGA MA,HENNEKAM RC. Infantile hypertrophic pyloric stenosis-genetics and syndromes. Nat Rev Gastroenterol Hepatol, 2012,9(11):646-660.

[3] FEENSTRA B,GORTZ S,LUND M,et al. Co-occurrence of infantile hypertrophic pyloric stenosis and congenital heart defects:a nationwide cohort study. Pediatr Res,2019,85(7):955-960.

[4] 刘涛,许文敏,冯志强,等.全基因组芯片扫描研究SLC7A1基因与先天性肥厚性幽门狭窄的相关性.中华生物医学工程杂志,2019,25(3):274-278.

[5] 余伟诗,冯志强,聂玉强.全基因组芯片扫描研究shroom2基因与先天性肥厚性幽门狭窄的相关性.中华生物医学工程杂志,2016,22(3):210-214.

[6] 张含花,方莹,任晓侠.经口内镜下幽门肌切开术治疗先天性肥厚性幽门狭窄的临床初步研究(含视频).中华消化内镜杂志,2020,37(11):805-809.

第五章　肠道疾病

第一节　先天性巨结肠

【概述】

先天性巨结肠(congenital megacolon)又称肠无神经节细胞症(aganglionosis),1886 年丹麦医生 Hirschsprung 首先报道本病,故又称 Hirschsprung 病(Hirschsprung disease,HSCR)。本病是由于直肠或结肠远端神经发育不良,肠管持续痉挛,粪便淤滞在近端结肠,使近端肠管扩张,是引起新生儿消化道梗阻的常见原因,也是小儿外科常见且较严重的先天性消化道畸形,在消化道先天畸形中的发病率仅次于直肠肛门畸形,文献报道为 1∶5 000,男性多于女性,男女发病之比为 4∶1,且有遗传倾向。

【病因】

本病的病因目前尚不清楚,多数学者认为是多基因遗传和环境因素的共同作用结果。其主要病理改变是由于肠神经嵴细胞(enteric neural crest cells,ECC)在发育过程中从头侧向尾侧迁移障碍导致的肠壁肌间和黏膜下神经丛内神经节细胞缺失。肠管形态学可以见到典型改变,即明显的狭窄段、移行段和扩张段,狭窄段位于扩张段远端。病变主要集中在结肠远端的乙状结肠及其下端或直肠上端的无神经节区,呈严重的痉挛状态,其近端为移行区,肠管呈漏斗状,接续代偿性扩张段。根据病变肠管狭窄段的长度可分为:①常见型(约占85%);②短段型(10% 左右);③长段型(4% 左右);④全结肠型(1% 左右);⑤全胃肠型(罕见)。

【诊断】

1. 临床表现

（1）不排胎便或胎便排出延迟：新生儿 HSCR 在出生后 24 小时内未排出胎便者占 94%~98%。仅有少数患儿出生后胎便排出正常，1 周或 1 个月后出现症状。

（2）腹胀：为早期症状之一，新生儿期腹胀可突然出现，也可逐渐出现，主要视梗阻情况而定。便秘呈进行性加重，腹部逐渐膨隆，常伴有肠鸣音亢进。患儿可能出现腹泻或腹泻与便秘交替。患儿呈蛙形腹，伴有腹部静脉怒张，有时可见肠型及蠕动波，触诊有时可触及粪石。幼儿期患儿腹围明显大于胸围，腹胀进行性加重，大量肠内容物、气体滞留于结肠，严重时膈肌上升，影响呼吸。

（3）肠梗阻：多为不完全性，有时可发展成为完全性，需立即行肠造口术以缓解症状。

（4）直肠指检不但可以查出有无直肠肛门畸形，还可了解肛门内括约肌的紧张度、壶腹部空虚及狭窄情况。当拔出手指后，由于手指扩张及刺激，常有大量粪便、气体排出，腹胀立即好转。

2. 并发症

（1）小肠结肠炎为本病的常见并发症，可见于任何年龄，尤其是新生儿期。由于远端肠梗阻使结肠高度扩张，肠腔内压增高导致肠黏膜缺血，降低了黏膜的屏障作用，使粪便的代谢产物、细菌、毒素进入血液循环，患儿出现高热、高度腹胀、呕吐、排出恶臭并带血的稀便。肠黏膜缺血处可产生水肿、溃疡，引起血便及肠穿孔。重者炎症侵及肌层，出现浆膜充血、水肿增厚，导致渗出性腹膜炎。由于呕吐、腹泻及扩张肠管内大量肠液的积存，迅速出现脱水和酸中毒，病死率极高。

（2）肠穿孔多见于新生儿，常见的穿孔部位为乙状结肠和盲肠。

（3）继发感染如败血症、肺炎等。

3. X 线检查

（1）腹部立位平片：可以看到扩张的结肠、液平及低位肠梗阻，可以对病变部位及程度做出初步估计、诊断。

(2) 钡剂灌肠检查（contrast enema，CE）：可作为 HSCR 的初诊依据。痉挛段、扩张段及其间的移行段是 HSCR 典型的 X 射线 CE 表现形式，呈"漏斗状"改变。新生儿 HSCR 不容易观察到典型的三段征象。因为新生儿 HSCR 病史时间短，腹胀相对较轻，狭窄段梗阻不重。而扩张段肠管收缩能力强；钡剂排空延迟是重要的影像学征象，即24 小时钡剂潴留达 20% 或以上，尤其是新生儿 HSCR 在尚未形成狭窄段、扩张段前，钡剂潴留可能是唯一的临床表现形式；CE 可见整个肠腔边缘呈尖刺状，肠壁轮廓毛糙，是并发结肠炎的表现。另外，当出现胎儿型结肠、肝脾区钝化、24 小时钡剂残留整个结肠、钡剂极易反流至回肠末端、结肠缩短呈问号征时则不排除全结肠型 HSCR 的可能。

4. 直肠肛门测压（anorectal manometry，ARM） 因其具有安全、无创、可重复等优点，是诊断 HSCR 的一种常用方法。ARM 诊断 HSCR 的主要依据是直肠肛管抑制反射消失。2 周以内的新生儿可能出现假阴性，故不适用。另外，HSCR 类缘病肛门直肠测压可正常或出现 M 型、W 型或 V 型波。

5. 直肠黏膜吸引活检（suction rectal biopsy，SRB） SRB 结合病理和免疫组化染色是先天性巨结肠确诊的"金标准"。目前，针对新生儿先天性巨结肠临床症状不典型，结肠形态改变不明显，钡剂灌肠确诊率低，肛直肠反射因发育或感染因素，测压结果可靠性明显低于婴幼儿，确诊往往依靠病理检查。

【鉴别诊断】

1. 新生儿期

(1) 胎粪阻塞综合征（胎粪便秘）：由于胎粪浓缩稠厚可出现一过性低位肠梗阻症状，经灌肠排除胎粪后，可正常排除胎粪且不再复发。

(2) 先天性肠闭锁：新生儿回肠或结肠闭锁，表现为低位肠梗阻症状，直肠指诊仅可见少量灰白色胶冻样便，用生理盐水灌肠亦不能排便。立位腹平片可见整个下腹部无气，钡剂灌肠 X 线造影可明确诊断。

(3) 新生儿坏死性小肠结肠炎：与先天性巨结肠伴发小肠结肠炎

者很难鉴别。本病多见于早产儿,围生期多有窒息、缺氧、感染、休克的病史,且有便血。X 线平片示肠壁有气囊肿和/或门静脉积气。

2. 婴儿期和儿童期

(1) 继发性巨结肠:肛门、直肠末端有器质性病变,如先天性肛门狭窄、术后瘢痕狭窄或直肠外肿瘤压迫使排便不畅,粪便滞留,结肠继发性扩张。经肛诊可确诊。

(2) 特发性巨结肠:该症与排便训练不当有关,特点是患儿直肠、结肠有正常的神经节细胞。表现为无新生儿时期便秘史,2~3 岁出现症状,慢性便秘常伴有肛门污便,便前常有腹痛。肛诊除直肠扩张、积便外,一般触不到痉挛段,直肠肛门测压有正常阳性反射。

(3) 功能性便秘:是一种原因不明的慢性便秘,分为慢性传输型、出口梗阻性及混合型。表现为排便次数减少、排便费力、粪质较硬或呈球状、排便不尽感、有时需借助人工方式(手扣)来协助排便。诊断需直肠肛管测压或钡剂灌肠等排除器质性疾病。

【治疗】

应进行根治手术切除无神经节细胞肠段和部分扩张结肠。先天性巨结肠的并发症大多发生在出生后 2 个月内,故要特别重视此期间的治疗。

1. 非手术治疗　①口服缓泻剂或润滑剂,如乳果糖,保持每日排便;②使用开塞露或甘油栓诱导排便;③灌肠:肛管插入深度要超过狭窄段,每日一次注入生理盐水,揉腹后使灌肠水与粪水排出,反复数次,逐渐使积存的粪便排出。

2. 手术治疗　包括结肠造口术和根治术。凡合并小肠结肠炎不能控制者;合并有营养不良、高热、贫血、腹胀、不能耐受根治术者;或非手术治疗无效、腹胀明显影响呼吸者,均应及时行结肠造口术。现多主张早期进行根治手术,一般认为体重在 3kg 以上,全身情况良好即可行根治术。

3. 干细胞移植治疗　近年来,针对肠神经嵴干细胞的干细胞移植替代治疗来诱导其正常发育,是 HSCR 的治疗新方向和热点研究领域。目前,能够用于移植治疗的肠神经系统前体细胞有全能胚胎干细胞、中枢神经系统干细胞、骨髓间充质干细胞、可诱导多能干细胞等，但是由于这些细胞的难获性、移植后在受体存活时间短及移植方式对 HSCR 治疗结果的不确定性，使得这一技术的临床研究受限。

➢ 附:先天性巨结肠的诊断流程图

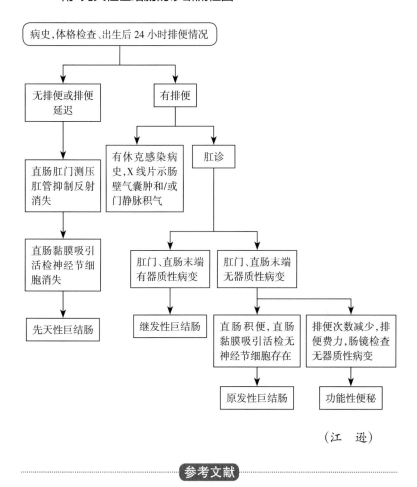

（江　逊）

参考文献

［1］HEUCKEROTH RO.Hirschsprung disease-integrating basic science and clinical medicine to improve outcomes. Nature reviews Gastroenterology & hepatology,2018,15(3):152-167.

[2] 张茜,汤绍涛.腹腔镜先天性巨结肠症手术操作指南(2017 版)解读.临床小儿外科杂志,2018,17(02):86-89.

[3] PEÑA A,LEVITT MA.Colonic inertia disorders in pediatrics. Current problems in surgery 2002,39(7):666-730.

第二节　慢性假性肠梗阻

【概述】

慢性假性肠梗阻(chronic intestinal pseudo-obstruction,CIPO)是指由于肠道神经和/或肌肉病变引起的肠道运动功能障碍性疾病,具有反复发作或持续存在的肠梗阻症状或体征,表现为肠内容物通过迟缓、肠腔扩张、腹痛、腹胀、呕吐、便秘或腹泻,但经过各种辅助检查,不存在机械性肠梗阻的证据。

【病因】

慢性假性肠梗阻的病因及发病机制尚不清楚。根据 CIPO 的病理生理基础可以分为原发性(特发性)和继发性。继发性 CIPO 较为常见,如继发于结缔组织病(系统性硬化症、系统性红斑狼疮等)、内分泌疾病(糖尿病等)、神经系统疾病、肿瘤(类癌综合征) 和 EB 病毒感染等。原发性 CIPO 较为罕见,没有明确的病因,多发生于儿童,散发,无明确家族史。然而,一些具有明显遗传特征的病例提示 CIPO 可能涉及常染色体显性遗传、常染色体隐性遗传和性染色体相关遗传。CIPO 的病理学基础可分为三种:肠神经系统病变、肠平滑肌病变和间充质病变,同一患者可同时发生不止一种病理类型。肠神经病变涉及肠神经系统的神经变性和发育不良,如神经退行性疾病、肠神经系统发育不良性疾病和肠神经节炎等;肠平滑肌病变包括肠平滑肌形态结构异常和肠平滑肌退行性疾病;间充质病变主要表现为 Cajal 间质细胞异常和固有肌腱胶原组织异常。需要明确的是,先天性巨结肠是由肠神经系统发育不良引起的,属于肠神经病变的范畴,在 CIPO 中属于继发性疾病。

【诊断】

1. 临床表现　CIPO 患者的临床症状和体征不如机械性肠梗阻

特异,主要表现为腹胀、腹痛、恶心、呕吐、便秘或腹泻,年龄越小症状越重,持续时间越长。

(1) 腹胀:依据病变范围及程度,腹胀可局限于上腹部和下腹部,也可呈弥漫性全腹胀。主要是由于胃肠道动力减弱,食物运行时间延长,气体排出减少,同时肠道内细菌过度生长,增加产气导致肠道内积气。

(2) 腹痛:多为隐痛或钝痛,也可表现为绞痛,餐后加剧。腹痛部位和梗阻部位有关。病变在空肠以上者中上腹疼痛;病变累及小肠者,腹痛位于脐周;回盲部及升结肠病变则以右下腹痛为主;降结肠及乙状结肠梗阻者疼痛在左下腹。神经病变患者,腹痛明显,常依赖麻醉剂解除疼痛。

(3) 恶心、呕吐:常在餐后数小时至十余小时后发生。呕吐量较多,为食物(有时含胆汁)、食糜或粪水样。系因胃排空延迟、推进性蠕动减弱、胃窦-十二指肠运动不协调、胃电节律紊乱及近端小肠运动紊乱或出现逆蠕动所致。

(4) 便秘:病变累及结肠者表现为顽固性便秘,少数患者为便秘与腹泻交替。小儿患者多有不排便、不排气,或仅有少量排气症状。

(5) 腹泻:由细菌过度生长,动力异常或过度分泌引起,少数患者可合并脂肪泻,继发营养不良、维生素 B_{12} 缺乏及低蛋白血症。

(6) 肠道外表现:①在 CIPO 患儿中,85% 肌肉病变和 10% 神经病变儿童合并有膀胱疾病。有作者描述为"巨膀胱微结肠低蠕动综合征",巨膀胱指有神经肌肉功能的膀胱扩张,表现为尿潴留。②弧形指纹、二尖瓣脱垂及关节松弛见于小于 10 岁的 CIPO 患儿,国内尚未见报道。

2. 实验室检查　可用于辅助诊断继发性 CIPO,比如可显示内分泌及风湿性方面疾病,可合理选择糖化血红蛋白、抗核抗体、血糖、硬皮病、类风湿因子及甲状腺功能检查。

3. X 线检查　腹部立位或侧位 X 线应列为常规检查项目。①肠腔扩张可伴有小而分散或局限的肠道液平面,但无阶梯形影像;②缺乏固定的肠腔梗阻病变;③肠道液平面的分布与临床症状不符;④肠道液平面不随病程进展而增加。对于腹胀伴腹泻患者,应进行 X 线钡剂检查,注意发现引起机械性肠梗阻因素,影像欠佳者应行选择小肠钡剂造影。以便秘为主者于清洁肠道后选择全胃肠、小肠或结肠钡剂检查,目的在于鉴别机械性肠梗阻,后者依其病因不同有特征性改变,而 CIPO 则缺乏特征性变化。借助 CT,也可观察到脑、胸、骨及腹部等部位的基础病变。

4. 内镜检查　利用内镜检查能排除十二指肠、食管、胃、结肠的机械性肠梗阻。由于黏膜活检所取样本过于表浅,因此不适合 CIPO 诊断。内镜检查是除外机械性梗阻的补充方法。

5. 胃肠道转运试验　排除机械性肠梗阻后,可开展胃肠道转运试验,是一种良好的非侵入性检查试验。放射性核素可对消化道所有器官的转运功能做出评估。采用 ^{99m}Tc-DTPA 或 ^{99m}Tc-流胶体标记食物,将 γ 照相机置于腹部,连续观察标记食物由胃进入小肠,排入结肠的全过程。计算小肠平均通过时间、小肠残留率以了解小肠运动功能。

6. 小肠压力测定　将测压导管插入小肠,通过液压毛细管灌注系统,采用生理多导仪记录小肠消化间期和消化期的活动,也可用固态传感器行上胃肠压力监测。CIPO 患者消化间期的动力改变特征:①动力低下,Ⅱ相收缩减少,幅度低,Ⅲ相缺乏或次数、幅度很低;②可见紊乱收缩或逆向蠕动。消化期动力表现为进餐后动力反应低下。但空肠下段及回肠上段无法行测压检查。

7. 肌电图　采用浆膜电极法、黏膜吸附电极法及体表肌电图,动态观察小肠肌电活动,对鉴别神经源性或肌源性可能有帮助,但特异性较差。

8. 小肠组织活检　原发性 CIPO 以临床特征和病理改变为依据,全层经腹腔镜或剖腹探查获得小肠活检(或手术切除标本),必须达肌间神经丛,采用特殊染色(如 Wright 银染色),可显示肠神经及神经节,肌病以常规病理组织检查即可检出。

【鉴别诊断】

1. 机械性肠梗阻　诊断 CIPO 最重要的是排除机械性肠梗阻,因两者的处理与预后截然有别。鉴别要点:①病因:CIPO 病因不明,为肌间神经丛或者平滑肌病变,而机械性肠梗阻病因常为肿瘤、炎症、扭转及粘连;②发病:CIPO 发病缓慢(亦有急性发病者),机械性肠梗阻起病大多较急;③肠鸣音:CIPO 患者肠鸣音多数减弱,偶可亢进,而机械性肠梗阻患者肠鸣音亢进,并有气过水声及金属音;④钡剂胃肠造影:CIPO 患者无机械性梗阻证据,机械性肠梗阻患者依其病因不同,具有其特征性改变。

2. 麻痹性肠梗阻 指肠运动功能失调导致肠内容物不能有效转运,并且无肠管梗阻证据而产生的临床症候群。常继发于腹部手术后和各种类型的腹膜炎及肺炎和败血症患者,常有明显的腹胀,累及全腹,腹痛较轻,多有呕吐及腹膜炎体征。腹部 X 线检查无肠梗阻定位证据。麻痹性肠梗阻多属于继发性,去除原发病,病情大多缓解。

【治疗】

治疗目的:①改善或恢复胃肠动力;②抑制小肠细菌过度生长;③缓解症状;④纠正水电解质紊乱和营养不良。

1. 治疗原发病 继发性 CIPO 患者在原发病得到有效治疗后,CIPO 则很快缓解。

2. 饮食 重症患者应禁食,轻症患者可视情况给予流质、半流质或普通饮食。应摄入低脂肪、低乳糖(可给予去乳糖配方奶粉)和含纤维素少的食物。长期禁食应予以部分或全静脉营养或口服要素饮食。

3. 胃肠减压 CIPO 急性发作期,患者在禁食同时应给予胃肠减压,以消除腹胀,防止肠坏死和肠穿孔。

4. 抗生素及微生态制剂的应用 ①抗生素:由于 CIPO 患儿肠道排空障碍,易导致肠道细菌滋生,可预防性使用 1~2 周抗生素,对于儿童来说,常用的为广谱抗生素,如阿莫西林克拉维酸钾,同时也可根据患儿病情加用一些抗真菌药,如氟康唑等,但对于抗生素用量及疗程方面研究较少;②微生态调节剂:小肠细菌过度生长意味着菌群失调,应用微生态调节剂发挥拮抗作用,清除致病菌,恢复肠道微生态平衡。

5. 促胃肠动力剂　此类药物可改善或恢复肠道动力。常用药物有小剂量红霉素,认为是胃动素受体激动剂,该药可模拟胃动素作用诱发空腹状态下 MMC Ⅲ 相收缩提前发生,餐后状态能促进胃肠蠕动和排空。有研究发现对于儿童患者每次予以 3~5mg/kg 治疗,可显著改善临床症状,促进胃肠排空。但长期使用红霉素会出现耐药性。

6. 外科治疗　对内科治疗效果不佳,症状严重,不能排除机械性肠梗阻患者可考虑手术治疗,包括造口减压,局部、次全和全小肠切除术,近年认为小肠移植是治愈 CIPO 的根治方法。

7. 其他　小肠起搏术,对肠管局限性病变可能有效,但起搏已有广泛病变的小肠十分困难,目前仍处于研究阶段。

➤ **附:慢性假性肠梗阻的诊断流程图**

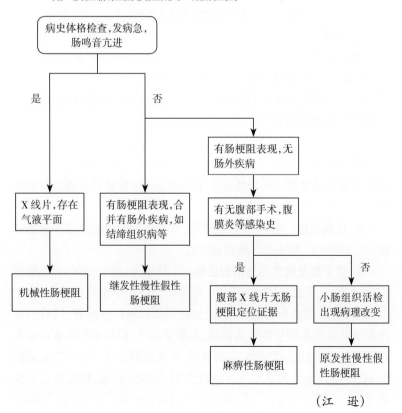

（江　逊）

参考文献

[1] DI NARDO G, KARUNARATNE TB, FREDIANI S.Chronic intestinal pseudo-obstruction: Progress in management? Neurogastroenterology and motility: the official journal of the European Gastrointestinal Motility Society, 2017, 29(12).

[2] DOWNES TJ, CHERUVU MS, KARUNARATNE TB, et al.Pathophysiology, Diagnosis, and Management of Chronic Intestinal Pseudo-Obstruction. Journal of clinical gastroenterology, 2018, 52(6): 477-489.

[3] 赵茜茜, 李中跃. 儿童慢性假性肠梗阻的研究进展. 中华实用儿科临床杂志, 2017, 32(7): 557-560.

第三节　肠旋转不良

【概述】

肠旋转不良(malrotation of intestine)是指胚胎发育过程中, 中肠以肠系膜上动脉为轴心旋转过程中发生异常而导致的消化道畸形, 是新生儿时期常见的消化道畸形之一, 亦是引起新生儿不全性肠梗阻的重要原因。肠旋转不良常因诊治不及时而导致严重的并发症, 如肠扭转肠管坏死, 可导致短肠综合征, 甚至可导致患儿感染休克死亡。近年来, 随着对该病认识的不断提高, 手术水平的改进、术后营养支持及护理水平的提高, 该病的治愈率不断提高, 病死率明显降低。肠旋转不良可在任何年龄段发病, 但新生儿期发病率高, 且部分肠旋转不良患者可终身无临床表现, 故该病的发病率尚不十分明确, 有文章报道在活产婴儿发病率为 1/6 000~1/5 000。该病的病死率取决于是否存在肠扭转缺血, 以及有无合并其他畸形, 平均病死率约为 3%。

【病因】

肠旋转不良的具体病因不明, 目前多认为与胚胎时期中肠发育异常有关。在胚胎的第 6~10 周, 中肠生长比腹腔迅速, 导致腹腔不能容纳全部的中肠, 故中肠大部经脐孔移入脐腔形成生理性脐疝。到孕 10 周时腹腔生长加速, 容积增加, 中肠以先小肠后结肠的顺序依次回纳入腹腔,同时以肠系膜上动脉为轴心逆时针方向旋转。在中肠由脐腔回纳入腹腔过程中,发生以肠系膜上动脉为轴心的正常旋转运动障碍,从而形成肠旋转不良,因肠道位置发生变异、肠系膜的附着不全而导致十二指肠受压、中肠扭转等病变,生后多出现呕吐、腹胀等表现。

肠旋转不良各种病理类型的产生主要取决于中肠旋转发生停顿的时间。临床上最常见的三种类型:①肠旋转不良、十二指肠 Ladd 膜压迫;②肠扭转;③空肠上段膜状组织压迫和屈曲。此外,尚有少许病例可见以下病理改变:肠不旋转、盲肠位置正常的旋转不良、肠反向旋转、活动性盲肠等,均与肠旋转不良有关,但临床上不一定具有相关表现。

【诊断】

(一) 临床表现及体征

肠旋转不良在任何年龄均可发病,在不同年龄段其临床表现往往不同。55% 的肠旋转不良患儿在生后第 1 周出现症状,75% 患儿在生后第 1 个月内出现症状,90% 的病例在 1 岁以内,少数病例可至较大儿童甚至成人发病,极少数病例终身不发病,约占 0.2%。

1. 新生儿肠旋转不良　新生儿肠旋转不良主要以呕吐为主要表现,多发生在生后 48 小时内。大部分患儿呕吐物中含有大量胆汁,因此呕吐物呈碧绿色或黄绿色,发作频率为每日 3~6 次不等。由于十二指肠梗阻为不完全性或间歇性发作,故发病后症状可能暂时好转,但呕吐很快复发。此外,因消化道梗阻及反复呕吐发作,患儿常合并有黄疸、吸入性肺炎、喂养困难及营养不良等表现,并有以此为首发症状入院的。大部分新生儿胎便排出正常,伴发肠闭锁畸形时则无胎便排出。

此外,临床表现的轻重与梗阻部位及程度有关。当梗阻位于十二指肠第二、三段时,腹部体征不多,一般只有胃和十二指肠近端的充气和扩张,且由于呕吐频繁,上腹膨隆并不严重;若合并中肠扭转、出现绞窄性肠梗阻时,呕吐频率更高,且呕吐物中含有血性物质,亦可排出血便,此时经常误诊为新生儿坏死性小肠结肠炎(neonatal necrotizing enterocolitis,NEC)。当患儿腹部呈现弥漫性膨胀、肌紧张及腹穿抽出血性液体时,往往提示肠管发生大范围扭转坏死,预后极差,死亡率极高。

2. 婴儿及儿童肠旋转不良 该年龄段患儿临床表现与新生儿典型病例有较大不同,主要表现有以下几点:①反复、间断呕吐:患儿生后几个月内多无症状或症状很轻,容易被忽视。随着年龄增长,逐渐出现伴或不伴腹痛的反复呕吐,呕吐多数经保守治疗后可自行缓解。②间歇性腹痛:腹痛的原因大多由受压的十二指肠扩张或肠扭转引起,如发生中肠或盲肠扭转、内疝等完全性肠梗阻时,则出现腹部剧烈绞痛、频繁呕吐及血便。③营养发育障碍:患儿由于呕吐后不适多产生进食恐惧感,不愿进食导致食欲减退、消瘦、营养不良,进而生长发育受阻。此外,盲肠、升结肠扭转或肠反向扭转则有低位肠梗阻的症状,亦有少数患者可以一直无症状,突然因肠扭转产生剧烈腹痛而就诊。

造成该阶段患儿临床症状不典型的主要原因:大龄儿童结肠腹膜系带较宽,肠系膜附着不全可使小肠发生扭转,扭转度不高、梗阻程度多较轻,多数可经内科对症治疗后随肠蠕动和体位改变而自动复位。

(二)辅助检查

1. 腹部立位平片 是肠旋转不良常规的首选辅助检查,适用于任何有腹部不适的患儿。当肠旋转不良患者有中肠扭转或 Ladd 膜压迫肠管造成急性肠梗阻时,X 线典型征象为胃和十二指肠球部扩张,显示"双泡征",远端肠管有少量气体或无气;而大多数未扭转病例腹部立位片仅可见腹部充气肠管少、积气减少或显示正常的肠管充气而未见明显梗阻。新生儿及 6 个月以下婴儿肠旋转不良常合并有中肠扭转且易穿孔,故腹部平片对其诊断有一定意义;而 6 个月及以上婴儿发生该病时症状常不典型,腹部平片亦无特殊表现,诊断价值有限。因此,通过平片仅能提示有无肠梗阻或肠穿孔,并且由此制定治疗方案:高位梗阻选择上消化道造影、低位梗阻可选钡剂灌肠、穿孔时需立即手术探查。不能依靠平片诊断或排除肠旋转不良。

2. 上消化道造影 该检查具有安全、准确和简便的优点,是肠旋转不良首选的诊断与鉴别诊断的辅助检查。该病患者行上消化道造影时多表现为胃和十二指肠不同程度的扩张,屈氏韧带或空肠起始部位置下移或内移,位于十二指肠球部下方腹中线或脊柱右侧(图 5-1);扩张的十二指肠末端可呈"鸟嘴状"或"鼠尾状",钡剂在此下行受阻,于右侧卧位或右前斜卧位观察钡剂通过十二指肠及空肠上段呈螺旋形或来回迂曲下行于右侧中腹部,且该段肠管纤细(图 5-2)。观察十二指肠空肠连接部的位置是上消化道造影诊断肠旋转不良的关键。虽然该法被认为是诊断肠旋转不良的"金标准",但也会因解剖位置变异等原因出现误诊或漏诊,假阳性率可高达 15%,假阴性率为 3%~6%。

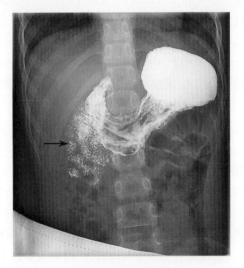

图 5-1 肠旋转不良

仰卧位显示空肠位于右侧腹,箭头所示

3. **钡剂灌肠** 是传统的诊断方法,可以明确显示盲肠的位置,如显示盲肠位置异常,位于上腹部或左侧,对诊断意义较大;但如果盲肠位置正常,并不能排除肠旋转不良,有文献报道约 6% 的患儿盲肠位置正常,但存在十二指肠空肠袢旋转异常。因而与上消化道造影相比,钡剂灌肠的作用是第二位的,但可以作为上消化道造影的补充,尤其是对造影检查阴性结果的患者,钡剂灌肠可通过判断盲肠和结肠的位置而明确诊断(图5-3)。

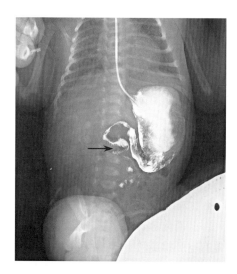

图 5-2 肠旋转不良

仰卧位显示十二指肠下段空肠上段呈螺旋形向下走行(箭头所示)

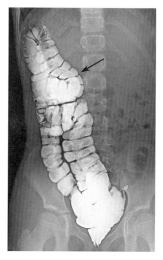

图 5-3 肠旋转不良钡剂灌肠

仰卧位显示降结肠和乙状结肠位于右侧腹,箭头所示

4. 腹部彩超 因方便快捷、无创、可重复性强等优点,在肠旋转不良的诊断中应用越来越广泛。彩超通过检查肠系膜上静脉(superior mesenteric vein,SMV)和肠系膜上动脉(superior mesenteric artery,SMA)的关系来诊断该病。正常情况下 SMV 位于 SMA 右侧,当两者的位置逆转时应怀疑肠旋转不良;当合并肠扭转时,彩超多可见典型的"漩涡征"。此外,彩超对于其他先天畸形如先天性肥厚性幽门狭窄、肠重复畸形、胎粪性腹膜炎可一并诊断。但由于肠旋转不良病理类型多样,部分患儿肠旋转角度较小时易漏诊,并且逆时针漩涡征与中肠扭转的相关性较差,若彩超未检出典型征象仍不能完全排除肠旋转不良。

5. 腹部CT 腹部增强扫描和肠系膜上动静脉重建检查一般不作为肠旋转不良的常规检查,仅在大龄儿童且以腹痛为主诉的患者中用以明确诊断。肠旋转不良患者主要的 CT 表现:①十二指肠水平段于腹中线水平经 SMA 后方向后下方绕行;②空肠、回肠位置异常,具有环形皱襞的空肠位于右、中腹部而肠壁较光滑的回肠位于左腹部;③"漩涡征"伴 SMV 和 SMA 的正常排列关系消失。目前,国内外学者认为出现漩涡征只能高度怀疑肠扭转但并非特异性,如肠粘连、肠系膜肿瘤扭转也可能出现漩涡征,小肠扭转不仅要有肠管走行异常,还要有其伴行肠系膜血管走行异常,因此,诊断肠扭转应同时具备以上两方面征象。该检查目前在年龄较大的急腹症患儿中已逐渐推广。

(三) 诊断

肠旋转不良的诊断主要依据包括临床表现:新生儿发病日龄、有无呕吐及呕吐物性质、胎便是否正常、有无腹胀及便血等伴随症状;并结合腹部 X 线平片、腹部彩超、上消化道造影结果;腹部平片出现"双泡征",可初步诊断十二指肠梗阻,若腹部平片提示梗阻远端部分小肠充气应高度怀疑肠旋转不良;上消化道造影检查时若空肠上段位于脊柱前方或右上腹且同时伴有空肠螺旋状下行,B 超发现有肠系膜上动脉"漩涡征"即可确诊肠旋转不良伴中肠扭转。此外,还有少数病例经钡剂灌肠后发现回盲部位于右侧腹甚至左上腹,最后经剖腹探查后均可明确诊断。

【鉴别诊断】

1. 十二指肠闭锁与狭窄 呕吐、腹胀、无便是其特点;肠狭窄可因部位和程度的不同而表现出不同的临床症状,多为不全性梗阻。腹部立位片可有典型双泡征、三泡征。

2. 环状胰腺 属先天性畸形,在胚胎时期,腹侧胰腺原基未能很好旋转致胰腺组织部分或完全环绕十二指肠形成环状胰腺,常合并十二指肠狭窄和肠旋转不良等畸形。该病患儿临床常以上消化道梗阻症状就诊,梗阻位置多在十二指肠降段。腹部 CT 检查可清晰地显示环状胰腺。

3. 先天性肥厚性幽门狭窄 是由于幽门环肌肥厚、增生使幽门管腔狭窄而引起的机械性梗阻。临床表现以呕吐为主要表现,多在生后 2~3 周出现,呈进行性加重,体检时右上腹部肋缘下可触及橄榄样、质稍硬的包块。典型病史联合腹部 B 超一般诊断不难。

4. 肠系膜上动脉综合征（superior mesentery artery syndrome，SMAS）　是由于 SMA 压迫十二指肠水平部引起梗阻而出现的一组临床症状，临床较少见，常表现为慢性或间歇性腹痛、恶心、呕吐、厌食等非特异性症状，一般经上消化道造影和彩超可诊断。

【治疗及预后】

有症状的患儿一旦诊断为肠旋转不良，应及时手术治疗。手术是肠旋转不良唯一有效的治疗方法。早期诊断、早期手术是提高疗效的关键，术中一并处理合并的畸形往往能收到满意的治疗效果。手术效果与肠管坏死以及患儿合并畸形的严重程度有关。少数患儿由于伴有严重合并症而放弃治疗，多数患儿经手术治疗可治愈。

手术方式包括经典开腹 Ladd 手术和腹腔镜下 Ladd 手术。

1. 经典开腹 Ladd 手术　①解除小肠扭转；②切除压迫索带，解除十二指肠梗阻；③解除空肠上段膜状粘连，充分游离上段空肠；④解除各部位梗阻后，将小肠上段置于右侧腹腔，依次将空肠结肠置于腹腔中部及左侧；⑤在征得家属同意后常规切除阑尾。术中应仔细探查全消化道，如果发现其他畸形应同时做相应的处理。该术式在长期实践中被证明治疗肠旋转不良有效，但存在手术创伤大、术后切口感染、伤口裂开发生率高，术后恢复饮食和住院时间均较长，且术后易致粘连性肠梗阻等问题，增加了术后并发症的风险。

2. 腹腔镜下 Ladd 手术　近些年在腹腔镜下行 Ladd 手术越来越多，相比传统术式，腹腔镜手术切口小，对腹壁各层组织损伤明显减少，术后患儿肠功能恢复快，可早期开展肠内营养，缩短住院时间；同时，由于腹壁伤口与肠管创面距离相对较远，也大大降低了术后肠管与手术切口之间粘连的概率，这对患儿术后长期生存质量有明显的提高。但是，该手术的实施受患儿自身条件的限制比较明显，且对外科医生的要求比较高，应严格把握手术指征，对低出生体重儿及早产儿，由于一般情况欠佳、腹腔容积小，手术难度大，不建议行腹腔镜治疗。腹腔镜 Ladd 手术适合于反复腹痛、呕吐的肠旋转不良患儿，对于并发中肠扭转的患儿，若一般情况可，病情稳定也可考虑施行；如肠管出现血运障碍、腹胀明显时，腹腔镜手术难度大，可能造成肠管损伤,不宜采用该术式。

肠旋转不良的手术治愈率达 90% 以上,无肠扭转或者肠管坏死不严重的患儿多预后良好,放弃治疗的多合并严重的先天畸形。

肠旋转不良的术后并发症主要有短肠综合征、粘连性肠梗阻,后者经保守或手术治疗多能治愈,但国内有报道显示短肠综合征患儿的总体死亡率约为 24.6%。短肠综合征是一个世界性的难题,治疗周期长、费用高、并发症多,临床治疗需考虑患儿的具体情况:术后应及早给予肠外营养,待肠功能恢复后,可给予肠内联合肠外营养治疗,以此来减少静脉营养液的用量,降低静脉营养并发症的发生风险。术后短肠综合征的个体化治疗及静脉营养并发症的管理是目前关注的重点。

➢ 附:肠旋转不良的诊治流程图

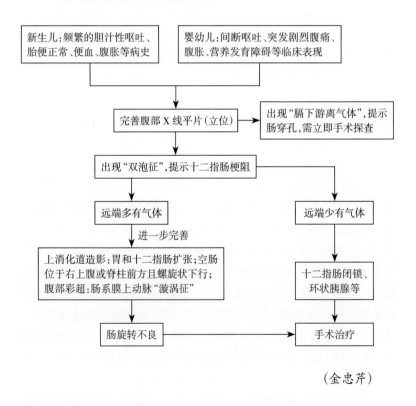

(金忠芹)

参考文献

[1] 李炳,陈卫兵,王寿青,等.腹腔镜诊治新生儿十二指肠梗阻.中华小儿外科杂志,2011,(01):71-73.

[2] 闫学强,郑楠楠,卞红强,等.腹腔镜 Ladd 手术治疗婴幼儿先天性肠旋转不良.中华消化外科杂志,2015,14(10):848-851.

[3] YOUSEFZADEH DK. The position of the duodenojejunal junction:the wrong horse to bet on in diagnosing or excluding malrotation. Pediatr Radiol,2009,39(Suppl 2):S172-S177.

[4] EZER SS,OGUZKURT P,TEMIZ A,et al. Intestinal malrotation needs immediate consideration and investigation. Pediatr Int,2016,58(11):1200-1204.

[5] SCALABRE A,DUQUESNE I,DEHEPPE J,et al. Outcomes of laparoscopic and open surgical treatment of intestinal malrotation in children. J Pediatr Surg,2020,55(12):2777-2782.

第四节　肠　套　叠

【概述】

肠套叠(intussusception)是婴幼儿时期常见的急腹症之一,指一段肠管及其肠系膜套入其远端或近端的肠腔内,使该段肠壁重叠并拥塞于肠腔,是 3 个月至 6 岁期间引起肠梗阻的最常见的原因。本病 60%~65% 的患儿年龄在 1 岁以内,其中 4~10 个月龄为发病高峰,新生儿罕见;80% 的患儿年龄在 2 岁以内,健康肥胖男孩多见,男女发病比例约为 4:1。肠套叠一年四季均有发病,以春末夏初发病率最高,可能与上呼吸道感染和胃肠道病毒感染流行有关,夏、冬季次之,秋季较少见,但其发病的规律性并没有统一的文献报道。我国小儿急性肠套叠的发病率较欧美国家高。

【病因和类型】

肠套叠病因尚不清楚,可能与下列因素有关:

1. 饮食改变　生后 4~10 月,正是添加辅食及增加乳量的关键时期,也是肠套叠发病高峰期。由于婴儿肠道不能立即适应所改变食物的刺激,引起肠道功能紊乱,进而引发肠套叠。

2. 回盲部解剖因素　婴儿期回盲部游动性大,回盲瓣过度肥厚,小肠系膜相对较长,回肠盲肠发育速度不同。婴儿 90% 回盲瓣呈唇样凸入盲肠,且该区淋巴组织丰富,受炎症或刺激后易引起充血、水肿,肠蠕动易将回盲瓣向前推移,并牵拉肠管形成套叠。

3. 病毒感染　研究表明,腺病毒、轮状病毒等感染可引起末段回肠集合淋巴结增生,局部肠壁增厚,甚至凸入肠腔,构成肠套叠的起点。

4. 肠痉挛及自主神经失调　由于各种食物、炎症、腹泻、细菌或寄生虫毒素等刺激肠道产生痉挛,使肠蠕动功能节律紊乱或逆蠕动而引起肠套叠。

5. 遗传因素　有报道示肠套叠有家族发病史。

肠套叠分原发性和继发性两种。原发性肠套叠约占 95%,多见于 2 岁以下的婴幼儿;5% 继发性病例多为年长儿,发生套叠的肠管多有明显的器质性病变,如梅克尔憩室翻入回肠腔内,成为肠套叠的起点。肠息肉、肠肿瘤、肠重复畸形、腹型紫癜等肠道疾病均可致肠壁肿胀、增厚而牵引肠壁,进而继发肠套叠。

肠套叠多是顺行的,即多为近端肠管套入远端肠腔内,极少数是逆行的。依据其套入部位不同分为:①回盲型:回盲瓣是肠套叠头部,带领回肠末端进入升结肠,盲肠、阑尾也随着翻入结肠内,此型最常见,约占总数的 50%~60%;②回结型:回肠从距回盲瓣几厘米处起套入回肠最末端,穿过回盲瓣进入结肠,约占 30%;③回回结型:回肠先套入远端回肠内,然后整个再套入结肠内,约占 10%;④小肠型:小肠套入小肠,少见;⑤结肠型:结肠套入结肠,少见;⑥多发型:回结肠套叠和小肠套叠合并存在。小儿肠套叠大多数表现为单发性,极少数表现为多发性。

【诊断】

（一）临床表现

1. 急性肠套叠

（1）阵发性哭闹不安：既往健康的婴儿突然出现阵发性有规律的哭闹，持续约 10~20 分钟，伴有手足乱动、面色苍白、拒食、异常痛苦表情等，然后有 5~10 分钟或更长时间的暂时安静，如此反复发作。此种阵发性哭闹与肠蠕动间期一致，由于肠蠕动将套入的肠段向前推进，肠系膜被牵拉，肠套叠鞘部产生强烈收缩而引起剧烈腹痛，当蠕动波过后，患儿即转为安静。肠套叠晚期合并肠坏死和腹膜炎后，患儿表现为萎靡不振、反应低下，一部分体质较弱患儿，或并发肠炎、痢疾等疾病时，哭闹可不明显，而表现为烦躁不安，较大儿童可自诉腹痛，呈阵发性剧烈疼痛。

（2）呕吐：为早期症状，初为奶汁及乳块或食物残渣，后转为胆汁样物质，晚期可吐出有粪臭味的肠内容物，提示病情严重。出现呕吐说明有肠管梗阻，多伴随出现腹胀。

（3）果酱样血便：为重要症状。出现症状的最初几小时大便可正常，以后大便少或无便。约 85% 的病例在发病后 6~12 小时排出果酱样黏液血便。血便的发生是由于肠套叠发生时跟随小肠套入相邻肠管内的还有小肠系膜，而小肠系膜内有丰富的血管，随着肠管蠕动，被套入的肠系膜血管被压迫，肠管出现缺血，继而肠黏膜坏死、脱落、出血，表现为稀薄黏液或胶冻样果酱色血便，数小时后可重复排出。

（4）腹部包块：约 60% 的病例在右上腹季肋下可触及有轻微触痛的套叠肿块，形状呈腊肠样，偏粗、光滑、不太软，稍可移动。右下腹一般有空虚感，肿块可沿结肠移动，有时在横结肠，或左侧中下腹触及马蹄形肿块。晚期病例发生肠坏死或腹膜炎时，出现腹胀、腹腔积液、腹肌紧张和压痛，不易扪及肿块，有时腹部扪诊和直肠指检双合检查可触及肿块。

（5）肛门指诊：有重要的临床价值，有些来诊较早的患儿，虽无血便排出，但通过肛门指诊可发现直肠内有黏液血便，对诊断肠套叠极有价值。

(6) 全身情况:患儿早期一般情况尚好,体温正常,无全身中毒症状。随着病程延长,病情不断进展,导致肠道内液体、消化液大量堆积,引发肠壁水肿;当并发肠坏死、肠穿孔或腹膜炎时,患儿全身情况迅速恶化,常出现严重脱水、高热、嗜睡、意识丧失及休克等中毒症状,甚至可能出现死亡。

2. 慢性肠套叠 是指病程在两周以上至几个月之久的病例,一般多发于年长儿及成人。年龄越大,发病过程越缓慢,临床症状越不典型。主要表现为阵发性腹痛,腹痛时上腹或脐周可触及肿块,不痛时腹部平坦、柔软、无包块。由于年长儿肠腔较宽阔,可无梗阻现象,肠管亦不易发生坏死,呕吐相对少见,便血发生也较晚。但当套入的肠管过多引起肠梗阻或肠缺血时,可以出现恶心、呕吐、便血、腹膜炎等症状。

3. 复发性肠套叠 是指肠套叠初次发作后经过灌肠或手术治疗成功复位的患儿至少 12 小时后再次发生肠套叠,8%~15% 的患儿可发生复发性肠套叠。该病的发生可能与特定的病理诱发点有关,包括梅克尔憩室、肠重复畸形、幼年性息肉、P-J 综合征、肠道肿瘤等。复发性肠套叠的临床表现不具有明显特异性,腹痛、阵发性哭闹、呕吐、血便等均较为常见。复发性肠套叠往往肠道存在器质性病变,需仔细检查明确病因,及时治疗原发疾病。

(二) 辅助检查

1. 实验室检查 如血常规、尿常规、粪常规在疾病早期通常无明显异常表现,疾病后期粪常规往往可见有大量红细胞。

2. 影像学检查 是本病主要的辅助检查,而其中又以腹部 B 超最为重要,无创、廉价、便捷等优点使其通常作为首选检查。

(1) 腹部 B 超检查:在套叠处肠管纵切面表现为"套筒征",横切面表现为"同心圆征"(图 5-4),斜面扫描则表现为"假肾征"。B 超在诊断婴幼儿肠套叠的准确率可达 90% 以上,在有经验的超声科医师中甚至接近 100%。

(2) B 超监视下水压灌肠:经肛门插入 Floey 管并将气囊充气

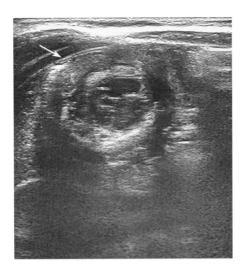

图 5-4　肠套叠（B 超下"同心圆"征,箭头所示）

20~40ml。将"T"型管一端接入 Foley 管,侧管接血压计监测注水压力,另一端为注水口,将 37~40℃等渗盐水匀速推入肠腔内,可见靶环状块影退至回盲部,"半岛征"由大至小,最后消失,B 超下可见"同心圆"或"套筒征"消失,回盲瓣呈"蟹爪样"运动,小肠进水,呈"蜂窝状"扩张,诊断治疗同时完成。

（3）空气灌肠:由肛门注入气体,在 X 线透视下可见杯口阴影,能清楚看见套叠头的块影,并可同时进行复位治疗。

（4）腹部 CT:对于不典型、诊断困难的病例可采用 CT 检查,肠套叠在 CT 下可表现为"靶环征"或"同心圆征",可观察到近端肠管系膜血管及脂肪进入远端肠管管腔。

（5）钡剂灌肠:可见套叠部位充盈缺损和钡剂前端的杯口影,以及钡剂进入鞘部与套入部之间呈现的线条状或弹簧状阴影。但由于该检查为有创性检查,且伴有潜在肠穿孔风险,应用不如 B 超及 CT 普遍,只用于慢性肠套叠疑难病例。

既往健康或近期存在肠功能紊乱诱因（如腹泻、喂养不当等）的患儿,当出现突发阵发性腹痛或规律性哭闹、呕吐、血便、腹部扪及腊肠样肿块时,应高度怀疑本病,完善腹部 B 超后大部分病例可确诊。肠套叠在早期未排出血便前应做直肠指检。

【鉴别诊断】

1. **急性坏死性小肠炎** 以腹泻为主,大便呈洗肉水样或红色果酱样,有特殊腥臭味;高热、呕吐频繁、明显腹胀,严重者吐咖啡色样物;全身情况较肠套叠恶化快,更易发生严重脱水,皮肤花纹和昏迷等休克症状。

2. **梅克尔憩室出血** 多突然发生,便血量往往很多,严重者可出现休克;出血时并无腹痛或仅有轻微腹痛。但梅克尔憩室也可引发肠套叠,与原发性肠套叠很难鉴别,多在手术中发现。

3. **细菌性痢疾** 夏季多发,通常急性起病,有不洁饮食史;早期即可出现高热,体温达 39℃ 或更高;黏液脓血便伴里急后重感,便常规可见到大量脓细胞,如粪便细菌培养阳性即可确诊;腹部触不到腊肠样包块;B 超见不到肠套叠典型征象。该病可诱发肠套叠,两种疾病可同时存在或肠套叠继发于菌痢后。

4. **过敏性紫癜(腹型)** 表现为阵发性腹痛、呕吐、便血,由于肠管有水肿、出血、增厚,有时左右下腹可触及肿块;腹部 B 超可见增厚的肠壁,呈"面包圈"样改变;并且绝大多数患儿有出血性皮疹、关节肿痛,部分病例有蛋白尿或血尿。该病由于肠功能紊乱和肠壁肿胀,也可并发肠套叠。

5. **肠扭转** 是指一段肠管甚至全部小肠及其肠系膜沿系膜扭转 360°以上。该病发病急骤、进展迅速,腹部可扪及扩张、肿大的肠祥。起病时腹痛剧烈且无间歇期,早期即可出现休克。CT 检查可出现系膜漩涡征。

6. **粘连性肠梗阻** 该病患者多有腹腔手术、创伤或反复感染等病史,常表现为腹痛、腹胀、恶心、呕吐及排气、排便停止。X 线可表现为多发的阶梯状液平面,CT 可表现为肠管的积气、积液和扩张,但无肠套叠的影像学征象。

7. **直肠脱垂** 是指直肠由里往外翻出,从肛门口可看到暗红色、呈指状突出的直肠黏膜,多发生在用力排便和增加腹压时,无急腹症症状。脱垂的直肠多可自行回纳,有时可出现直肠出血甚至大便失禁。排粪造影可辅助诊断。

【治疗】

急性肠套叠是一种危及生命的急症,其复位是紧急的治疗措施,一旦确诊需立即进行,避免出现肠坏死;并且由于进食会加强肠蠕动,从而加重肠套叠,因此,急性肠套叠时应绝对禁食,对明显无症状的肠套叠患者也应控制饮食或进流食。

(一) 非手术疗法

1. 灌肠疗法的适应证　肠套叠 48 小时内、全身情况良好、无腹胀、无明显脱水及电解质紊乱。

2. 禁忌证　①病程已超过 48 小时,全身情况差,如有脱水、精神萎靡、高热、休克等症状者,对 3 个月以下婴儿尤应注意;②高度腹胀、腹膜刺激征,X 线腹部平片可见多数液平面者;③套叠头部已达脾曲,肿物硬而且张力大者;④多次复发疑有器质性病变者;⑤小肠型肠套叠。

3. 方法　包括:①B 超监视下水压灌肠;②空气灌肠;③钡剂灌肠复位。复位压力一般控制在 60~100mmHg,3 个月以下婴儿肠套叠和诊断性灌肠压力一般不超过 80mmHg。

4. 灌肠复位成功表现　①拔出肛管后排出大量带臭味的黏液血便和黄色粪水;②患儿很快入睡,不再哭闹及呕吐;③腹部平软,触不到原有的包块。

(二) 手术治疗

肠套叠超过 48~72 小时,或虽时间不长但病情严重疑有肠坏死、肠穿孔、腹膜炎者,以及小肠型肠套叠、灌肠治疗失败的患儿均需手术治疗。根据患儿全身情况及套叠肠管的病理变化选择进行肠套叠复位、肠切除吻合术或肠造瘘术。

术前需常规评估患儿一般情况,如有高热、烦躁、意识淡漠、四肢冰凉、呼吸节律改变等休克表现,需立即行积极的液体复苏、纠正酸中毒及电解质紊乱,予抗生素抗感染、血管活性药物维持血压等抗休克治疗,在积极抗休克的同时准备急诊手术治疗。

婴幼儿急性肠套叠在肠管发生坏死前复位一般预后良好；一旦发生坏死，如不尽快切除坏死的肠管，有可能导致死亡。此外，5%~8%的患儿可有肠套叠的复发。灌肠复位比手术复位的复发率高。

（三）预防

婴幼儿肠套叠虽目前病因未明，但临床病例中大多是由于肠蠕动节律紊乱所致，而引起胃肠功能紊乱最常见的诱因是食物和感染，因此保证婴幼儿合理喂养及预防肠道感染有助于降低肠套叠的发生率。

1. 日常生活管理　科学喂养，不要过饥过饱、暴饮暴食及随意更换食品；添加辅食应循序渐进，不可操之过急；注意气候变化，及时增减衣物，避免婴幼儿腹部受凉引起胃肠道蠕动节律紊乱。注意婴幼儿饮食卫生及手卫生，家长做好护理工作，阻断传播途径，避免肠道感染。

2. 日常病情监测　如果一个既往健康的婴幼儿突然出现不明原因的阵发性哭闹、面色苍白、出冷汗、呕吐、大便带血、精神不振等情况，应想到肠套叠的可能，务必及时就诊。

特别要注意的是，在确诊前家长请勿自行给孩子服药，以免掩盖症状而导致误诊。

➢ 附：肠套叠的诊治流程图

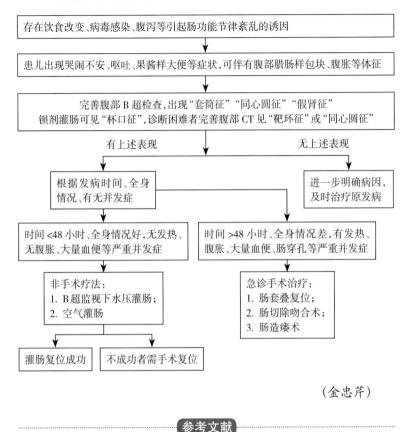

（金忠芹）

参考文献

[1] BOWKER B, RASCATI S. Intussusception. JAAPA, 2018, 31(1): 48-49.

[2] LIU ST, TANG XB, LI H, et al. Ultrasound-guided hydrostatic reduction versus fluoroscopy-guided air reduction for pediatric intussusception: a multicenter, prospective, cohort study. World J Emerg Surg, 2021, 16(1): 3.

[3] MARSICOVETERE P, IVATURY SJ, WHITE B, et al. Intestinal Intussusception: Etiology, Diagnosis, and Treatment. Clin Colon Rectal Surg, 2017, 30(1): 30-39.

[4] PLUT D, PHILLIPS GS, JOHNSTON PR, et al. Practical Imaging Strategies

for Intussusception in Children. AJR Am J Roentgenol, 2020, 215(6); 1449-1463.

[5] YALCIN S, CIFTCI AO, KARAAGAOGLU E, et al. Presenting clinical features and outcome in intussusception. Indian J Pediatr, 2009, 76(4); 401-405.

第五节　婴幼儿腹泻

【概述】

腹泻病是儿童消化系统最常见的疾病,可以由多种病原、多个因素引起的以大便次数增多和大便性状改变为特点的胃肠综合征,也是5岁以下儿童死亡的第二大原因及营养不良的主要原因之一。儿童腹泻病主要发生在生后的5年内,以6个月至2岁婴幼儿发病率高。

按病程分类,连续病程在2周以内的腹泻为急性腹泻,2周~2个月为迁延性腹泻,慢性腹泻的病程为2个月以上。国外学者亦有将病程持续2周及以上的腹泻统称为慢性腹泻或难治性腹泻。

按病情分类,婴幼儿腹泻可分根据有无脱水、电解质紊乱及中毒症状分为轻型和重型。无脱水、电解质紊乱及中毒症状者为轻型,多由饮食因素及肠道外感染引起,以胃肠道症状为主,常在数日内痊愈。存在明显脱水、电解质紊乱或有中毒症状者为重型,多由肠道内感染所致,除有较重的胃肠道症状外,还有较明显的脱水、电解质紊乱、酸碱失衡及全身感染中毒症状,如发热、精神烦躁或萎靡、嗜睡、面色苍白、意识模糊,甚至昏迷、休克等。

【病因】

(一)急性腹泻

引起急性婴幼儿腹泻的病因分为感染性及非感染性原因。

1. 感染因素　婴幼儿急性感染性腹泻的肠道内感染性病原包括病毒、细菌、真菌和寄生虫,其中以病毒感染,尤其是轮状病毒感染最为常见。这些感染经常是通过粪-口途径传播,患儿直接或间接接触受污染的食物和水或感染者而获得感染。除了经典的方式,病毒还可以以气溶胶形式通过空气传播。

(1)病毒感染:包括轮状病毒,诺如病毒,腺病毒40型、41型与

42型,星状病毒,肠道腺病毒,柯萨奇病毒,埃可病毒,冠状病毒及札如病毒等。病毒感染所致的婴幼儿腹泻多发生于寒冷季节。

(2)细菌感染(法定传染病另有专著):最常见的病原为致泻性大肠埃希菌,依据致病机制不同,分为产毒性大肠埃希菌、致病性大肠埃希菌、侵袭性大肠埃希菌、出血性大肠埃希菌、黏附性大肠埃希菌等五组。此外,还包括空肠弯曲菌、非伤寒沙门菌(主要为鼠伤寒和其他非伤寒、副伤寒沙门菌)、肠炎耶尔氏菌、艰难梭菌、金黄色葡萄球菌等。

(3)真菌感染:主要包括念珠菌、毛霉菌和曲霉菌,婴儿腹泻以白念珠菌性肠炎多见。

(4)寄生虫:常见病原包括隐孢子虫、蓝氏贾第鞭毛虫、溶组织内阿米巴及人芽囊原虫等。

除了胃肠道内感染,肠道外感染如败血症、尿路感染、中耳炎、肺炎等,也可通过毒素作用、发热、邻近器官刺激及抗生素应用等产生腹泻症状。

2. 非感染因素

(1)饮食因素:①喂养不当,如人工喂养的婴儿突然改变食物品种,过早喂给大量淀粉类或脂肪类食品;母乳喂养过早添加辅食、果汁等。②过敏性腹泻,如食物蛋白介导肠病、小肠结肠炎、直肠结肠炎等。③原发性或继发性双糖酶(主要为乳糖酶)缺乏或活性降低,肠道对糖的消化吸收不良而引起腹泻。

(2)环境因素:患儿腹部受凉,使肠蠕动增加,或环境温度过高使患儿消化液分泌减少等可能诱发消化功能紊乱致腹泻。

(3)其他因素:还包括长期服用抑酸剂、功能性腹泻及腹泻型肠易激综合征等。

(二)迁延性及慢性腹泻

迁延性和慢性腹泻(以下简称为慢性腹泻)病因复杂,既可以由急性腹泻未彻底治疗或治疗不当、迁延不愈引起,也可以由慢性感染、食物过敏、先天性酶缺陷、免疫缺陷、药物因素、先天性畸形等引起。

另一种在生命早期出现的持续和严重的腹泻源于单基因缺陷引起的疾病,被称为先天性腹泻和肠病(congenital diarrhea and enteropathies，CODEs）。

先天性腹泻和肠病（CODEs）的分类、缺陷基因及其病理生理，见表 5-1。

表 5-1　先天性腹泻和肠病（CODEs）的分类、缺陷基因及其病理生理

变异	基因			蛋白功能
	名称	OMIM 编号	遗传方式	
1. 肠上皮细胞营养物质/电解质转运缺陷				
先天性失氯性腹泻	SLC26A3	126650	AR	Cl^-/HCO_3^- 交换
先天性失钠性腹泻	SLC9A3	616868	AR	Na^+/H^+ 交换
先天性失钠性腹泻	GUCY2C	601330	AR	鸟苷酸环化酶
葡萄糖-半乳糖吸收不良	SLC5A1	606824	AR	Na^+-葡萄糖共转运体
原发性胆汁酸腹泻	SLC10A2	601295	AR	回肠的胆汁盐转运体
肠病性肢端皮炎	SLC39A4	201100	AR	锌转运体
2. 肠上皮酶和代谢缺陷				
先天性乳糖酶缺乏症	LCT	603202	AR	双糖酶
蔗糖酶-异麦芽糖酶缺乏症	SI	609845	AR	双糖酶
海藻酸酶缺乏症	TREH	612119	AR	双糖酶
肠激酶缺乏症	TMPRSS15	606635	AR	促肠激酶
二酰基甘油转移酶缺乏症	DGAT1	604900	AR	甘油三酯的合成
PLVAP 缺乏症	PLVAP	607647	AR	内皮细胞窗孔
无 β 脂蛋白血症	MTP	157147	AR	微粒体甘油三酯转移蛋白
低 β 脂蛋白血症	APOB	107730	AR	脂质吸收
	ANGPTL3	605019	AR	

续表

变异	基因 名称	基因 OMIM 编号	基因 遗传 方式	蛋白功能
乳糜微粒潴留病	*SAR1B*	607690	AR	细胞内乳糜微粒运输
先天性角化不良	*TERT*	613989	AR/AD	端粒维护
Kabuki 综合征	*KMT2D*	147920	AD	组蛋白甲基转移酶

3. 肠上皮囊泡运输和极化的异常

微绒毛包涵体病	*MYO5B*	606540	AR	细胞运输、极性和信号传导
	STX3	600876	AR	
簇绒肠病	*EPCAM*	185535	AR	细胞粘附和信号转导
综合征性失钠腹泻	*SPINT2*	605124	AR	丝氨酸蛋白酶抑制剂
发肝肠综合征 1	*TTC37*	614589	AR	细胞极性和信号传导
发肝肠综合征 2	*SKIV2L*	600478	AR	解旋酶
家族性噬血细胞性淋巴组织细胞增多症 5	*STXBP2*	613101	AR	突触融合蛋白
TTC7A 缺乏症	*TTC7A*	609332	AR	蛋白的转运和运输

4. 肠内分泌细胞功能障碍

肠内分泌病	*NEUROG3*	604882	AR	转录因子-细胞低下
X 连锁无脑畸形和智力低下	*ARX*	300382	X 连锁	同源结构域转录因子
原蛋白转化酶 1/3 缺乏症	*PCSK1*	162150	AR	神经内分泌转化酶

续表

变异	基因			蛋白功能
	名称	OMIM 编号	遗传方式	
米切尔-莱利综合征	*RFX6*	612659	AR	转录因子-细胞低下

5. 免疫功能失调相关的肠病 [a]

IPEX	*FOXP3*	300292	x 连锁	调节性 T 细胞
ICOS 缺陷	*ICOS*	604558	AR	T 细胞受体
ADAM17 缺陷	*ADAM17*	603639	AR	TNF-α-转换酶
EGFR 缺陷	*EGFR*	616069	AR	EGF 受体
CD55 缺陷	*CD55*	125240	AR	补体级联抑制剂
CTLA4 缺陷	*CTLA4*	123890	AD	刺激信号
LRBA 缺陷	*LRBA*	606453	AR	内存体运输调节器
XIAP	*BIRC4*	300079	x 连锁	细胞凋亡抑制剂

AD:常染色体显性;AR:常染色体隐性遗传;MR:智力迟钝;OMIM:在线《人类孟德尔遗传》。[a] 多为极早发性炎症性肠病或自身免疫性肠病,详见相关章节

【发病机制】

导致腹泻的机制:①肠腔内存在大量不能吸收的具有渗透活性的物质——"渗透性"腹泻;②肠腔内电解质分泌过多——"分泌性"腹泻;③炎症所致的液体大量渗出——"渗出性"腹泻;④肠道蠕动功能异常——"肠道功能异常性"腹泻等。但在临床上很多腹泻并非由某种单一机制引起,而是在多种机制共同作用下发生的。

【诊断】

(一)急性腹泻

1. 病史　有腹泻患者接触、饮食不洁、喂养不当、药物或致敏食物服用史,或精神心理改变等病史。

2. 临床表现

(1) 消化道症状:大便性状改变,如稀糊便、水样便、黏液便、脓血便;大便次数增多,每日 3 次以上,甚至每日 10~20 次;可伴有恶心、呕吐、腹痛、腹胀、食欲不振等。

(2) 全身症状:如发热、烦躁、精神萎靡、嗜睡,甚至惊厥、昏迷、休克,可伴有心、脑、肝、肾等其他器官系统受累表现。

(3) 水、电解质及酸碱平衡紊乱:包括不同程度的脱水、代谢性酸中毒、低钾血症、低钠或高钠血症,也可有低钙血症、低镁血症。①脱水:依据丢失体液量、精神状态、皮肤弹性、黏膜、前囟、眼窝、肢端、尿量、脉搏及血压的情况进行脱水程度的评估,分为轻度、中度、重度(表5-2)。根据血清钠水平分为等渗性脱水(130~150mmol/L)、低渗性脱水(<130mmol/L)和高渗性脱水(>150mmol/L),婴幼儿腹泻以前两者多见。②代谢性酸中毒:表现为呼吸深快、频繁呕吐、精神萎靡、嗜睡,甚至昏迷等。③低钠和高钠血症:可有恶心、呕吐、精神萎靡、乏力,严重者可出现意识障碍、惊厥发作等。④低钾血症:表现为精神不振、无力、腹胀、心律紊乱。⑤低钙血症和低镁血症:主要表现为手足搐搦和惊厥,更多见于营养不良患儿。如果脱水、酸中毒纠正过程中或纠正后出现上述表现时,应考虑低钙血症可能。补钙治疗无效时应考虑低镁血症。

表 5-2　脱水程度的评估

脱水程度	轻度	中度	重度
丢失体液 (占体重百分比)	≤5%	5%~10%	≥10%
精神状态	稍差	萎靡或烦躁	嗜睡、昏迷
皮肤弹性	尚可	差	极差,捏起皮肤回复≥2s
黏膜	稍干燥	干燥	明显干燥
前囟、眼窝	稍有凹陷	凹陷	明显凹陷
肢端	尚温暖	稍凉	凉或发绀
尿量	稍少	明显减少	无尿
脉搏	正常	增快	明显增快且弱
血压	正常	正常或稍降	降低

3. 常见急性腹泻的临床特点（表 5-3）

表 5-3 几种常见急性腹泻的临床特点

病因	潜伏期	特点
轮状病毒	1~3 天	是婴儿腹泻最常见的病原。多发生在 6~24 个月的婴幼儿。起病急，常伴发热和上呼吸道感染症状，多数无明显感染中毒症状。病初 1~2 天常发生呕吐，随后出现腹泻。大便次数及水分多，呈黄色水样或蛋花样便带少量黏液，无腥臭味。常并发脱水、酸中毒及电解质紊乱。本病为自限性疾病，自然病程约 3~8 天。粪便显微镜检查偶有少量白细胞，感染后 1~3 天即有大量病毒自大便中排出，临床常用 ELISA 法或胶体金法检测粪便中病毒抗原
诺如病毒	12~36 小时	全年散发，暴发高峰多见于寒冷季节。该病毒是集体机构急性胃肠炎的暴发流行的首要致病原，发生诸如集体感染最常见的场所的机构，托幼机构、医院、学校等地点，常呈暴发性。首发症状多为阵发性腹痛、恶心、呕吐和腹泻，全身症状有畏寒、发热、头痛、乏力和肌痛等。可有呼吸道症状。吐泻频繁者可发生脱水及酸中毒、低钾。本病为自限性疾病，症状持续 12~72 小时。粪便及周围血象检查一般无特殊发现
产毒性细菌引起的肠炎	1~2 天	多发生在夏季。轻症仅大便次数稍增，性状轻微改变。重症腹泻频繁、量多，呈水样或蛋花样混有黏液，镜检无白细胞。伴呕吐，常发生脱水、电解质和酸碱平衡紊乱。本病为自限性疾病，自然病程一般为 3~7 天，亦可较长
侵袭性大肠埃希菌	不等	全年均可发病，多见于夏季。常引起志贺杆菌性痢疾样病变。一般表现为急性起病，高热甚至可以发生热惊厥。腹泻频繁，大便呈黏液状，带脓血，常伴恶心、呕吐、腹痛和里急后重，可出现严重的中毒症状，如高热、意识改变，甚至感染性休克。大便镜检有大量白细胞及数量不等的红细胞。粪便细菌培养可找到相应的致病菌

续表

病因	潜伏期	特点
侵袭性大肠埃希菌 空肠弯曲菌	3 (1~7) 天	空肠弯曲菌常侵犯空肠和回肠,有脓血便,腹痛剧烈,易误诊为阑尾炎,亦可并发严重的小肠结肠炎、败血症、脑膜炎、肺炎、心内膜炎和心包炎等。吉兰-巴雷综合征与空肠弯曲菌感染有关
耶尔森菌	不等	耶尔森菌小肠结肠炎多发生在冬季和早春,可引起淋巴结肿大,亦可产生肠系膜淋巴结炎,症状可与阑尾炎相似,也可引起咽痛和颈淋巴结炎
鼠伤寒沙门菌	1 (0.3~1) 天	鼠伤寒沙门菌小肠结肠炎有胃肠炎型和败血症型,新生儿和<1岁婴儿尤易感染,新生儿多为败血症型,常引起暴发流行。可排深绿色黏液脓便或白色胶冻样便
出血性大肠埃希菌肠炎	1~3 天	大便次数增多,开始为黄色水样便,后转为血水便,有特殊臭味。大便镜检有大量红细胞,常无白细胞。伴腹痛,个别病例可伴发溶血尿毒综合征和血小板减少性紫癜
抗生素相关性腹泻 金黄色葡萄球菌肠炎	—	多继发于使用大量抗生素后,病程和症状与菌群失调的程度有关,有时继发于慢性疾病的基础上。表现为发热、呕吐,腹泻,不同程度的中毒症状、脱水和电解质紊乱,甚至发生休克。典型大便为暗绿色,量多带黏液,少数为血便。大便镜检有大量脓细胞和成簇的革兰阳性球菌,培养有葡萄球菌生长,凝固酶阳性

续表

病因	潜伏期	特点
抗生素相关性腹泻　假膜性小肠结肠炎	—	由艰难梭菌引起。除万古霉素和胃肠道外用的氨基糖苷类抗生素外，几乎各种抗生素均可诱发本病。可在用药1周内或迟至停药后4~6周发病。亦见于外科手术后，或患有肠梗阻、肠套叠、巨结肠等病的体弱患者。此菌大量繁殖，产生毒素A(肠毒素)和毒素B(细胞毒素)致病，表现为腹泻，轻症大便每日数次，重症频泻，黄绿色水样便，可有假膜排出，为坏死毒素致肠黏膜死所形成的假膜。黏膜下出血可引起大便带血，可出现脱水、电解质紊乱和酸中毒。伴有腹痛、腹胀和全身中毒症状，甚至发生休克。对可疑病例可行结肠镜检查。大便厌氧菌培养，免疫荧光及细胞毒素中和试验等方法检测细胞毒素可协助确诊
真菌性肠炎	—	多为白念珠菌所致，2岁以下婴儿多见。常并发于其他感染，或肠道菌群失调时。病程迁延，常伴鹅口疮。大便次数增多，黄色稀便，泡沫较多，带黏液，有时可见豆腐渣样细块（如浆糊渣样菌量不多，应进一步做真菌培养确诊）。大便镜检有真菌孢子和菌丝，脱落

4. 辅助检查

（1）粪便常规及培养：粪便无或偶见白细胞，提示非侵袭性细菌或病毒感染；较多白细胞、脓细胞、红细胞提示侵袭性细菌感染；见念珠菌、真菌孢子、假菌丝提示真菌感染；有黄白色奶块或脂肪球，提示消化不良；大量红细胞提示坏死性肠炎或过敏；黏液脓血便或大便镜检有较多白细胞者，行粪便细菌培养，可发现致病菌。

（2）血液检查：血常规白细胞总数增高、中性粒细胞增高提示侵袭性细菌感染（但需要注意剧烈呕吐者即使是病毒感染也可有此改变）；白细胞总数正常提示病毒性肠炎或非侵袭性细菌感染；嗜酸性粒细胞增高提示寄生虫感染或过敏性疾病。血生化、电解质及血气分析，可明确有无酸碱平衡紊乱、电解质紊乱、脱水的性质。

（3）其他病原学检测方法：酶免疫分析、直接免疫荧光分析、核酸扩增技术或分子序列分析检测等，可检测出粪便轮状病毒、诺如病毒、小圆病毒、冠状病毒等病原。

（二）迁延性和慢性腹泻

1. 病史　首先要明确是否存在真正的腹泻（明确稀便伴排便次数增加），注意区分假性腹泻（例如长期便秘导致便失禁或里急后重每次排出少量大便）；注意鉴别功能性腹泻及器质性腹泻；腹泻症状持续3个月，夜间腹泻加重，体重明显减轻，或伴有发热、皮疹、关节炎或其他脏器受累等可能提示为器质性疾病；功能性腹泻常伴有下腹痛或者左下腹隐痛，便后疼痛可缓解，大便检查无病原体，内镜检查无器质性病变。其次要详细询问饮食史、药物应用史、外科手术史、过敏情况等。

2. 临床表现　体格检查是进一步明确病因的主要因素，例如水肿、营养不良或其他提示脂溶性维生素缺乏的临床表现可能存在吸收不良或消化不良性疾病；皮肤潮红、肝肿大则可能是继发于转移性类癌；反复口腔溃疡及表层巩膜炎、前葡萄膜炎则可能存在炎症性肠病；15%~20% 乳糜泻患者存在疱疹样皮炎。

3. 大便性状　大便性状对于慢性腹泻病的诊断具有重要意义：大便中带有不消化的食物，粪便有恶臭且伴有中上腹或脐周腹痛，常提示慢性胰腺炎及小肠吸收不良；水样大便常见于肠毒素大肠杆菌、胃泌素瘤;霍乱弧菌所致的腹泻大便呈米泔水样;溃疡性结肠炎为黏液脓血便;白陶土样大便并带有泡沫见于脂肪泻、慢性胰腺炎;急性坏死性小肠炎引起的腹泻大便多为浓臭血水样大便;脂肪泻、乳糖酶缺乏症粪便具有特殊气味,如酸臭味(表 5-4)。

表 5-4 慢性腹泻粪便性状分类

粪便性状	发病机制	病因
血便	炎性或渗出性 (伴随白细胞数目升高,便潜血,肉眼可见的血便,脓便)	炎症性疾病:克罗恩病,溃疡性结肠炎,憩室炎,溃疡性空肠回肠炎; 侵袭感染性疾病:艰难梭菌(假膜性结肠炎),侵袭性细菌感染(例:结核杆菌,肠道耶氏症),侵袭性寄生虫感染(例:阿米巴属、贾第虫属、隐孢子虫属),病毒感染(例:巨细胞病毒、单纯疱疹病毒); 肿瘤病:结肠肿瘤,淋巴瘤,绒毛状腺瘤,放射性结肠炎
水样便	分泌性 (通常在夜间发生;和食物摄入无关;便渗透压差≤50mOsm/L)	细菌内毒素(例:霍乱),胆汁酸吸收不良,流行性分泌型腹泻,克罗恩病(早期回结肠炎),内分泌障碍(例:甲亢),药物(例:抗生素、抗肿瘤药),神经内分泌肿瘤(例:促胃液素瘤、舒血管肠肽瘤、良性肿瘤),非渗透性的,刺激性泻药(例:番泻叶、药鼠李),术后(例胆囊切除术、胃切除术、迷走神经切断术、肠切除术),血管炎
	渗透性 (便渗透压差≥125mOsm/L)	碳水化合物(例:乳糖、果糖),吸收障碍综合征,腹腔疾病,渗透性泻药和抗酸药(例:磷酸镁、硫酸盐),糖醇(例:甘露醇、山梨糖醇、木糖醇)
	功能性 (通过运动过强/高速肠蠕动和分泌型腹泻相区分,容积小,夜间禁食改善)	肠易激综合征

续表

粪便性状	发病机制	病因
脂肪泻 (脂溢发生在很多情况但不是所有情况)	吸收障碍综合征 (吸收能力降低或受损)	淀粉样变性,碳水化合物(例:乳糖不耐受),吸收障碍(晚期),腹腔疾病(晚期),胃旁路术,淋巴受损(例:充血性心力衰竭、淋巴瘤),药物(例:奥利司他、阿卡波糖),肠系膜缺血,非侵袭性小肠寄生虫(例:贾第虫属),短肠综合征,小肠细菌过度生长($\geq 10^5$细菌/ml),热带口炎性腹泻
	消化不良	肝胆管异常,管腔内胆汁酸不足,胰腺外分泌不足

4. 患儿营养状态 患儿营养不良与腹泻迁延不愈有互为因果的关系:一方面,由于营养不良患儿胃黏膜萎缩,胃液酸度降低,胃杀菌屏障作用减弱,利于消化道内病原繁殖,肠道菌群失调及免疫功能缺陷等原因增加了对病原的易感性;另一方面,小肠黏膜变薄、酶活性降低、小肠有效吸收面积减少,肠动力的改变,引起各种营养物质的消化吸收不良。因此,营养不良患儿患腹泻时易迁延不愈,持续腹泻又加重了营养不良,两者互为因果,形成恶性循环,最终导致多脏器功能异常。

5. 辅助检查 除了完善血液、粪便常规、培养检查、病原检测外(同急性腹泻病),慢性腹泻必要时还可完善如下检查。

(1) 过敏原检测:迁延性、慢性腹泻患儿病因不清或考虑食物过敏因素引起者,可行此检查以协助诊断。但非 IgE 介导的消化道过敏常为阴性,临床意义不大。

(2) 消化内镜检查:慢性腹泻、炎症性肠病、肠结核、肠肿瘤等行消化内镜检查,结肠镜可评估结肠黏膜病变并可取结肠黏膜活检;评估小肠绒毛状况可应用胃镜至十二指肠降部以远进行黏膜活检;不能明确且高度怀疑小肠黏膜病变者也可应用胶囊内镜或小肠镜检查。

（3）其他:粪便 pH 值、乳糖氢呼气试验、尿半乳糖检测、粪便弹性蛋白酶检测等可辅助诊断乳糖、脂肪吸收不良。检测粪便电解质和渗透压可以鉴别渗透性和分泌性腹泻。必要时还可做消化道造影或 CT 等影像学检查等综合分析判断。

（4）基因检测:先天性腹泻和肠病（CODEs）是导致婴儿慢性腹泻的罕见原因。对 CODEs 的评估是一个漫长的过程,而且常不易明确诊断。对疑似 CODEs 的患儿,可根据不同的情况选择全外显子及全基因组测序,对孟德尔遗传病的诊断有帮助（表 5-1）。

【鉴别诊断】

1. 血便或炎性腹泻　急性血便常由各种侵袭性病原感染所致,应进行大便病原检测。慢性血便的主要原因包括结肠息肉、结直肠肿瘤（儿童少见）。若大便初为水样便,继而转为暗红色、果酱样或赤豆汤样血便,且中毒症状重,高热,呕吐,常伴休克,注意急性坏死性小肠结肠炎,进一步腹平片和腹部 B 超检查可见小肠局限性充气扩张、肠间隙增宽、肠壁积气等;若为黏液脓血便,伴腹痛、体重减轻、发热、贫血、生长发育迟缓等全身表现,则提示可能存在炎症性肠病（IBD）,需综合病史、体检、内镜、影像学及病理学检查明确诊断;伴有里急后重多为直肠炎症所致;感染所致的慢性腹泻相对少见,但免疫低下的患儿应注意弯曲杆菌、沙门氏菌、志贺杆菌、大肠杆菌和结核分枝杆菌;食物过敏或寄生虫感染常伴外周血嗜酸性粒细胞升高。

2. 水样便　此种类型的腹泻多为渗透性、分泌性、功能性、胃肠动力障碍引起;渗透性腹泻在临床上较常见,渗透活性物质的存在使得水分由血浆进入小肠,伴有营养不良,常见于乳糜泻、使用泻药（乳果糖、聚乙二醇）、双糖酶缺乏和胰腺外分泌功能不全;分泌性腹泻多为肠毒素、神经内分泌肿瘤、肠切除后等;部分神经内分泌肿瘤分泌血清素和 P 物质,从而影响胃肠动力;功能性腹泻、腹泻型肠易激综合征。

【治疗】

对于急性腹泻,治疗原则是继续适量饮食,预防和纠正脱水、电解质紊乱和酸碱失衡,合理用药,加强护理,预防并发症。对于迁延性及慢性腹泻则应注意积极寻找病因,针对病因治疗,注意纠正肠道菌群失调及营养支持治疗。

(一)急性腹泻的治疗

1. 饮食管理　建议尽快恢复进食,可改善感染引起的肠道渗透压,缩短腹泻时间,改善患儿的营养状况。对于伴有呕吐的患儿,轻型不禁食,减少脂肪和不易消化食物摄入,给患儿足够的饮食以补充营养,可以少量、多次进食;呕吐严重者可暂禁食,一般不超过 4 小时,呕吐好转时,可逐渐恢复正常饮食,给予与年龄相匹配的饮食。母乳喂养的婴幼儿继续母乳喂养,对于用配方奶喂养的婴幼儿,建议采用低乳糖或无乳糖配方奶。对于较大的儿童,饮食不受限制,包括谷类、肉类、酸奶、水果和蔬菜,保证足够的热量。腹泻症状恢复后,应补充营养物质。避免给予患儿高浓度单糖的食物,包括碳酸饮料、果冻、罐装果汁、甜点和其他含糖饮料及高脂肪的食物。

2. 纠正水、电解质紊乱及酸碱失衡　参照第一章第四节液体疗法。

3. 药物治疗

(1) 肠黏膜保护剂:能吸附病原体和毒素,维持肠细胞的吸收和分泌功能,与肠道黏液糖蛋白相互作用,可增强其屏障功能,阻止病原微生物的攻击,减少腹泻次数和量,如蒙脱石散。

(2) 肠道微生态疗法:有助于恢复肠道正常菌群的生态平衡,抑制病原菌定植和侵袭,控制腹泻。益生菌可缩短腹泻病程及住院时间,对治疗儿童急性感染性腹泻的治疗效果与菌种和剂量有关(剂量大于 $10^{10} \sim 10^{11}$ CFU),建议益生菌用于急性水样腹泻,不建议用于侵入性细菌引起的炎症性腹泻。可在疾病的早期阶段给予益生菌。对于急性水样腹泻,建议使用布拉氏酵母菌、鼠李糖乳杆菌和其他乳酸杆菌;对于抗生素相关的腹泻,建议使用布拉氏酵母菌。

(3) 抗分泌治疗:脑啡肽酶抑制剂消旋卡多曲可以通过加强内源性脑啡肽来抑制肠道水、电解质的分泌,可以用于治疗分泌性腹泻。

(4) 补锌治疗:由于急性腹泻锌从粪便中丢失,造成锌的负平衡。补锌可以改善腹泻病的临床预后,并减少复发。应每日给予元素锌

20mg(>6 个月),6 个月以下婴儿每日 10mg,疗程 10~14 天(元素锌 20mg 相当于 100mg 硫酸锌和 140mg 葡萄糖酸锌。)

(5) 抗感染治疗

1) 病毒是急性感染性腹泻病的主要病原,常为自限性,目前缺乏特效抗病毒药物,一般不用抗病毒药物,且不应使用抗菌药物。

2) 抗生素的应用:原则上抗生素应慎用,仅用于分离出有特异病原的患儿,并尽量依据药物敏感试验结果选用敏感抗生素。①水样便腹泻者(排除霍乱后)多为病毒或非侵袭性细菌感染引起,一般不用抗菌药物。若伴明显中毒症状且不能完全用脱水解释者,尤其是重症患儿、早产儿、小婴儿和免疫功能低下者,应使用抗菌药物。②黏液脓血便者多为侵袭性细菌感染,应给予抗菌药物;各地致病菌和耐药情况有所不同,病原菌尚未明确时,应根据本地流行病学情况经验性选择抗菌药物。疑似出血性大肠杆菌感染者明确病原前不用抗生素。病原菌明确后,根据药敏结果和病情给予针对性抗感染治疗。大肠埃希菌、空肠弯曲菌、耶尔森菌、鼠伤寒沙门菌所致感染常选用抗革兰氏阴性杆菌及大环内酯类抗生素。

3) 寄生虫所致腹泻病少见。蓝氏贾第鞭毛虫和阿米巴感染可使用甲硝唑、替硝唑;隐孢子虫感染主要见于免疫功能低下者,可给予大蒜素等治疗。

4) 真菌性肠炎应根据病情酌情停用原用抗菌药物,并结合临床情况酌情使用抗真菌药物。可采用制霉菌素、氟康唑或克霉唑等口服,后两者有一定不良反应。

5) 原则上首选口服给药,下列情况推荐静脉给药:①无法口服用药(呕吐、昏迷等);②免疫功能低下者出现发热;③脓毒症、已证实或疑似菌血症;④新生儿和 <3 个月婴儿伴发热。

(二) 迁延性和慢性腹泻治疗

因迁延性和慢性腹泻常伴有营养不良和其他并发症,病情较为复杂,必须采取综合治疗措施。积极寻找引起病程迁延的原因,针对病因进行治疗,切忌滥用抗生素,避免严重的肠道菌群失调。预防和治疗脱水,纠正电解质及酸碱平衡紊乱。此类患儿多有营养障碍,营养支持疗法对促进肠黏膜损伤的修复、胰腺功能的恢复、上皮细胞微绒毛双糖酶的产生等进而恢复健康是必要的治疗措施。

（1）调整饮食：应继续母乳喂养。人工喂养儿应调整饮食，保证足够热量。

（2）双糖不耐受患儿食用含双糖（包括乳糖、蔗糖、麦芽糖）的饮食可使腹泻加重，其中以乳糖不耐受最多见，治疗中应注意减少饮食中的双糖负荷，如采用不含乳糖代乳品或去乳糖配方奶粉等。

（3）过敏性腹泻的治疗：如果在应用无双糖饮食后腹泻仍不改善，应警惕食物过敏（如对牛奶过敏）的可能性，应回避相关过敏食物。

（4）要素饮食：是肠黏膜受损伤患儿最理想的食物，系由氨基酸、葡萄糖、中链甘油三酯、多种维生素和微量元素组合而成。视患儿临床状态而选择应用。

（5）静脉营养：少数不能耐受口服营养物质的患儿可采用静脉高营养。推荐方案：脂肪乳剂每日 2~3g/kg，复方氨基酸每日 2~2.5g/kg，葡萄糖每日 12~15g/kg，电解质及多种微量元素适量，液体每日 120~150ml/kg，热量每日 50~90cal/kg。好转后改为口服。

（6）药物治疗：抗生素仅用于分离出特异病原的感染患儿，并根据药物敏感试验选用。补充微量元素和维生素，如锌、铁、烟酸、维生素 A、维生素 B_{12}、维生素 B_1、维生素 C 和叶酸等，有助于肠黏膜的修复。应用微生态调节剂和肠黏膜保护剂。

（7）中医辨证论治有良好的疗效，并可配合中药、推拿、捏脊等。

【预防】

1. 改善个人卫生和卫生保健，食品应新鲜、清洁，不吃变质食品，不要暴饮暴食，注意乳品的保存和奶具、食具、便器、玩具等的定期消毒。

2. 合理喂养，促进母乳喂养，添加辅助食品时每次限一种，逐步增加，适时断奶。人工喂养者应根据具体情况选择合适的代乳品。

3. 积极预防和治疗营养不良。

4. 合理使用抗生素，避免长期滥用广谱抗生素，如必须使用抗生素，特别是广谱抗生素时，亦应加用微生态制剂，防止由于肠道菌群失调所致的难治性腹泻。

5. 感染性腹泻患儿,尤其是大肠埃希菌、鼠伤寒沙门菌、诺如病毒肠炎等病原传染性强,集体机构如有流行,应积极治疗,做好消毒隔离工作,防止交叉感染。

6. 接种轮状病毒疫苗,基于中国轮状病毒的流行特征、疾病负担,尽早(6周龄)开始在中国婴儿推荐常规接种与流行病毒株型别相匹配的 RV 疫苗,在感染风险增高之前尽早完成免疫程序。

➢ 附:婴幼儿急性腹泻的诊治流程图

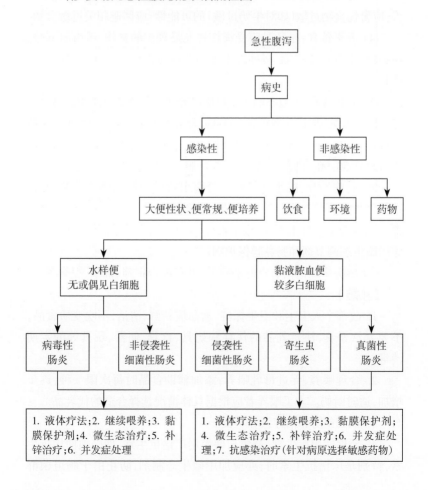

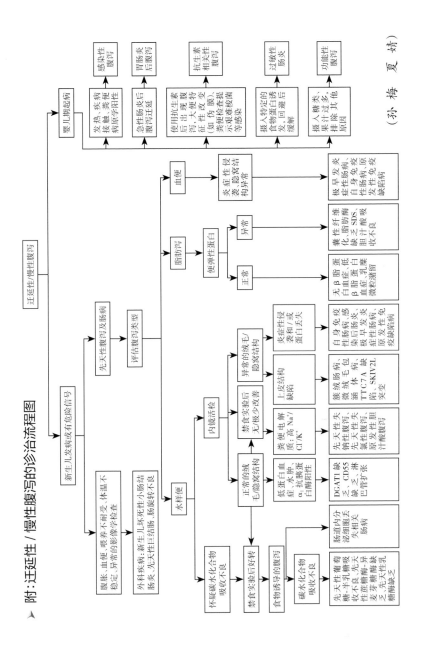

► 附：迁延性/慢性腹泻的诊治流程图

（孙 梅　夏 婧）

参考文献

[1] RADLOVIC N, LEKOVIC Z, VULETIC B, et al. Acute Diarrhea in Children. Srp Arh Celok Lek, 2015, 143 (11-12): 755-762.

[2] POSOVSZKY C, BUDERUS S, CLASSEN M, et al. Acute Infectious Gastroenteritis in Infancy and Childhood. Dtsch Arztebl Int, 2020, 117 (37): 615-624.

[3] THIAGARAJAH JR, KAMIN DS, ACRA S, et al. Advances in Evaluation of Chronic Diarrhea in Infants. Gastroenterology, 2018, 154 (8): 2045-2059 e6.

[4] CHEN J, WAN CM, GONG ST, et al. Chinese clinical practice guidelines for acute infectious diarrhea in children. World J Pediatr, 2018, 14 (5): 429-436.

[5] 国家卫生健康委员会, 国家中医药管理局. 儿童急性感染性腹泻病诊疗规范 (2020 年版). 中国医药科学, 10 (21): 8.

第六节 乳糖不耐受

【概述】

乳糖 (lactose) 是人类和哺乳动物乳汁中特有的碳水化合物, 是由葡萄糖和半乳糖组成的双糖。在婴幼儿生长发育过程中, 乳糖不仅可以提供能量, 还参与大脑的发育进程。人们摄入乳糖后需要乳糖酶 (lactase) 将其分解成单糖后才可以被吸收。乳糖不耐受 (lactose intolerance, LI) 是指因乳糖酶量不足或活性低下引起乳糖吸收不良继而引发一系列消化道系统症状, 包括以下一种或多种症状: 摄入乳糖或含乳糖的食物后出现腹痛、腹泻、恶心、胃肠胀气和/或腹胀。乳糖不耐受在中国婴幼儿中发病率极高, 有报道乳糖不耐受约占婴儿腹泻的 46.9%~70.0%, 是婴儿非感染性腹泻的常见原因之一。

【病因和发病机制】

乳糖是哺乳动物奶液中重要的碳水化合物, 是以单体分子形式存在于乳中的唯一双糖, 由葡萄糖和半乳糖通过 1,4-糖苷键连接而成, 经乳腺内乳糖合成酶作用产生。乳糖以人乳中含量最为丰富, 约为 7.2g/100ml，牛乳中的含量为 4.7g/100ml。婴儿摄入乳糖后首先被位于小肠黏膜上皮细胞刷状缘的乳糖酶水解为半乳糖和葡萄糖，随即迅速在小肠内吸收。乳糖酶又称 β-半乳糖苷酶，是由小肠上皮细胞刷状缘分泌，其活性从十二指肠近端段向远端段逐渐增加，在空肠或近段回肠达高峰，末段回肠乳糖酶活性较低。乳糖酶的编码基因 lactasegene（LCT）位于 2 号染色体长臂上（2q21-22），长度约 50kb。与其他双糖酶相比，乳糖酶成熟最晚、含量最低、最易受损、修复最慢。乳糖摄入后，在乳糖消化吸收的任一环节出现问题，均可导致肠腔内乳糖浓度的异常升高。过高的乳糖浓度使肠腔内渗透压升高，从而导致渗透性腹泻。此外，未消化的乳糖进入结肠段，肠道内菌群会将乳糖分解为乳酸等有机酸，进一步提高肠腔渗透压，并释放氢气、甲烷等气体，刺激肠道蠕动，加重腹泻，并且出现腹胀、腹痛等临床症状。而释放的氢气一部分弥散进入血液循环，通过呼吸运动由肺排出，这也成为乳糖氢呼气实验的临床基础。

【诊断】

1. **分型**　婴幼儿乳糖不耐受的主要原因与机体乳糖酶缺乏有关，临床根据具体病因将婴幼儿乳糖不耐受大致分为四种类型：

（1）先天性乳糖酶缺乏：是乳糖不耐受较严重的类型，多为常染色体隐性遗传，典型的特点是出生时小肠中乳糖酶数量基本为零，而其他双糖酶和小肠上皮细胞的组织学结构是正常的，可能与乳糖酶基因 lactasegene（LCT）突变有关。先天性乳糖酶缺乏较为罕见，患儿出生后短期即可发病，首次进奶后即有明显腹泻症状，严重时还可导致脱水和电解质紊乱，甚至威胁生命安全，此类患儿需终身避免食用含乳糖食物。

（2）发育性乳糖酶缺乏：此型主要见于胎龄小于 34 周的早产儿，又被称为相对乳糖酶缺乏症。早产儿因小肠菌群发育不完善，容易出现乳糖酶缺失或活性不足，加上出生后感染风险较高，后续喂养期间更容易继发性缺乏而发生各种乳糖不耐受胃肠道症状，如恶心、呕吐、腹胀、腹泻、胃潴留等。但发育性乳糖酶缺乏多为暂时性，随着新生儿肠道逐渐发育，乳糖酶数量、活性都会有所提升，乳糖不耐受症状也相应改善。

(3) 原发性乳糖酶缺乏：此病症相较于上述几类，发病率更高，又可称为成人性乳糖酶缺乏，是乳糖不耐受的最常见原因。该型患儿出生时大多乳糖酶正常，随着年龄的增长，乳糖酶活性逐渐下降，乳糖不耐受症状逐渐加重，成年时乳糖酶活性降至出生时的 5%~10%，国内研究发现儿童乳糖不耐受和乳糖吸收不良的发病率在 7~8 岁时最高达 87.6%，而 3~5 岁时为 38.5%。全世界不同种族人群发病率不同，亚洲人发病率接近 100%，白种人发病率最低，约为 2%~15%。但较大儿童及成人不是以乳糖为主要饮食，故摄入少量乳糖尚不至于引发临床症状。

(4) 继发性乳糖酶缺乏：所有可以使小肠黏膜上皮细胞受损的疾病均可以继发乳糖酶的缺乏，从而引起乳糖不耐受的症状，如感染性腹泻、窒息缺氧、克罗恩病、胃肠手术等，导致患儿出现暂时性乳糖酶缺乏，随着疾病的恢复，损伤的小肠黏膜上皮细胞也逐渐恢复，乳糖酶活性可逐渐提高。该型在任何年龄段均有可能发生，但婴幼儿发生率明显更高。

2. 临床表现　乳糖酶缺乏时并不一定都出现临床症状。乳糖酶的活性与多种因素有关，一般不会完全消失，有的患儿由于乳糖摄入量少等原因没有出现临床症状，称为乳糖吸收不良（lactose malabsorption）。乳糖吸收不良是一种生理问题，可归因于摄入的乳糖量与乳糖酶水解双糖的能力之间的不平衡。婴幼儿乳糖不耐受因病因差异，临床表现多样，且持续时间以及严重程度也不尽相同，婴幼儿常见症状是腹泻，典型的粪便为黄色稀便，带泡沫及酸臭味；年长儿则以腹部不适、腹胀为多见。

(1) 消化道表现：因乳糖酶缺乏或活性降低，大量无法吸收的乳糖潴留肠腔，乳糖及其分解的更小分子的乳酸导致内容物渗透性增高，水分潴留，引发渗透性腹泻，患儿表现为大便异常，呈稀糊状或蛋花汤样，夹杂泡沫、奶块，有酸臭味，严重时每日腹泻十余次。进入结肠无法被吸收的乳糖，受到结肠内细菌酵解，产生气体刺激肠壁，可引起恶心、嗳气、腹胀、腹痛等。患儿一般排便前哭闹不适，排便后有所改善,尤其在吃奶后表现突出。

(2)消化道外表现:无法消化的乳糖进入结肠后,经细菌酵解还可产生毒性代谢产物,引发一些全身症状,如头痛、抑郁、注意力和记忆力下降、口腔溃疡、心律失常、瘙痒、肌肉和关节疼痛等。

(3)长期影响:腹泻和其他全身症状是婴幼儿乳糖不耐受最典型表现,若期间未接受有效诊治,部分患儿可能出现恶化,发展为慢性腹泻,随病程不断加重可引发低钙、低锌、微量元素缺乏、水电解质紊乱、贫血、营养不良等合并症和不良预后。

3. 实验室检查　　目前,国内还没有把乳糖酶缺乏的实验室检查作为必要的诊断依据,可以通过检测大便乳糖及大便 pH 值来诊断乳糖酶缺乏。但目前缺乏国标的商业化检测试剂。临床上多以诊断性去乳糖治疗或添加乳糖酶等试验性诊断治疗方法来观察症状是否好转来考虑或排除乳糖不耐受。可用的诊断方法有如下几种:

(1)氢气呼气试验(breath hydrogen testing,BTH):氢气呼气试验的原理是未分解乳糖在肠道可以产生一定量的氢气吸收入血后随肺排出,测定呼出氢气的水平可以间接反映乳糖的消化吸收状况。方法:口服 1~2g/kg 乳糖,3 小时后测定呼气中氢气浓度,与空腹水平比较,升高 $>2 \times 10^{5}$mol/L(ppm)判定为吸收不良。该方法操作无损伤,灵敏准确简便,但需配备微量氢气测定仪,操作时间长达数小时,并需要受试者很好的配合,年幼儿不适用。此外,当小肠细菌过度生长时,BTH 可出现假阳性。

(2)乳糖耐量实验:乳糖被乳糖酶分解产生半乳糖和葡萄糖,乳糖耐受者血糖会出现明显的峰值,若乳糖酶缺乏不能分解乳糖产生葡萄糖,则血清葡萄糖水平呈现平滑曲线。禁食 8 小时后测基线血糖。然后按 2g/(kg·d)口服 20% 的乳糖溶液,最大剂量不超过 50g。服用乳糖后 30 分钟、60 分钟、90 分钟、120 分钟各检测血糖 1 次。如果血糖上升幅度大于 1.4mmol/L 提示乳糖耐受,反之则考虑乳糖吸收不良。目前,临床上末梢血糖监测手段较为普遍,因此该方法亦可用于婴幼儿甚至新生儿的乳糖不耐受检测。但是该方法受胃排空、葡萄糖代谢情况、肠蠕动等相关因素的影响,小婴儿禁食 8 小时可行性较差且存在一定危险,故早产儿对乳糖不耐受情况较为严重时不建议应用该方法。

(3) 大便还原糖及 pH 值测定:未消化的乳糖进入结肠后,肠道内菌群会将乳糖分解为乳酸、脂肪酸等有机酸,使大便呈酸性,因此测定大便中还原糖及 pH 值可用来判断乳糖分解的程度。可以用醋酸铅氢氧化铵法或者改良班氏试剂法来定性测定大便还原糖,一般认定还原糖(++)即为阳性。大便 pH<5.5 为乳糖不耐受的证据。该方法简便、可操作性强,缺点是留取大便时需要新鲜标本,稀便时液态大便不能渗漏至尿布上,婴幼儿留取标本较困难,且还原糖的测定读取结果判断颜色时有主观因素的存在。该方法可用于人群的普筛,也可用于早产儿乳糖不耐受的检测。

(4) 血半乳糖测定:乳糖经乳糖酶水解成葡萄糖和半乳糖并吸收入血,肝脏能将半乳糖代谢成葡萄糖,而乙醇能抑制半乳糖向葡萄糖转化,提高血中半乳糖浓度。血中半乳糖浓度降低,可间接提示乳糖酶缺乏。空腹进食负荷量乳糖(儿童 2g/kg,成年人 50g)后测定血半乳糖浓度,如果服乳糖后 40 分钟血半乳糖浓度 <0.3mmol/L 则提示乳糖吸收不良。可采用毛细管血法,较静脉血法易被儿童及家长接受。

(5) 尿半乳糖检测试验:人体中的半乳糖来源于摄入乳糖的消化吸收,半乳糖在人体内代谢后 80% 从尿中排出;测定尿中半乳糖水平可以间接特异地反映乳糖的消化吸收状况,判断受试者是否为乳糖不耐受。尿中半乳糖在半乳糖氧化酶的作用下生成己二醛糖和过氧化氢,后者使 3,5-二氯-2-羟基苯磺酸氧化呈红色,不变色提示乳糖不耐受。

(6) 基因诊断:可发现位于 2 号染色体长臂上(2q21-22)乳糖酶的编码基因 LCT 的缺陷。还有研究表明,基因型 13 910C>T 多态性与乳糖酶活性相关,可以在症状出现之前预测乳糖不耐受,然而这种检测的临床用途是有争议的,因为它可能导致在症状出现之前进行不必要的乳糖限制。

(7) 小肠活检乳糖酶测定:乳糖酶和其他十二指肠双糖酶(蔗糖

酶、麦芽糖酶、异麦芽糖酶)可在十二指肠活检中黏膜测定,可区别原发性或继发性乳糖酶缺乏。原发性仅有乳糖酶活力下降,而无肠黏膜病变,继发性常伴有肠黏膜损害。该方法是检测乳糖酶是否缺乏的金标准,但为侵入性检查,对婴幼儿来说操作不易,且家长难以接受,临床应用较少。

(8)治疗性诊断:应用去乳糖饮食2周,如症状消失则考虑乳糖不耐受,但需进一步做相关检查;如症状未缓解,可以排除乳糖不耐受的诊断。

【鉴别诊断】

许多疾病的临床表现与乳糖不耐受相似,需仔细鉴别。常见的有各种肠炎、牛奶蛋白过敏等。

1. 肠炎　细菌性肠炎常伴发热,大便有黏液或脓血,大便镜检可有脓细胞和/或红细胞。病毒性肠炎有程度不同的稀水便,常有发热。但应注意病毒性肠炎常可继发乳糖不耐受。

2. 牛奶蛋白过敏　牛奶蛋白过敏的患儿在喂食奶粉后也会出现腹泻、腹胀、呕吐、血便、生长发育受限等症状,但牛奶蛋白过敏患儿临床症状多表现为慢性过程,在更换为游离氨基酸或深度水解蛋白配方奶粉后临床症状好转,且血常规、嗜酸性粒细胞计数、血清IgE、食物过敏原等检测可以进一步鉴别(表5-5)。

表 5-5　乳糖不耐受与牛奶蛋白过敏的主要区别

项目	乳糖不耐受	牛奶蛋白过敏
机制	酶缺乏	免疫介导反应
出现症状	继发性婴儿期更常见,原发性一般不发生在5岁以前	1岁以内
预后	不可逆	在儿童时期(2~5岁)有缓解倾向
涉及食品	乳糖、母乳	牛奶蛋白
引发剂量	克	从微克到毫克

续表

项目	乳糖不耐受	牛奶蛋白过敏
胃肠道症状	腹痛、恶心、腹胀、胀气和腹泻(不常见:便秘、呕吐)	IgE 介导:荨麻疹,嘴唇、舌头和上颚的血管性水肿;口腔瘙痒;恶心;绞痛性腹部疼痛;呕吐;腹泻 非 IgE 介导:呕吐,腹泻,粪便中有血和/或黏液,腹痛,吸收不良,通常与发育不良或体重增加不佳有关
肠外表现	头痛、眩晕、记忆障碍和嗜睡	IgE 介导:皮肤(急性荨麻疹和/或血管性水肿);呼吸系统(鼻痒、打喷嚏、流涕或充血和/或结膜炎、咳嗽、胸闷、气喘或呼吸短促);其他(过敏反应的迹象或症状) 非 IgE 介导:过敏性湿疹
检查方法	乳糖呼吸测试(BTH)	回避激发试验
饮食治疗	低乳糖饮食	无牛奶蛋白饮食

【治疗】

如果患儿大便次数不太多,生长发育状况良好,即使存在乳糖不耐受,一般也不需特殊治疗。若症状明显,影响生活质量及生长发育,则必须认真对待。婴幼儿乳糖不耐受治疗主要以缓解症状、预防相关并发症为主,具体治疗方法分为以下几方面:

1. 饮食治疗　根据病情严重程度,给予乳糖不耐受婴幼儿以无乳糖饮食或低乳糖饮食。但需要注意乳糖含量会影响钙吸收,长期钙吸收下降会继而影响骨代谢,增加骨质疏松发生风险,因此饮食治疗过程中要注意为患儿定时补充钙、维生素 D、磷等必需物质。

2. 药物治疗　乳糖酶在植物、真菌、细菌和哺乳动物肠道中普遍存在,外源性补充乳糖酶理论上是治疗乳糖不耐受的最佳方案。患儿不需要改变原有饮食结构,只需正常食用母乳,即可从中获得有益养分。但通过研究发现,乳糖酶作用受多项因素影响,如剂量、酶含量、活性时间、食物影响、胃内 pH 值等,都可能影响乳糖酶治疗效果,导致该治疗方法成本较高,治疗效果缺乏循证医学的证据,也是限制乳糖酶治疗的主要原因。

3. 益生菌与益生元　益生菌进入人体后,在肠道中分泌β-半乳糖苷酶,改善机体对乳糖的代谢吸收;使胃排空速度和肠转运时间减慢,延长小肠内残存乳糖酶消化乳糖的时间,促进乳糖分解吸收;也可加强结肠酵解作用,以此改善乳糖不耐受的临床症状。益生菌主要包括乳酸菌(如乳酸杆菌、双歧杆菌)以及其他如链球菌、肠球菌、拟杆菌中的某些菌株。目前应用最多的益生菌主要有双歧杆菌与乳酸杆菌。益生元,如半乳寡糖(GOS),可以作为特定共生结肠菌的底物,特别是乳杆菌和双歧杆菌群,有助于发酵 GOS 和乳糖,缓解乳糖不耐受的症状。研究发现,GOS 刺激乳糖代谢结肠菌的生长和活性可以增加乳糖向葡萄糖、半乳糖和短链脂肪酸的发酵。一些证据表明,这种"结肠适应"减少了大肠的气体产生,并可能改善乳糖消化和耐受性。

4. 基因治疗　应用基因工程技术直接生产乳糖酶为患儿进行补充,或口服带有目的基因(编码β-半乳糖苷酶基因)的腺病毒相关病毒载体,能成功地使肠上皮细胞持续表达β-半乳糖苷酶,是从根本上解决婴幼儿乳糖酶缺乏的措施,目前都在研究中。

【预防】

除先天性乳糖不耐受以外,婴儿持续乳糖不耐受主要是乳糖酶活性不足或乳糖过多超过负荷所致,因此可以尝试给予低乳糖奶粉喂养。对于早产儿,早期肠内喂养有助于提高乳糖酶活性,且纯母乳喂养者乳糖酶活性高于纯配方奶喂养者。肠内喂养的早产儿尽早给予奶制品或母乳喂养,有助于提高乳糖酶活性,降低以后乳糖不耐受发生的可能性。

> 附：乳糖不耐受的诊治流程图

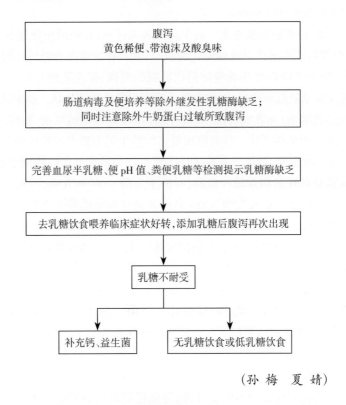

（孙 梅 夏 婧）

参考文献

［1］DI COSTANZO M, BERNI CANANI R. Lactose Intolerance: Common Misunderstandings. Ann Nutr Metab, 2018, 73 (Suppl 4): 30-37.

［2］HEINE RG, ALREFAEE F, BACHINA P, et al. Lactose intolerance and gastrointestinal cow's milk allergy in infants and children-common misconceptions revisited. World Allergy Organ J, 2017, 10 (1): 41.

［3］张小娇, 姜毅, 张艳玲, 等. 婴儿乳糖不耐受的临床特点、治疗及大便 pH 值的诊断意义. 中华实用儿科临床杂志, 2019, 34 (19): 1467-1471.

［4］PORZI M, BURTON-PIMENTEL KJ, WALTHER B, et al. Development of

Personalized Nutrition：Applications in Lactose Intolerance Diagnosis and Management. Nutrients，2021，13（5）.

［5］ TOMCZONEK-MORUS J，WOJTASIK A，ZEMAN K，et al. 13 910C>T and 22 018G>A LCT gene polymorphisms in diagnosing hypolactasia in children. United European Gastroenterol J，2019，7（2）：210-216.

第七节　抗生素相关性腹泻

【概述】

抗生素相关性腹泻（antibiotic-associated diarrhea，AAD）是指使用抗菌药物以后出现的无法用其他原因解释的腹泻。抗生素引起肠道菌群紊乱是 AAD 发生和发展的基础，可导致抗生素不敏感或耐药细菌的过度增殖而引发条件致病菌感染，还可降低肠道碳水化合物和胆汁酸代谢导致渗透性和分泌性腹泻或直接刺激肠道蠕动增加而致病。艰难梭菌、产气荚膜梭菌、金黄色葡萄球菌、产酸克雷伯杆菌和白假丝酵母菌等是 AAD 的常见致病菌，其中，产毒素型艰难梭菌最为常见，又称为艰难梭菌相关性腹泻（clostridium difficile-associated diarrhea，CDAD），可引起医院内传播。儿童尤其是婴幼儿是 AAD 的高发人群，早产和低出生体重、接受肠道手术或侵入性操作和长时间住院、有严重基础疾病或慢性消化系统疾病及长期使用质子泵抑制剂等增加 AAD 发生风险，几乎所有抗菌药物都可引起 AAD，以头孢菌素类（尤其是第三代头孢菌素类）、大环内酯类及青霉素类为常见，联合用药及长疗程或短期内多次使用抗生素更易引发 AAD。AAD 的病情轻重不等，病程可长可短，CDAD 易复发（治疗后复发率可达 20%~25%），其危害在于延长原发疾病的恢复时间和增加医疗负担，重者可引起严重并发症，甚至死亡。应该强调的是，AAD 是可预防的疾病，合理使用抗生素是预防的基础，益生菌预防 AAD 亦已得到肯定。

【诊断】

近期曾使用或正在使用抗生素后出现腹泻稀便或水样便，甚或黏液便、脓血便、血便,或见片状或管状假膜(又称假膜性肠炎,pseudomembranous colitis,PMC),且不能用各种明确病因所解释,可临床诊断为 AAD。如果细菌学检查检出优势生长的条件致病菌,可直接诊断为相应病原性肠炎。

1. 临床表现及分型　儿童 AAD 的潜伏期一般为 2~6 天,典型病例通常在使用抗生素期间起病,仅有 8%~15% 延迟起病。根据临床表现分为以下四型:

(1) 轻型(单纯性腹泻):为最常见类型。仅表现为稀便,每日 2~3 次,持续时间短,无中毒症状,通常为 I 度或轻 II 度肠道菌群失调。

(2) 中型:菌群失调 II 度以上,腹泻次数较多,可有肠道条件致病菌感染。

(3) 重型:在严重菌群紊乱基础上继发特殊的条件致病菌如艰难梭菌或白假丝酵母菌等感染。症状重,腹泻次数一般每日 10~20 次,可达 30 次,可伴有发热、腹部不适和里急后重等。

(4) 极重型(暴发型):除腹泻外,还有脱水、电解质紊乱及低蛋白血症等并发症,甚至发生中毒性巨结肠(此时腹泻可停止),可并发肠穿孔。

2. 实验室检查

(1) 粪常规及培养:粪常规:轻型可无白细胞和红细胞;中型以上可见白细胞和/或红细胞增多(III度菌群失调者可见大量白细胞)。真菌可直接镜检发现,但应注意排除口服酵母菌制剂。部分患者(多见中型及以上)可培养出优势生长的条件致病菌。疑为 PMC 患者应至少送检 2 份粪样本做厌氧菌培养。

(2) 菌群失调的诊断标准

1) 粪便涂片直接观察法:正常肠道细菌总数为每高倍油浸镜视野 501~5000 个;儿童粪便中各类菌正常比例范围:革兰氏阴性杆菌占 20%~40%,革兰氏阳性杆菌占 50%~80%,革兰氏阳性球菌占 2%~13%,革兰氏阴性球菌占 1%~7%。将肠道菌群失调分为三度:①I度菌群失调:细菌总数略微减少(每高倍油浸镜视野 101~500 个细菌);革兰氏阳性杆菌略有减少;革兰氏阴性杆菌稍有增加(或革兰氏阳性球菌增加）。②Ⅱ度菌群失调：细菌总数明显减少（每高倍油浸镜视野 11~100 个细菌）；革兰氏阳性杆菌显著减少；革兰氏阴性杆菌明显增加，可高达 90% 以上；革兰氏阳性球菌较正常增多；杆菌和球菌比例倒置；类酵母菌和梭菌明显增多。③Ⅲ度菌群失调：细菌总数极度减少（每高倍油浸镜视野 <10 个细菌），仅见某种优势菌群，常见菌群为葡萄球菌、类酵母菌、致病性大肠埃希氏菌或艰难梭菌等。

2）定量培养法和微生物高通量分子技术：将每种细菌的数量与参考值进行比较以及计算双歧杆菌数/肠杆菌科数（B/E）比值来评估。前者方法繁琐，后者检测费用昂贵，都不适用于临床常规检查。

（3）艰难梭菌感染的病原学诊断：能分泌毒素（A 和 B 等）的艰难梭菌才能引起艰难梭菌感染（clostridium difficile infections，CDI）。取粪便样本进行下列病原学检查。

1）谷氨酸脱氢酶（glutamate dehydrogehase，GDH）检测：GDH 是广泛存在于 CD 表面的酶。用酶免疫法（enzyme immunoassay，EIA）检测 GDH，敏感性极高，但缺少特异性，仅作为筛查试验。阴性可排除，阳性者需加做后续产毒素试验加以证实。

2）毒素检测：用 EIA 法检测毒素 A/B，特异性高，但敏感性较低。阳性可诊断 CDI，阴性或弱阳性者需加做毒素基因检测证实，或可重复检测。

3）毒素基因检测：用实时定量聚合酶链反应（real-time PCR）或等温扩增法或 GeneXpert 等核酸扩增技术（NAAT）检测 CD 毒素基因（*tcdB* 或 *tcdA* 或同时检测多个基因包括 *cdt* 和 *tcdC* nt117 缺失），以预测高产毒素 CD 菌株的存在，是快速诊断 CDI 的"金标准"。AAD 患者检测阳性可诊断 CDI。

4）产毒素培养：厌氧培养检出 CD 后需加做毒素检测或细胞毒性试验，阳性可诊断 CDI。特异性高，敏感性稍低，但耗时。

（4）结肠镜和组织病理检查：主要用于 PMC 的诊断。

1）结肠镜：PMC 病变多位于乙状结肠和直肠，肠壁可见散在黄白色斑块样隆起，圆形或椭圆形，可融合成灰黄或白色假膜，假膜脱落处可见溃疡,邻近黏膜水肿和充血,触之易出血。

2) 组织病理检查:早期轻度病变为黏膜灶状坏死,固有层内中性粒细胞、淋巴细胞和浆细胞浸润和纤维素渗出;重者有腺体破坏和细胞坏死,周围细胞浸润伴有典型火山样隆起坏死病变和假膜形成,严重者病变延伸至黏膜下层,偶见全层肠壁受累。

【鉴别诊断】

1. 感染性腹泻　中型以上 AAD 常有肠道条件致病菌感染,其大便性状和常规检查可呈现感染性腹泻的特点,临床上易误诊为感染性腹泻。主要根据患者是否存在 AAD 高危因素和综合分析抗菌药物使用史,及其与腹泻发生的关系来进行临床鉴别;若存在粪便肠道菌群失调有助于 AAD 的诊断;粪便细菌培养检出致病菌和其他微生物学检查如 CD 毒素基因检测有助于二者的鉴别。

2. 炎症性肠病　重型以上 AAD 需与炎症性肠病相鉴别。后者常伴有贫血和营养不良等全身症状,可有关节和皮肤等肠外表现,且病情迁延和反复;除 C 反应蛋白明显增高外,还常见粪便钙卫蛋白和血清免疫球蛋白水平明显增高、血沉明显增快和/或相关自身抗体(如抗中性粒细胞胞浆抗体谱、抗小肠杯状细胞抗体、抗胰腺腺泡细胞抗体和抗酿酒酵母抗体)阳性;肠镜检查和组织活检是主要诊断依据。粪便肠道菌群Ⅲ度失调有助于 AAD 的诊断。

【预防】

AAD 重在预防。严格掌握使用抗生素指征是预防 AAD 的根本措施,宜根据病情尽量选用对肠道菌群影响较小或窄谱或 AAD 发生风险低的药物。益生菌有预防 AAD 的作用,其不良事件发生率低至4%,但免疫抑制、危重症、结构性心脏病及中央静脉导管置管的高危人群应谨慎使用。

1. 推荐益生菌预防的适应证　包括:①使用广谱类抗生素(如 β内酰胺类、大环内酯类和喹诺酮类)和抗厌氧菌抗生素;②使用经肝脏代谢或胆汁排泄且在粪便中药物浓度明显增高的抗生素,如红霉素和克林霉素及静脉用头孢哌酮;③预计抗生素疗程达 8 天以上;④联合使用抗生素;⑤其他情况:早产儿、低出生体质量儿、有并发症和曾经发生过 AAD 或 CDAD。

2. 推荐益生菌种类 强烈推荐布拉氏酵母菌 CNCM Ⅰ-745 和鼠李糖乳杆菌 GG 用于预防 AAD；条件性推荐布拉氏酵母菌 CNCM I-745 用于预防 CDAD。另外，国内制剂包括酪酸梭菌二联活菌散、双歧杆菌三联活菌散/胶囊、双歧杆菌乳杆菌三联活菌片等也可用于预防 AAD。

3. 推荐益生菌预防剂量和疗程 布拉氏酵母菌 CNCM Ⅰ-745 推荐剂量≥50 亿 CFU/d，鼠李糖乳杆菌 GG 剂量（100 亿~200 亿）CFU/d，可达到最佳效果。推荐干预疗程时间为 7~21 天，早产儿可延长 4~6 周或直至出院。其他菌株（包括国内制剂）尚未形成推荐意见。

【治疗】

1. 停用和调整抗生素 大约 22% 的病例在停用抗生素后 3 天内临床症状缓解。因基础疾病不能停用者应减少抗生素种类和选择对肠道菌群影响较小或窄谱抗菌药物。

2. 益生菌的应用 建议补充益生菌以恢复肠道菌群平衡，但在特定的菌株、制剂和使用剂量等方面仍存在很大不确定性，暂无具体推荐方案。

3. 针对特殊病原体的治疗 轻型腹泻且大便白细胞计数正常时，可先行观察 48 小时，再决定是否抗病原治疗。

（1）艰难梭菌感染的治疗：无症状 CD 携带者不予抗病原治疗。

1）轻~中型和首次复发的初始治疗：首选甲硝唑口服，30mg/(kg·d)，分 3~4 次，最大量为 2g/d，或万古霉素口服，20mg/(kg·d)，每 6 小时一次给药，最大量 500mg/d，疗程 10~14 天。

2）重型和极重型或甲硝唑无效者的治疗：可单用万古霉素口服，40mg/(kg·d)，每 6 小时一次给药，最大量 2g/d，待病情稳定后减为 20mg/(kg·d)，口服受限或肠梗阻者可保留灌肠（成人：万古霉素 500mg 溶于生理盐水 100ml，每 6 小时一次给药）；或联合甲硝唑口服或静脉用药，30mg/(kg·d)，每 8 小时一次给药，最大量 1.5g/d，疗程 10~14 天。还可选择口服非达霉素（美国 FDA 批准用于≥6 个月儿童 CDI，按体重计单剂用量：4~7kg：80mg，7~<9kg：120mg，9~<12.5kg：

160mg,≥12.5kg:200mg,每 12 小时一次),疗程 10 天。

3）复发病例的治疗：推荐口服万古霉素递减和脉冲给药疗法：每次 10mg/kg（最大量 125mg），每 6 小时一次给药，连用 10~14 天；减为每天 2 次，用 1 周；减为每天 1 次，继用 1 周；减为每 2 天或 3 天口服 1 次，用 2~8 周，总疗程约 6~12 周。或者采用 10mg/kg（最大量 125mg），每 6 小时一次给药，用 1 周后停 1 周，如此 3~4 次循环。

（2）真菌性肠炎的治疗：根据病情，可口服制霉菌素，（5 万~10 万）U/（kg·d），分 3~4 次，或口服氟康唑 3~6mg/（kg·d），1 次服。疗程建议 2 周。口服困难或有肠外感染者可选用氟康唑静脉滴注，若疑为曲霉或耐药真菌感染者建议使用伏立康唑（口服或静脉滴注）或棘白菌素类或两性霉素 B 治疗。

（3）金黄色葡萄球菌肠炎的治疗：推荐静脉用万古霉素治疗。

4. 对症支持治疗　纠正水和电解质及酸碱平衡失调。低蛋白血症者可输注白蛋白或血浆等。静脉用丙种球蛋白（IVIG）主要针对 CD 毒素，可用于严重和复发性 CDAD 病例。可使用肠黏膜保护剂和补充锌剂。不推荐使用控制疼痛的阿片类药物及肠动力抑制剂。

5. 粪菌移植　对于复发 3 次以上或严重 CDI，建议行粪便菌群移植。但对于接受结肠次全切术患者的效果不确定。儿科临床数据有限。

6. 外科手术　CDI 并发结肠穿孔时，强烈推荐手术治疗；并发急性腹膜炎或休克（尤其是血乳酸增高≥3mmol/L）患者手术也能受益；对所有药物治疗无效的中毒性巨结肠患者手术可能有用。手术治疗能有效降低病死率。手术方式多为大肠切除术或回肠造口术（结肠旷置保留，联合万古霉素灌洗结肠治疗）。结肠次全切除保留直肠的患者术后仍需接受抗菌药物治疗。

> ➢ 附:抗生素相关性腹泻的诊治流程图

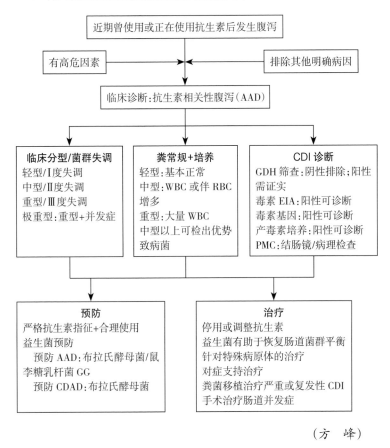

近期曾使用或正在使用抗生素后发生腹泻

有高危因素 ⇄ 排除其他明确病因

临床诊断:抗生素相关性腹泻(AAD)

临床分型/菌群失调
轻型/Ⅰ度失调
中型/Ⅱ度失调
重型/Ⅲ度失调
极重型:重型+并发症

粪常规+培养
轻型:基本正常
中型:WBC 或伴 RBC 增多
重型:大量 WBC
中型以上可检出优势致病菌

CDI 诊断
GDH 筛查:阴性排除;阳性需证实
毒素 EIA:阳性可诊断
毒素基因:阳性可诊断
产毒素培养:阳性可诊断
PMC:结肠镜/病理检查

预防
严格抗生素指征+合理使用
益生菌预防
　预防 AAD:布拉氏酵母菌/鼠李糖乳杆菌 GG
　预防 CDAD:布拉氏酵母菌

治疗
停用或调整抗生素
益生菌有助于恢复肠道菌群平衡
针对特殊病原体的治疗
对症支持治疗
粪菌移植治疗严重或复发性 CDI
手术治疗肠道并发症

(方　峰)

参考文献

[1]郑跃杰,武庆斌,方峰,等.儿童抗生素相关性腹泻诊断、治疗和预防专家共识.中华实用儿科临床杂志,2021,36(6):424-430.

[2]方峰,俞蕙.小儿传染病学.5版.北京:人民卫生出版社,2020.

[3]缪晓辉,冉陆,张文宏,等.成人急性感染性腹泻诊疗专家共识.中华消化杂志,2013,33(12):793-802.

[4]李兰娟.感染微生态学.2版.北京:人民卫生出版社,2012.

第八节 炎症性肠病

【概述】

炎症性肠病(inflammatory bowel disease,IBD)是指原因不明的一组非特异性慢性胃肠道炎症性疾病,包括溃疡性结肠炎(ulcerative colitis,UC)、克罗恩病(Crohn's disease,CD)和未定型IBD(IBD unclassified,IBDU)。IBDU是指一种结肠型IBD,根据其表现既不能确定为CD,又不能确定为UC。极早发型IBD(very early onset IBD,VEO-IBD)是指6岁以前发病并诊断的IBD。VEO-IBD中还包含新生儿IBD(小于28日龄)和婴幼儿IBD(小于2岁)。

【病因和发病机制】

IBD病因至今仍未完全明确,其发病机制非常复杂,目前研究与遗传易感性、环境因素、感染因素及免疫调节相关,这是个多种因素、多环节共同参与的结果。

1. 遗传因素 儿童IBD遗传因素占主导地位。随着免疫学、遗传学、分子生物的迅速发展,特别是全基因组关联研究(GWAS)、基因芯片等技术的应用,目前发现与IBD有关的遗传易感位点为163个,其中110个是两种共有的,特异性CD位点为30个,特异性UC位点为23个。核苷酸结合寡聚化结构域蛋白2(NOD2)是CD发现的第一个易感基因,当NOD2发生突变时,受体缺失可促进肠道炎症调节和促炎机制不平衡,从而出现肠道通透性受损,肠道病原清除障碍,不正常活化单核细胞,肠道微生物群被NOD样受体(NOD-like receptor,NLR)识别,引起肠道炎症反应。HLA基因也被报道与CD密切相关。在VEO-IBD单基因突变中,最常见的是IL-10及IL-10R(IL-10RA、IL-10RB)功能缺失性基因突变。目前研究表明IL-10信号通路主要通过JAK-STAT通路发挥作用,调控对应靶基因的表达,而IL-10受体基因突变导致STATs不能磷酸化,使IL-10介导的脂多糖(lipopolysac charide,LPS)诱导巨噬细胞、外周单核细胞中的TNF-α异常增高,引起肠道炎症。报道的关于VEO-IBD相关基因变异还有

XIAP、*TTC7A*、*RAG1/2*、*IL-7R*、*LIG4* 或 *ADA*、*CYBB*、*CYBA*、*NCF1/2/4*、*BTK* 及 *FOXP3* 基因等。

2. 环境因素 儿童 IBD 与吸烟、被动吸烟、饮食、压力、家庭卫生等因素相关。其中吸烟为影响 IBD 最主要环境因素之一。饮食中水果、燕麦、富含纤维素食物摄入减少,而高糖、高蛋白、过多不饱和脂肪酸摄入增加,可影响肠道微生物,破坏肠道黏膜屏障功能,从而使 IBD 发病率增加。在干净的环境下,儿童 IBD 的发病率增加,儿童免疫系统尚未完善,需要通过不断接触细菌、病毒等病原体,持续刺激免疫系统,使其发育平衡。近年来,随着生活水平提高,环境卫生改善,IBD 患儿的发病率也在逐年上升。

3. 感染因素 微生物感染在 IBD 中起重要作用,包括细菌、病毒、真菌、寄生虫等。常见的引起 IBD 的细菌有金黄色葡萄球菌、艰难梭菌、沙门菌及大肠埃希菌等。其机制可能为肠道菌群失调造成肠道黏膜受损,病原的内毒素、抗原等使肠道黏膜免疫系统改变,引起炎症反应。除常见细菌感染外,近年来对巨细胞病毒感染仍有争议。而真菌紊乱也是 IBD 发生、发展的重要因素。真菌细胞壁分子为复杂性先天免疫应答,糖蛋白细胞壁、β-葡聚糖通过细胞内模式识别受体(pattern recognition receptors,PRRs)激活免疫系统,介导核转录因子 kappaB(NF-κB),调节炎症因子生成及 Th-1、Th-17 活化。

4. 免疫因素 肠上皮屏障为单层柱状上皮细胞,是肠腔和固有层之间的屏障。屏障受损,抗原可进入固有层导致免疫细胞过度活化。目前研究发现,先天免疫 TLRs 和 NOD 蛋白表达和功能均有改变。获得性免疫具有高度特异性,与 T 细胞的种类、数量及功能相关,Th1 细胞、Th2 细胞、Th9 细胞、Th17 细胞及 Treg 细胞在 IBD 发生的过程中参与了非常重要的免疫调节过程。

【病理生理】
CD 可侵犯整个消化道,最常累及末端回肠,病变呈节段性、非对称性分布。肉芽肿并非 CD 病理诊断的必要条件。回肠末端黏膜可表现为小肠绒毛萎缩或变平,幽门腺化生,伴大量淋巴细胞、浆细胞浸润。早期可表现为局灶性绒毛萎缩,局灶性绒毛表面或隐窝有中性粒细胞浸润,小灶黏膜糜烂。结肠黏膜的隐窝结构改变大多局限而轻微,仅可见少量隐窝分支、隐窝加长或缩短。上消化道病变形态多,表现为局灶性炎症,伴或不伴肉芽肿。CD 肛周病变常为深部肛门脓肿和复杂型肛瘘,肛门活检表现为非特异性炎症,伴脓肿、瘘管等,少数表现为斑片状炎症,淋巴细胞、组织细胞浸润,偶见肉芽肿。

UC 始于直肠,常见左半结肠,以直肠、乙状结肠为重,偶尔累及回肠末端,亦可能累及阑尾,极少累及上消化道,病变呈弥漫性、连续性分布,多位于黏膜层,浆膜层无明显异常。镜下为非特异性炎症,多局限于黏膜层及黏膜下层,固有层全层可见淋巴细胞、浆细胞浸润,隐窝结构改变广泛而显著,可见基底浆细胞增多,潘氏细胞化生,结肠黏膜表面绒毛化。活动期可见大量隐窝炎及隐窝脓肿,可伴糜烂或溃疡。静止期隐窝结构异常可持续存在,但固有层浸润炎症细胞明显减少,无隐窝炎及隐窝脓肿。病程长者黏膜明显萎缩变薄,隐窝数量明显减少。

【诊断】

1. 病史　腹痛、腹泻、便血和体重减轻等症状持续 4 周以上或 6 个月内类似症状反复发作 2 次以上,临床上应高度怀疑 IBD。

2. 临床表现　儿童 CD 最常发生于学龄期和青春期,发病高峰年龄为 9~17 岁。CD 临床表现多样,包括慢性起病、反复发作的右下腹或脐周腹痛伴明显体重下降、生长发育迟缓,可有腹泻、腹部肿块、肠瘘、肛周病变,以及发热、贫血等全身性表现。只有少数患儿会出现经典的"三联征":腹痛、腹泻和体重下降,还有少部分 CD 患儿以肛周脓肿和肛周瘘管起病。

儿童 UC 最常见的临床症状是持续性血便伴腹泻,伴不同程度的全身症状。

IBD 患儿不仅有消化道症状,肠外表现在 6 岁以上患儿也比较多见。肠外表现最常累及的器官包括口腔、关节、皮肤、眼。具体表现如下:

(1)口腔改变:多见于 CD 患者,往往与其他肠外表现同时出现,其口腔表现为非特异性,主要包括阿弗他口炎、舌炎、唇炎、口腔周围皮炎、苔藓样反应和念珠菌病、牙周炎。

（2）IBD 相关的骨骼肌肉及关节疾病 IBD 相关的脊柱关节疾病（spondyloarthropathy,SPA）：是 IBD 最常见的肠外表现之一。主要包括强直性脊柱炎、骶髂关节炎和周围关节病变。

（3）皮肤改变：结节性红斑（erythema nodosum,EN）是 IBD 皮肤改变的最常见疾病之一，部分患儿可出现坏疽性脓皮病、急性发热性嗜中性皮病（SWEET 综合征）、转移性克罗恩病、银屑病等。接受抗肿瘤坏死因子（anti-tumor necrosis factor,anti-TNF）治疗的患儿出现银屑病样皮肤病变风险也会增加。

（4）眼部症状：眼部症状是继皮肤和关节病变之外较为常见的肠外表现。最常见的是巩膜表层炎和葡萄膜炎。其他还包括巩膜炎、角膜病变、乳头状炎、神经球性、神经炎、中央浆液性脉络膜视网膜病变、脉络膜炎、眼眶蜂窝织炎、眼眶炎性假瘤。

（5）肝胆系统及胰腺改变：主要包括原发性硬化性胆管炎（primary sclerosing cholangitis）、自身免疫性肝炎（autoimmune hepatitis,AIH）、肝脓肿、肝硬化、胆管癌、非酒精性脂肪肝、胆石症及药物性肝损伤。原发性硬化性胆管炎与 IBD 相关性最强，可引起肝外胆管和肝内胆管狭窄和破坏。

（6）呼吸系统：大气道是 IBD 最常见的受累部位，支气管扩张是 IBD 最常见的肺部肠外表现。

（7）其他肠外表现：贫血、白细胞增多、继发性血小板减少、凝血异常、门静脉血栓、肾结石、IgA 肾病、肾小球肾炎、肾脏淀粉样变、极少见有肾脏肉芽肿性变、心包炎、心肌炎以及房室传导阻滞、心脏淀粉样变性、扩张性心肌病、心内膜心肌纤维化和不稳定心绞痛、阴蒂前肿块等。

3. 实验室检查

（1）血液检查：包括血常规、C 反应蛋白、血沉、肝肾功能、凝血功能、维生素、微量元素、电解质、T 细胞酶联免疫斑点试验（T-SPOT）、1,3-β-D 葡聚糖检测/半乳糖甘露醇聚糖抗原检测（G/GM 试验）、巨细胞病毒抗体、EB 病毒抗体、人类免疫缺陷病毒抗体、免疫球蛋白、淋巴细胞亚群、中性粒细胞呼吸爆发检测、四唑氮蓝试验，对于高度怀疑单基因缺陷的患儿可选择进行基因检测。

（2）粪便检查：粪便钙卫蛋白，当粪钙卫蛋白 >200μg/g 时，用于诊断 IBD 的灵敏度高达 92%~95%，而特异度为 74%~76%；>800μg/g 时，特异度高达 95%，灵敏度下降至 73%。且粪便钙卫蛋白也作为疾病随访过程中评估疾病有无活动的一个指标。粪便钙卫蛋白越接近 50μg/g，完全内镜治愈的可能性就越高。粪便寄生虫、粪便培养、病原学检测（沙门菌、志贺菌、耶尔森菌、空肠弯曲菌、艰难梭菌）也是用于诊断及评估疾病的方法。

4. 内镜检查　结肠镜检查是 IBD 诊断的首选检查，镜检要达到末端回肠。对于疑似 IBD 患儿需常规进行胃镜检查和小肠镜检查，小肠镜检查优先考虑胶囊内镜，如经胃镜、结肠镜检查联合组织活检以及胶囊内镜检查后，仍不能确诊者，需考虑气囊辅助式小肠镜联合组织活检进一步明确。

CD 内镜下胃肠道典型表现为病变呈节段性、非对称性、跳跃性分布，可见阿弗他溃疡、裂隙样溃疡、纵行溃疡、铺路石样肠黏膜、肠腔狭窄、肠壁僵硬等。

UC 结肠镜下表现为黏膜呈颗粒状、充血、质脆易出血、血管纹理模糊或消失、弥漫性点状糜烂、浅溃疡或小溃疡，伴脓性分泌物附着，反复发作的 UC 可表现为假息肉及黏膜桥形成。儿童 UC 不典型病变比较常见：①直肠赦免，即内镜下直肠黏膜无典型 UC 表现，但组织学检查符合典型 UC 表现。②短病程，即患儿在起病不久就接受结肠镜检查，活检提示片状炎性病变或缺少典型的隐窝结构异常。③盲肠斑片，即表现为左侧结肠炎合并盲肠炎症（常为阑尾周围炎症）。盲肠炎症部位活检可表现为非特异性炎症病变。④上消化道累及，即 UC 患儿可存在上消化道病变，可表现为胃内糜烂或小溃疡，但非匍匐形或纵形。组织学表现为散在的或局灶性炎症，无肉芽肿（隐窝周围肉芽肿除外）。⑤急性重度 UC，即病理上可表现为黏膜全层炎或深溃疡，其他特征不典型。无淋巴细胞浸润，V 形的裂隙样溃疡。

内镜检查需进行黏膜组织活检行组织病理学检查，要求多段（包括病变部位和非病变部位）、多点取材，不论肉眼观察组织是否有异常,每部分(十二指肠、胃、食管、末端回肠、盲肠、横结肠、乙状结肠和直肠)均应取多点活检(每部分≥2处),避免漏诊。

胶囊内镜:对患儿痛苦小,能直接观察小肠黏膜是否光滑、完整,血管形态是否正常,有无增粗、畸形等。但胶囊内镜镜头在拍摄时可能存在盲区和遗漏,对肠腔内清洁度要求高。此外,因儿童肠腔相对成年人狭窄,尤其须注意胶囊滞留的风险。禁忌证:肠狭窄、既往腹部手术病史(相对禁忌)、危重疾病伴有全身系统性表现。对于不能吞胶囊的患儿,可借助特殊的装置在胃镜下将胶囊送入十二指肠。

5. 影像学检查

(1) CT 肠道成像(CT enterography,CTE)和 MR 肠道成像(MR enterography,MRE):是 CD 肠道检查的有效方法,两者可清晰显示肠腔、肠黏膜、肠壁及肠管外组织结构的改变。IBD 黏膜炎症的磁共振表现包括肠壁增厚(最常见)、肠腔张力增高、肠系膜血管充血(如梳状征)、淋巴结肿大以及肠系膜脂肪浸润。具有无辐射性、优良的软组织对比度及多参数多序列成像的优点。年龄小于 6 岁患儿首选 MRE 进行小肠病变检查。

(2) 盆腔磁共振:用于检测疑似或合并肛周病变的 CD 患儿,评估肛瘘、肛周脓肿的位置及范围,为手术和药物治疗评估提供重要信息。

(3) 腹部超声:对回肠末端病变的敏感性较高,超声检查结果的精确性与检查者的经验及专业程度有关。

(4) 胸部 X 线:主要用于激素、生物制剂、免疫抑制剂治疗前排除肺部感染及肺结核等表现。

6. 疾病评估

(1) CD:1) 临床类型:可按巴黎分类分型(表 5-6)。

2) 疾病活动度评估:临床上用儿童克罗恩病活动指数(pediatric Crohn's disease activity index,PCDAI)(表 5-7)来评估儿童 CD 的疾病活动严重程度以及进行疗效评价。PCDAI<10.0 为缓解期,10.0~27.5 为轻度活动期,30.0~37.5 为中度活动期,40.0~100.0 为重度活动期。

表 5-6 克罗恩病的巴黎分类

部位	L1:远端 1/3 回肠 ± 局限回盲部疾病
	L2:结肠
	L3:回结肠
	L4a:上部近端至 Treitz 韧带
	L4b:上部远端至 Treitz 韧带和近端至远端 1/3 回肠
表现	B1:非狭窄,非穿透性
	B2:狭窄
	B3:穿透性
	B2B3:穿透性和狭窄病变,在相同或不同的时期
	P:肛周病变型
生长	G0:没有生长延迟的依据
	G1:生长延迟

表 5-7 儿童克罗恩病活动指数(PCDAI)

项目	评分
腹痛	
无	0
轻度,不影响日常生活	5
中/重度、夜间加重、影响日常生活	10
每日便次	
0、1 次稀便,无血便	0
1、2 次带少许血的糊状便或 2~5 次水样便	5
6 次以上水样便或肉眼血便或夜间腹泻	10
一般情况	
好,活动不受限	0
稍差,偶尔活动受限	5
非常差,活动受限	10

续表

项目	评分
体质量	
体质量增长	0
体质量较正常轻≤10%	5
体质量较正常轻≥10%	10
身高 [a] (诊断时)或身高速率	
身高下降 1 个百分位等级内或身高生长速率在–1 个标准差之内	0
身高下降 1~2 个百分位等级或身高生长速率在–1~–2 个标准差	5
身高下降 2 个百分位等级以上或身高生长速率在–2 个标准差以下	10
腹部	
无压痛、无肿块	0
压痛或者无压痛肿块	5
压痛、肌卫、明确的肿块	10
肛周疾病	
无或无症状皮赘	0
1、2 个无痛性瘘管、无窦道、无压痛	5
活动性瘘管、窦道、压痛、脓肿	10
肠外疾病	
无	0
1 个表现	5
≥2 个表现	10
红细胞比容(%)	
男、女(<10 岁)≥33；女(10~19 岁)≥34；男(11~15 岁)≥35；男(>15~19 岁)≥37	0
男、女(<10 岁)28~32；女(10~19 岁)29~33；男(11~15 岁)30~34；男(>5~19 岁)32~36	2.5
男、女(<10 岁)<28；女(10~19 岁)<29；男(11~15 岁)<30；男(>15~19 岁)<32	5.0

续表

项目	评分
红细胞沉降率（mm/h）	
<20	0
20~50	2.5
>50	5
白蛋白（g/L）	
>35	0
25~35	5
<25	10

注：a：百分位数法评价身高的方法常分为第 3、10、25、50、75、90、97 百分位数，即 7 个百分位等级

（2）UC

1）临床类型：分为初发型和慢性复发型。初发型指无既往病史而首次发作；慢性复发型指在临床缓解期再次出现症状。

2）病变范围：根据巴黎分类分型（表 5-8）。

表 5-8 溃疡性结肠炎的巴黎分类

病变范围	E1：溃疡性直肠炎
	E2：左半结肠 UC（直肠到脾曲）
	E3：广泛性 UC（直肠到肝曲）
	E4：全结肠炎（超过肝曲）
严重程度	S0：从无严重情况（PUCAI≥65 分）
	S1：曾有严重情况

3）疾病活动度：UC 可分为活动期和缓解期。根据小儿溃疡性结肠炎活动指数（pediatric ulcerative colitis activity index，PUCAI）（表 5-9），PUCAI 总分：0~85；疾病缓解：<10 分；轻度活动：10~34 分；中度活动：35~64 分；重度活动：≥65 分。重新评估时 PUCAI 改变超过 20 分时有临床意义。

表 5-9　小儿溃疡性结肠炎活动指数（PUCAI）

项目	分数
1. 腹部疼痛	
无腹痛	0
腹痛可以忍受	5
腹痛不能忍受	10
2. 直肠出血	
无直肠出血	0
仅少量的，在不到 50% 粪便中有	10
大多数的粪便有少量血	20
大量，大于粪便的 50%	30
3. 粪便形状	
成型	0
部分成型	10
完全不成型	20
4. 24 小时粪便的次数（次）	
0~2	0
3~5	5
6~8	10
>8	15
5. 夜间排便（任何事件引起觉醒）	
没有	0
有	10
6. 活动耐量	
无活动限制	0
活动受限	5
严重限制活动	10

【鉴别诊断】

(一) CD 的主要鉴别诊断

1. 肠结核 回结肠型 CD 与肠结核的鉴别困难,具有特异性的干酪性坏死,病理活检检出率很低。需根据临床表现、结肠镜下所见及活检进行综合分析。提示肠结核的表现可有:伴肠外其他器官结核;血清结核菌纯化蛋白衍生物(purified protein derivatives,PPD)试验强阳性;结肠镜下见典型的环形溃疡、回盲瓣口固定开放;肠结核肉芽肿多位于黏膜下层,活检见肉芽肿分布在黏膜固有层且数目多、直径大,特别是有融合;抗酸杆菌染色阳性,阴性不能作为排除肠结核的依据。结核杆菌的聚合酶链反应(polymerase chain reaction,PCR)检测有助于确定诊断。

2. 白塞综合征 患儿常出现口腔及外阴溃疡,内镜常见回盲部单个或多个边界清楚的深溃疡。病理活检可见浆膜下层或黏膜下层较深处特异性的血管炎,黏膜活检一般看不到血管炎,故大多数情况下,活检不能明确肠白塞综合征的诊断。急性病变者溃疡旁黏膜呈缺血改变,活检提示病变与缺血相关,可排除 CD。慢性病变者溃疡旁黏膜呈慢性肠炎改变,尤其是单部位取材时,很难与 CD 鉴别。肠白塞综合征没有肉芽肿形成,若有肉芽肿,则提示 CD 可能性大。

(二) UC 的主要鉴别诊断

1. 过敏性结肠炎 患儿常伴湿疹,有牛奶蛋白过敏史,部分有过敏性疾病家族史。牛奶蛋白回避及激发试验可帮助诊断。结肠镜检查可见大量淋巴滤泡增生。

2. 急性感染性肠炎 患者中半数粪便常规培养病原学阴性,鉴别的关键是随访。急性感染性肠炎有自限性,一般在 2~4 周恢复,当病情持续而病原学(包括特殊细菌培养)阴性则支持 UC 诊断。

3. 慢性肠道传染病 慢性腹泻伴黏液血便者,需与阿米巴痢疾和血吸虫病相鉴别。怀疑阿米巴痢疾时可行粪便查阿米巴滋养体、包囊等。血吸虫病者常有疫水接触史,伴肝脾大,粪便检查可见吸虫卵、孵化毛蚴阳性。急性期直肠镜检查可见黏膜黄褐色颗粒,活检可见血吸虫卵。还有一些病原体感染,如空肠弯曲菌、耶尔森菌、艰难梭菌、真菌、巨细胞病毒、EB 病毒、人类免疫缺陷病毒等,可行血抗体、粪便培养等检查进一步鉴别。

【治疗】

儿童 IBD 的治疗目标为诱导并维持临床缓解及黏膜愈合,促进生长发育,改善患儿生存质量,将药物不良反应维持在最低水平。儿童 IBD 治疗方案基于疾病活动度的评估及病变的累及范围,包括诱导缓解和维持缓解两阶段。对于初诊或复发的患儿,首先应进行诱导缓解,成功诱导缓解后,再进行维持缓解治疗。治疗主要包括营养治疗、药物治疗和手术治疗。根据儿童克罗恩病预后不良的预测因素有不同的诱导治疗建议(表 5-10)。

表 5-10 儿童克罗恩病预后不良的预测因素和诱导治疗建议

风险	巴黎分类	其他风险	治疗
低风险	B1	无其他危险因素	EEN、激素
中风险	B1	治疗 12 周无缓解	考虑升级至 TNF 单抗
中风险	B1+G1	有生长迟缓	升阶梯治疗或优选 TNF 单抗
高风险	B1(L3+L4)	病变广泛	优选 TNF 单抗
高风险	B1+P	肛周病变	TNF 单抗联合肛周治疗
高风险	B2	无其他风险	优选 TNF 单抗
高风险	B2	梗阻表现	肠切除联合术后 TNF 单抗治疗
高风险	B3(肠穿孔、腹腔瘘管、炎性肿块或脓肿)		手术联合术后 TNF 单抗治疗

(一)营养治疗

1. 肠内营养治疗 肠内营养包括全肠内营养(exclusive enteral nutrition,EEN)和部分肠内营养(partial enteral nutrition,PEN)。EEN 是指回避常规饮食,只进食肠内营养制剂。EEN 可作为轻中度儿童 CD 诱导缓解的一线治疗方案,但不能单纯用来维持缓解,且不能作为儿童 UC 的诱导缓解及维持缓解的治疗。EEN 的首选配方为整蛋白配方,若患儿存在牛奶蛋白过敏,可选择要素膳或半要素膳。EEN 疗程 6~12 周,随后在 2~4 周内逐步引入低脂少渣食物。若患儿可耐受,则每隔 3~4 天引入一种简单有营养易消化的安全食物,逐渐再转为正常饮食,但需避免高脂、精糖类和粗纤维等不易消化食物。在食物逐渐引入过程中,如患儿体重增加可逐渐减停 EEN。PEN 可以作为辅助治疗,帮助患儿维持缓解,但不能单纯以 PEN 来诱导缓解或维持缓解。

2. 肠外营养 适应证如下:

(1) CD 继发短肠综合征早期或伴有严重腹泻;

(2) 高流量小肠瘘;

(3) 肠梗阻,不能越过梗阻部位利用远端肠管进行肠内营养治疗或营养管放置失败者;

(4) 严重腹腔感染未得到控制;

(5) 重症 UC 肠衰竭;

(6) 肠内营养不能给予充足能量时(< 正常生理需要量的 60%);

(7) 消化道大出血;

(8) 中毒性巨结肠。

肠内营养禁忌或肠内营养不耐受情况下可短暂使用或补充性使用肠外营养,不作为 IBD 的首选营养支持方式。

3. 维生素、微量元素 定期监测与营养相关的实验室指标,尤其是维生素 D、锌、钙、铁、叶酸、维生素 B_{12} 等,根据检测结果给予针对性补充治疗。

(二) 药物治疗

1. 氨基水杨酸制剂(5-aminosalicylic acid, 5-ASA) 口服 5-ASA 作为轻中度 UC 诱导缓解的一线治疗方案。轻中度直肠炎,可局部 5-ASA 单药治疗。对于轻度活动期结肠型 CD 诱导缓解和维持缓解治疗有效性不明确。口服制剂包括柳氮磺胺吡啶和美沙拉嗪,直肠用药制剂为 5-ASA 灌肠剂和栓剂。柳氮磺胺吡啶疗效与美沙拉嗪相当,但不良反应多。推荐用于轻中度活动儿童 UC 的诱导及维持缓解治疗。5-ASA 直肠用药量为 25mg/(kg·d),最大总剂量为 1g/d。口服 5-ASA 用药量为 30~50mg/(kg·d)。

2. 糖皮质激素 适应证:

(1) 对 5-ASA 无效的轻度活动期 UC 或中重度活动期 UC 的诱导缓解治疗。

(2) 中、重度活动性 CD 的诱导缓解治疗。

按泼尼松 1mg/(kg·d)(其他类型全身作用激素的剂量按相当于上述泼尼松剂量折算)起始给药,最大总剂量 40mg/d。对于重度 UC 患儿,最大总剂量可达 60mg/d。对于病变局限在回盲部的 CD 患儿,可考虑布地奈德治疗,剂量 0.45mg/(kg·d),最大剂量 9mg/d。重度活动性 CD 不推荐用布地奈德,重度活动性 UC 可选用静脉滴注甲泼尼龙 1.0~1.5mg/(kg·d),最大剂量 60mg/d。IBD 患儿不宜长期接受糖皮质激素治疗,部分患儿对激素会产生依赖性,且会明显抑制患儿的生长发育。

3. 免疫抑制剂

(1) 嘌呤类制剂:儿童 IBD 的免疫抑制剂主要为嘌呤类制剂。适应证:①应用激素诱导缓解的重度 UC 的维持缓解;②5-ASA 不耐受的 UC 患儿;③UC 频繁复发(1 年内复发 2~3 次);④激素依赖的 UC 患儿且 5-ASA 已用到最大剂量;⑤儿童 CD 维持缓解的首选。包括硫唑嘌呤(azathioprine, AZA)或巯嘌呤(6-mercaptopurine, 6-MP)。两者疗效相似。AZA 起效较慢,初次给药 3 个月左右起效,AZA 目标剂量为 1.5~2.5mg/(kg·d),6-MP 目标剂量为 1.0~1.5mg/(kg·d)。常见的不良反应有骨髓抑制、肝功能损害和胰腺炎等。所以初次用药一般从 1/3 或半量开始,4 周左右逐渐增加到足剂量,期间需要监测血常规和肝功能,并且在服用 AZA 前需检测硫唑嘌呤甲基转移酶(TPMT)基因多态性。

(2) 甲氨蝶呤(methotrexate, MTX):若硫嘌呤类药物无效或不能耐受者,可考虑应用 MTX 维持缓解,剂量为 10~25mg/m^2,给药方式为肌内注射、皮下注射或口服,每周 1 次。最大剂量每次 25mg。口服叶酸(每周 1 次,1 次 5mg 在甲氨蝶呤 24~72 小时后;或每天 1mg,每周 5 天),

可减少肝毒性和胃肠道副作用。

(3) 其他:沙利度胺(反应停)可用 CD 合并结核分枝杆菌感染及儿童难治性 CD。用药剂量 1.5~2.5mg/(kg·d)。由于其潜在的致畸、外周神经病变等不良反应,用药前需充分与家长沟通并签署知情同意书后方可应用;并密切监测其不良反应,如有外周神经炎、嗜睡、精神异常等,应及时减量或停用。重度活动期 UC 可应用环孢霉素 4~6mg/(kg·d),他克莫司 0.2mg/(kg·d)。治疗期间需监测药物血药浓度,根据血药浓度调整剂量,并严密监测药物不良反应。

4. 生物治疗 抗 TNF-α 单克隆抗体包括英夫利昔单抗(infliximab,IFX)、阿达木单抗(adalimumab,ADA)和赛妥珠单抗等。美国和欧盟已批准 IFX 和 ADA 用于治疗儿童 CD。适应证:

(1) 对于中重度活动性 CD,若采用全肠内营养 EEN 或糖皮质激素诱导治疗未达到临床缓解,建议使用抗 TNF-α 单抗诱导和维持缓解。

(2) 中重度活动性 CD,若使用免疫抑制剂(硫唑嘌呤或甲氨蝶呤)未达到或无法维持临床缓解,建议使用抗 TNF-α 单抗治疗来诱导和维持临床缓解。

(3) 中重度活动期 CD 的诱导和维持缓解治疗。

(4) 合并肛周瘘管的儿童 CD,建议早期使用抗 TNF-α 单抗诱导和维持缓解,并结合适当的抗生素治疗和手术干预。

(5) 合并严重肠外表现的 CD 患儿,建议早期使用抗 TNF-α 单抗诱导和维持缓解。

(6) 回肠切除后 6~12 个月应进行内镜监测,对于复发风险高的患儿,建议术后使用抗 TNF-α 单抗治疗。存在狭窄前扩张的肠狭窄、肠梗阻及穿透性病变的 CD 患儿,建议外科手术联合术后使用抗 TNF-α 单抗治疗;对于术前使用 TNF-α 单抗治疗的患儿及术后内镜评分高的患儿,建议术后 4 周开始使用抗 TNF-α 单抗维持治疗。

(7) 对于 VEO-IBD 患儿,排除免疫缺陷病导致的 CD 样表现。

(8) 重度 UC 治疗失败的。

用法用量:IFX 以每次 5mg/kg 在第 0、2、6 周静脉注射诱导缓解,随后每间隔8周给予相同剂量维持治疗。治疗过程中药物剂量随着体质量增长而增加。对于失应答的患儿剂量可增加至10mg/kg,输注间隔时间可缩短至4周。建议主动药物浓度监测调整剂量而不是经验性调整或切换治疗方案。血药浓度不足情况下的剂量优化选择:①缩短给药间隔;②增加剂量。发现药物抗体,可结合药物浓度制定对策:①增加药物浓度;②增加免疫抑制剂;③换其他生物制剂。年龄越小的患儿,炎症负荷越重,药物代谢更快,可能需要更高的剂量、更短的用药间隔时间,才能维持足够的谷浓度。治疗前需严格除外结核、乙肝及其他感染因素。若存在脓肿、感染、结核,需充分抗感染、脓肿引流后再考虑IFX治疗。

ADA初始(第1天)剂量2.4mg/kg(最大160mg)皮下注射,2周后1.2mg/kg(最大80mg)诱导缓解,以后每隔1周0.6mg/kg(最大40mg)维持缓解;或者对于体质量>40kg,建议前3次注射剂量分别为160mg、80mg和40mg;体质量<40kg,建议前3次注射剂量分别为80mg、40mg和20mg作为诱导和维持缓解。失应答后可每周使用一次。

5. 抗生素治疗 对于合并肛瘘或肛周脓肿的患儿,推荐应用甲硝唑或三代头孢类抗菌药物。对于有细菌感染依据的患儿,可考虑抗菌药物作为辅助治疗。

(三) 手术治疗

1. 急诊手术 当IBD出现危及生命的并发症,而药物治疗无效者应及时手术,如肠梗阻、急性穿孔、大出血、中毒性巨结肠、腹腔脓肿等。

2. 择期或限期手术 内科治疗后症状顽固不缓解、长期药物治疗不能耐受者,或者出现难治性瘘管和窦道、癌变等。

【预防】

IBD患儿避免西式饮食(高脂肪、高蛋白、高糖、低蔬果);避免高脂饮食(包括奶中的饱和脂肪);避免含有大量乳化剂的食物和饮料(如调料、人造黄油、冰激凌等)。

> 附:克罗恩病的医疗管理流程图

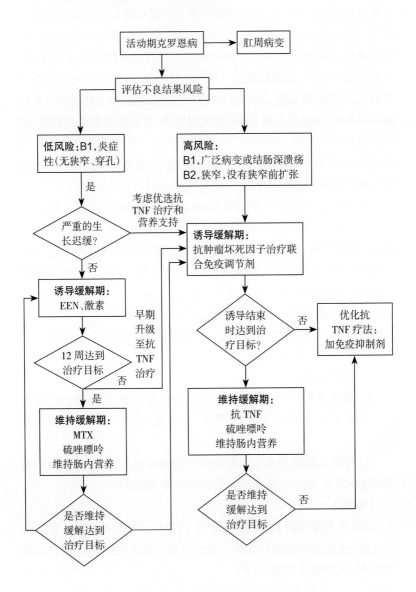

> 附：炎症性肠病的诊断流程图

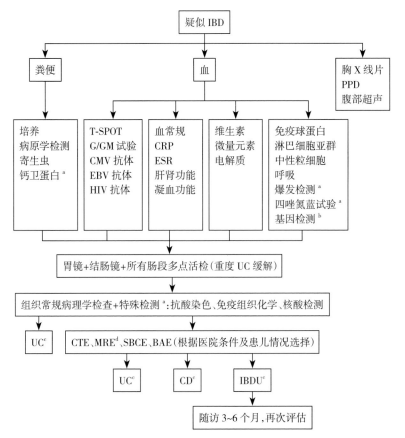

IBD：炎症性肠病；PPD：结核菌素试验；T-SPOT：T 细胞酶联免疫斑点试验；G/GM 试验：1,3-β-D 葡聚糖检测/半乳糖甘露醇聚糖抗原检测；CMV：巨细胞病毒；EBV：EB 病毒；HIV：人类免疫缺陷病毒；CRP：C 反应蛋白；ESR：红细胞沉降率；UC：溃疡性结肠炎；CTE：CT 小肠成像；MRE：磁共振小肠成像；SBCE：胶囊小肠镜；BAE：气囊辅助式小肠镜；CD：克罗恩病；IBDU：未定型炎症性肠病；[a] 有条件的单位可选择进行检测，[b] 对于高度怀疑存在单基因缺陷的患儿可选择进行基因检测（如 IL-10R、IL-10、CYBB、FOXP3、XIAP、TTC7A、LRBA 等基因）；[c] 结合临床表现、实验室检查、内镜检查及组织病理学检查后确诊；[d] 小于 6 岁儿童首选 MRE 进行小肠影像学检查

（许春娣）

参考文献

［1］OH SH, BAEK J, LIANY H, et al. A Synonymous Variant in IL10RA Affects RNA Splicing in Paediatric Patients with Refractory Inflammatory Bowel Disease. J Crohns Colitis, 2016, 10 (11): 1366-1371.

［2］VAN RHEENEN PF, ALOI M, ASSA A, et al. The Medical Management of Paediatric Crohn's Disease: an ECCO-ESPGHAN Guideline Update. J Crohns Colitis, 2020, jjaa161.

［3］LEVINE A, GRIFFITHS A, MARKOWITZ J, et al. Pediatric modification of the Montreal classification for inflammatory bowel disease: the Paris classification. Inflamm Bowel Dis, 2011, 17 (6): 1314-1321.

［4］TURNER D, GRIFFITHS AM, WALTERS TD, et al. Appraisal of the pediatric Crohn's disease activity index on four prospectively collected datasets: recommended cutoff values and clinimetric properties. Am J Gastroenterol, 2010, 105 (9): 2085-2092.

［5］HYAMS JS, FERRY GD, MANDEL FS, et al. Development and validation of a pediatric Crohn's disease activity index. J Pediatr Gastroenterol Nutr, 1991, 12 (4): 439-447.

［6］MIELE E, SHAMIR R, ALOI M, et al. Nutrition in Pediatric Inflammatory Bowel Disease: A Position Paper on Behalf of the Porto Inflammatory Bowel Disease Group of the European Society of Pediatric Gastroenterology, Hepatology and Nutrition. J Pediatr Gastroenterol Nutr, 2018, 66 (4): 687-708.

［7］中华医学会儿科学分会消化学组, 中华医学会儿科学分会临床营养学组. 儿童炎症性肠病诊断和治疗专家共识. 中华儿科杂志, 2019, 57 (7): 501-507.

［8］中华医学会消化病学分会炎症性肠病学组病理分组. 中国炎症性肠病病理诊断专家指导意见. 中华炎性肠病杂志, 2021, 05 (1): 5-20.

［9］李雪华, 冯仕庭, 黄丽, 等. 中国炎症性肠病影像检查及报告规范专家指导意见. 中华炎性肠病杂志, 2021, 05 (2): 109-113.

［10］中华医学会消化病学分会炎症性肠病学组. 中国消化内镜技术诊断与

治疗炎症性肠病的专家指导意见.中华炎性肠病杂志,2020,04(4):283-291.

[11] 中华医学会消化病学分会炎症性肠病学组儿科协作组.抗肿瘤坏死因子-α 单克隆抗体治疗儿童克罗恩病的专家共识.中华炎性肠病杂志,2021,05(2):114-124.

[12] 陈莹.儿童炎症性肠病肠外表现研究进展.国际儿科学杂志,2020,47(4):248-251.

[13] MAASER C,STURM A,VAVRICKA SR,et al. European Crohn's and Colitis Organisation [ECCO] and the European Society of Gastrointestinal and Abdominal Radiology [ESGAR]. ECCO-ESGAR Guideline for Diagnostic Assessment in IBD Part 1:Initial diagnosis,monitoring of known IBD, detection of complications. J Crohns Colitis,2019,13(2):144-164.

第九节 小肠细菌过度生长

【概述】

小肠细菌过度生长(small intestinal bacterial overgrowth,SIBO)为小肠内细菌数量异常升高和/或菌群种类改变引起的小肠内细菌过度生长,临床上可表现为营养吸收不良、腹胀、腹痛等症状。SIBO 与各系统疾病相关,在成人肠易激综合征、肝硬化、炎症性肠病、慢性胰腺炎、代谢综合征、乳糜泻、系统性硬化症等均有较高的 SIBO 阳性率,但在不同疾病中差异很大。对儿童的 SIBO 研究不足,在腹痛、短肠综合征、应用质子泵抑制剂或其他抑酸剂等情况下 SIBO 发生率较高,肠易激综合征儿童 SIBO 阳性率为 65%~66%,腹痛儿童中为 14.3%~63%,囊性纤维化中为 37%~68%,短肠综合征和肠外营养中为 50%~100%,应用质子泵抑制剂或其他抑酸剂的儿童中为 22.5%~46%。

【病因】

人体在正常生理状态下可以通过一系列机制维持小肠内细菌稳态,通过胃酸破坏一部分细菌,胆汁和胰液抑制小肠内细菌生长,通过肠道蠕动降低肠腔内细菌定植的机会,黏膜分泌型 IgA 可以捕获细菌以被巨噬细胞清除,回盲瓣可以阻止结肠内细菌移位至回肠,人体通过以上一系列机制维持小肠细菌的数量和组成稳定。SIBO 的病因较为复杂,维持小肠细菌数量和组成稳定的任何环节出错都有可能出现 SIBO,解剖异常小肠梗阻、小肠憩室病、胃肠瘘等、长期应用抑酸剂导致胃酸分泌减少,囊性纤维化导致的胰腺外分泌功能不全,疾病如甲状腺功能减退、硬皮病、炎症性肠病、乳糜泻等导致的胃肠动力异常,药物如麻醉剂、抗胆碱药和止泻药等减慢肠动力,免疫缺陷或自身免疫抑制状态导致肠内细菌清除障碍,回盲瓣手术导致回盲瓣功能异常,解剖结构异常,儿童短肠综合征和肠外营养等均可能导致 SIBO。

【发病机制】

SIBO 患者碳水化合物吸收不良是由于肠道细菌在肠腔中降解糖类后产生了短链脂肪酸、二氧化碳、氢和甲烷等物质,导致酸性大便、胃肠道胀气。脂肪吸收不良的原因是细菌解离结合胆汁酸,以及游离胆汁酸具有的肠黏膜毒性;羟化脂肪酸和游离胆汁酸会刺激水和电解质分泌导致腹泻,脂肪吸收不良会导致体重下降、脂肪泻,以及脂溶性维生素 A、维生素 D、维生素 K 缺乏。蛋白质吸收不良是由肠黏膜对氨基酸摄取减少和细菌在肠道内降解蛋白质前体所致,与可逆性蛋白丢失性肠病相关。维生素 B_{12} 吸收不良是由于存在可以利用维生素 B_{12} 的厌氧菌,阻碍了与内因子的结合,从而导致大细胞性贫血和神经系统紊乱。

【诊断】

SIBO 可表现为腹部不适、腹痛、腹胀、肠鸣、腹泻、脂肪泻、维生素 A、维生素 D、维生素 B_{12} 缺乏、体质量减轻或蛋白丢失性肠病等,但缺乏特异的临床表现,有效的检测手段对 SIBO 的诊断尤为重要。多种方法可用于诊断 SIBO,包括近端小肠抽吸液培养、氢呼气试验(hydrogen breath test,HBT)、经验性抗生素治疗等,但各有其局限性,需临床医生慎重对待。

1. 近端小肠抽吸液培养 在上消化道内镜检查时,从内镜抽吸端口的无菌外套管中置入无菌导管采集,或在透视下插入导管采集,抽吸后将标本立即转移至无氧运输瓶,进行需氧和厌氧微生物培养。小肠液进行培养细菌菌落数 $>1\times10^5$CFU/ml 时可诊断 SIBO。此方法长期以来被认为是诊断 SIBO 的"金标准"。但此方法阳性标准缺乏共识,菌落数标准从 1×10^3CFU/ml 到 1×10^7CFU/ml 不等。且为侵入性检查,儿童可行性差,部分需镇静或麻醉剂。抽吸液可能被口腔等部位细菌污染,且 20%~60% 的小肠细菌和厌氧菌培养困难。目前,缺乏抽吸液处理和微生物培养的技术共识,更多地是用于科学研究。对于细菌过度生长位于中段或远端小肠的患儿,假阴性率高。

2. 甲烷和氢呼气试验 人体细胞不产生甲烷和氢气,当存在 SIBO 时,糖类物质进入结肠前被过度生长的小肠细菌酵解产生氢气和甲烷,部分经肠黏膜吸收弥散入血,循环至肺随呼气排出。呼出气体中甲烷和/或氢气的量可以间接反映 SIBO 情况。HBT 因其简便易行、经济无创、无放射性,近年来广泛应用于诊断 SIBO,但在测试底物选择、试验时间、间隔时间和诊断标准等方面仍缺乏共识。葡萄糖、乳果糖、木糖等是目前应用较多的测试底物,应用最广泛的是葡萄糖氢呼气试验(glucose hydrogen breath test,GHBT)和乳果糖氢呼气试验(lactulose hydrogen breath test,LHBT)。HBT 前 4 周避免应用抗生素,测试前 1 周避免应用促肠道动力药物或致泻药物,测试前一天避免食用易发酵食物如复合碳水化合物,测试前 8~12 小时禁食。

(1)乳果糖试验:正常人摄入乳果糖后在结肠内被肠道细菌代谢,产生氢气/甲烷,故在摄入乳果糖 2~3 小时内出现氢气水平单峰为结肠峰。空腹基线时呼气氢取样,然后口服 250ml 含 10g 乳果糖溶液,若符合以下任一项表现,认为氢呼气试验阳性:①0 分钟内呼气氢水平较基线值绝对增长大于等于 20ppm;②双峰模式,摄入乳果糖后 1 小时内氢水平早期升高出现小肠峰,随后 2~3 小时内出现结肠峰;③呼气试验中任何时刻甲烷大于等于 3ppm。由于 LHBT 结果和胃肠道传输时间密切相关,儿童进行检测解读结果时应考虑胃肠道传输时间跟成人的不同。

(2)葡萄糖试验:患者空腹基线时呼气氢取样,然后口服 250ml 含 50g 葡萄糖溶液,服用后 3 小时内每 20 分钟取样一次,若 2 小时内呼气氢水平较基线值升高≥12ppm,则视为葡萄糖呼气试验阳性。葡萄糖几乎可在近端小肠被完全吸收,亦可被过度生长的小肠细菌完全酵解,出现氢气的早高峰图形。因此,GHBT阳性即提示近端小肠存在SIBO,具有较高的特异性。新近研究表明葡萄糖氢呼气试验在SIBO中的敏感性和特异性分别可达77%和66%。但当远端小肠存在SIBO时,GHBT则可能出现假阴性,敏感性较低。

此外,由于部分SIBO患者肠道存在产甲烷菌,可将氢气转化成甲烷,造成单纯HBT假阴性,因此同时检测呼气中的甲烷丰度有助于提高SIBO的检出率。但由于产甲烷菌也可在结肠中过度生长,不仅限于小肠,因此,应用肠道产甲烷菌过度生长(intestinal methanogen overgrowth,IMO)较SIBO更为准确。

3. 经验性抗生素治疗 在不具备条件进行小肠液培养或HBT检测时,对于有相关症状而又存在SIBO危险因素的患儿可以经验性地应用抗生素,达到诊断和治疗的目的。但目前对治疗应答评价尚无确切标准,即使无反应也不能完全除外SIBO,更应注意抗生素的副作用,临床应用时应取得患儿家长的充分理解和配合。

4. 其他 如 $^{13}C/^{14}C$-D 木糖呼吸试验、^{14}C-甘氨胆酸呼气试验、对氨基苯甲酸尿排泄率测定和血清非结合胆汁酸测定等,部分存在放射性,检测仪器难以获得等,且检测结果受肠道及肝肾功能影响大,临床应用较少。未来或可考虑应用高通量测序技术检测SIBO患者肠道菌群多样性以提供精准治疗。

【鉴别诊断】

1. 乳糜泻 乳糜泻患者可有大便中脂肪增加、小肠活检示绒毛变钝,血清学检测肌内膜抗体IgA和抗组织转谷氨酰胺酶抗体IgA阳性等表现,但乳糜泻患者如不合并SIBO,呼气试验常阴性。

2. 肠易激综合征 SIBO与肠易激综合征的发生有一定关系,肠易激综合征患者也可合并SIBO,但两者之间关系尚不确定。一方面肠易激综合征患者呼气试验阳性可能与口-盲肠传输速度较快有关,而非SIBO;另一方面抗生素治疗可改善肠易激综合征症状,原因可能与肠道动力改善或结肠菌群改变有关,而不是单纯治疗SIBO所致。

3. 炎症性肠病　重度 SIBO 患者可存在非特异性回肠炎或结肠炎，需与炎症性肠病鉴别。但炎症性肠病中，溃疡性结肠炎患者肠道炎症累及直肠，并逆向累及近端结肠；克罗恩病可存在肠道多发节段性病变，典型表现为纵行溃疡、铺路石样肉芽增生、肠道狭窄或瘘管形成，在不合并 SIBO 情况下呼气试验为阴性。

【治疗】

除了积极治疗原发疾病和器质性疾病、消除危险因素以外，目前对于 SIBO 的主要治疗是应用抗生素、益生菌、胃肠动力药物、营养支持及饮食控制等。

1. 病因治疗　根据引起 SIBO 的病因进行相应治疗，如减少或停用抑酸药物、促进胃肠道蠕动等。SIBO 若由小肠内容物瘀滞、小肠动力异常、肠瘘等因素所致，应力争从根本上解除上述因素，才能使 SIBO 得到根本治疗。

2. 抗生素治疗　SIBO 是一种肠道菌群失调，故抗生素仍应为首选方案。但治疗目的并非完全根除肠道菌群，而在于修复、重塑肠道微生态环境。抗生素的选择缺乏循证依据推荐，临床选用抗生素仍以经验性为主，应覆盖需氧和厌氧性肠道细菌。目前多种抗生素被用于治疗 SIBO，成人 SIBO 患者可应用利福昔明、甲硝唑、克林霉素、新霉素、四环素、复方新诺明、红霉素、环丙沙星、诺氟沙星等。抗生素不仅可以提高患者的 HBT 转阴率，还能显著改善 SIBO 相关的胃肠道症状，但目前对抗生素的种类、剂量、疗程和耐药性等缺乏广泛共识。儿童用药选择更少，且没有涉及儿童的指南方案。儿童可选用药物可参考成人治疗方案经验性治疗，在一项对 20 名通过 LHBT 确诊为 SIBO 的巴西儿童进行的研究中，使用甲氧苄啶磺胺甲噁唑与甲硝唑合用的有效率为 95%。

SIBO 在抗生素治疗后即使临床有效，也可能复发，与其发病原因相关，复发率不同，有的患儿可能需要反复抗生素治疗，具体疗程和方案缺乏指南和共识。

3. 益生菌治疗　最新的荟萃分析显示益生菌可以有效地降低 SIBO 患者产氢量，提高转阴率，缓解腹痛，而且有两项研究表明益生菌联合抗生素的序贯疗法可以显著改善 SIBO 患者的胃肠道症状。但目前尚无益生菌治疗儿童 SIBO 的报道。

4. 饮食调整治疗　SIBO 患儿应避免碳酸饮料、不嚼口香糖以减少空气的吞入，可以帮助缓解腹胀。SIBO 的饮食调整主要集中在减少可发酵食品的摄入，限制不可吸收糖及含乳糖食物，避免可发酵甜味剂如三氯蔗糖、益生元如菊粉的摄入。新近研究较热的低 FODMAP(发酵低聚糖、双糖、单糖和多元醇)饮食可以明显改变肠道菌群，通过减少可发酵食物摄入而减轻 SIBO。

5. 其他治疗　SIBO 患儿可出现营养不良、维生素及铁缺乏等，导致儿童发育迟缓、体重下降及肠功能障碍。因此及时补充脂溶性维生素、矿物质，提供仅在近端小肠吸收的要素膳饮食，也可以改善 SIBO 的胃肠道症状，使 HBT 正常。促动力药多用于动力异常导致的 SIBO;肠道间断灌洗也可以作为预防 SIBO 复发的辅助手段。

【预防】

SIBO 病因多样，通过不同发病机制导致临床症状，维持正常的胃酸、胆汁、胰液分泌、正常的肠道解剖结构、稳定的肠道免疫及动力功能是预防 SIBO 的核心。

➢ 附:小肠细菌过度生长的诊断流程图

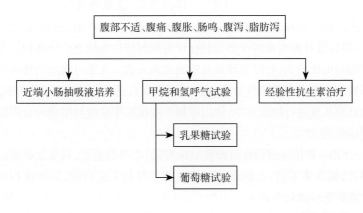

(李正红)

参考文献

[1] RAO SSC, BHAGATWALA J. Small Intestinal Bacterial Overgrowth: Clinical Features and Therapeutic Management. Clin Transl Gastroenterol, 2019, 10 (10): e00078.

[2] PIMENTEL M, SAAD RJ, LONG MD, et al. ACG Clinical Guideline: Small Intestinal Bacterial Overgrowth. Am J Gastroenterol, 2020, 115 (2): 165-178.

[3] LOSURDO G, SALVATORE D'Abramo F, INDELLICATI G, et al. The Influence of Small Intestinal Bacterial Overgrowth in Digestive and Extra-Intestinal Disorders. Int J Mol Sci, 2020, 21 (10): 3531.

[4] MASSEY BT, WALD A. Small Intestinal Bacterial Overgrowth Syndrome: A Guide for the Appropriate Use of Breath Testing. Dig Dis Sci, 2020, 66 (2): 338-347.

[5] GINNEBAUGH B, CHEY WD, SAAD R. Small Intestinal Bacterial Overgrowth: How to Diagnose and Treat (and Then Treat Again). Gastroenterol Clin North Am, 2020, 49 (3): 571-587.

第十节　坏死性小肠结肠炎

【概述】

坏死性小肠结肠炎(necrotising enterocolitis, NEC)是一种严重的胃肠道疾病,其特征为肠黏膜缺血性坏死,与重度炎症、肠道产气微生物侵袭,以及游离气体进入肠壁和门静脉系统有关,临床上主要表现为腹胀、呕吐、腹泻、便血,可出现休克或多器官功能衰竭,腹部 X 线检查以肠壁积气为特征。NEC 多见于早产儿,出生体重 500~1 500g 的早产儿 NEC 发病率为 7%~10%,约 10% 的 NEC 发生在足月新生儿。NEC 也是新生儿重要的死亡原因之一,需要外科手术治疗的 NEC,死亡率为 3%~30%,存活患儿可能遗留短肠综合征、肠狭窄及神经系统发育异常等后遗症。

【病因】

NEC 确切的发病机制尚不明确,但普遍认为肠道屏障功能不成熟和肠道菌群失调是导致肠道炎症及损伤的两个主要因素。早产是NEC 发生的独立危险因素,不成熟的肠道蠕动弱、黏液层薄、肠道上皮细胞紧密连接差、再生能力差等是 NEC 的易感因素。导致肠道灌注或氧饱和度下降的临床变化或药物也是导致 NEC 的原因。当暴露在病原菌的受损或未成熟的胃肠道发生缺血或缺氧时,肠道上皮细胞在细胞因子或炎症因子的作用下造成损伤。肠道中的细菌发酵产生气体,导致肠壁积气或门静脉积气。

【诊断】

1. 症状和体征

(1) 多发生在早产儿,发病率、病死率均与胎龄和出生体重呈负相关,生后 2~3 周内发病,以 2~10 天为高峰,多发生在胃肠道内喂养之后。足月儿诊断 NEC 的平均日龄为 3~4 天。

(2) 可表现为腹膨隆、胃残留量增加、呕吐(通常为胆汁性)、腹泻、直肠出血(便血),以及胃食管胆汁反流。

(3) 非特异性全身性表现包括呼吸暂停、呼吸衰竭、嗜睡或体温不稳定。严重病例出现休克,还可并发败血症、肠穿孔和腹膜炎。

2. 腹部 X 线检查　在发病 48~72 小时期间每隔 6~8 小时复查一次。

(1) 小肠排列紊乱,肠道胀气,肠腔内可有多个小液平。

(2) 肠壁增宽、积气,表现为小肠壁内存在气泡,称肠壁囊样积气,是 NEC 的标志。

(3) 有时可见门静脉积气影,是细菌产生的气体进入门静脉系统时显示血管树分支节段的瞬时征象。

(4) 肠穿孔可有气腹,仰卧位 X 线摄片时,腹腔内大量气体可能表现为足球征。该征象包括中腹部中线右侧、肝脏上方的大片低透亮区,伴有镰状韧带征。

(5) 腹膜炎时可有腹腔积液,立位腹平片可见下腹部密度较深。

肠管扩张、肠壁增厚和腹腔积液为非特异性表现,肠壁间积气、黏膜下气泡征、门脉积气具有确诊价值,气腹征提示肠坏死穿孔,采取左侧卧位摄片,易于发现。

3. 腹部超声检查　近年来腹部超声对于 NEC 诊断和治疗的帮助日益提高,其主要优势是能够提供无创、安全、实时动态的图像,重复性强,减少放射线的暴露。鉴于疾病发展过程,可每 6~24 小时进行动态评估,腹部超声检测积液的敏感性更高,且可以动态实时显示肠壁厚度、肠蠕动和灌注情况,可见游离气体、局灶性积液,以及肠壁增厚和回声增强。

(1)肠壁增厚:增厚部位以小肠为主,肠壁厚度 >3.0mm。

(2)肠壁积气:肠壁黏膜下散在点状气体回声或颗粒状气体回声,浆膜下线状或短条状高回声。积气较多时可见点状或颗粒状高回声环绕肠壁,呈半圆形或圆形。

(3)门静脉积气:门静脉主干或分支内呈现气泡样或串珠样高回声光点,和/或肝实质门静脉分支内高回声光斑或条片状高回声区。

4. 实验室检查

(1)大便常规检查非特异,可有数量不等的红白细胞,潜血试验阳性,细菌培养可阳性。

(2)血白细胞常增高,为非特异性指标,严重者白细胞、中性粒细胞、血小板可均减低。

(3)可有酸中毒和电解质失衡、血糖异常。

(4)脓毒症时血培养可阳性,存在严重腹水或怀疑腹膜炎时腹腔液培养可阳性。

(5)目前尚需要进行深入临床研究,致力于发现更具特异性的 NEC 标志物。

5. NEC 的严重程度　改良的 Bell 分期标准根据全身表现、肠道表现、影像学和实验室结果的严重程度提供了统一的 NEC 临床界定标准,是实践中最常用的诊断和分期标准(表 5-11)。

表 5-11 NEC 的 Bell 分期

分期		全身症状	胃肠道症状	影像学检查	治疗
I：疑诊期	A 疑似 NEC	体温不稳定，呼吸暂停，心动过缓	胃潴留，轻度腹胀，便潜血阳性	正常或轻度肠管扩张	绝对禁食，胃肠减压，抗生素治疗 3 天
	B 疑似 NEC	同 I A	肉眼血便	同 I A	同 I A
II：确诊期	A 确诊 NEC（轻度）	同 I A	同 I A 和 I B，肠鸣音消失，腹部触痛	肠管扩张，梗阻，肠壁积气征	同 I A，绝对禁食，应用抗生素 7~10 天
	B 确诊 NEC（中度）	同 II A，轻度代谢性酸中毒，轻度血小板减少	同 II A，肠鸣音消失，腹部触痛明显，腹壁蜂窝织炎或右下腹包块	同 II A，门静脉积气，可有腹水	同 I A，绝对禁食，补充血容量，中毒，应用抗生素 14 天
III：进展期	A NEC 进展期（重度，肠壁完整）	同 II B，低血压，心动过缓，严重呼吸暂停，混合型酸中毒，DIC，中性粒细胞减少，无尿	同 II B，弥漫性腹膜炎，腹膨隆和触痛明显，腹壁红肿	同 II B，腹水	同 II B，液体复苏，应用血管活性药物，机械通气，腹腔穿刺
	B NEC 进展期（重度，肠穿孔）	同 III A，病情突然恶化	同 III A，腹胀突然加重	同 II B，气腹	同 III A，手术

【鉴别诊断】

1. 感染性肠炎 各种病原微生物均可引起新生儿感染性小肠结肠炎。通过大便培养可帮助确认感染源,感染性肠炎 X 线片上无肠壁积气。

2. 新生儿自发性肠穿孔 该病常为单个肠穿孔,常见于回肠末端或结肠,也主要发生于极低出生体重早产儿。腹部影像学检查无肠壁积气,以及临床表现可见低血压和腹部膨隆伴典型的腹壁变蓝。在超早产儿和极早产儿中通常发病较早,多于出生后 1 周内,并与喂养无关。

3. 先天性巨结肠、回肠闭锁、肠扭转等引起肠梗阻的解剖或功能性疾病 此类疾病以腹胀、无排便或排便困难为主,无便血,动态观察腹平片无肠壁积气,结合临床及影像学检查可鉴别。

4. 食物蛋白诱导性小肠结肠炎综合征 NEC 及食物蛋白诱导性小肠结肠炎综合征都可能表现为腹胀、便血、肠壁积气、低白蛋白血症、贫血和炎症标志物水平升高。而食物蛋白诱导性小肠结肠炎患儿一般情况常较好,可出现血小板增多、白细胞增多和嗜酸性粒细胞增多,抗感染治疗常无明显改善。如果改为深度水解或氨基酸配方奶粉喂养,其症状会缓解。

【治疗】

1. 禁食 可疑 NEC 患儿禁食 1~2 天,观察病情发展,确诊后予胃肠减压,推荐禁食 7~10 天,严重者 10~15 天或更长。待腹胀呕吐消失、大便潜血转阴、临床一般情况好转后开奶,首选亲母母乳或捐赠母乳,从少量开始,根据耐受情况逐渐加量。

2. 维持内环境稳定 静脉补液、维持水电解质平衡及酸碱平衡。通过胃肠道外营养尽量提供足够热卡,并补充足够蛋白质,保持正氮平衡,以促进肠道修复。

3. 抗感染 留取便培养、血培养等之后开始静脉应用广谱抗生素治疗,中毒感染和感染性休克强调 1 小时内应用。经验性抗生素治疗方案应覆盖易引起晚发型菌血症的病原体。若怀疑肠穿孔,则抗生素还应覆盖厌氧菌。抗生素治疗方案可根据血液、腹腔积液或手术样本的培养结果进行调整。

4. 其他治疗 持续监测生命体征、保温、防止交叉感染、胃肠减压、纠正贫血及凝血异常,必要时予心血管系统和呼吸系统支持等。

5. 外科治疗指征 外科治疗的目的是修复肠道穿孔或破损,清除肠道溢出物,切除坏死肠道并尽可能保留有活力肠道。当怀疑或确诊 NEC 时,请小儿外科医生会诊以协助新生儿医疗团队综合评估并共同做出治疗决策。

(1) 肠穿孔是外科手术绝对指征。

(2) 当患儿出现腹胀、便血加重,体格检查发现腹部包块、低血压,实验室检查提示粒细胞减少、血小板减少、CRP 或降钙素原升高、酸碱平衡紊乱,腹部影像学检查提示腹水、固定肠袢、肠蠕动减少或消失等,提示内科保守治疗无效或病情进展,需要考虑手术治疗。

(3) 具有手术指征且能耐受手术的 NEC 患儿,首选剖腹探查术。

【预后】

NEC Ⅰ期和Ⅱ期患儿的长期预后良好。内科保守治疗即治愈者存活率达 80%,经手术治疗者存活率约 50%,其中 25% 有胃肠道的长期后遗症。多处肠穿孔及循环衰竭是预后不良的重要因素。无论是否手术,存活者发生肠狭窄的概率为 10%~35%,一般好发于左侧结肠,通常在病后 2~3 周再次出现肠梗阻表现,无症状的部分肠狭窄往往可以自愈。手术治疗患儿可能发生短肠综合征,需要长期胃肠道外营养支持。

早产儿 NEC 存活者可伴有脑室内出血,Ⅱ期以上 NEC 患儿长期神经发育损伤的风险明显增高,严重者可出现神经发育障碍,需定期随访智力筛查。

【预防】

1. 推荐有早产风险的母亲产前应用糖皮质激素,出生时延迟结扎脐带。对于有血流动力学改变的动脉导管未闭的早产儿,推荐使用布洛芬关闭。避免超低出生体重儿持续较低的血氧饱和度。

2. 首选亲母母乳喂养,当其不足时使用捐赠母乳替代,均不足时使用配方奶喂养,不推荐常规使用水解蛋白配方奶。完全配方奶喂养发生 NEC 的风险较纯母乳喂养高 6~10 倍。早期微量喂养,间断性喂养,按个体化原则喂养加量、添加母乳强化剂。

3. 不推荐常规添加益生菌、乳铁蛋白、免疫球蛋白预防 NEC。

➤ 附:坏死性小肠结肠炎的诊治流程图

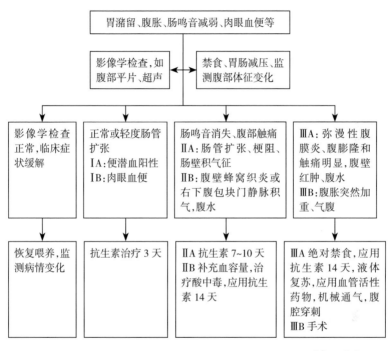

(李正红)

━━━━━━━━ 参考文献 ━━━━━━━━

[1] SHULHAN J,DICKEN B,HARTLING L,et al. Current Knowledge of Necrotizing Enterocolitis in Preterm Infants and the Impact of Different Types of Enteral Nutrition Products. Adv Nutr,2017,8(1):80-91.

[2] OU J,COURTNEY CM,STEINBERGER AE,et al. Nutrition in Necrotizing Enterocolitis and Following Intestinal Resection. Nutrients,2020,12(2):520.

[3] KIM JH. Role of Abdominal US in Diagnosis of NEC. Clin Perinatol,2019,46

(1):119-127.

[4] NEU J. Necrotizing Enterocolitis:The Future. Neonatology,2020,117(2): 240-244.

[5] TERESA C,ANTONELLA D,dE Ville de Goyet Jean. New Nutritional and Therapeutical Strategies of NEC. Curr Pediatr Rev,2019,15(2):92-105.

第十一节 蛋白丢失性胃肠病

【概述】

蛋白丢失性胃肠病(protein-losing gastroenteropathy,PLG),是指大量血浆白蛋白从胃肠道丢失引起低蛋白血症的一组临床综合征,临床上主要表现为全身性水肿和低白蛋白血症。蛋白丢失性胃肠病包括蛋白丢失性胃病和蛋白丢失性肠病。蛋白丢失性胃病是指血浆白蛋白从胃腔内丢失,蛋白丢失性肠病是指血浆白蛋白经肠黏膜向肠腔内异常大量排出,随粪便丢失。

1. 病因 蛋白丢失性胃肠病的病因多种多样,几乎包括了所有的胃肠道疾病和一些肠道外疾病,表5-12列举了一部分常见的病因。

表 5-12 蛋白丢失性胃肠病的病因

淋巴管压力增高	糜烂溃疡性消化道疾病	非糜烂溃疡性消化道病变
原发性小肠淋巴管扩张症	炎症性肠病	乳糜泻
继发性小肠淋巴管扩张症	消化道恶性肿瘤	肥厚性胃炎
门静脉高压	非甾体抗炎药相关肠病	嗜酸粒细胞性胃肠炎
胸导管梗阻	腐蚀性胃炎	淋巴细胞性胃炎
右心衰竭(Fontan术、缩窄性心包炎等)	伪膜性肠炎	小肠细菌过度生长
肝静脉流出道梗阻	肠淋巴瘤	过敏性胃肠病
肠淋巴瘘	移植物抗宿主病	热带口炎性腹泻
肿瘤侵犯淋巴管	感染	自身免疫性疾病

淋巴管压力增高	糜烂溃疡性消化道疾病	非糜烂溃疡性消化道病变
先天性淋巴管畸形	细菌感染:沙门菌、志贺氏菌、空肠弯曲菌、艰难梭菌等	系统性红斑狼疮
肠系膜静脉栓塞	病毒感染:轮状病毒	类风湿关节炎
硬化性系膜炎	寄生虫感染:白念珠菌	过敏性紫癜
肠系膜结核或结节病	Whipple 病	
综合征	肠结核	
Turner 综合征	溃疡性回肠炎	
Noonan 综合征		
Hennekam 综合征		
Kippel-Trenaunay 综合征		

2. 发病机制 血浆白蛋白通过以下三种机制漏入胃肠道:

(1)胃肠黏膜糜烂或溃疡导致蛋白渗出或者漏出。

(2)胃肠黏膜通透性增加,导致血浆白蛋白漏入肠腔。

(3)淋巴管堵塞导致淋巴管压力增高,淋巴液漏入肠腔。

血浆白蛋白漏出的同时,其他成分也可以从胃肠道丢失,包括多种球蛋白、铁、脂质和微量元素等,导致不同的临床表现。

【诊断】

1. 临床表现 蛋白丢失性胃肠病的临床表现分为蛋白丢失造成的低白蛋白血症表现和原发疾病的表现。

(1)低蛋白血症:蛋白丢失尤其是白蛋白丢失,造成血浆渗透压降低,引起浮肿,是蛋白丢失性胃肠病最常见、最显著的体征。以下肢多见,严重者可见面部、上肢及全身水肿。除白蛋白外,其他血浆蛋白的丢失也会出现相关的症状,例如球蛋白低下导致反复感染、凝血因子低下导致凝血功能障碍,甚至出血。

（2）原发疾病的表现：原发于胃肠道的蛋白丢失性胃肠病，常有腹泻、便血、腹痛、体重下降、生长发育迟缓等表现。继发于胃肠道外疾病的，例如门静脉高压、右心衰竭、系统性红斑狼疮等，可表现为静脉压增高、多系统损害等原发病的表现。

2. 实验室检查　主要是血浆白蛋白和球蛋白降低。α_1-抗胰蛋白酶清除率及锝-99m 标记人血清白蛋白（$^{99}Tc^m$-HAS）核素显像可以用于评估患者蛋白从肠道中丢失的客观证据，但是多用于基础研究，临床应用较少。

（1）α_1-抗胰蛋白酶清除率：血清中 α_1-抗胰蛋白酶（α_1-AT）不会被肠道内的消化酶分解，也不会被肠道重吸收或分泌，几乎完整地从粪便中排泄，分子量与白蛋白相似。α_1-AT 是检测肠道白蛋白丢失的可靠指标。患者正常饮食，收集 24 小时大便，测大便干重及 α_1-AT，同时测量血浆 α_1-AT。无腹泻的正常人 α_1-AT 清除率 <24ml/d，腹泻患者 <56ml/d。没有腹泻的患者 α_1-AT 清除率 >24ml/d 和腹泻患者 >56ml/d 提示肠道蛋白丢失增加。当肠道出血时，α_1-AT 清除率会显著增加，导致假阳性。同时该试验不适用于蛋白丢失性胃病，因为 α_1-AT 在 pH<3 时会被分解。目前已有的研究中关于儿童 α_1-AT 浓度没有统一的正常值范围，胎粪中 α_1-AT 含量高，故不适于生后 1 周以内的新生儿。由于它必须收集 24 小时粪便，临床施行起来较困难，而且不能判断蛋白漏出部位。

（2）核素显像：静脉注射锝-99m 标记人血清白蛋白（^{99m}Tc-HSA），每 10 分钟、30 分钟、1 小时、2 小时、4 小时、24 小时进行闪烁成像，连续观察肠道内有无核素浓聚。可以判断有无肠道蛋白丢失以及帮助确定丢失蛋白的肠道累及节段。24 小时的连续检测提高了蛋白丢失性胃肠病的检出率，有助于发现整个肠道的蛋白丢失情况。不足之处在于活动性出血可能导致假阳性的结果。

3. 诊断流程　临床表现为水肿、低蛋白血症的患儿，在除外肝脏合成功能障碍、营养不良、肾病、消耗性疾病之后，需要考虑蛋白丢失性胃肠病的可能。通过临床表现、实验室检查明确蛋白丢失性胃肠病后，需要完善相应的检查诊断原发病。

4. 影像学检查

(1) 超声检查:可以评估心脏、门静脉、肝静脉、肠系膜血管及腹部肿瘤性病变等。

(2) 腹部 CT 或 MRI 检查:可以评估腹部占位性病变,增强扫描还可以评估肠管炎症性病变及血管病变。

(3) 内镜检查:胃镜及结肠镜可以清楚显示胃肠道黏膜,同时可以活检病理检查,对小肠淋巴管扩张、嗜酸粒细胞性胃肠炎、食物蛋白诱导性肠病等有确诊意义。胶囊内镜和小肠镜检查可以评估小肠黏膜病变,对于无法通过胃镜和结肠镜检查明确胃肠道病变、评估小肠淋巴管扩张小肠累及范围有重要意义(见文末彩插图 5-5,图 5-6)。

(4) 经足淋巴管造影:是诊断淋巴循环系统疾病的重要方法,可评估淋巴管梗阻、淋巴管瘘等病变,鉴别先天性或继发性小肠淋巴管扩张症。直接淋巴管造影由于分辨率低,临床应用受限。直接淋巴管造影结合 CT 淋巴管造影或 MR 淋巴管造影显著可以提高淋巴管造影的分辨率。在小年龄儿童中由于淋巴管造影难度较大,临床开展较少。

【鉴别诊断】

1. 低白蛋白血症的鉴别诊断

(1) 肝脏合成功能障碍:多见于肝硬化、肝功能衰竭,既往有慢性肝病病史,例如胆道闭锁、胆汁淤积性肝炎、代谢性肝病等病史,肝功能提示肝酶及胆红素增高,腹部 B 超或 CT 等可提示肝脏影像学改变。

(2) 肾病综合征:临床表现为大量蛋白尿、低蛋白血症、水肿和高脂血症,部分患儿表现为尿中泡沫增多、高血压等表现,24 小时尿蛋白定量 >50mg/kg 可鉴别。

(3) 营养不良:病史中往往有长期热卡摄入不足、反复呕吐或者慢性腹泻、存在慢性消耗性疾病病史。

2. 常见的蛋白丢失性胃肠病的病因鉴别

(1) 小肠淋巴管扩张症:是蛋白丢失性胃肠病的常见病因之一,儿童多见。该病由于各种原因导致位于小肠黏膜层、黏膜下层或浆膜层的淋巴管扩张,压力增高,富含蛋白质的淋巴液漏入肠腔,临床表现为低白蛋白血症、水肿、乳糜性腹水、乳糜性腹腔积液等。实验室检查表现为白蛋白、球蛋白及淋巴细胞绝对值下降,胃镜检查可发现十二指肠黏膜粟粒样白色斑点,胶囊内镜见小肠黏膜白斑样改变雪花样改变,活检可见肠黏膜淋巴管扩张。根据病因可分为原发性和继发性两类。原发性小肠淋巴管扩张(primary intestinal lymphangiectasis,PIL)是由先天性淋巴管发育不良所致,可能与基因和免疫异常有关。继发性小肠淋巴管扩张症可继发于各种导致淋巴管阻塞的疾病,最常见的有心脏疾病(右心衰竭、缩窄性心包炎、单心室 Fontan 术、心肌病等)、门静脉高压、肿瘤、自身免疫性疾病、感染(结核、丝虫)等也可导致继发性淋巴管扩张。

(2) 食物蛋白诱导性肠病:多在 2~24 月龄内起病,为非 IgE 介导的食物过敏性相关性消化道疾病,临床表现为间歇性呕吐、慢性腹泻、脂肪泻、腹胀、早饱和厌食等,部分患儿会出现低蛋白血症、贫血、水肿等蛋白丢失性胃肠病的表现。内镜检查和黏膜活检是确诊食物蛋白诱导性肠病的必要条件。典型的小肠黏膜活检标本可显示绒毛损伤、隐窝增生和炎性细胞浸润等。通过详细的病史、体格检查、食物激发试验和组织学检查,可帮助鉴别。

(3) 嗜酸粒细胞性胃肠炎:是一种以胃肠道嗜酸性粒细胞异常浸润为特征的比较少见的胃肠道疾病。临床上分为 3 型:黏膜型、肌型及浆膜型。黏膜型最为常见,常表现为腹泻、呕吐、贫血、便血、低白蛋白血症和体重下降等,可继发蛋白丢失性肠病和吸收不良。内镜下可见黏膜弥散充血肿胀、出血点、颗粒样红斑、糜烂及溃疡等,最常累及胃、十二指肠及空肠,组织学可见黏膜及黏膜下层大量嗜酸性粒细胞浸润。

(4) 胃黏膜巨大肥厚病(Ménétrier 病):该病为蛋白丢失性胃病的常见病因,多见于成年男性,儿童罕见,发病机制尚不明确,巨细胞病毒感染被认为儿童 Ménétrier 病的一个重要原因。幽门螺杆菌感染也可能伴有增大的胃黏膜皱襞,与 Ménétrier 病的表现类似。胃镜检查胃底可见巨大胃黏膜皱襞,充气后不能展平。消化道钡餐造影可显示胃底、胃体的黏膜粗大迂曲。

【治疗】

蛋白丢失性胃肠病是一种临床综合征,治疗手段为对症治疗和对因治疗。由于引起蛋白丢失性胃肠病病因众多,其预后及治疗效果与原发病控制密切相关,应在对症治疗基础上,对不同病因采取不同的治疗措施。

1. 对症治疗

(1) 一般治疗:补充白蛋白、球蛋白、脂溶性维生素,纠正电解质紊乱,利尿消肿,调节肠道菌群,改善营养状态等。

(2) 饮食治疗:采取低脂、高蛋白、富含中链甘油三酯(medium-chain triglycerides,MCT)膳食,对低白蛋白血症、消化道症状和生长发育有良好作用。MCT 直接通过门静脉吸收入血,不需要通过淋巴管吸收,可以降低淋巴管的流量和压力,避免乳糜管肿胀、破裂引起淋巴液渗漏。富含 MCT 的饮食治疗在原发性小肠淋巴管扩张症的治疗中尤为重要。1 岁以内可先予富含 MCT 的奶粉喂养(MCT 含量多在 60% 以上)高蛋白饮食,待病情稳定后逐渐添加辅食(食用油为橄榄油或棕榈油:儿童 10g/d),1~2 岁后可改用 MCT 减量奶粉(MCT 含量在 40% 以上),配合富含橄榄油或棕榈油的辅食喂养。

(3) 肠外营养:在重度糜烂性病变或者肠道动力功能障碍者,经口进食不能满足蛋白质及热卡需求量,可通过肠外营养补充额外的蛋白质和热卡。

(4) 药物治疗:奥曲肽能抑制胃肠蠕动,减少肠道血流、肠道淋巴液分泌及流量,并抑制脂肪酸的吸收而起治疗作用,有学者推荐的用法是每次 100μg,每天 2~3 次,或每次 200μg,每天 2 次,用到临床症状、生化指标及组织学改善为止。抗纤溶酶:文献报道消化道出血的 PIL 患儿在予以氨甲环酸治疗后出血好转,且无须输血及输白蛋白治疗。其机制可能是降低了患者纤维蛋白溶解,导致淋巴管通透性增加,使淋巴细胞及蛋白质外渗减少。

2. 对因治疗　食物蛋白诱导性肠病可以采取回避过敏食物,用深度水解配方奶粉或氨基酸配方奶粉来替代。嗜酸粒细胞性胃肠炎可采取糖皮质激素为主的治疗方法。炎症性肠病及系统性红斑狼疮等疾病的治疗主要是免疫抑制剂或生物制剂。心脏疾病或肝静脉流出道梗阻可采取手术治疗。对于病变局限且内科治疗无效的 PIL 患儿,可以考虑手术治疗,手术方法有病变肠段切除、异常淋巴管与静脉通路吻合术。肿瘤患儿可采取手术及化学免疫治疗。

　　➢ 附:蛋白丢失性胃肠病的诊治流程图

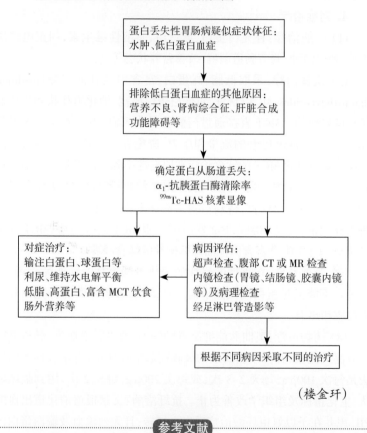

（楼金玕）

━━━━━━━━● 参考文献 ●━━━━━━━━

[1] 叶珊,詹学.原发性小肠淋巴管扩张症的研究进展.中华临床医师杂志
　　(电子版),2016,10(11):1613-1616.

[2] 高亚娟,李在玲.儿童食物蛋白诱导的肠病.中国实用儿科杂志,2021,36
　　(4):254-257.

［3］宋琳,徐樨巍.儿童蛋白丢失性肠病.中国实用儿科杂志,2019,34(11):899-902.

［4］LOPEZ RN,DAY AS. Primary intestinal lymphangiectasia in children:A review. J Paediatr Child Health,2020;56(11):1719-1723.

［5］SUNKARA T,RAWLA P,YARLAGADDA KS. Eosinophilic gastroenteritis:diagnosis and clinical perspectives. Clin Exp Gastroenterol,2019,12:239-253.

第十二节　结直肠息肉和息肉病

【概述】

消化道息肉以结直肠息肉多见,尤其是直肠和乙状结肠。结直肠息肉是高于结直肠黏膜并凸向肠腔的隆起物的总称,仅表示肉眼外观,并不说明病理性质。根据内镜下息肉形态学特征,可以分为微小或小息肉(直径≤10mm)、中型息肉(直径 10~20mm)、大息肉(直径≥20mm);根据息肉数量,可以分为孤立息肉、多发息肉;根据息肉蒂部特征,分为有蒂、无蒂、短蒂、扁平等。根据组织病理学特征分为:非腺瘤性息肉:幼年性息肉、炎性息肉、增生性息肉;腺瘤性息肉:管状腺瘤、混合性腺瘤、绒毛状腺瘤和锯齿状腺瘤。其中腺瘤性息肉被认为是结肠癌的癌前病变。肠息肉病是以结直肠多发息肉为特征,部分病例息肉可以广泛分布于整个消化道。根据是否具有遗传性、组织学结构及恶性潜能大小,分类如表 5-13。

表 5-13　肠息肉病分类

分类			癌变
遗传性	错构瘤性	幼年性息肉病	±
		Peutz-Jeghers 综合征	±
		Cowden 综合征	±
	肿瘤性	家族性腺瘤性息肉病	++++
		Gardner 综合征	++++
		Turcot 综合征	++++

续表

分类	癌变
非遗传性	增生性息肉病	–
	假息肉病	+
	淋巴性息肉病	–
	Cronkhite-Canada 综合征	–

【病因和发病机制】

结直肠息肉是儿童下消化道出血较为常见的病因,在儿童中的发病率约为 1%。Thakkar K 等利用儿童内镜数据库对 2000—2007 年美国 14 家儿科机构中接受结直肠镜检查的患儿进行分析,发现结直肠息肉的患病率约为 6.1%。儿童期以幼年性息肉为主,文献报道幼年性息肉占儿童期息肉高达 90% 以上。

结直肠息肉的发病机制比较复杂,尚不完全明确,一般认为幼年性息肉的发生与基因突变无关,其生物学行为是良性的,但是息肉病患儿部分有明确家族史,遗传因素在其发生发展中起一定的作用。幼年性息肉病综合征(juvenile polyposis syndrome,JPS)患儿约 40%~60% 可以检测到 18q21 上 SMAD4(Mothers against decapen taplegic homolog 4)或者 10q23 上 BMPR1A(骨形态发生蛋白受体 1A)基因突变,25% 存在新生突变。SMAD4 基因是一个抑癌基因,编码 SMAD4 蛋白,通过跨膜丝氨酸/苏氨酸受体激酶磷酸化活化,通过几种途径参与转移生长因子-β 信号转导通路,其缺失或者突变均可诱发肿瘤发生。*BMPR1A* 基因突变,影响了 BMPR1A 蛋白内丝氨酸/苏氨酸酶结构,参与转移生长因子-β 信号转导通路。Peutz-Jeghers 综合征(Peutz-Jeghers syndrome,PJS)患儿中约 50%~90% 存在 *STK11*(丝/苏氨酸蛋白激酶 11)基因突变,该基因是一种抑癌基因,编码丝氨酸苏氨酸激酶 STK11 及多种氨基酸,是哺乳动物雷帕霉素靶蛋白 mTOR 通路的负调控物,进而在调节细胞增殖和凋亡、细胞极性、调控 Wnt 信号通路、细胞代谢和能量稳态方面发挥作用。家族性腺瘤性息肉病(familial adenomatous polyposis,FAP)患儿约 70%~80% 可以检测到

5q22 上 APC（Adenomatous Polyposis Coli）基因突变,20% 存在新发突变。*APC* 基因是一种肿瘤抑制基因,是 Wnt 信号转导通路的阻滞剂,其突变可导致 Wnt 通路激活,结肠上皮细胞过度增殖,导致结肠息肉的发生,且其基因突变位点与临床表型存在一定相关性。

【诊断】

1. 临床表现 儿童结直肠息肉临床表现多种多样,息肉的性质、数量、大小、位置分布等因素均影响其临床表现。儿童结直肠息肉以幼年性息肉多见,多数为单发,直肠及乙状结肠多见,伴有以下一个或者多个症状。

（1）便血:以无痛性便血最为常见,便血多发生在排便结束时,不与粪便混淆,也可以为便后滴血。常为鲜红色,多为间歇性,很少引起贫血。通常息肉越大越容易出血,越靠近肛门越容易出血。

（2）黏液便:较大息肉容易出现黏液便或者黏液血便。部分绒毛状腺瘤可能会排出大量黏液,即所谓分泌亢进性绒毛状腺瘤,但是在儿童少见。

（3）腹痛:少数情况下,较大息肉可引起反复肠套叠,导致腹痛及肠梗阻症状,严重可导致肠坏死。

（4）息肉脱垂:直肠或者乙状结肠内的长蒂息肉可以在排便时脱垂至肛门外,需与脱肛鉴别。

肠息肉病患儿由于息肉数量众多,除上述症状外,更容易出现贫血、营养不良,甚至低白蛋白血症等表现。黑斑息肉综合征患儿约95%可见黏膜皮肤色素沉着病变,往往出现在婴儿期,口唇及口腔黏膜最常见,也可见于鼻孔、肛周区域、手指和脚趾等区域,可能会在青春期后消退。此外,息肉综合征多数与基因突变相关,可累及消化道以外的器官,如骨骼、牙齿、乳腺、卵巢、睾丸等,可能出现相应的症状。

2. 辅助检查

（1）直肠指检:直肠指检是最直接的直肠息肉诊断方法,尤其是低位直肠息肉的检出率较高。其操作简单,便于实施,但是对于配合程度差或者高位直肠息肉,难以达到满意的结果。

(2) 电子结肠镜检查:电子结肠镜检查仍是儿童结直肠息肉最重要的检查方法,它可以查看整个结肠,同时具有诊断和治疗作用。随着内镜技术的进步,也出现了一些特殊的内镜检查方法,包括染色内镜、放大内镜、色素内镜、共聚焦激光显微内镜等,但是因为儿童期息肉仍以幼年性息肉为主,故在儿童中应用不多。

(3) 经腹超声检查:超声检查在儿童结直肠息肉筛查中有一定的价值,同时具有操作简便、安全、无辐射、无创伤、无并发症等优势。儿童结直肠息肉超声多表现为中等回声结节,内部可探及小囊腔且彩色多普勒血流显像血供丰富,可探及蒂血流及息肉内部树枝状血流,不易与其他病变混淆。息肉继发肠套叠患儿,超声可变现为同心圆征象,套入起始部肠腔可见息肉样回声。

(4) 结肠气钡双重造影:结肠气钡双重造影主要是通过遥控自动双重造影灌肠器,在透视指导下注入钡剂,使钡剂均匀涂布在结肠黏膜面上,通过 X 线观察肠黏膜突出情况。其对于较大息肉的检出率尚可,对于小息肉漏诊率较高,且由于对肠道清洁程度要求高、辐射暴露等特点,很少在儿童中应用。

3. 诊断标准　儿童结直肠息肉的诊断主要依赖内镜下息肉的形态学特征及组织病理学检查来实现。此外,一些息肉病综合征还需参考国际上公认的标准进行诊断。1988 年 Jass 等提出幼年性息肉病的诊断标准,需满足以下 3 项中至少 1 项:①结直肠 5 个以上的幼年性息肉;②消化道多处幼年性息肉;③存在幼年性息肉家族史,不论息肉数量多少。Peutz-Jeghers 综合征的诊断标准需至少满足以下 4 项中 1 项:①两个及以上的组织学证实的 PJ 息肉;②任意数量的 PJ 息肉伴有 PJS 近亲家族史;③具有特征性皮肤黏膜色素沉着伴有 PJS 近亲家族史;④任意数量的 PJ 息肉伴有特征性皮肤黏膜色素沉着。

【鉴别诊断】

1. 幼年性息肉　90% 发生于 10 岁以下儿童,男孩多见,外观多为圆球形或卵圆形,表面光滑。幼年性息肉多位于左半结肠,以直肠和乙状结肠多见,绝大多数单发有蒂,少数多发性(见文末彩图 5-7)。幼年性息肉病理性质属于错构瘤,一般不会发生癌变,少部分会再次出现息肉,复发率为 4%~7%。由于常无黏膜肌层经蒂凸入息肉内,部分息肉可自行脱落。

2. 炎性息肉　又名假息肉,是肠黏膜长期慢性炎症引起的息肉样肉芽肿,多见于克罗恩病、肠结核、慢性血吸虫病、阿米巴肠炎等。常为多发性,多数较小,直径在 1cm 以下。外形多较窄、长,蒂阔而远端不规则,有时呈桥状,两端附着于黏膜,形成黏膜桥。组织学表现为纤维肉芽组织,上皮成分亦可呈异型增生。

3. 幼年性息肉病综合征(JPS)　是一种罕见的常染色体显性遗传的错构瘤息肉综合征,其特征是胃肠道内存在多个幼年型错构瘤性息肉,以结肠和直肠最多见,数量从 5 枚到数百枚不等,少部分在胃、十二指肠、空肠及回肠也可发现息肉(见文末彩图 5-8)。50%~60% JPS 患者发现存在 SMAD4 或 BMPR1A 基因的突变。发病率为 1/10 万~1/16 万。JPS 可能在婴儿期发病,也可能到成年期才发病,大部分在 20 岁以前出现息肉。婴儿期发病者,常伴有低蛋白血症、腹泻、贫血和生长发育迟缓。JPS 与胃肠道癌症的发生风险增加有关。据报道,JPS 患者终生罹患结直肠癌和上消化道癌的风险分别约为 38% 和 21%。

4. Peutz-Jeghers 综合征(PJS)　又称黑斑息肉综合征,是少见的以胃肠道多发性息肉和黏膜黑斑为临床表现的综合征,最初由 Pertuz 和 Jeghers 于 1921 年及 1949 年分别报道而得名。本病多为家族性,主要由 STK11 基因突变引起,为常染色体显性遗传病。发病率约为 1/5 万~1/20 万。PJS 患者体征通常出现在儿童或青少年时期,也可在新生儿或成人时期首次诊断。胃肠道多发息肉为错构瘤性息肉,大部分出现在小肠,其次是结肠和胃,胃肠道外息肉如鼻、支气管和膀胱等少见报道(见文末彩图 5-9,图 5-10)。

5. 家族性腺瘤样息肉病(FAP)　临床主要表现为大肠内多发的腺瘤样息肉,如果不加以治疗,几乎 100% 会进展为结直肠癌(见文末彩图 5-11)。FAP 可分为三种类型:经典型 FAP、衰减型 FAP、MUTYH 相关性息肉病,前两者为 APC 基因突变导致,常染色体显性遗传,后者为 MUTYH 基因突变,常染色体隐性遗传。FAP 的发病率大约

1/5 000~1/10 000。FAP可在青春早期起病,可表现为无痛性便血或腹泻,同时可伴有体重下降、贫血及肠梗阻。FAP除了消化道症状外,还可能出现肠外表现。FAP合并多发骨瘤、囊肿、软组织肿瘤、纤维瘤和上消化道肿瘤等大肠外病变者称为Gardner综合征,伴有神经上皮来源的中枢神经系统恶性肿瘤称为Turcot综合征。

【治疗】

在结直肠息肉的治疗中,目前尚无有效的药物用于治疗或预防复发,主要通过内镜下微创治疗和手术治疗。随着结肠镜技术的不断进步,多数息肉可以采取内镜下治疗。内镜下治疗手段主要包括:高频电凝电切法、氩离子凝固术、内镜下尼龙绳套扎术、活检钳钳取术、内镜下黏膜切除术、内镜下黏膜剥离术等。

1. 高频电凝电切法 是目前内镜下息肉治疗最主要的方法。对于直径<2cm的息肉多采用此技术。其治疗原理是通过高频电流的热效应,使组织表面干燥,蛋白质变性凝固坏死,从而达到息肉切除的目的。宽基底息肉,尤其是直径大于>2cm的宽基底息肉,息肉切除中容易电凝过度,使组织灼伤过深,甚至到达肌层导致穿孔。此类息肉不建议行单纯内镜下息肉高频电凝摘除术,可在内镜下先予尼龙绳套扎息肉根部,在尼龙绳套扎处上方0.5cm处行高频电凝摘除术。尼龙绳套扎有一定的阻隔作用,避免电灼过深导致肠穿孔。

2. 氩离子凝固术 是一种新型的非接触性电凝技术,是通过电离氩气产生氩离子,传到高频电流至靶组织产生热效应,而达到治疗效果,适用于扁平、小息肉,特别是多发小息肉。对高频电凝息肉切除后残端过长及残端渗血,也可以采取氩离子凝固术进行有效处理。

3. 活检钳钳取术 是儿童结直肠息肉切除术中对简单的方法,适用于直径1~3mm的小息肉,同时也可用于儿童结直肠息肉的病理活检。

4. 内镜下尼龙绳套扎术 通过尼龙绳套扎息肉蒂部,使供应息肉的血流阻断,进而使息肉坏死脱落,是安全有效、简便易行的方法,适用于基底较宽的息肉。由于尼龙绳套扎术后息肉无法回收行病理检查,因此建议术前行息肉活检明确病理性质。

5. 内镜下黏膜切除术(endoscopic mucosal resection,EMR)
通过向黏膜下层注射肾上腺素盐水,使息肉和黏膜下层分离并明显
抬举,再用圈套器套扎电凝摘除息肉。一方面通过增加切除部位和肠
壁肌层的距离,降低术后穿孔和出血的发生率,另一方面增加息肉的
切除范围,确保病变组织得到有效切除。适用于儿童结直肠巨大的无
蒂息肉,或者有恶变倾向的息肉。

6. 内镜下黏膜剥离术(endoscopic submucosal dissection,ESD)
相比于EMR,ESD能取出整块组织,病灶的残留率和复发率显著低
于EMR,目前主要用于早癌的内镜治疗,很少用于儿童结直肠息肉的
治疗。

由于儿童结直肠息肉以幼年性息肉为主,多数为有蒂息肉,极少
恶变可能,因此高频电凝电切术是儿童结直肠息肉治疗最常用的方
法,该方法能够完整、快速地切除息肉,并能对创面进行比较好的止
血。部分宽基底或者无蒂息肉可以采取EMR切除或者切除后金属
夹预防出血。存在以下几种情况时需考虑外科手术治疗:息肉数量过
多,或者过多的息肉导致肠套叠或肠梗阻;难以纠正的便血,存在持
续贫血或低蛋白血症;FAP腺瘤数目多或者伴有高度不典型增生;内
镜下治疗失败或者存在穿孔并发症。

【监测及随访】

由于部分息肉具有复发以及潜在的癌变可能,故需进行定期复
查和随访。

1. 幼年性息肉　对于存在单个幼年性息肉的儿童,其复发率和
恶变率极低,不需要常规的结肠镜复查,除非患儿症状复现。

2. JPS　对有发生JPS风险的儿童患者应从12~15岁开始进行
预测基因检测和结肠镜检查。早于这个年龄出现直肠出血的儿童应
接受结肠镜检查,如果发现息肉,应进行基因检测。一旦发现息肉
(>10mm),应将其切除,每年结肠镜检查一次,直到>10mm的息肉已
被切除,然后每1~5年重复一次结肠镜检查。

3. PJS　对无症状高危儿童应从3岁开始进行预测基因检测,并

应尽早对有症状高危儿童进行预测基因检测。如果有症状则应尽早开始进行上消化道内镜、结肠镜和胶囊内镜检查评估,对无症状 PJS 患者的胃肠道监测应不迟于 8 岁开始,如发现息肉,应每 3 年进行一次复查。

4. FAP　应对 12~14 岁的高危儿童提供预测基因检测,有直肠出血症状的儿童应尽早接受检查。对于预测基因检测确诊的 FAP 患儿或者存在疾病风险无法进行基因检测的患儿应在 12~14 岁开始进行结肠镜检查,如果发现腺瘤,以后每 1~3 年进行结肠镜复查。在儿童期不推荐常规胃镜检查。

➤ 附:结直肠息肉的诊治流程图

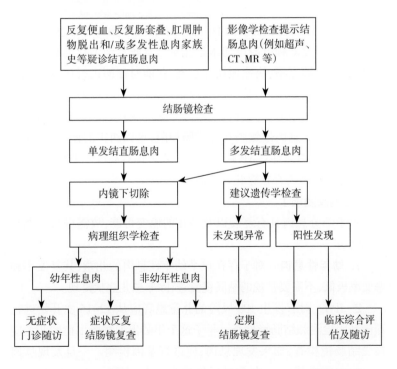

（楼金玕）

参考文献

［1］孙明芳,陈洁.儿童结直肠息肉的临床研究进展.国际儿科学杂志,2020,47(3):173-176.

［2］KAY M,ENG K,WYLLIE R. Colonic polyps and polyposis syndromes in pediatric patients. Curr Opin Pediatr,2015,27(5):634-641.

［3］COHEN S,HYER W,MAS E,et al. Management of Juvenile Polyposis Syndrome in Children and Adolescents:A Position Paper From the ESPGHAN Polyposis Working Group. J Pediatr Gastroenterol Nutr,2019,68(3):453-462.

［4］HYER W,COHEN S,ATTARD T,et al. Management of Familial Adenomatous Polyposis in Children and Adolescents:Position Paper From the ESPGHAN Polyposis Working Group. J Pediatr Gastroenterol Nutr,2019,68(3):428-441.

［5］LATCHFORD A,COHEN S,AUTH M,et al. Management of Peutz-Jeghers Syndrome in Children and Adolescents:A Position Paper From the ESPGHAN Polyposis Working Group. J Pediatr Gastroenterol Nutr,2019,68(3):442-452.

第十三节　急性阑尾炎

【概述】

急性阑尾炎(acute appendicitis)是小儿最常见的急腹症。一般病情比成人严重。因此,小儿急性阑尾炎及时诊断和正确治疗是很重要的。儿童阑尾炎多见于6~12岁,男性发病率略高于女性。5岁以后,随着年龄的增长,发病率亦增高,2岁以下婴儿则相当少见,患儿年龄越小,症状越不典型,且婴幼儿局限炎症能力相对较弱,感染易扩散,表现为病情进展迅速,短时间内即发生化脓、穿孔、坏死、弥漫性腹膜炎。若诊断治疗不及时,则会带来严重的并发症,甚至死亡。故应加以重视,到目前为止,国内外报道婴幼儿急性阑尾炎的误诊率约为35%~50%,新生儿达90%以上,穿孔率达40%,同时也有较高的阴性阑尾炎切除率(可达8%~15%)。

【病因及发病机制】

小儿急性阑尾炎的发病原因较复杂,目前仍不清晰,可能与以下因素有关:

1. 阑尾腔梗阻:分泌物滞留,腔内压力增高,阑尾壁血运障碍,有利于细菌的侵入。最常见的梗阻原因是粪石、异物(如果核、寄生虫)、扭曲、管腔瘢痕狭窄等。

2. 感染:细菌可经破溃或损伤的黏膜及血液循环达到阑尾,引起急性炎症。如咽峡炎、扁桃体炎等。目前,亦有病毒感染引起阑尾炎的报道,具体机制不详。

3. 神经反射:当胃肠道功能发生障碍时,常伴有阑尾肌肉和血管的反射痉挛。

【诊断】

1. 临床表现

(1)腹痛:为小儿急性阑尾炎的最常见、最早出现的症状,典型表现为病初脐周或上腹部疼,数小时后转移至右下腹部。腹痛为持续性,如为梗阻性阑尾炎则伴有阵发性剧烈绞痛,阑尾穿孔后疼痛可以减轻,但是引起弥漫性腹膜炎后,则全腹有持续性疼痛。大多数患儿喜右侧屈髋卧位,以减轻腹壁张力。

(2)胃肠道症状:可有食欲缺乏。初期有恶心、呕吐,且较成人多见,呕吐次数不多,反射性呕吐,当阑尾穿孔形成弥漫性腹膜炎时则产生腹胀及频繁呕吐。较晚期患儿呕吐是由于腹膜炎肠麻痹所致,呕吐物为黄绿色胆汁、胃肠液等。患儿亦常有便秘,如并发腹膜炎或盆腔脓肿时,可因周围脏器刺激征而出现频繁稀便、尿频、血尿等。

(3)发热、脉搏快:一般患儿早期体温略上升,随病情发展可以很快上升到 38~39℃,甚至更高,年龄越小体温上升速度越快。脉搏的加快与体温成正比,中毒越严重,体温越高,脉搏越快且弱。

(4)腹部体征:右下腹麦氏点固定性压痛是最典型的体征。诊断价值最大,早期没有腹肌紧张,待炎症波及腹膜后就有局限性腹肌紧张。小儿阑尾解剖位置不一定在麦氏点下方,有时偏上近脐部或在盲肠后,其压痛点随之而有变化。但对每个患儿,发病后压痛点基本上表现为固定的位置。年龄小不合作者,须多次反复检查,进行腹部左、右、上、下对比,必要时可给镇静剂待入睡后再进行检查,以免误诊。阑尾穿孔并发弥漫性腹膜炎时,中毒症状多较严重,可有精神不振、高热、脱水、腹胀,查体肠鸣音减弱,甚至消失,全腹压痛伴腹肌紧张,呈"板状腹"特征,但一般仍以右下腹为重。

(5) 婴幼儿阑尾炎:体现儿科的特点,也是临床上最不容易诊断的。患儿年龄越小,症状越不典型,且婴幼儿局限炎症能力相对较弱,感染易扩散,表现为病情进展迅速,短时间内即发生化脓、穿孔、坏死、弥漫性腹膜炎。若诊断治疗不及时,则会带来严重的并发症,甚至死亡,故应加以重视。

2. 实验室检查

(1) 血常规检查:白细胞可显著增高,早期多在$(15\sim20)\times10^6$/L,中性粒细胞可高达 80%~90%。少数有严重休克或中毒症状的患儿,体温及白细胞可正常或偏低为免疫能力反应低下的表现。可伴有 C 反应蛋白和降钙素原的增高。

(2) 尿、便常规检查:一般无特殊改变,但阑尾位于输尿管附近或伴有阑尾周围脓肿时,尿中可见少量红细胞,病情严重时,大便可有少量红细胞。

(3) B 超检查:可以测出阑尾的长度、直径,有报道阑尾直径≥6mm,可以确诊。超声亦可探查腔内是否有粪石,与周围肠管是否形成粘连,局部有无脓肿形成等。单纯性阑尾炎可显示两条相等的平行线。化脓性呈 C 或 V 字形,断面变粗,坏疽性阑尾炎其壁增厚,有双壁征。

(4) CT 检查:常规 CT 不易显影,薄层扫描可见阑尾增粗肿大,阑尾壁增厚,腔内积液,狭窄及粪石等。

(5) MRI 检查:可作为阑尾不可见或阑尾炎不确定时的补充检查。可以显示阑尾周围渗液及腹水。

3. 诊断标准　　主要靠病史和体格检查。凡小儿有急性腹痛,尤其是转移性右下腹痛伴有恶心、呕吐,持续 6 小时以上,被动体位行走、活动受限者,均应考虑阑尾炎的可能。腹部检查,有局限性右下腹固定压痛,是诊断阑尾炎的可靠依据。腹肌紧张是腹膜受侵犯或刺激的体征。体温高,白细胞上升,核左移,根据以上各点阑尾炎的诊断不难作出。但小儿对腹痛性质部位有时陈述不清,在做体检时动作要轻柔,随时注意患儿的面部表情,均应反复多次、多部位对比触诊才能确诊。婴幼儿疑有腹膜炎时,可行腹腔穿刺,抽出脓液者,应开腹手术。腹痛不足 6 小时,不能确诊者可先观察超过 12 小时不能排除阑尾炎者,应开腹探查为宜。

【鉴别诊断】

全身各系统疾病均可引起右下腹疼痛,通过症状、体征及辅助检查多能鉴别(表 5-14)。

表 5-14 阑尾炎需鉴别的疾病及特点

疾病名称	鉴别要点
肺炎或胸膜炎	有肺部体征,胸部 X 线检查有助于诊断
急性肠系膜淋巴结炎	常有上呼吸道前驱感染史,无压痛及腹肌紧张,使用抗生素可缓解
急性胃肠炎	腹部压痛部位不固定,腹肌紧张不明显,腹泻后压痛缓解或消失
肠蛔虫症	不规则性腹痛,腹部压痛不固定,无肌紧张
过敏性紫癜	无肌紧张,有皮下出血斑、关节肿胀和疼痛有助于鉴别
梅克尔憩室炎	临床表现与化脓性或坏疽性阑尾炎极相似。术前多不能鉴别,如有便血史者应考虑本病
卵巢囊肿扭转	见于女孩,直肠指诊及双合诊触及盆腔内圆形肿物则可确诊,B 超检查有助于鉴别诊断
腹膜炎	腹腔穿刺出稀而无臭味的脓液,必要时可行剖腹探查
肠结核	一般有慢性腹痛史,全身消瘦,经常有低热,常可摸到肿物,身体其他部位也可有结核病灶

续表

疾病名称	鉴别要点
急性坏死性小肠炎	有腹泻便血史,常有高热,严重的中毒或休克状态,右下腹或全腹压痛紧张,须开腹探查以鉴别
右髂窝脓肿	一般位于腹股沟管内侧,位置偏低,略向外侧,髋部呈被动屈曲,Thomas 征阳性,局部穿刺可见脓汁

【治疗】

小儿急性阑尾炎的基本治疗是早期手术,切除阑尾。但必须根据年龄病变类型、程度及全身情况而决定治疗方案。对单纯性阑尾炎保守治疗 1~2 天无恶化,或腹膜炎已趋好转、或局限及形成阑尾脓肿者不宜手术,先采用中、西药保守综合疗法。在保守治疗时应严密观察病情的发展,如体温上升、压痛范围扩大,或已形成的脓肿张力加大,均须立刻手术。对化脓性、坏疽性、梗阻性阑尾炎在 3 天以内者均宜尽早手术治疗。3 岁以下婴幼儿由于炎症局限能力差,当腹膜炎症状明显时,可适当放宽时间限制。

1．非手术治疗

(1) 一般治疗:应卧床休息,给流食或半流食。若因食欲缺乏而有脱水时,应输液矫正脱水和水电解质失衡。

(2) 抗生素治疗:首选药物为广谱抗生素加抗厌氧菌药物,遵循联合、足量、有效的原则。

(3) 局部治疗:对于已有脓肿形成的患儿,可用清热解毒的中药外敷,也可配合物理疗法。

2. 手术治疗

(1) 阑尾切除术:术前须改善患儿一般情况,包括纠正脱水及电解质失衡、退热、抗生素应用等。如腹胀则用胃肠减压。手术以阑尾切除为主。腹腔积脓特别是有坏死组织者同时作腹腔引流。若局部浸润粘连严重,则只行引流,不作阑尾切除,但应告知家长于 2~3 个月后再行阑尾切除术,以防复发。

(2) 腹腔镜阑尾切除术:随着腹腔镜技术的不断进步,现在腹腔镜阑尾切除术已经广泛应用于小儿外科临床工作中。腹腔镜阑尾切除术较之传统开腹手术具有创伤小、美观、恢复较快、伤口感染率较低等优点。但对于化脓性阑尾炎伴穿孔及坏疽性阑尾炎的病例仍需进一步探讨。

(3) 结肠镜下逆行阑尾切除术:随着消化内镜技术的不断进步,现在结肠镜下逆行阑尾切除术已在少数单位应用于儿科临床,其特点是无创、可以保留阑尾并迅速缓解症状,但需严格掌握相关指征及操作者的资格准入条件。适应证:①2 岁以上、体重 10kg 以上,可耐受结肠镜检查者;②阑尾炎系由粪石、异物、寄生虫因素引起的阑尾的机械性梗阻导致炎症发生。禁忌证:①2 岁以下、体重 10kg 以下,不能耐受结肠镜检查者;②伴穿孔、腹腔脓肿的发杂性阑尾炎;③经外科手术比较,不能让患者更大收益;④无法排除急性胆囊炎、胰腺炎、尿路结石等急腹症。

【并发症】

1. 术后出血 腹壁切口出血或血肿较为常见,也会伴有腹腔内出血的发生。预防措施包括术中止血彻底,结扎血管可靠。

2. 切口感染 常表现为局部切口红肿及少量渗液,伴压痛及波动感,术后体温上升或不退。处理措施为早期拆除部分缝线,敞开引流。术前预防性应用抗生素,有利于防止切口感染。

3. 阑尾残株炎(residual abscess) 阑尾穿孔后,发生残余脓肿是较重的并发症。脓肿多局限于盆腔髂窝肠间隙、膈下或肝内、脾下,盆腔脓肿定位穿刺引流或手术切开引流。

4. 粘连性肠梗阻(adhesiveness intestinal obstruction) 多发生于阑尾穿孔腹膜炎或脓肿者,因炎症造成肠管之间或肠管与肠系膜的粘连,可并发肠梗阻。术后早期(10 天以内)发生肠梗阻多与感染有关,经保守疗法、胃肠减压、积极控制感染后梗阻多能缓解。晚期(1 个月以后)发生的肠梗阻者保守疗法后不见好,则须开腹手术。

5. 阑尾残株瘘 多因阑尾周围或阑尾残端病变严重造成,小儿少见,个别为结核感染。换药数周不能自愈者,应行瘘管切除术。

【预后】

急性阑尾炎早期诊断,早期手术治疗,一般预后良好。

> ➢ 附：急性阑尾炎的诊治流程图

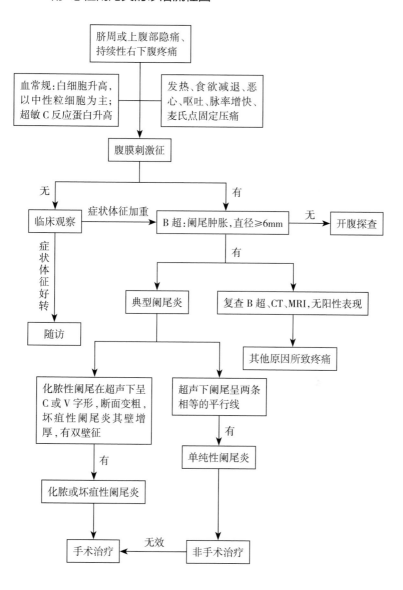

（王朝霞）

参考文献

[1] 江载芳,申昆玲,沈颖,等.诸福棠实用儿科学.8版.北京:人民卫生出版社,2015.
[2] 吴孟超,吴在德,吴肇汉,等.外科学.9版.北京:人民卫生出版社,2018.

第六章　肝胆胰疾病

第一节　先天性胆道闭锁

【概述】

先天性胆道闭锁(congenital biliary atresia,CBA)是一种病因不明的波及肝内、外胆管闭塞性病变,可导致胆汁淤积及进行性肝纤维化直至肝硬化并危及患儿生命,活产儿胆道闭锁的发病率为1/20 000~1/10 000,是新生儿黄疸需要外科手术的最常见的原因,也是儿童肝移植最常见的指征。依据胆道病变发生的时间不同,胆道闭锁可分为两大类型:胚胎型(先天型)和围产期型(获得型)。前者多被认为于妊娠5~6周,即胚胎器官分化形成时期内出现胆道病变,并常伴有其他脏器畸形;而后者,多数学者认为患者起初具有发育良好的胆道系统,围生期受致病因素影响后胆道发生进行性纤维化闭锁。目前胆道闭锁的病因及发病机制仍不太清楚,大致有5种假说:病毒感染或毒素暴露;形态发育缺陷;基因发育缺陷;出生前循环缺陷;免疫或自家免疫功能失调。

【诊断】

1. 临床表现

(1) 生后黄疸延迟消退(足月儿大于2周,早产儿大于3周),或消退后再次出现,并持续性加重。

(2) 粪便颜色逐渐变浅至白陶土色,尿色加深至浓茶色。

(3) 腹部膨隆,肝脾肿大,腹壁静脉曲张等。

(4) 由于脂溶性维生素吸收障碍导致营养不良或生长发育迟缓。

2. 筛查　胆道闭锁如早期筛查得到诊断并治疗,其预后相对较好。粪便比色卡筛查是新生儿早期筛查一种有效而便捷的方法,可以使胆道闭锁 Kasai 手术日龄提前。经皮胆红素筛查简单无创,可用于观察黄疸患儿胆红素变化趋势。超声筛查主要参考指标有胆囊形态学改变及胆囊收缩功能,若胆囊呈条索状或无囊腔,进食前后胆囊体积没有明显变化,对胆道闭锁筛查有提示作用。

3. 辅助检查

(1) 肝功能检查:血清胆红素水平升高≥300mg/ml,直接胆红素水平占总胆红素 50% 以上时,可怀疑胆道闭锁。谷氨酰转移酶(GGT)是胆管系统损伤敏感指标,GGT 增高可表示胆管梗阻。血清胆汁酸升高提示有胆管梗阻及肝细胞损害,但其影响因素较多。

(2) 超声检查:超声检查显示肝门纤维斑块,胆囊形态改变,肝包膜下血流信号增多,肝动脉直径宽,肝弹性数值高时,应高度怀疑胆道闭锁。

(3) 放射性核素肝胆显像:胆囊或肠道中无放射性核素显影,可考虑胆管梗阻,但假阳性率较高。

(4) 磁共振胰胆管成像:磁共振胰胆管成像结合薄层扫描各角度观察均未见肝外胆管显示,或见到不连续肝外胆管结构应考虑胆管梗阻,但假阳性率较高。

(5) 十二指肠引流液检查:对十二指肠液进行胆红素测定判断胆管梗阻。但因其有创,假阳性率高,临床上使用较少。

(6) 经内镜逆行胰胆管造影:在直视下纤维十二指肠镜通过十二指肠乳头插入胆管进行造影,显示肝外胆管系统则排除胆道闭锁。小于 3 个月的婴儿较难进行,可诱发胰腺炎和胆管炎。

(7) 肝组织病理检查:肝活组织检查可作为胆道闭锁辅助诊断及鉴别诊断方法。胆道闭锁患儿肝组织切片镜下可见:胆管增生、胆栓形成、胆汁淤积、汇管区炎症细胞浸润、汇管区纤维化及桥接坏死、胆管板发育异常等。

(8) 腹腔镜探查及术中胆管造影:手术探查及术中胆道造影是诊断胆道闭锁的金标准。胆汁淤积的患儿,常规检查不能确诊时,应尽早进行探查。手术探查可直接观察肝脏淤胆情况、肝被膜下血流及胆囊。可将胆囊置管造影,观察肝外胆管及肠内有无显影,若不显影,不能轻易诊断胆道闭锁。近端胆汁过于黏稠堵塞胆管可造成假阳性,需要反复冲洗或加压注射造影剂,或选择胆总管远端临时阻断造影,避免误诊。若胆囊瘪小或仅胆囊痕迹,无法注入造影剂,应解剖肝门直接观察有无肝管。

【鉴别诊断】

胆道闭锁必须与新生儿期可引发胆汁淤积性黄疸的各种疾病进行鉴别。

1. α_1-抗胰蛋白酶缺乏症 是血中抗蛋白酶成分 α_1-抗胰蛋白酶缺乏引起的一种先天代谢性疾病。在我国罕见,北美白种人活产儿中的发病率为 1/6 700,出生 1~2 个月发生肝细胞性黄疸、肝大、血清结合胆红素和丙氨酸氨基转移酶升高,严重的病例在婴儿早期就发生腹水、出血及肝衰竭。在新生儿,巨细胞肝炎是典型的组织学特征,初期可见胆小管增生,随病情进展,晚期则显示胆管稀少。诊断依血清 α_1-抗胰蛋白酶水平下降、在门管周围的肝细胞内有过碘酸希夫染色(periodic acid-Schiff staining,PAS)阳性的抗淀粉酶小体。

2. Alagille 综合征 又称先天性肝内胆管发育不良征或动脉-肝脏发育不良综合征,是一种常染色体显性遗传性疾病,与胆道闭锁在临床和血生化具有共同特征,临床容易误诊。两者鉴别要点:Alagille 综合征具有典型面部特征;血清 GGT 显著升高,可达数千,核苷酸酶显著升高;肝脏病理:小叶间胆管稀少,而胆道闭锁胆管增生,门脉纤维化。

3. Citrin 蛋白缺陷症 Citrin 蛋白缺乏所致新生儿肝内胆汁淤积症(neonatal intrahepatic cholestasis caused by Citrin deficiency,NICCD)为常染色体隐性遗传性疾病,是由于 *SLC25A13* 基因突变引起。临床表现为肝细胞性黄疸、肝大、一系列的生化代谢紊乱(低血糖、低蛋白血症、血脂异常、半乳糖代谢异常、血氨及甲胎蛋白升高等)、凝血功能障碍。肝脏主要病理变化为胆汁淤积和脂肪肝。依据 *SLC25A13* 基因检测诊断。

4. 胆汁酸合成缺陷 原发性胆汁酸合成缺陷是一种罕见的常染色体隐性遗传性疾病,可引起儿童严重慢性肝脏疾病,目前已确定了胆汁酸合成过程中的7种酶缺陷,其主要临床特征包括:多数病例在新生儿期或婴儿早期发生胆汁淤积;伴肝大和/或脾大;伴慢性脂肪泻导致脂溶性维生素吸收障碍;生长发育迟缓;少数患儿发展为肝硬化。血清GGT水平正常,血清胆汁酸浓度正常或降低,无皮肤瘙痒,应考虑胆汁酸合成缺陷,选择相关基因检查。

5. 进行性家族性肝内胆汁淤积症3型(progressive familial intrahepatic cholestasis type 3,PFIC3型) PFIC3型是由于编码多耐药糖蛋白3型(MDR3)的 *ABCB4* 基因突变导致。起病年龄早晚不一,婴儿多以黄疸、瘙痒、白陶土样便为首发症状,且常在儿童期就进展为肝硬化,而年龄相对较大的儿童常以肝脾肿大、胃肠道出血等肝硬化及门静脉高压表现为首发症状,血清GGT水平升高,肝活检显示小叶间胆管增生伴胆栓形成,MDR3表达缺失。依据 *ABCB4* 基因检测诊断。

6. 囊性纤维化 囊性纤维化是常染色体隐性遗传性疾病。由于编码囊性纤维化跨膜传导调节因子(CFTR)在机体内普遍存在,因此可引起多器官损害,包括肺、胰腺、胃肠道及肝脏等器官。20%~50%的患者有肝病症状,引起胆管的持续梗阻、胆管慢性炎症、胆管增生和纤维化、肝硬化。已发生胆汁性肝硬化的患儿,表现为肝脾大、静脉曲张出血或腹水。诊断依据为汗氯试验和基因检测。

【治疗】

1. Kasai 手术

(1)手术适应证:明确诊断为胆道闭锁且没有禁忌证者,可行Kasai手术。手术的目的在于将肝门纤维化完全切除,在充分暴露肝门的情况下行肝门空肠吻合,再造肝外胆道,以试图恢复胆汁从肝脏流入近端小肠。

(2)手术禁忌证:严重肝纤维化,不主张行Kasai手术;患有严重畸形,评估认为不能耐受手术者,不宜做Kasai手术;胆道造影和肝活组织检查结果示非胆道闭锁的患儿,禁做Kasai手术。

(3) Kasai 术后药物治疗

1) 利胆药:熊去氧胆酸有细胞保护作用,可替代亲脂性、去污剂样的毒性胆汁酸,还可促进肝细胞的分泌作用和免疫调节。口服熊去氧胆酸 10~30mg/(kg·d),术后进食即可开始服用,一般维持 6~24 个月。

2) 糖皮质激素:术后激素使用可以改善毛细胆管水肿,具有抗炎作用,但激素治疗存在争议,服用类固醇少数患儿会出现一些副作用,如消化道出血和穿孔。可供选择方案包括(但不限于)有 2 个,方案 1 为泼尼松龙 4mg/(kg·d),术后肠功能恢复后开始晨服,1 每天 1 次,服 4 周;后减为 2mg/(kg·d),服 4 周;再减为 1mg/(kg·d),服 4 周后停药。方案 2 为甲基氢化泼尼松于术后开始静脉注射,使用剂量为 10mg/(kg·d)、8mg/(kg·d)、6mg/(kg·d)、5mg/(kg·d)、4mg/(kg·d)、3mg/(kg·d)、2mg/(kg·d),共 7 天;再口服泼尼松龙 2mg/(kg·d),服 4 周;后减为 1mg/(kg·d),服 4 周后停药。

3) 抗生素:术后静脉滴注三代头孢不短于 2 周,后改为口服三代头孢 3~6 个月。

4) 脂肪酸及维生素:胆道闭锁患儿常发生脂肪和脂溶性维生素吸收障碍,术后患儿需常规补充中链脂肪酸和脂溶性维生素 A、维生素 D、维生素 E、维生素 K。

(4) Kasai 术后并发症

1) 胆管炎:胆管炎是胆道闭锁患者经过成功 Kasai 术后常见的并发症,发生率为 40%~90%。如果儿童出现发热但无明确的感染灶,尤其是发热伴进行性黄疸加重、大便颜色变浅、感染指标升高,医生应高度怀疑胆管炎。术后发生胆管炎,应做血微生物培养,使用对微生物敏感性高的抗生素。经验用药可静脉滴注三代头孢联合甲硝唑,或用碳青霉烯类抗生素联合丙种球蛋白。对于反复发作胆管炎的患儿,应做超声检查是否有肝门部胆湖形成或发生肝内囊肿。

2) 门静脉高压:胆道闭锁典型的慢性肝胆管炎症会导致进行性胆汁性肝硬化。胆汁性肝硬化会引起门静脉高压,可导致静脉曲张出血和腹水。Kasai 术后出现脾肿大或血小板计数下降,提示可能存在逐渐进展的门静脉高压。如果门静脉高压导致静脉曲张出血,该并发症通常采取硬化疗法或套扎术来控制。

3)术后肝内胆管扩张或囊肿:可伴肝内结石形成,表现为黄疸或胆管炎反复发作时,可行经皮经肝胆管引流术。

4)全身性疾病:有进行性肝病的患儿可能发生肝肺综合征。患儿表现不同程度的缺氧和凝血功能障碍,这与肝脏功能严重不良、肺内动静脉分流及动脉性缺氧有关,建议长期监测动脉血氧饱和度。

5)术后肝脏肿瘤:偶有报道,如肝细胞癌和胆管细胞癌。可定期检测血甲胎蛋白,以及定期行肝胆超声检查,便于早期发现。

2. 肝移植　大多数胆道闭锁患者最终都需要肝移植,胆道闭锁是婴儿及儿童肝移植最常见的指征。

(1)肝移植适应证:失代偿期肝硬化,肝衰竭,门静脉高压导致的反复消化道出血,慢性肝病引起的生长迟缓、瘙痒症、肝肺综合征、反复发作的胆管炎、肝肾综合征、肝脏恶性肿瘤(胆管细胞癌)。符合上述任何一条或者几条都需要行肝移植术。胆道闭锁 Kasai 术后 3 个月,如果总胆红素>100μmol/L,应该迅速进行肝移植评估,如果总胆红素在 34~100μmol/L,或者胆红素不高,但出现保守治疗效果不佳的胆汁性肝硬化或门静脉高压,应该考虑行肝移植术前评估。

(2)肝移植术后管理:肝移植术后给予他克莫司或者环孢霉素 A 为主的免疫抑制方案,联合或不联合霉酚酸酯、甲泼尼龙。其他可选用的免疫抑制剂还包括雷帕霉素等。肝移植术后需定期监测主要免疫抑制剂药物浓度、血常规、肝肾功能、巨细胞病毒、EB 病毒、HBV 血清学标志物、移植肝脏超声。

(3)肝移植术后并发症:移植后早期(术后 3 个月内)主要的并发症包括肝动脉血栓形成、门静脉血栓形成、败血症、排斥、病毒感染(特别是巨细胞病毒感染和 EB 病毒感染)、急性肾损伤、液体失衡。移植后远期(3 个月以上)并发症包括肝动脉血栓形成、门静脉血栓形成、下腔静脉或者肝静脉梗阻、胆管狭窄、切口疝、免疫抑制剂副作用(特别是慢性肾脏疾病)、高血压、糖尿病、肿瘤的形成(如移植后淋巴增殖性疾病)。

➢ 附:先天性胆道闭锁的诊断流程图

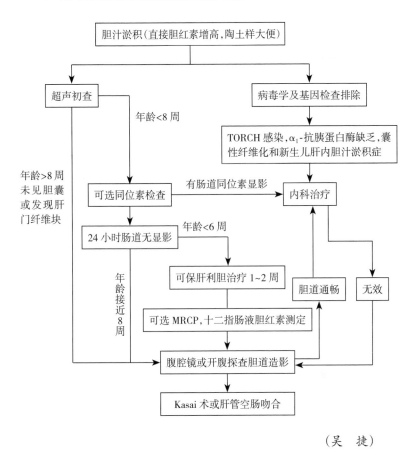

（吴　捷）

参考文献

[1] 江载芳,申昆玲,沈颖.诸福棠实用儿科学.8版.北京:人民卫生出版社,
2015.

[2] 中华医学会小儿外科学分会肝胆外科学组,中国医师协会器官移植医师
分会儿童器官移植学组.胆道闭锁诊断及治疗指南(2018版).临床肝胆
病杂志,2019,35(11):2435-2440.

［3］中华医学会小儿外科分会新生儿外科学组，小儿肝胆外科学组. 中国大陆地区胆道闭锁诊断及治疗(专家共识). 中华小儿外科杂志，2013，34(9)：700-705.

第二节 婴儿胆汁淤积症

【概述】

婴儿胆汁淤积(cholestasis in infancy)是指 1 岁以内婴儿由各种原因引起肝细胞和/或胆管细胞损害以及胆管系统梗阻，造成胆汁形成、分泌和排泄障碍，胆汁流不能正常流入十二指肠而进入血液的病理状态，临床可表现为瘙痒、粪便颜色改变、尿色加深和黄疸等，早期常无症状，病情进展后可主要表现为高结合胆红素血症，或血胆汁酸浓度增加，脂溶性维生素吸收障碍，肝酶异常升高，肝脏肿大和质地异常，严重者可导致肝功能衰竭甚至死亡。国外文献报道活产婴儿发生率约 1：5 000~1：2 500。国内缺乏相应的流行病学资料，但认为其发病率明显高于西方国家。

当临床表现为高结合胆红素血症和/或伴胆汁酸浓度增加可诊断为婴儿胆汁淤积症。当在婴儿胆汁淤积症基础上，伴有肝脏肿大和/或肝酶异常升高可诊断为婴儿胆汁淤积性肝炎或肝病(infantile cholestasis hepathopathy，ICH)，国内曾称为婴儿肝炎综合征(infantile hepatitis syndrome)。

【病因】

引起胆汁淤积的原因或疾病很多，且非常复杂。根据发生部位可分为肝内胆汁淤积和肝外胆汁淤积。肝内胆汁淤积发生在肝细胞功能障碍或毛细胆管、细胆管(<15μm，亦称闰管或 Hering 管)和小叶间胆管(15~100μm)病变或阻塞，其按细胞学损害的部位又可分为肝细胞性、胆管细胞性和混合性胆汁淤积。肝外胆汁淤积发生在间隔胆管(>100μm)、区域胆管(300~400μm)、节段胆管(400~800μm)、左右肝管、胆总管至壶腹部的病变或阻塞。

临床主要分为肝细胞性和肝内/外胆道梗阻性胆汁淤积，其常见疾病如下：

1. 肝细胞性胆汁淤积 如见于病毒感染（CMV、HIV）、细菌感染、遗传或代谢性疾病、免疫反应损伤、中毒或继发性胆汁淤积等。

2. 胆管梗阻性胆汁淤积 如见于胆道闭锁、胆总管囊肿、胆结石或胆汁淤泥、Alagille 综合征等。

引起这两类胆汁淤积的原因或病因如下：

1. 感染 包括肝脏的原发性感染和全身感染累及肝脏。临床上 TORCH 综合征及嗜肝病毒、EB 病毒感染等。细菌感染，如金黄色葡萄球菌、大肠埃希菌等。

2. 肝胆组织结构的异常

（1）胆道闭锁（biliary atresia, BA）：由于各种原因导致肝内和肝外胆管阻塞，使胆汁排泄的通道梗阻，并逐步形成不同程度的胆道闭锁。

（2）先天性胆管扩张症：又称先天性胆总管囊肿，是多种因素参与的先天性发育畸形。

（3）Caroli 病：又称先天性肝内胆管扩张症，为常染色体隐性遗传，以男性多见，一般以复发性胆管炎为主要特点。

（4）Alagille 综合征等。

3. 先天性遗传代谢内分泌功能异常 一般为酶缺陷，代谢性贮积症常伴有显著的肝肿大，按其种类包括：

（1）碳水化合物代谢异常：如半乳糖血症、糖原贮积症等。

（2）氨基酸及蛋白质代谢异常：如遗传性酪氨酸血症、高蛋氨酸血症等。

（3）脂质代谢异常：如戈谢病、尼曼-皮克病、Wolman 病等。

（4）胆汁酸及胆红素代谢异常：如进行性家族性肝内胆汁淤积症（PFIC）、Citrin 缺乏、Aagenaes 综合征、新生儿 Dubin-Johnson-综合征、Zellweger 综合征等。

（5）α_1-抗胰蛋白酶缺乏症：由于 α_1-抗胰蛋白酶缺乏，白细胞弹性蛋白凝固酶等抗蛋白酶作用减弱，使自体组织遭到破坏而致病。

4. 毒性作用 如药物作用、毒蘑菇、鱼胆中毒、胃肠外营养相关性胆汁淤积等。

5. 免疫反应损伤 如过敏性疾病的反应、川崎病、系统性红斑狼疮等。

6. 其他 包括肝内占位病变、累及肝脏的全身恶性疾病等,以及唐氏综合征等染色体异常疾病。

【诊断】

病史、临床表现和辅助检查对明确病因、治疗和预后判断非常重要。对黄疸型要首先明确有无肝外胆道闭锁。对感染要注意排除其他合并病因。

1. 病史 详细询问病史和流行病史、产前情况。家族史如肝病史或遗传疾病史、生长发育状况。

病史中母孕期可有感染(主要是孕早期病毒感染),或服用药物,或有早产、胎膜早破、胎儿宫内发育迟缓等病史。患儿生后可有感染,如脐炎、臀炎、皮肤脓疱疹,以及口腔、呼吸道、消化道、泌尿道感染等。

2. 临床表现 胆管梗阻性胆汁淤积会先发生胆汁淤积,继而发生肝病的表现;而肝细胞源性胆汁淤积会先有肝细胞损伤,继而发生胆汁淤积的表现。

黄疸为主要表现,其常为首发症状,往往因为生理性黄疸持续不退或退而复现前来就诊。需注意出现时间和演变情况,患儿出现黄疸、大便色淡、尿色加深,提示有可能为胆汁淤积性黄疸。大小便颜色及其动态变化有助于区分肝外胆汁淤积与肝内胆汁淤积(若持续陶土样便常为梗阻性)。婴儿可有其他先天性畸形(脐疝、腹股沟疝、先天性心脏病、肥厚性幽门狭窄等),以及与本综合征有关的原发疾病的临床表现,如发热、消瘦、全身中毒症状、消化及神经系统症状和体征。

体检有肝脾肿大。体检中一些阳性体征对提示病因有帮助,如发现紫癜、肝肿大和/或脾肿大提示宫内感染、脓毒症和噬血细胞淋巴组织细胞增生症的可能;体表的畸形提示 Alagille 综合征或唐氏综合征的可能;白内障提示半乳糖血症或甲状腺功能减退的可能;视网膜病变提示 TORCH 感染、视隔发育不良(SOD)或 Alagille 综合征的可能;心脏杂音提示 Alagille 综合征的可能;皮肤血管瘤提示肝血管瘤的可能。

多数患儿在 3~4 个月内黄疸缓慢消退,可并发眼干燥症、低钙性抽搐、出血和腹泻。少数重症者病程较长,可致肝硬化、肝衰竭。

3. 辅助检查　没有什么筛查性检查能够预测哪一类婴儿最终会发展为胆汁淤积症,因此胆汁淤积症的检查还是依赖于临床对黄疸、灰白色大便、深色尿的识别。可以做的辅助检查有:

(1) 常规检查

1) 血、尿、粪便常规。

2) 肝功能:血清总胆红素(结合胆红素、未结合胆红素)、血清胆汁酸、丙氨酸氨基转移酶(ALT)、碱性磷酸酶(AKP)、γ-谷氨酰转肽酶(γ-GT)、5-核苷酸酶(5-NT)、凝血酶原时间(PT)、凝血因子、血清白蛋白、血糖(空腹)、血清胆固醇、血清氨基酸。

结合胆红素和非结合胆红素可有不同程度、不同比例的增高;ALT 升高或甲胎蛋白持续增高则提示肝细胞有破坏或再生增加;血清γ-谷氨酰转肽酶、碱性磷酸酶、5-核苷酸酶等反映胆管性胆汁淤积的指标增高,但在 PFIC-1、PFIC-2 型时,γ-谷氨酰转肽酶不增高或降低;反映肝细胞合成功能的指标,如凝血因子、纤维蛋白原和血清白蛋白等可能降低。

3) 紧急检查:对临床症状较重的胆汁淤积症患儿需要紧急检查凝血酶原时间,利于评估胆汁淤积患儿的严重出血,判断是否有肝功能衰竭;并检测血细胞计数、肝生化指标等。若患者需要输血,输血前保留血标本。保留的血标本可用于进一步检测,包括基因分析等,以避免输血影响检验结果。

4) 血培养、尿培养、其他分泌物培养。

(2) 特殊检查

1) 影像学检查:

肝脏 CT 或磁共振胆管成像(MRCP):是一种非侵入性检查胆

道树的手段。婴儿肝炎可见肝胆管通畅,而胆道闭锁患儿肝胆管不显示。

超声检查:有助于诊断患儿解剖结构的异常,超声发现肝门"纤维块"(TC)征,有助于诊断胆道闭锁(BA)。但由于超声的敏感度相对较低,门静脉周围回声增强也可能误诊为 TC,所以部分不典型病例可能被漏诊或误诊。

核素肝胆显像:正常 TC-EHIDA 静脉注射后迅速被肝细胞摄取,3~5 分钟肝脏即清晰显影,左右肝管于 5~10 分钟可显影,15~30 分钟胆囊、胆总管及十二指肠开始出现放射性,充盈的胆囊于脂餐后迅速收缩,肝影于 12~20 分钟逐渐明显消退。在正常情况下,胆囊及肠道显影均不迟于 60 分钟。先天性胆道闭锁时肠道内始终无放射性出现。如 24 小时后在肠道扫描区域仍未显影,提示可能存在胆道梗阻或肝功能的障碍。由于完全胆道梗阻的患儿不排泄放射性物质,所以核素扫描肝胆显像诊断胆道闭锁的敏感度较高。但肝胆显像存在假阳性的结果。

长骨、头颅骨 X 线片和胸片的检查:也可以提供有重要诊断的线索和依据。

2) 病原学检查:病毒感染标志物和相应的病毒学、血清学检查,如肝炎病毒、HBV-DNA、TORCH、EB 病毒(EBV)、细小病毒 B19、HIV 等检查。

3) 代谢病或内分泌疾病筛查:血糖测定、尿糖层析、尿氨基酸、血清氨基酸、尿有机酸、汗氯实验、血清 α_1-AT、T_3、T_4、促甲状腺激素(TSH)、血清铁、铁蛋白、尿胆汁酸分析、血胆汁酸分析、血气分析、特异性酶学、染色体检查等。

(3) 基因检测:其对进行性家族性肝内胆汁淤积症(PFIC)、Alagille 综合征、Citrin 缺乏致新生儿肝内胆汁淤积症等有重要的价值。

(4) 胆汁引流:可行动态持续十二指肠引流,查胆汁常规、细菌培养,行胆汁中胆红素、胆汁酸、胆汁磷酯、胆汁 γ-GT 等检查。通过置管或激发试验收集十二指肠液,分析其胆红素浓度。如十二指肠抽吸液中胆红素浓度低于血清胆红素浓度,考虑可能存在胆道梗阻。

(5) 骨穿检查:骨髓的检查对鉴别血液系统疾病和遗传代谢性疾病非常必要,如尼曼匹克氏病的泡沫细胞,有助于确诊等。

(6) 肝活组织病理检查:可经皮肝穿刺或腹腔镜检查获取活体组织标本行免疫组织化学、电镜、病毒培养、酶等检查。肝活检是婴儿胆汁淤积的重要检查手段,尤其对于胆道闭锁,敏感性达99%,特异性达92%。肝活检能为疾病的诊断提供特异性发现。

(7) 腹腔镜或内镜检查:腹腔镜或经内镜逆行胰胆管造影(ERCP)的技术应用对疑难肝脏疾病的诊断和治疗有其特殊临床意义,ERCP被称为是"专业人员排除 BA 的有价值工具"。

(8) 剖腹探查和术中胆管造影检查:有下列情况之一,进行剖腹探查:患儿灰白色大便及肝活检提示 BA;患儿灰白色大便,活检未明确为 BA,但 ERCP 提示 BA;活检结果不明确,但是患儿有灰白色大便且已超过 7 周龄,胆管造影照片提示有阻塞;患儿排出灰白色大便,核素扫描无显影剂排泄或十二指肠液检查无色素,并除外肝内病因,肝活检为可疑阳性。

(9) 其他:红细胞 1-磷酸半乳糖尿苷酰转移酶测定和皮肤成纤维细胞培养。对不明原因的长期胆汁淤积应积极做遗传代谢病筛查排除遗传代谢性疾病,早期行串联质谱分析具有重要意义。

4. 诊断标准 健康足月产新生儿生理性黄疸在 2 周龄内消退,因此 2 周龄以上婴儿发现黄疸,应该检测血总胆红素(TBil)和直接胆红素(DBil)以进行临床评估。母乳喂养的患儿如果无其他病史(没有深色尿和浅色大便),体检正常,密切随访,可以在 3 周龄时复诊。如果新生儿黄疸伴灰白色大便或尿色加深或黄疸持续存在超过 3 周龄时,一定要进行 TBil 和 DBil 的测定。

足月儿 TBil<85μmol/L 时,DBil>17μmol/L;或 TBil>85μmol/L,DBil 占 TBil 的比例≥20% 考虑为胆汁淤积。当临床表现为高结合胆红素血症和/或伴胆汁酸浓度增加应诊断为婴儿胆汁淤积症。当在婴儿胆汁淤积症基础上,伴有肝脏肿大和/或肝酶异常升高应诊断为婴儿胆汁淤积性肝炎或肝病。

【鉴别诊断】

在确定胆汁淤积的病因过程中,就是在鉴别和明确其疾病的过程,因此,在鉴别过程中应注意:充分掌握第一手临床资料(病史、临床表现和辅助检查);清楚婴儿胆汁淤积的分类即肝细胞性和肝内/外胆道梗阻性胆汁淤积;特殊检查结果的解读,如基因检查结果的解读;多学科的联合会诊和讨论分析;诊断性治疗的观察或随访等。

1. 首先要确定婴儿胆汁淤积的诊断 对黄疸婴儿要仔细观察其粪便颜色,如果患儿粪便的颜色明显较浅,应怀疑胆汁淤积的可能,进一步做肝功能和血生化检查:血清总胆红素值增加,其中结合胆红素即直接胆红素值占总胆红素值 20% 以上(一般都在 50% 以上),伴或不伴血总胆汁酸值增高,可确诊。此时同时检查患儿发现病理性肝脏体征和血清 ALT 增高,就可诊断为胆汁淤积性肝病。

2. 及早发现肝外胆道闭锁 在胆汁淤积患儿中必须及早发现先天性肝外胆道闭锁,胆道闭锁早期诊断、早日手术对提高手术成功率及长期生存率具有决定性意义。

3. 确诊和评估患儿病因,不仅要考虑到病因是否常见,还应考虑到及时诊断对疾病预后的影响。应优先考虑通过及时治疗能减轻病情、改善预后的疾病,如胆道闭锁、脓毒症、尿路感染、部分遗传代谢或内分泌疾病(酪氨酸血症、半乳糖血症、甲状腺功能减退等)。另外患儿可能存在严重并发症,如出血、低血糖惊厥、感染引起的危重情况,因此部分检查需要优先进行。

【治疗】

婴儿胆汁淤积在查明原因后,应按原发疾病的治疗原则进行治疗,临床上往往以对症治疗为主。

1. 一般治疗 包括护理、营养管理、休息和健康教育等。

加强营养管理是胆汁淤积症治疗的重要部分之一,营养应给予高糖、高蛋白、高维生素、低脂肪饮食。补充多种维生素(包括脂溶性维生素 A、维生素 D、维生素 E 和维生素 K);特殊病因患者可采用针对病因的特殊饮食治疗,如 Citrin 缺乏致新生儿肝内胆汁淤积症时,可以给予去乳糖配方奶和强化中链甘油三酯的配方奶喂养。

2. 内科治疗

(1) 对因治疗:明确具体的疾病给予对应的治疗。

(2) 消炎利胆退黄:常用熊去氧胆酸、利胆素、利胆片及茵栀黄等利胆退黄药。

1) 熊去氧胆酸(UDCA):(明确的胆道闭锁或肝外完全阻塞在手术前除外)主要是替换肠肝循环有毒的疏水性胆盐、增加肠肝循环中胆汁酸疏水性指数、促进肝细胞和胆囊分泌胆汁、保护肝细胞(拮抗疏水性胆汁酸的细胞毒作用)、免疫调节和抗炎作用,抑制肝细胞的病理过程。剂量:10~20mg/(kg·d),分 2~3 次口服。

2) 考来烯胺(消胆胺,消胆胺脂):为一种阴离子结合树脂,口服后在肠道中能与胆汁酸结合,增加胆汁酸的排泄,对胆道闭锁无效。剂量:250~500mg/kg/d,在早餐前后顿服或分次口服。

3) 其他药:如苯巴比妥、利福平、糖皮质激素、门冬氨酸钾镁(支链氨基酸)、S-腺苷-L-蛋氨酸(SAME)、小剂量山莨菪碱(654-2)和多巴胺等。

(3) 护肝、改善肝细胞功能:常给予维生素 C、ATP、辅酶 A、肌苷、葡醛内酯等,有保护肝细胞,促进肝细胞新陈代谢的作用。

1) 谷胱甘肽:谷胱甘肽是甘油醛磷酸脱氢酶的辅基,又是乙二醛酶及磷酸丙糖脱氢酶的辅酶,参与体内三羧酸循环及糖代谢,使人体获得高能量。它能激活各种酶,如体内的巯基(-SH)酶等,从而促进糖、脂肪及蛋白质代谢,也能影响细胞的代谢过程。剂量:每次 1~2mg/kg,肌内注射或静脉滴注。每日 1~2 次。

2) 联苯双酯或双环醇:增加肝脏的解毒功能的药理作用。尤其是其降酶作用,效果明显,且毒性低,副作用小。联苯双酯剂量:口服 0.5mg/(kg·d),每日 3 次,连用 3~6 个月。双环醇剂量:成人为每日一片(25mg),必要时 50mg,连服 6 个月,目前无儿童剂量。

3) 葡醛内酯:葡醛内酯是葡萄糖醛酸内酯的简称,进入机体后可与含有羟基或羧基的毒物结合,形成低毒或无毒结合物由尿排出,有保护肝脏及解毒作用。另外,葡萄糖醛酸可使肝糖原含量增加,脂肪储量减少。剂量:静脉<5 岁每次 50mg/kg,>5 岁每次 50~100mg/kg。口服:5 岁以下小儿,一次 1 片;5 岁以上,一次 2 片,每日 3 次。

4) 其他药:如复方甘草酸苷、复方甘草酸单铵 S、甘草酸二铵等。

(4) 对症支持治疗:凝血因子缺乏时可用凝血酶原复合物;有丙种球蛋白低下及反复感染时可静脉用丙种球蛋白;有感染时可适当选用抗生素、抗病毒制剂,如更昔洛韦、干扰素等;补充微生态制剂调节胃肠功能等。

3. 人工肝治疗 积极内科治疗无效时可考虑应用非生物型人工肝方法治疗。

4. 外科治疗 胆汁分流术及肝移植。如疑为胆道闭锁,则应尽早行剖腹探查或腹腔镜胆道造影,必要时行 Kasai 手术;肝硬化失代偿,则待条件允许时行肝移植术。

5. 中医中药 在中医的指导下合理使用茵陈、山栀、黄芩、车前草、荷包草、生甘草、垂盆草、广郁金等对利胆退黄有帮助,可适当选用。如茵栀黄口服液等具有利胆退黄作用。

【预防】

1. 疫苗接种如乙肝疫苗的接种等。

2. 新生儿遗传代谢病的筛查。

3. 合理用药 如过量的退热药、抗结核和抗肿瘤药等应用,特殊体质患者会有出现肝损伤或胆汁淤积性肝病。

4. 合理饮食 食用有毒的食物,或食用毒蘑菇等,均会导致肝损伤或胆汁淤积性肝病。

5. 合理的生活方式 有的儿童过量或误饮的饮酒等,也会导致肝损伤或胆汁淤积性肝病。

➢ 附：婴儿胆汁淤积症的诊治流程图

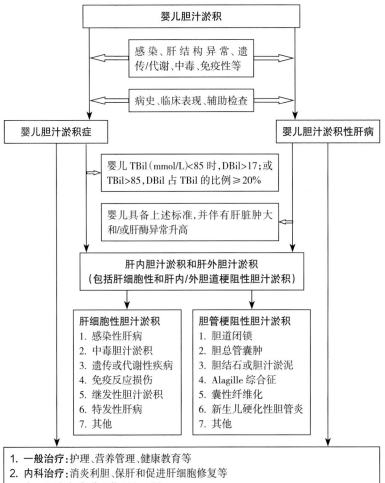

婴儿胆汁淤积

感染、肝结构异常、遗传/代谢、中毒、免疫性等

病史、临床表现、辅助检查

婴儿胆汁淤积症

婴儿胆汁淤积性肝病

婴儿 TBil（mmol/L）<85 时，DBil>17；或 TBil>85，DBil 占 TBil 的比例≥20%

婴儿具备上述标准，并伴有肝脏肿大和/或肝酶异常升高

肝内胆汁淤积和肝外胆汁淤积
（包括肝细胞性和肝内/外胆道梗阻性胆汁淤积）

肝细胞性胆汁淤积
1. 感染性肝病
2. 中毒胆汁淤积
3. 遗传或代谢性疾病
4. 免疫反应损伤
5. 继发性胆汁淤积
6. 特发性肝病
7. 其他

胆管梗阻性胆汁淤积
1. 胆道闭锁
2. 胆总管囊肿
3. 胆结石或胆汁淤泥
4. Alagille 综合征
5. 囊性纤维化
6. 新生儿硬化性胆管炎
7. 其他

1. 一般治疗：护理、营养管理、健康教育等
2. 内科治疗：消炎利胆、保肝和促进肝细胞修复等
3. 人工肝治疗：如非生物型人工肝
4. 外科治疗：胆汁分流术及肝移植等
5. 中医中药：茵栀黄口服液等
6. 对症支持治疗：如发热、呕吐、腹胀和腹痛等处理

（黄永坤）

————————————— 参考文献 —————————————

[1] 中华医学会肝病学分会,中华医学会消化病学分会,中华医学会感染病学分会.胆汁淤积性肝病诊断和治疗共识(2015).中华肝脏病杂志,2015,23(12):924-933.

[2] 董琛,黄志华.婴儿胆汁淤积性肝病的诊断及鉴别诊断.中华实用儿科临床杂志,2018,33(19):1441-1447.

[3] 刘晓兵,吴捷.婴儿胆汁淤积性肝病的治疗进展.中国小儿急救医学,2018,25(12):957-960.

[4] 王卫平,孙琨,常立文.儿科学.9版.北京:人民卫生出版社,2018.

[5] 江载芳,申昆玲,沈颖.诸福棠实用儿科学.8版.北京:人民卫生出版社,2015.

[6] 张琳,王宝西,邹丽萍.儿童微生态学临床应用.北京:科学出版社,2021.

第三节　遗传代谢性肝病

【概述】

遗传代谢性肝病(inherited metabolic liver disease,IMLD)是由单一酶或转运蛋白的缺陷改变了蛋白质、碳水化合物或脂肪、胆汁酸等在肝脏的合成或分解代谢途径异常所致。这组疾病可分为:①导致结构性肝损伤伴肝衰竭或肝硬化,伴或不伴其他组织损伤的疾病,如α_1-抗胰蛋白酶缺乏症和囊性纤维化;②由于代谢缺陷引起的疾病,仅或主要表现在肝脏,但会导致其他器官系统的损伤,如尿素循环障碍和高草酸尿等。

【病因和流行病学特征】

IMLD 多是由于编码机体代谢必需的酶、受体、载体等基因发生突变所致的一类疾病。遗传代谢性肝病种类繁多,保守统计至少有500多种,多属于罕见病范畴。

虽然单一 IMLD 患病率低,但总体发病率仍较高,以肝脏为基础的代谢性疾病约占儿童肝移植的10%,而且在一些中心,是胆道闭锁后第二常见的肝移植指征。解放军第五医学中心研究显示,儿童非病毒性肝病以肝脏代谢相关性疾病最多(325/703,46.2%)。

【诊断流程】

1. 家族史 遗传代谢性肝病大多数为常染色体隐性遗传病,少数为常染色体显性遗传、X 连锁伴性遗传或线粒体遗传等。因此询问患者家族中是否有类似疾病的患者,父母及祖父母等是否为近亲结婚,母亲有无妊娠期胆汁淤积、流产、早产等,对于诊断遗传代谢性肝病至关重要。

2. 分类

(1) 按发病年龄:可细分为新生儿(<28 天)、婴幼儿(29 天~1 岁)、儿童(1~11 岁)、青少年(12~17 岁)、成人(≥18 岁),也可简单分为儿童(<18 岁)和成人。熟悉发病年龄有助于缩小诊断范围。多数 IMLD 在儿童期(<18 岁)发病,但随着诊治技术的发展,越来越多的 IMLD 儿童得以生存并进入成人期。

(2) 按肝损伤类型:可分为高胆红素血症为主型和肝细胞损伤为主型、胆汁淤积为主型和门静脉高压为主型。

(3) 按物质代谢:可分为遗传性胆红素代谢障碍、氨基酸代谢障碍、糖类代谢障碍、脂肪酸代谢障碍、尿素循环障碍、胆汁酸转运及合成障碍、溶酶体贮积症、线粒体肝病和过氧化物酶失调等。

(4) 按病理学表现:常分为 7 种,可以表现为单独类型,但在多数病例中不同病理改变多合并出现。①基本正常肝组织,包括 Gilbert 综合征、Crigler-Najjar 综合征 2 型、Rotor 综合征、苯丙酮尿症、胱氨酸血症、尿素循环障碍、氨基酸代谢障碍等;②胆汁淤积型,包括进行性家族性肝内胆汁淤积症(progressive familial intrahepatic cholestasis,PFIC)、良性复发性肝内胆汁淤积(benign recurrent intrahepatic cholestasis,BRIC)、先天性胆汁酸合成障碍(inborn errors of bile acid synthesis,IEBAS)、Alagille 综合征等;③贮积型,有代谢物在肝细胞内(如糖原贮积病)或溶酶体贮积(如黏多糖贮积症)而致病;④脂肪变性型,有线粒体或糖代谢障碍而致病,如线粒体 DNA 耗竭综合征、糖原贮积症(Ⅰa、Ⅰb、Ⅵ、Ⅸa、Ⅸb、Ⅸc)、囊性纤维化等;⑤肝细胞型,可表现为汇管区、界面、小叶内炎症,如 α_1-抗胰蛋白酶缺乏症和肝豆状核变性;⑥肝硬化型,包括酪氨酸血症、血色病、α_1-抗胰蛋白酶缺乏症、肝豆状核变性、PFIC、Alagille 综合征、糖原贮积病(Ⅰ、Ⅲ、Ⅳ型);⑦肿瘤型,可出现局灶性结节性增生、肝腺瘤、肝癌。

3. 临床表现 临床表现是诊断 IMLD 的重要线索。遗传代谢性肝病可于任何年龄发病,从产前、新生儿、婴幼儿期、青春期,甚至成年期都可发病。IMLD 常起病隐匿,也可急性起病。常表现为转氨酶升高、慢性黄疸、胆汁淤积、肝脾肿大、肝硬化、门静脉高压、肝衰竭等,也可有肝外器官或系统受累。

新生儿期 IMLD 的临床表现通常是急性代谢紊乱,一般出生时正常,症状发生在生后第 2 天进奶后,如果未及时处理病情会进行性加重或迅速恶化,呈现中毒性脑病、肝病和肌病的表现。常见的异常症状有喂养困难、吐奶、惊厥。常见体征包括:反应差、意识变化(哭闹、昏睡,甚至昏迷)、呼吸异常(加快或减慢)、持续性重度黄疸、肌张力下降(松软儿)、皮疹、肝脾大、新生儿胆汁淤积。

IMLD 在儿童期临床表现特点:有明确诱因,反复发作,甚至进行性加重。临床上出现反复呕吐或进行性昏睡,甚至昏迷,进行性肝病(肝大、黄疸),注意需要与中枢系统感染、病毒性肝病、进行性肌营养不良、Prader-willi 综合征等鉴别。儿童期 IMLD 易出现进行性智力、行为和运动发育落后,或者智力和运动倒退,表现为难治性癫痫、多动、易激惹、睡眠障碍等症状,或同时合并其他器官异常。

一些迟发或发病隐匿的疾病,可延续至成年阶段,发现时可能已发展为伴或不伴门静脉高压的晚期肝病、肝硬化。

4. 实验室检查 当存在以上的症状或体征时,或有家族史,须至医院就诊,但部分患者无明显症状和体征,仅仅是体检发现肝功能异常等,需完善必要的检查。常规的检查如血常规、血生化、病原学检查、免疫学检查、铜代谢等,通过以上检查,可以初步了解常见病因;当常见病因被排除时,需考虑少见病 IMLD,必要时行血和尿氨基酸、血脂肪酸、尿有机酸、胆汁酸、特异性酶活性等检查。

5. 影像学 超声、CT、MRI 等检查可以提示肝脏的发育有无异常,血管的病变,有无肝硬化、门静脉高压,有无肝脏占位性病变、肝脏贮积病等,但目前影像学对于遗传代谢性肝病的鉴别证据较少,可作为排他性鉴别诊断的重要方法。

6. 肝活组织检查 肝组织病理学可以直观观察到患者肝损伤的模式,不同的肝脏疾病引起的肝损伤模式大不相同,但同一种肝损伤模式也可能见于多种疾病,也就是所谓的"多因一果"和"一因多果"。因此,肝组织病理有助于指导诊断的方向,同时有助于鉴别诊断。

7. 血、尿等相关代谢产物检测 液相串联质谱分析(LC-MS/MS)和气相色谱-质谱联用技术(GC-MS)在临床中广泛应用,通过血氨基酸检测、尿氨基酸检测、尿有机酸检测、血浆脂肪酸检测和血浆酰基肉碱检测,可有效提高小分子遗传代谢性疾病的确诊率。

8. 基因检测 随着新一代测序技术的应用,使得遗传代谢性肝病的检出率明显提高。目前常用的基因检测方法包括 PCR 扩增联合 Sanger 测序、多基因液相测序 Panel、全外显子组及全基因组等测序方法。Sanger 测序主要适用于已知致病基因,用于临床表型明确的常见遗传代谢性肝病;对于临床表型相似但无法锁定某一个致病基因的遗传性代谢性肝病患儿,多采用多基因液相测序 Panel 法;对于致病基因众多的某一遗传代谢性肝病,多选择行全外显子测序;而致病基因无法明确的遗传代谢性肝病可采用全外显子组联合全基因组检测,其优点是既可检测已知同时又可发现未知致病基因,目前为辅助诊断遗传代谢性肝病的主要检测方法。

基因检测是诊断遗传代谢性肝病的"金标准"。但各种检测方法由于其技术设计的局限性及成本控制方面的因素,常忽略启动子区及内含子区变异的检测,亦不能包含大片段插入、缺失重排及单倍型数量的检测,因而仍有局限性。此外,由于代谢性肝病涉及的基因数量大、复杂性高,且具有遗传异质性,分子生物学诊断比较复杂,尤其是基因检测后的数据分析及与个体的关联分析更具挑战。

【鉴别诊断】

1. 以转氨酶升高为主要表现的患者,肝功能检查包括反映肝细胞急性损害的程度(丙氨酸氨基转移酶、天冬氨酸氨基转移酶),肝脏合成功能(血清蛋白、凝血酶原时间、部分凝血酶原时间、凝血因子Ⅶ和Ⅴ),血氨和胆汁淤积情况(γ-谷氨基转移酶、碱性磷酸酶、总胆红素、直接胆红素和总胆汁酸)。代谢性肝脏疾病的肝功能检查结果不能区分代谢性和继发性肝损害,但肝损害所伴发的其他代谢异常对鉴别诊断很有帮助。肝损害伴高乳酸血症常见于糖原贮积症Ⅰ型、果糖1,6-二磷酸酶缺陷、呼吸链缺陷病和线粒体脂肪酸氧化缺陷病。高尿酸血症见于糖原贮积症Ⅰ型和遗传性乳糖不耐受。血三酰甘油极度升高见于糖原贮积症Ⅰ型和脂蛋白脂酶缺陷病。伴严重的凝血功能障碍见于先天性糖基化异常疾病和酪氨酸血症。伴神经系统症状和角膜K-F环见于肝豆状核变性。

2. 以慢性黄疸为主要表现而转氨酶正常的患者,首先需明确是以非结合胆红素升高还是以结合胆红素升高为主。若以非结合胆红素升高为主,可根据是否存在溶血性贫血、网织红细胞比例升高、乳酸脱氢酶升高、白蛋白降低、胆石症、脾肿大等,若溶血相关的各项指标均正常,可考虑先天性高非结合胆红素血症Crigler-Najjar综合征Ⅰ型、Ⅱ型和GS。若以结合胆红素升高为主,需考虑Dubin-Johnson综合征或Rotor综合征。以胆汁淤积为主要表现的患者可伴有胆红素升高,首先应排除肝外梗阻、嗜肝病毒性肝炎、药物性肝损害和自身免疫紊乱(PBC、PSC、IgG4相关性胆管炎等)所致胆汁淤积,尚需考虑先天性胆汁酸合成障碍相关性肝病(BASD)和先天性胆汁酸转运障碍相关性肝病(主要包括PFIC)。BASD是由于胆汁酸合成途径中的多种关键酶缺陷导致。主要表现为胆汁酸合成障碍引起的肝内胆汁淤积、脂肪泻和脂溶性维生素缺乏等。不同酶的缺陷临床表现各异(表6-1)。PFIC根据突变基因不同分为PFIC 1~6型。其他先天性代谢紊乱相关性肝病包括α_1-抗胰蛋白酶缺乏症、肝豆状核变性、希特林蛋白缺乏症、囊性纤维化和戈谢病等。

表 6-1 不同基因缺陷导致的胆汁酸合成缺陷的发病机制及临床表现

致病基因	遗传方式	发病机制	表型
HSD3B7	AR（16p11.2）	3β-羟基-Δ5-C27-类固醇脱氢酶/异构酶缺陷	进行性肝病和肝外表现如中枢神经系统功能障碍
AKRI D1	AR（7q33）	δ-4-3-氧固醇-5β还原酶缺陷	新生儿肝衰竭
CYP7B1	AR（8q12.3）	氧固醇 7α-羟化酶缺陷	新生儿期胆汁淤积
AMACR	AR（5p13.2）	α-甲酰基辅酶 A 消旋酶缺陷	婴儿胆汁淤积症、佝偻病、一过性胆汁淤积症、周围神经病
CYP27A1	AR（2q35）	固醇 27-羟化酶缺陷	脑腱性黄色瘤
SLC27A5	AR（19q13.43）	胆汁酸 CoA 连接酶缺陷	脂肪泻、佝偻病、凝血障碍、血清中结合胆汁酸减少或缺失
BAAT	AR（9q31.1）	氨基酸 N-乙酰转移酶缺陷	胆汁淤积、血清中未结合胆汁酸升高
PEX	AR（7q21.2；8q21.1；q24；5-12p13.3；6p21.1；6q21-q22.2；lp36.32；17q12）	过氧化物酶体缺陷	胆汁淤积、肝功能异常、特殊面容、智力及运动发育迟缓或不发育、进行性肌张力低下、多发畸形

AR:常染色体隐性遗传病

3. 以肝、脾肿大为主要表现的患者应考虑贮积型疾病。首发症状在不同年龄表现不同。学龄前期儿童以肝大为主且伴低血糖症状的一组疾病主要有糖原贮积症Ⅰ型、Ⅲ型和Ⅸ型,果糖 1,6-二磷酸酶缺乏,Fanconi-Bickel 综合征,脂肪酸氧化缺陷和酮体合成缺陷等;肝大伴明显肌张力低下的主要有糖原贮积症Ⅱ型和过氧化物酶体病;伴心脏增大的有糖原贮积症Ⅱ型、长链脂肪酸氧化缺陷病和肉毒碱摄取缺陷病等;在学龄前期无症状肝肿大最常见的是糖原贮积症Ⅵ型(肝脏磷酸化酶缺陷,*PYGL*基因)、糖原贮积症Ⅷ型(肝磷酸化激酶缺陷,*PHKA2*基因)和胆酯贮积症,而糖原贮积症Ⅲ型、遗传性果糖不耐受和Tangier病在此年龄段也可表现为无症状肝大。此外,肝肿大伴智力障碍、面容异常、眼部病变、骨骼和关节畸形等,需考虑黏多糖贮积症(MPS)。MPS临床可分为Ⅰ~Ⅵ共6种类型,除Ⅱ型为性连锁遗传外,其余5型均为常染色体隐性遗传病。

4. 以肝硬化(伴或不伴门静脉高压)为突出表现的患者,伴随有其他症状可能对诊断有提示作用,如婴儿期出现肝硬化的可能为半乳糖血症、酪氨酸血症1型、遗传性果糖不耐受,伴随症状有低血糖、癫痫、发育不全等特征;有肝功能异常、早期肝硬化的患者,伴有眼部、神经等系统症状,高度提示为肝豆状核变性。

5. 以低血糖为表现者肝脏不仅是糖原合成的主要场所,也是饥饿时糖原分解、葡萄糖异常升高(利用脂肪酸、氨基酸和乳糖等)、三羧酸循环等维持血糖内环境稳定的一个重要器官。除内分泌激素(胰岛素、胰高血糖素、生长激素和糖皮质激素等)分泌失常可致低血糖外,先天性参与糖原合成、分解和葡萄糖代谢的酶缺陷也可致低血糖,且严重肝功能损害同样可致继发性低血糖。糖原贮积症是最常见的可致低血糖的代谢性肝脏疾病。脂肪酸氧化缺陷虽然发生在线粒体,但其反复发作的低血糖伴肝大及肝酶增高等表现者均应与代谢性肝脏疾病鉴别。

【治疗】

目前,对严重遗传代谢肝病的治疗手段总体仍十分有限。大多数代谢性肝病无特异性治疗方法,主要通过纠正代谢缺陷及其引发的生化改变的对症治疗,可在一定程度上改善症状,延缓疾病进展,提高生活质量。小部分遗传代谢性肝病通过调整饮食及相应药物治疗,可减轻患儿肝损伤,甚至可维持正常生长发育。因此,肝病早期诊断显得尤为重要。治疗主要有饮食及对症治疗、药物治疗、酶替代治疗、器官移植和基因治疗。

饮食治疗主要是限制相关代谢底物的摄入,减少毒性代谢产物的蓄积。如肝豆状核变性的低铜饮食、尿素循坏障碍的限制蛋白质摄入,以及希特林蛋白缺乏症的无乳糖和低碳水化合物饮食等。部分遗传代谢性肝病可给予补充维生素、抗氧化剂和相关辅助因子(如辅酶Q10)等缓解疾病进展。可予以药物治疗的代谢性肝病较少,如肝豆状核变性的锌剂及青霉胺为主的驱铜治疗。有些代谢性肝病通过补充相应的酶(即酶替代治疗)可明显改善症状,如戈谢病是目前最成功的酶替代治疗的疾病之一,酶替代药物如伊米苷酶、α-维拉苷酶已成为戈谢病的标准治疗。加大在遗传代谢性肝病的治疗方面的研究力度,开发新型治疗手段是遗传代谢性肝病主要研究方向。

肝病进展到了肝硬化晚期或肝衰竭,须进行肝移植。如受累器官仅限于肝脏,肝移植效果较理想,但由于一些遗传代谢性肝病常累及多个器官系统,肝移植不能解决肝脏以外的病变,总体预后差,在这方面肝移植就存在一定的局限性。如对进行性家族性肝内胆汁淤积症 1 型患者行单纯肝移植效果就不理想。另外,干细胞移植也是一些遗传代谢性疾病有效的治疗手段,如尼曼匹克病和戈谢病等。

基因治疗是目前研究热点之一,主要包括 3 种类型:①植入野生型基因或相关 DNA 或 RNA 片段,替代或抑制突变基因复制;②改良突变基因;③植入工程基因表达相应产物替代突变基因或改善功能缺陷。这些基因治疗均处于实验阶段,体外细胞及动物模型已进行疗效分析,证实有一定的治疗效果。

【预防】

因为大多数遗传代谢性疾病尚无根治方法,预防该类疾病的发生显得尤其重要。目前,我国的预防重点是建立遗传咨询、产前筛查诊断和新生儿筛查三级预防,其中产前诊断是预防中的重点,可有效减少出生缺陷。

1. IMLD 的遗传咨询 像其他遗传病或先天性疾病一样,通常是一个家庭出现了先证者后,患儿及其家庭成员希望获得与疾病相关的所有信息。他们咨询的一些问题(遗传病能否治疗,治疗效果如何?再次妊娠是否会生育同样患儿?产前诊断有什么风险,什么时间采集胎儿样本,检测结果的准确率如何等),应由专业遗传医生提供准确、完备且无偏倚的信息。

2. 产前诊断　近年来我国已可通过检测羊水上清液中氨基酸、有机酸代谢产物诊断少数常见有机酸尿症及氨基酸病;通过脐带血、羊水细胞或绒毛细胞培养及 PCR 等分子生物学技术诊断遗传代谢病。近年来迅速发展和应用的染色体基因组芯片和第二代测序技术对于多种疾病的植入前诊断、产前诊断和出生后诊断具有重要意义,其规范应用必将大大推动相关领域的发展。

➤ 附:代谢性肝病的诊断流程图

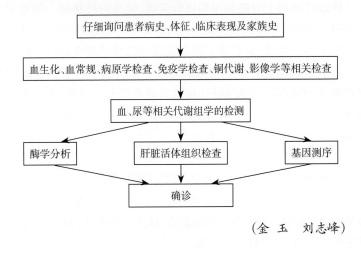

（金　玉　刘志峰）

参考文献

[1] 李玫,金玉 . 遗传性代谢相关性黄疸的基因诊断和治疗 . 中国小儿急救医学,2020,27(7):486-489.

[2] 白洁,郑素军 . 重视和推进对遗传代谢性肝病的认识和研究 . 实用肝脏病杂志,2021,24(2):153-155.

[3] 彭姗姗,杨永峰 . 遗传代谢性肝病的临床特征及诊断思路 . 临床肝胆病杂志,2019,35(8):1663-1666.

第四节　非酒精性脂肪性肝病

【概述】

儿童非酒精性脂肪性肝病（nonalcoholic fatty liver disease，NAFLD）是指年龄在 18 岁以下儿童及青少年的慢性肝脏脂肪变性，累及 5% 以上肝脏细胞，并除外饮酒及其他明确致病因素导致肝脏慢性脂肪沉积的临床病理综合征，是与胰岛素抵抗和遗传易感性密切相关的代谢应激性肝损伤。如果伴有肥胖、高血脂、胰岛素抵抗等，也被称为代谢相关性脂肪肝（metabolic-associated fatty liver disease，MAFLD）。根据组织病理学表现不同，NAFLD 可分为非酒精性单纯性脂肪肝（nonalcoholic fatty liver，NAFL）、非酒精性脂肪性肝炎（nonalcoholic steatohepatitis，NASH）及其相关肝纤维化和肝硬化。随着人民生活水平的提高，肥胖患儿逐渐增多，NAFLD 已超越乙型肝炎成为我国儿童最常见的肝脏疾病。中国儿童的患病率约为 3.4%，而在肥胖及超重儿童中的患病率可高达 50%~80%，男性明显多于女性，且存在家族聚集倾向。

NAFLD 的发病机制复杂，目前公认的学说有"二次打击"学说、"四步"学说及"多重打击"学说等。上述各种学说普遍认为 NAFLD 的发病与胰岛素抵抗、脂肪生成相关细胞因子失衡、氧化应激、肠道菌群失调等多种因素相关。

【诊断】

1. 临床表现　儿童 NAFLD 通常无特殊临床表现，常在健康检查或因其他原因检查肝功能或腹部彩超时发现，部分患儿可有腹部不适、恶心、乏力等慢性肝病表现。

因此，对于 10 岁及以上肥胖儿童（BMI≥P_{95}）；一级亲属伴肥胖、西班牙裔、胰岛素抵抗、糖尿病或糖尿病前期、脂代谢障碍等人群，以及存在下列危险因素的人群建议进行相关筛查（表 6-2）。

2. 辅助检查

（1）实验室检查：丙氨酸氨基转移酶（ALT）为筛查 NAFLD

表 6-2　NAFLD 的筛查人群

人群	危险因素
超重儿童 （P_{85}≤BMI<P_{94}）	向心性肥胖、胰岛素抵抗、糖尿病或糖尿病前期、脂代谢紊乱、阻塞性睡眠呼吸暂停、多囊卵巢综合征、垂体功能低下、甲状腺功能减退、有 NAFLD 或 NASH 家族史
10 岁以下中重度肥胖	有 NAFLD 或 NASH 家族史或垂体功能低下者

的首选生化指标，ALT>1.5ULN（upper limit of normal，正常值上限，40U/L），并持续 3 个月以上为 NAFLD 的诊断标准之一。ALT>80U/L 提示更易发展为 NASH，一般不将天冬氨酸氨基转移酶（AST）、γ-谷氨酰转肽酶（γ-GT）和胆汁酸作为 NAFLD 筛查指标。但 AST/ALT>1、γ-GT 及胆汁酸水平持续升高预示 NAFLD 更易进展为 NASH。

（2）影像学检查

1）肝脏超声：一般认为，肝脏超声可发现超过 30% 的肝细胞发生脂肪变性的脂肪肝，因其无创、价格低廉、临床接受度高，故临床应用最为广泛。同时，肝脏超声还能评估肝脏占位、门静脉高压相关改变等。超声的诊断标准需要以下 3 项中满足 2 项者即可诊断：肝脏近场回声弥漫性增强（强于肾脏回声）；肝内管道结构显示不清；肝脏远场回声逐渐衰减。

但超声敏感性和特异性低，不建议用于确诊 NAFLD 诊断或量化肝脏脂肪变性程度。

2）计算机断层扫描（CT）：脂肪肝的 CT 诊断标准表现为肝脏密度广泛降低，肝/脾 CT 密度值<1.0。脂肪肝的临床分度：肝/脾 CT 密度值≤0.5 为重度；0.5<肝/脾 CT 密度值≤0.7 为中度；0.7<肝/脾 CT 密度值<1.0 为轻度。

3）氢质子磁共振波谱：可对肝内脂肪含量进行定量检测，且准确性和肝活检结果高度一致，敏感性高，但因价格昂贵、技术要求较高，故不作为常规推荐。

(3) 组织学表现:NAFLD 的肝脏组织病理学是诊断的金标准,在肝脏的组织学上可以根据肝细胞脂肪变性、小叶内炎症和肝细胞气球样变三个方面进行评分,NAFLD 病理的活动度积分(NAFLD activity score,NAS)可进行 NAFLD 的临床诊断和分型(表 6-3)。

表 6-3　NAFLD 病理活动度积分(NAS)

组织学表现	评分
肝细胞脂肪变性	
<5%	0 分
5%~<33%	1 分
33%~<66%	2 分
≥66%	3 分
小叶内炎症(20 倍镜下计数坏死灶)	
无	0 分
<2 个	1 分
2~4 个	2 分
>4 个	3 分
肝细胞气球样变	
无	0 分
少见	1 分
多见	2 分

※ 总分 8 分:0~2 分可排除 NASH;3~4 分为 NASH 可能;5~8 分可诊断 NASH

由于肝活检是一种侵入性的检查,但在以下情况下必须进行肝活检的检查:①经常规检查和治疗后仍未明确诊断者;②年龄 10 周岁以上,ALT 升高或超声检查符合脂肪肝表现,经 3~6 个月饮食及生活方式调整,肝功能及影像学表现仍无明显改善;③有 NAFLD 家族史、肝脾肿大、肝脏酶学及血清纤维化指标显著升高或有其他代谢并发症者,可将年龄标准放宽。

3. 临床诊断标准及分型

(1) NAFLD 的临床诊断需符合以下①~⑤项,和⑥或⑦中任何 1 项:

①年龄 18 周岁以下,无饮酒史,或饮酒量折合乙醇量男性每周<140g,女性每周<70g;②除外其他可导致脂肪肝的特定病因(表6-4);③部分患儿可有乏力、消化不良、肝区隐痛、肝脾肿大等非特异性症状及体征;④可有超重、肥胖(向心性肥胖)、空腹血糖升高、脂代谢紊乱、高血压等代谢综合征表现;⑤ALT>1.5ULN,持续 3 个月以上;⑥肝脏影像学表现符合弥漫性脂肪肝诊断标准;⑦肝活检组织学改变符合脂肪性肝病的病理学诊断标准。

表 6-4　其他可致儿童脂肪肝的特定病因

分类	病因
系统性因素	神经性厌食症、乳糜泻、1 型糖尿病、丙型肝炎、自身免疫性肝病、下丘脑垂体病变、炎症性肠病、蛋白质-能量营养不良、急剧体重下降、甲状腺疾病
遗传代谢因素	α-和 β-氧化障碍、低 β-脂蛋白血症、α_1-抗胰蛋白酶缺乏症、胆固醇酯沉积病或溶酶体酸性脂肪酶缺乏症、希特林蛋白缺乏症、先天性糖基化障碍、囊性纤维化或 Shwachman-Diamond 综合征、家族性高脂蛋白血症、糖原贮积症(Ⅰ、Ⅳ、Ⅸ型)、遗传性果糖不耐受、脂肪酸代谢障碍、线粒体和过氧化物酶缺陷、有机酸中毒、迟发性皮肤卟啉病、Turner 综合征、尿素循环障碍、Wilson 病
药物化学因素	糖皮质激素、地尔硫䓬、可卡因、雌激素、乙醇、甲氨蝶呤、硝苯地平、杀虫剂、丙戊酸、维生素 A 及齐多夫定等抗人类免疫缺陷病毒(HIV)治疗药物

(2) 临床分型:NAFLD 临床上根据肝脏病理学改变可分为NAFL、NASH 及其相关肝纤维化和肝硬化(表 6-5)。儿童脂肪肝大多数为 NAFL,很少会发展至 NASH。此外,儿童患者存在一种特殊的病理类型,主要表现为门静脉周围的肝脏炎症损伤,在成人中罕见。

表 6-5　NAFLD 的临床分型

	NAFL	NASH	NAFLD 伴纤维化
NAFLD 共有的临床表现	1. 年龄 18 周岁以下,无饮酒史,或饮酒量折合乙醇量男性<140g/周,女性<70g/周; 2. 除外其他可导致脂肪肝的特定病因; 3. 部分患儿可有乏力、消化不良、肝区隐痛、肝脾肿大等非特异性症状及体征		
实验室检查	基本正常	ALT>1.5ULN,并持续 3 个月以上	多元代谢紊乱和/或脂肪肝的病史
影像学	弥漫性脂肪肝	弥漫性脂肪肝	肝硬化
病理诊断	肝脏细胞脂肪变性>5%,无脂肪性肝炎表现,伴或不伴肝纤维化	肝脏细胞脂肪变性伴炎症改变,伴或不伴肝细胞气球样变及纤维化;腺泡 3 区气球样变、腺泡 1 区常无气球样变	NAFL 或 NASH 伴门静脉、门静脉周围、窦周或桥接样纤维化

【鉴别诊断】

NAFLD 应与其他可导致儿童脂肪肝的疾病鉴别。包括其他系统性因素、遗传代谢因素及药物化学因素等。

1. **酒精性肝病(alcoholic liver disease,ALD)**　是由于长期大量饮酒所致的慢性疾病,初期通常表现为脂肪肝,进而可发展成酒精性肝炎、酒精性肝纤维化和酒精性肝硬化,严重酗酒时甚至可诱发肝细胞坏死及肝功能衰竭。疾病的诊断主要通过饮酒史进行鉴别,一般指长期饮酒超过 5 年,折合乙醇量男性≥40g/d,女性≥20g/d,或 2 周内有大量饮酒史,折合乙醇量>80g/d〔乙醇量(g)换算公式=饮酒量(ml)×乙醇含量(%)×0.8〕。

2. **糖原贮积症(glycogen storage disease,GSD)**　是少见的常染色体相关的隐性遗传病,是由于体内参与糖原代谢酶的先天性缺陷导致的糖原代谢障碍的一组疾病,其共同生化特征是糖原代谢异常,过量的糖原在肝脏、肌肉、肾脏等组织中贮积,其中,I型、IV型、IX型主要累及肝脏,可引起肝功异常、肝肿大、肝脏脂肪变性等,需与 NAFLD 鉴别。肝组织活检及基因检测可协助鉴别该病进行诊断及分型。

3. Wilson 病 也称肝豆状核变性,是一种常染色体隐性遗传的铜代谢障碍性疾病,因 P 型 ATP 7B 基因异常,导致铜在体内贮积,最主要受累的组织器官是肝脏、脑和角膜。累及肝脏时,可导致不同程度的肝脏损伤,可表现为肝功能异常、肝脏脂肪变性、急性肝炎和急性肝衰竭、慢性肝炎及肝硬化。可通过检查铜蓝蛋白、基因检测等进行鉴别。

【治疗】

NAFLD 的首要治疗目标是控制体重,改善胰岛素抵抗,防治代谢综合征及其相关终末期器官病变。次要目标为减轻肝脏脂肪变性,避免 NASH 的发生及进展,预防或减少肝硬化、肝癌等发生。

治疗以改善生活方式为主,药物治疗可用于预防和减轻肝脏脂肪变性及纤维化、治疗肥胖和高脂血症等。对于重度肥胖的患儿,也可选择减肥手术治疗,但目前临床经验有限。肝移植可用于终末期肝病、肝硬化肝功能失代偿患儿的治疗。

1. 改善生活方式 饮食及生活方式干预,是儿童 NFALD 的一线治疗方案。《中国儿童青少年代谢综合征定义和防治建议》根据《中国居民膳食指南》详细制定了饮食处方、运动处方及行为矫正处方。

(1) 饮食处方:饮食应多样性,荤素搭配、粗细搭配,保证鱼、肉、蛋、奶、豆类、蔬菜等摄入均衡。一日三餐,每餐间隔 4~5 小时;三餐的能量摄入比例要适宜,早餐占 30%,午餐占 40%,晚餐占 30%;各种营养素的摄入也应均衡,蛋白质、脂肪、碳水化合物的供能比分别为 12%~14%、25%~30%、55%~65%。

对于超重或肥胖的儿童适宜吃的食物:新鲜果蔬、鱼、虾、蛋、奶、禽类、牛肉、肝、豆制品,尽量饮白开水、无添加剂的果蔬汁。少吃的食物:含氢化植物油的各种糕点、糖果、蜜饯、巧克力、冷饮、甜点、膨化食品、西式快餐、肥肉、黄油、油炸食品、各种含糖饮料。

(2) 运动处方:以增加能量消耗又能容易坚持的有氧运动为主,也可以选择柔韧性训练及力量运动。有氧运动如快走、慢跑、爬楼梯、跳绳、打球、游泳、骑车、爬山等。力量运动如哑铃、杠铃、沙袋、器械训练等。柔韧性训练包括各种伸展性活动等。另外,推荐儿童及青少年在家中做一些力所能及的家务劳动,如拖地、扫地、洗衣等。

运动强度:运动强度可用脉搏衡量,有氧运动时脉搏应达到最大心率的60%~75%,即脉搏=(220-年龄)×(60%~75%)。开始运动时可控制在最低值,随着运动能力的提高,逐渐增加到最高限。

运动时间:中等强度运动每天至少锻炼30分钟,最好达到每天60分钟,可将分散的运动时间累加,但每次不少于15分钟,每周至少完成5天。

(3)行为矫正处方:所谓行为矫正,是指矫正肥胖儿童及青少年的不健康的行为习惯,主要包含两方面内容:①培养健康的饮食习惯(参见饮食处方)。②减少静态活动的时间:如使用电子产品(电视、电脑等)的时间每天不应超过2小时;不躺着看书及看电视;作息时间应规律,早睡早起。

2. 药物治疗 针对NAFLD尚无有效的药物或保健品推荐,但有药物可用于预防和减轻肝脏脂肪变性、治疗高脂血症等。

(1)预防和减轻肝脏脂肪变性及纤维化:临床上常用的药物见表6-6。

表6-6 NAFLD的药物治疗

药物	适应证	剂量	注意事项
二甲双胍	①10岁以上伴糖尿病前期表现者,经3个月生活方式干预仍不能改善者;②10岁以上伴有2型糖尿病或糖尿病前期合并任一危险因素:高血压、高三酰甘油(TG)、低高密度脂蛋白胆固醇(HDL-C)、HbAC1>6%或一级亲属有糖尿病	每次500mg,每天2~3次总量不超过2 000mg/d	①肝肾功能不全(肝酶升高3倍以上)、严重感染、重大手术或放射检查使用碘化造影剂时禁用;②长期应用可能导致维生素B_{12}缺乏,应定期监测维生素B_{12}水平

续表

药物	适应证	剂量	注意事项
维生素 E	组织学明确为 NASH	800IU/d 3~6 个月	长期大剂量可增加疾病总体病死率及前列腺癌的风险
护肝药	伴肝功能异常或经组织学证实为 NASH	复方甘草酸苷片、多烯磷脂酰胆碱、水飞蓟素、葫芦素片及熊去氧胆酸等	

(2) 他汀类药物:他汀类药物可降低甘油三酯水平,但可否改善肝脏组织学尚不清楚。用药适应证包括:10 岁以上的儿童,经改善饮食 6 个月~1 年无效,低密度脂蛋白胆固醇(LDL-C)≥4.94mmol/L(1 900mg/L) 或 LDL-C≥4.16mmol/L(1 600mg/L) 并伴有以下问题:①明确的早发冠心病(CHD)家族史(<55 岁);②同时存在两个或以上的 CHD 危险因素[早发 CHD、脑血管或外周血管疾病家族史、吸烟史、高血压、肥胖、糖尿病、锻炼不足、HDL-C<0.91mmol/L(350mg/L)]。推荐低剂量他汀类药物降脂药,控制 LDL-C 水平在 3.36mmol/L(1 300mg/L)以内。用药过程中需密切监测转氨酶、肌酸激酶、血脂等生化指标,并注意有无肌痛症状,根据血脂水平调整药物用量。

(3) 其他:近些年一些研究发现益生菌可降低 NAFLD 患儿 ALT 水平,并可以改善 NAFLD 患儿的胰岛素抵抗,减少肝脏脂肪沉积和氧化应激损伤,但尚需要多临床应用的循证依据。

3. 手术治疗　不推荐手术作为治疗 NAFLD 的特异性治疗方法。对于终末期肝病、肝硬化肝功能失代偿的患儿,可选择行肝移植手术治疗。

4. 随访　NAFLD 的患儿应进行长期的随访,建议每 3~6 个月监测血糖、血脂、血压、体重、BMI、肝功能、腹部超声等。对于存在肝功能异常的患儿应每月监测肝功能,并定期行肝脏纤维化程度、其他代谢器官功能的检测,以便及时调整治疗方案,改善患儿预后。

➤ 附:非酒精性脂肪性肝病的诊治流程图

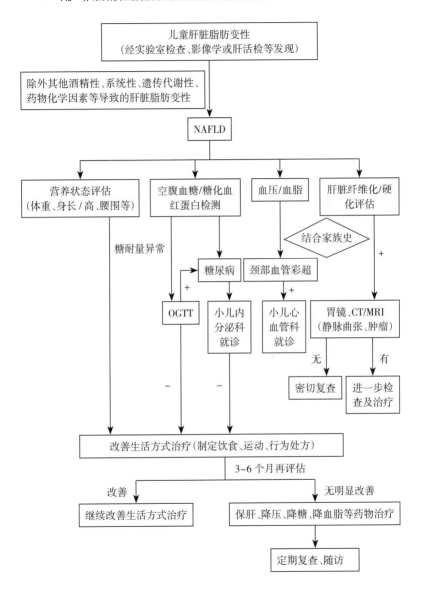

（王丽波）

参考文献

[1]中华医学会儿科学分会内分泌遗传代谢学组,中华医学会儿科学分会消化
学组,中华医学会儿科学分会青春期医学专业委员会,等.儿童非酒精性脂
肪肝病诊断与治疗专家共识.中国实用儿科杂志,2018,33(7):487-492.

[2]中华医学会内分泌学分会.非酒精性脂肪性肝病与相关代谢紊乱诊疗共
识(第二版).临床肝胆病杂志,2018,34(10):2103-2108.

[3]VOS MB,ABRAMS SH,BARLOW SE,et al. NASPGHAN clinical practice
guideline for the diagnosis and treatment of nonalcoholic fatty liver disease in
children:recommendations from the Expert Committee on NAFLD(ECON)
and the North American Society of Pediatric Gastroenterology,Hepatology and
Nutrition(NASPGHAN). J Pediatr Gastroenterol Nutr,2017,64:319-334.

[4]ESLAM M,ALKHOURI N,VAJRO P,et al. Defining paediatric metabolic
(dysfunction)-associated fatty liver disease:an international expert consensus
statement.Lancet Gastroenterol Hepatol(Published Online),2021.

第五节　药物性肝损伤

【概述】

药物性肝损害(drug-induced liver injury,DILI)是由各种药物或
其代谢产物引起的肝功能失调或肝功能检测异常。各种药物包括
各类化学药物、生物制剂、传统中药、天然药、膳食补充剂的使用过
程中,因其本身和/或其代谢产物,或人体特殊体质对药物的超敏感
性或耐受性降低导致 DILI 的发生,是最常见和严重的药物不良反应
之一,世界卫生组织(WHO)个例安全性病例报告数据库(Vigibase)
中报道,儿童 DILI 约占其他类型损害的 1%,临床上可表现为急性
或慢性肝病。

【病因】

由于儿童年龄及生长发育等特点,药物在肝脏的生物转化、DILI
的发病机制、临床特点及预后等各方面均具有不同于成人的一些特

点。儿童 DILI 的发病机制主要与药物代谢异常、遗传因素、免疫功能损伤及线粒体功能障碍有关。

1. 药物在儿童肝脏的生物转化　药物在肝脏通过其微粒体中的多种酶系转化，其中最重要的是细胞色素 P450（CYP450），大多数药物通过 CYP450 的生物转化，失去药理活性，中和毒性，并转化为水溶性代谢物以利于药物的清除；在儿童生长发育的不同阶段，CYP 酶系显示不同的表达类型，有些酶在新生儿期就出现表达并且相对活跃，而有些则在婴儿期、幼儿期才逐渐表达和活跃，因此很多药物代谢在儿童期可快于成人。并且在不同的个体，当处于不同的病理生理状态时，如新生儿低血糖、摄入不足或高血糖，以及新生儿暂时性非结合性高胆红素血症期，肝脏的 CYP 酶活性也有所不同。

2. 遗传因素在 DILI 中的作用　基因的差异可使个体间肝药酶的活性表现出明显的差异，造成药物代谢的多态性，如某种 P450 酶基因发生突变，可使其表达的酶蛋白活性异常，对药物的代谢能力下降；人类白细胞抗原（Human lymphocyte antigen，HLA）基因多态性可能导致人体更易对药物引起适应性免疫反应，如用于治疗炎症性肠病和自身免疫性肝炎的硫嘌呤，包括巯基嘌呤和硫唑嘌呤，硫嘌呤甲基转移酶（thiopurineS-methyltransferase，TPMT）可将这些药物转化为一种无活性的代谢物。然而，该酶的遗传多态性在一般人群中有三种酶活性类型：无活性到低活性（纯合突变）、中等活性型（杂合突变）和正常活性（无突变），如果不调整剂量，TPMT 活性降低的患儿会随着活性代谢物（6-硫鸟嘌呤核苷酸）的积累，转向肌苷单磷酸脱氢酶途径，这也增加了骨髓抑制的风险。缺乏或低 TMPT 活动的人需要更密切的监测，通常需要减少剂量，以避免骨髓抑制。

3. 药物介导免疫损伤机制　在少数特异性个体中，药物及其代谢物作为半抗原与肝内的特异性蛋白结合形成抗原，通过自身免疫或超敏反应损伤肝细胞和胆管上皮细胞。

4. 线粒体功能障碍　在儿童的 DILI 中，超过 50% 的常用药物与线粒体功能障碍有关。具有线粒体酶突变和先天代谢缺陷的个体，对药物特异性反应的敏感性增加。如线粒体 DNA 聚合酶 γ 基因

(polymerase gama,POLG)多态性与丙戊酸的致死性有关。

【诊断】

1. 用药史　对于临床疑似儿童 DILI 时,应详细询问既往用药种类(包括中草药、膳食补充剂等)、开始用药的时间、剂量及家族史等,此外,还需明确是否合并肝脏基础疾病及其他原发病。

2. 临床表现　急性 DILI 潜伏期差异很大,大多数药物不良反应出现在用药后 1~12 周,一般 1~4 周,如果既往曾接触过某种药物,当再次接触该药时,出现症状时间较短,可仅有 1~2 天的潜伏期。多数 DILI 患者无明显临床症状,仅在体检时发现血清丙氨酸氨基转移酶(alanine aminotransferase,ALT)、天冬氨酸氨基转移酶(aspartate aminotransferase,AST)、碱性磷酸酶(alkaline phosphatase,ALP)及 γ-谷氨酰转肽酶(gamma-glutamyl transpeptidase,GGT)等肝脏生化指标不同程度的升高。不同类型的肝脏细胞受损可表现出相应的临床症状:当损害肝细胞时,可无临床症状,或表现为乏力、恶心、呕吐、厌食、右上腹胀痛及上腹不适等消化道症状;当损伤胆管细胞时,可表现出皮肤瘙痒和黄疸,大便颜色变浅甚至呈白陶土色,小便颜色加深;若损伤其他肝细胞,如内皮细胞,可导致血管阻塞,表现为腹水、肝肿大、胆红素升高、体重增加的肝窦阻塞综合征/肝小静脉闭塞病。当药物代谢物引发免疫过敏反应时,会出现发热、皮疹、关节痛和面部水肿等症状。然而,一般情况下 DILI 不仅影响肝脏单一细胞类型,同时还影响肝脏内多种细胞类型,导致混合肝胆汁淤积临床表现。如果不加以处理,DILI 可能导致慢性肝炎、肝纤维化、肝硬化、肝衰竭,并最终导致死亡。

3. 实验室检查

(1) 肝生化检测:肝损伤由肝脏生化血检查发现并确定。按照 2019 年欧洲肝脏研究协会关于药物性肝损伤临床实践指南中,DILI 诊断标准为有以下条件之一者:①ALT≥5 倍正常上限;②ALP≥2 倍正常上限(特别是存在 GGT 值升高);③ALT≥3 倍正常上限,同时总胆红素浓度超过 2 倍正常上限。并按照肝功能检测国际药物性肝损害分型标准进行分型,即 R 值分类,将药物性肝损害分为 3 种类型:即肝细胞型、胆汁淤积型和混合型。R 值分类即根据发病时检测的 ALT 正常上限的倍数/ALP 正常上限的倍数为 R 值。肝细胞型即 R≥5,胆汁淤积型即 R≤2,混合型即 2<R<5。同时检测血清白蛋白、国际标准化比值(international normalized ratio,INR)和胆红素等生化指标,作为评估肝损害的严重程度。一般停用致肝损伤的药物后临床症状可逐渐改善,肝功能恢复的时间可从几天到几个月不等。部分 DILI 会继续恶化,引起一系列严重的并发症,甚至死亡。

(2) 肝组织学检查:DILI 最常见的组织病理学改变是肝细胞的坏死性炎症损伤和胆汁淤积性损伤。肝细胞型表现为肝细胞的坏死,呈带状、非带状或大面积,可伴肝脂肪变性;胆汁淤积型表现为汇管区炎症和轻度肝细胞损害。肝组织学检查有助于识别肝脏损伤的组织学类型和严重程度,排除其他肝胆系统疾病,如病毒性肝炎、自身免疫性肝炎和某些代谢性肝病。

(3) 影像学检查:腹部肝胆超声检查,必要时进行腹部 CT 扫描、MRI、磁共振胰胆管成像(magnetic resonance cholangiopancreatography,MRCP)等检查。

4. 导致儿童 DILI 的常见药物 儿童 DILI 中最常涉及的药物包括抗生素、抗结核药物、抗惊厥药、非甾体抗炎药、抗肿瘤药物和膳食营养补充剂,特别是近年来国际上越来越关注草药类和膳食营养补充剂导致的 DILI。已知很多药物可对肝脏造成特异性的损害:导致肝细胞型损伤的药物如四环素、异烟肼、阿托莫西汀;导致胆汁淤积型损伤的药物如大环内酯类、磺胺甲噁唑;导致混合型 DILI 的药物常见的有 β-内酰胺类抗生素(阿莫西林/克拉维酸)、非甾体抗炎药、拉莫三嗪;导致肝窦和肝小静脉内皮损伤的药物有含吡咯里西啶生物碱类的中药;此外,还包括可导致线粒体毒性的丙戊酸盐,导致自身免疫样肝炎的阿托西汀,以及可引起急性肝衰竭的对乙酰氨基酚等。

5. 诊断 由于 DILI 不具有特异性的临床表现和肝组织学改变,肝功能等生化指标异常与其他肝胆疾病重叠,故诊断较困难,应在排除其他肝损伤病因的基础上作出诊断。

有明确用药史,特别是使用了易致肝损害的药物,对 DILI 的诊断有重要意义。此外,用药时间与肝损害的关系及停药后肝脏功能迅速恢复是判断 DILI 的一个关键因素。然而当患者合并其他肝脏基础疾病,如隐匿性肝病、病毒性肝炎、自身免疫性肝炎、代谢性肝病等情况时,则很难判断肝脏功能急剧恶化是慢性疾病所致还是由于药物造成。病毒性肝炎及自身免疫性肝炎的血清学标志物可作为排除药物性肝损害的特异性指标;肝脏病理学检查对于鉴别诊断也有重要意义。

【鉴别诊断】

DILI 的临床症状不典型,且缺乏明确的确诊手段,因此 DILI 的诊断应先排除与儿童年龄相适应的常见的肝胆疾病。

1. 病毒感染所致的肝炎及肝损害　包括甲、乙、丙、丁、戊型肝炎病毒引起的病毒性肝炎,以及 EB 病毒导致的肝损害。所有疑似 DILI 的患儿均进行相关病毒感染的病毒学及抗原抗体的检测,协助诊断。

2. 自身免疫性肝炎　自身免疫性肝炎常见的血清学改变有肝功能异常,免疫球蛋白 IgG 升高,血清自身抗体如抗核抗体(antinuclear antibody,ANA)、抗平滑肌抗体(smooth muscle antibody,SMA)、抗肝肾微粒体 1 型抗体(liver-kidney microsomal type 1,抗 LKM-1)和抗肝细胞溶质 1 型抗体(liver cytosol type 1,抗 LC-1)阳性等;典型的肝组织学改变为界面性肝炎,门脉区淋巴浆细胞和单核细胞浸润。在评估自身抗体对自身免疫性肝炎的诊断意义时,应注意部分 DILI 会合并免疫损伤机制参与,也会出现自身抗体阳性,应注意鉴别。

3. 遗传代谢性肝病　可有全身其他系统组织或生化指标的改变,如血糖、血铜、血氨、铜蓝蛋白等异常,通过基因检测技术、遗传代谢病串联质谱检测及肝组织学等协助诊断。

4. 布-加综合征等疾病　对于表现类似肝窦阻塞综合征/肝小静脉闭塞病的 DILI,可通过腹部血管超声,腹部增强 CT、MRI 检查,肝脏组织病理学检查,与布-加综合征、失代偿肝硬化等其他肝胆疾病相鉴别。

【治疗】

治疗原则为及时停用可疑致肝脏损害的药物,尽量避免再次使用有潜在肝脏损害的药物或同类药物;对症治疗;严重患者必要时可进行紧急肝移植。具体可采用以下措施:

1. 去除病因

（1）停止使用可疑致肝脏损害的药物,尽量避免多种药物同时使用,特别是对肝脏药物代谢酶有诱导或者抑制作用的药物,如 CYP450 抑制剂西咪替丁、酮康唑,肝酶诱导剂利福平、苯妥英、苯巴比妥、卡马西平、地塞米松、奥美拉唑等,选用这些药物时,要考虑药物间的相互作用及代谢产物对 DILI 的影响。

（2）对于不能立即停药或者更换药物的疾病,如果无临床症状,肝功能损害不严重,可以先予以减少药物剂量处理,并予以保肝、降酶、退黄等对症治疗。

2. 对症治疗

（1）应用解毒剂:对少数药物导致的 DILI,可使用解毒剂。N-乙酰半胱氨酸（N-acetylcysteine,NAC）是对乙酰氨基酚诱导的肝毒性的解毒剂,对乙酰氨基酚过量导致的急性肝衰竭,尽早使用 NAC,首剂 150mg/kg ,加入 5% 葡萄糖中,静脉输入,然后 50~100mg/kg,持续 7 天,尽早使用乙酰基半胱氨酸可以使患者早期获益,避免进入难治性急性肝衰竭。

左旋肉碱是丙戊酸导致 DILI 的解毒剂,100mg/kg,静脉输入,然后 15mg/kg,每 4 小时注射一次,直到临床改善。

（2）加速药物清除:考来烯胺能加速来氟米特的清除,每次 2~4g,口服,每 6 小时一次,持续 2 周,治疗因来氟米特所致的 DILI。

（3）糖皮质激素的应用:对药物诱导的自身免疫性肝炎或诊断了 DILI,在停药后 8~12 周肝功能仍然无恢复,可使用糖皮质激素。

（4）其他:考来烯胺、抗组胺药及利福平可减轻因胆汁淤积造成的瘙痒症状;熊去氧胆酸可减轻 DILI 伴胆汁淤积的黄疸和疲劳感,缓解瘙痒,改善肝功能;早期应用低分子肝素抗凝治疗对肝窦阻塞综合征/肝小静脉闭塞病有效。 肝细胞型和混合型 DILI,可用水飞蓟素、甘草酸制剂等保肝治疗,其他常用药物还有精氨酸谷氨酸注射液、双环醇等,但不建议 2 种以上的抗炎保肝药物联用。

3. 血浆置换及肝移植　在发生急性肝衰竭时,高容量血浆置换是一种选择,另外有条件时进行肝移植,可挽救生命。

【预防】

养成良好的生活习惯,不滥用西药、中草药、天然药、膳食补充剂;对已有慢性肝病或长期口服易致肝损害药物的高危患者,应定期监测评估肝功能等生化指标,积极控制危险因素,减少 DILI 发生,及早干预,降低死亡率。

➤ 附:药物性肝损害的诊治流程图

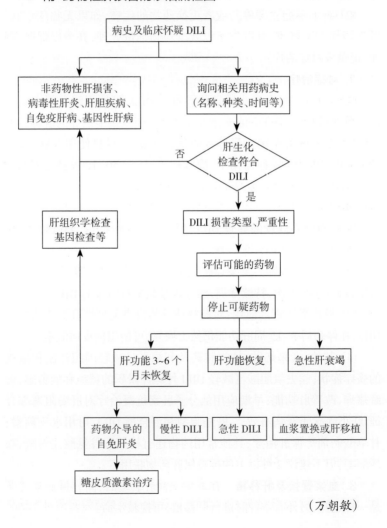

(万朝敏)

::: 参考文献 :::

［1］VUPPALANCHI R,LIANGPUNSAKUL S,CHALASANI N. Etiology of new-onset jaundice:how often is it caused by idiosyncratic drug-induced liver injury in the United States？ Am J Gastroenterol,2007,102:558-562.

［2］TAJIRI K,SHIMIZU Y. Practical guidelines for diagnosis and early management of drug-induced liver injury. World J Gastroenterol,2008,14(44):6774-6785.

［3］EASL Clinical Practice Guidelines:Drug-induced liver injury Journal of Hepatology,2019,70:1222-1261.

［4］朱欣欣,万朝敏.药物性肝损害研究进展.中国实用儿科杂志,2011,26(11): 856-867.

［5］MURRAY KF,HORSLEN S. Diseases of the Liver in Children Evaluation and Management. Springer,2013.

［6］AMIN MD,HARPAVAT S,DANIEL H. Leung Drug-induced liver injury in children Curr Opin Pediatr,2015,27:625-633.

［7］DEVARBHAVI H,AITHAL G,TREEPRASERTSUK S,et al. Drug-induced liver injury:Asia Pacific Association of Study of Liver consensus guidelines. Hepatol In,2021.

［8］中华医学会.药物性肝损伤基层诊疗指南(2019 年).中华全科医师杂志, 2020,19(10):868-875.

第六节　自身免疫性肝病

【概述】

自身免疫性肝病(autoimmune liver disease,AILD)是一种免疫介导的进行性的炎症性肝病,发病机制尚不完全清楚。临床表现多样化,其典型特征为血液循环中自身抗体阳性,免疫球蛋白 G(IgG)升高,肝脏组织显示淋巴-浆细胞浸润性界面性肝炎,成人比儿童发病率高,但儿童的自身免疫性肝炎(autoimmune hepatitis,AIH)进展更快,根据血清学特征分为两种类型的 AIH:AIH-1 型为血清抗核抗体

(ANA)和/或抗平滑肌抗体(SMA)阳性;AIH-2型为抗肝肾微粒体1型抗体(抗LKM-1)和/或抗肝细胞溶质1型抗体(抗LC-1)阳性。其诊断主要依赖于临床特征的检测和排除其他具有类似临床表现的疾病。尽早开始治疗是缓解肝脏炎症和避免进展为肝硬化或肝功能衰竭的关键。

【病因】

在儿童自身免疫性肝病(AILD)中,包括自身免疫性肝炎(AIH)、自身免疫性硬化性胆管炎(autoimmune sclerosing cholangitis,ASC)和肝移植后新发自身免疫性肝炎(de novo AIH after liver transplant,denovo AIH),其中以AIH多见,世界范围内的估计儿童AIH发病率为2~9.9/10万,以前一直被认为是罕见病,随着近几年诊断技术的发展和对该病的认识深入,检出的病例数逐渐增多,故发病率显示增加。

AIH的发病机制是复杂的免疫调节、环境因素的刺激(如微生物产物、药物代谢物和相关半抗原)和个体遗传易感性的相互作用,造成细胞免疫攻击肝细胞,导致肝脏进行性炎性、坏死性损害。一般来说,肝脏暴露于通过门静脉进入循环的各种外来抗原,为了避免对这些抗原不受控制的促炎性免疫反应,肝脏富含耐受机制的树突状细胞产生抗炎性细胞因子,并对T细胞表达出共抑制信号,而肝细胞也通过表达主要组织相容性复合体(MHC)Ⅱ类和共抑制分子促进肝脏的免疫耐受。儿童AIH的发生与遗传易感性相关,易感性基因主要定位在6号染色体短臂人类白细胞抗原(HLA)区域的DRB1等位基因编码区(如DRB1*1301),遗传易感个体在受到环境因素的影响下,打破这种耐受机制,导致肝脏自身免疫性进行性炎症。然而,最初的触发炎症发生的因素尚不完全清楚,AIH的发生可见于嗜肝病毒感染后,如急性甲型肝炎、丙型肝炎、戊型肝炎、EB病毒、单纯疱疹病毒和人疱疹病毒6、细小病毒B19等。病毒家族的成员可为AIH的外部触发器,因为有些病毒编码的蛋白质和肝酶的序列具有同源性,还有一些药物的代谢物被识别为抗原,肠道菌群的失调也被认为是另一种环境的触发因素,在这些环境因素的触发作用下,肝脏免疫稳态的失衡,无论是耐受机制的损伤,还是由于促炎细胞、辅助 T 细胞的过度激活,启动 CD4 和 CD8 T 细胞的自身免疫反应的发生,从而导致自体抗体的产生。

【诊断】

1. 临床表现 AIH 多见女性,占 75%。AIH-1 型多见于青春期儿童,AIH-2 型可见于各年龄段儿童,女性为多,包括婴儿期,约 40% 的自身免疫性疾病的家族史。部分患儿在诊断时或在疾病的进程中有相关的自身免疫性疾病,如甲状腺炎、炎症性肠病(IBD)、溶血性贫血、白癜风、乳糜泻、1 型糖尿病、白塞综合征、干燥综合征、肾小球肾炎、特发性血小板减少症、甲状旁腺功能减退等。临床表现多样化,也可未表现出疾病的临床症状,即在"症状前"阶段,常规实验室检查中因发现转氨酶水平升高,经自身免疫性肝炎的实验室检查而诊断。儿童 AIH 的临床表现症状群大致可分为以下 4 类:

(1)急性起病,约占 AIH 的 40%,类似于病毒性肝炎,主要表现为发热、不适、恶心、呕吐、厌食、黄疸、关节痛、腹痛、肝脾肿大,还可表现为反复急性肝炎与自发性临床和生化改善。

(2)起病隐匿,约占 AIH 的 40%,表现为非特异性症状,如进行性疲劳、间歇性黄疸、闭经、厌食、关节和腹部不适、腹泻、体重减轻,体格检查缺乏阳性体征,病情缓慢进展可持续 6 个月至数年,以 AIH-1 型为多。

(3)以失代偿肝硬化和门静脉高压的并发症起病,如食管/胃静脉曲张出血、腹水、脾肿大,有慢性肝病体征,如肝脾肿大、蜘蛛静脉、侧支循环。既往无黄疸或肝病史。

(4)暴发性起病,主要表现为急性肝功能衰竭症状和体征,如肝性脑病、黄疸、凝血功能障碍、腹水等,以 AIH-2 型多见。

临床上任何表现类型的 AIH,如果不治疗,都会自然发展为肝硬化,有时甚至在治疗后病情仍然会进展,最终进展为终末期肝病,表现为失代偿肝硬化、肝衰竭等。因此,对于有急性、慢性或严重肝病临床表现的儿童都应排除 AIH。但自身抗体阳性在儿童 ALF 中的意义尚不确定。

2. 实验室检查

（1）肝生化检测：血清丙氨酸氨基转移酶（alanine aminotransferase，ALT）和门冬氨酸氨基转移酶（aspartate aminotransferase，AST）水平的升高通常是 AIH 中最先观察到的实验室异常，升高程度不等，范围可为正常值的 3~50 倍，转氨酶的高低与疾病的活动性及严重程度没有明显相关性。可有胆红素升高。肝功损害严重时，可有凝血酶原时间（prothrombin time，PT）延长，血清白蛋白降低。在急性肝衰竭时，PT明显延长至少为 15 秒，而且维生素 K 不能纠正，或国际标准化比值（international normalized ratio，INR）≥1.5。

（2）血清自身抗体检测：AIH 的主要血清学标志是高 IgG 水平和AIH 相关自身抗体的出现。血清 IgG 升高，但约 15% 的 AIH-1 型和25% 的 AIH-2 型儿童的血清 IgG 水平在正常范围内，其血清 IgG 水平的高低与疾病活动性相关，大约 40% 的 AIH-2 型中存在部分 IgA缺乏。

AIH 主要抗体有 4 种：抗核抗体（antinuclear antibody，ANA）、抗平滑肌抗体（smooth muscle antibody，SMA）、抗肝肾微粒体 1 型抗体（liver-kidney microsomal type 1，抗-LKM-1）和抗肝细胞溶质 1 型抗体（liver cytosol type 1，抗-LC-1），AIH-1 型为 ANA 和/或 SMA≥1∶20，AIH-2 型为抗-LKM-1 和/或抗-LC-1≥1∶10。在起病初期，不是所有患者都能检测到这些抗体。此外，抗中性粒细胞核周抗体（peripheral antinuclear neutrophil antibody，pANCA）、抗可溶性肝抗原抗体（soluble liver antigen，SLA）也可为阳性。

（3）肝组织学检查：AIH 病理组织学表现多样，可为急性、慢性炎症改变，纤维化程度也不尽相同，但均以肝细胞损伤为主。AIH 的典型组织学特征是界面性肝炎，表现为汇管区淋巴细胞和浆细胞密集浸润，炎性细胞跨越界板区，侵入实质蔓延，形成汇管区与肝实质之间炎症，同时伴有肝小叶内肝细胞肿胀和肝细胞玫瑰花环形成，界面性肝炎对于 AIH 的诊断具有特征性而非特异性。

在急性肝衰竭时，因为存在严重的凝血功能障碍，肝组织活检是有很大风险的，也不能提供有效的诊断价值。

3. **影像学检查**

(1) 磁共振胰胆管造影(MRCP):显示胆管无异常,以鉴别硬化性胆管炎。

(2) 肝脏瞬时弹性硬度检查(FibroScan):用于肝纤维化程度的评估,多用于治疗 6 个月后评估肝脏纤维化变化与血生化缓解的相关性,对评估预后有帮助。

4. **诊断**　AIH 的诊断是根据临床表现、生化特征、免疫学改变及肝组织学特点,以及排除其他已知的原因引起的肝脏疾病,如病毒性、遗传代谢性、药物性等。

【鉴别诊断】

1. **病毒感染所致的肝炎**　起病急,伴有发热、恶心、呕吐、厌食、黄疸、腹痛等症状,应进行相关病毒感染的病毒学及抗原抗体的检测,排除甲、乙、丙、戊型肝炎,以及 EB 病毒感染所致的肝炎。

2. **遗传代谢性肝病**　可有全身其他系统组织或生化指标的改变,如血糖、血铜、血氨、铜蓝蛋白等异常,通过基因检测技术、肝组织学等协助诊断。

3. **药物性自身免疫性肝损伤**　在 AIH 的诊断时,必须考虑药物介导的自身免疫性肝损伤,药物性自身免疫性肝损伤停药后继续进展肝硬化的较少;合并其他免疫性疾病较少见。当停止可疑药物,如症状和肝生化指标等实验室检查结果未改善或恶化,应开始糖皮质激素的治疗。

4. **自身免疫性硬化性胆管炎(autoimmune sclerosing cholangitis,ASC)**　男性多见,影响肝内和/或肝外胆管树,导致胆管和肝纤维化,ASC 的血清生化、免疫学改变和肝组织学特征与 AIH-1 型十分相似,但 ASC 的胆管造影显示胆管异常,可进行鉴别。

5. **AIH 并发自身免疫性疾病**　AIH 可同时有其他免疫性疾病,如乳糜泻和甲状腺疾病,应注意筛查,同时根据症状学来评估类风湿关节炎、炎症性肠病(inflammatory bowel disease,IBD)、自身免疫性溶血性贫血、糖尿病和其他肝外自身免疫性疾病。

【治疗】

AIH 为进展性疾病,应早期诊断,尽早进行治疗,以避免疾病进展。治疗的目标是改善症状,减少或消除肝脏炎症,达到生化指标缓解,防止疾病进展,促进纤维化消退,降低药物诱导并发症的风险。治疗方法主要是使用免疫抑制。

1. AIH 的标准治疗 使用糖皮质激素(泼尼松或泼尼松龙)和硫唑嘌呤免疫抑制。糖皮质激素,如泼尼松 1~2mg/(kg·d),最大剂量 60mg/d,根据转氨酶下降情况,4~8 周后逐渐减量,直至缓解(转氨酶及 IgG 恢复正常)后,维持量为 2.5~5mg/d。期间每周检查肝功能一次,治疗目标是前 2 个月内转氨酶下降 80%。如泼尼松或泼尼松龙治疗转氨酶下降不明显或为减少激素用量,避免相关不良反应时,可开始加用硫唑嘌呤,起始剂量一般是 0.5mg/(kg·d),逐渐增加剂量,直到达到生化指标缓解,即 AST、ALT 和 IgG 水平恢复正常,最大剂量为 2.0~2.5mg/(kg·d)。最后单独或与小剂量糖皮质激素联用维持缓解。经泼尼松治疗 6~9 个月后,75%~90% 的患者肝功能恢复正常。最佳疗程目前尚不清楚,多数需长期治疗,据报道,约 25% 的患者能痊愈。如果考虑停药,应在临床恢复、血清转氨酶和 IgG 水平正常,自身免疫抗体阴性或低滴度(ANA、SMA≤1∶20;抗-LKM-1、抗-LC-1≤1∶10),并至少持续 3 年后,肝脏组织学无炎症,在密切监测血清转氨酶及血清学指标的基础上尝试停药。对无肝硬化或非急性重症 AIH 的儿童还可选择布地奈德和硫唑嘌呤作为一线治疗。

糖皮质激素对急性自身免疫性肝病所致的急性肝衰竭中部分患儿有效,因此,在急性肝衰竭时,可进行糖皮质激素治疗,如治疗后的 1~2 周内未发生实验室指标的改善或临床症状出现恶化,应进行肝移植评估。

2. 二线治疗 对于一线药物治疗失败或出现严重不良反应时,可考虑加用或更换其他免疫抑制剂,如环孢素 A、甲氨蝶呤、吗替麦考酚酯(MMF)、他克莫司、西罗莫司(雷帕霉素)及单克隆抗体,来达到和维持生化指标缓解。

3. 终末期慢性肝病的治疗

(1)营养支持:热量应为同年龄正常儿的 12%~50%,其中 25%~30% 来源于脂肪,40%~60% 来源于碳水化合物,一般不需要低蛋白质饮食,但应避免过量摄入蛋白质,1.2~1.5g/(kg·d)即可,有肝性脑病时蛋白质0.5~1.0g/(kg·d),以减少过量的氨产生。

(2) 消化道出血的治疗:静脉曲张出血的临床表现通常是急性的呕血或黑便,维持机体血流动力学的稳定,以维持血红蛋白7~9g/dl即可,应避免过度输血;也可用生长抑素类似物,如奥曲肽1μg/kg静脉注射,然后以每小时1~3μg/kg,持续静脉输入,通过降低内脏血管张力来降低门静脉压力。当血红蛋白持续稳定,可每12~24小时,以每次最大不超过总剂量的25%,缓慢减停。

当门静脉高压出血时,可采用内镜下静脉曲张硬化疗法(endoscopic variceal sclerosis,EVS)或内镜下静脉曲张套扎术(endoscopic variceal ligation,EVL)治疗;当出血严重时,可紧急进行经颈静脉肝内门脉分流术(transjugular intrahepatic portosystemic shunt,TIPS)止血。

(3) 腹水的处理:包括限盐、利尿、穿刺放液。治疗以体重每天减少约0.5%~1%,血清钠不低于130mEq/L为目标。对难治性腹水,可采用大容量穿刺放液,最大量为100ml/(kg·d),同时静脉输注白蛋白。在严重难治性腹水中,也可采取TIPS,为进一步进行儿童肝移植赢得时间。

(4) 自发性细菌性腹膜炎(spontaneous bacterial peritonitis,SBP)的处理:终末期慢性肝病存在腹水时,SBP是一种常见的并发症,因肠道细菌移位,肺炎链球菌、大肠杆菌、克雷伯菌等革兰阴性菌群是引起SBP的常见病原菌,因此,应尽早经验性使用三代头孢菌素类抗生素,以后可根据细菌培养的药物敏感试验进行调整。

(5) 肝性脑病(hepatic encephalopathy,HE)的治疗:可选择非吸收双糖乳果糖,经细菌代谢产生小分子有机酸,与氨结合,降低粪便的pH值,同时,通过高渗的作用,促进排便,减少氨在结肠的吸收。通常0.3~0.4ml/kg,每天2~3次;还可使用口服抗生素,如利福昔明、甲硝唑和新霉素,抑制胃肠道中的产氨细菌,减少氨的产生。

(6) 改善凝血状况:应补充维生素K_1,剂量2~10mg静脉注射,每天1次,连续3天,或每周肌内注射一次,每次5~10mg。必要时输注新鲜冷冻血浆和/或血小板,治疗出血或在肝活检等过程中预防出血。

4. 肝移植治疗 对于终末期慢性肝病,严重急性肝衰竭对糖皮质激素治疗无反应的可选择肝移植治疗。

【预防】

AIH 的发病原因尚不完全清楚,与环境因素、遗传易感性和失调的免疫功能之间的相互作用相关,临床表现多样化,呈进展性肝损害,对于所有不明原因的肝脏炎症性疾病,特别是长期或严重肝病都应怀疑并排除 AIH,尽早治疗,改善预后。

➤ 附:自身免疫性肝病的诊治流程图

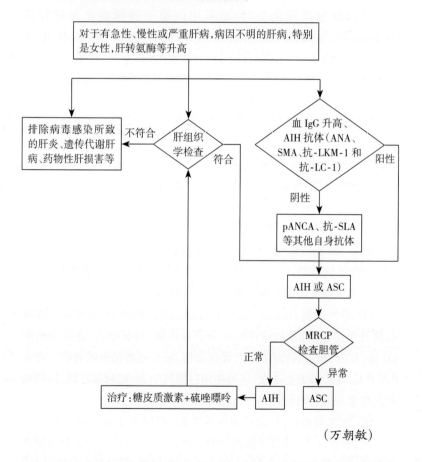

(万朝敏)

参考文献

［1］MURRAY KF，HORSLEN S.Diseases of the Liver in Children Evaluation and Management，Springer，2013.

［2］MIELI‐VERGANI G，VERGANI D，BAUMANN U，et al.Diagnosis and Management of Pediatric Autoimmune Liver Disease：ESPGHAN Hepatology Committee Position Statement J Pediatr Gastroenterol Nutr，2018，66（2）：345‐360.

［3］MACK CL，ADAMS D，ASSIS DN，et al. Czaja Diagnosis and Management of Autoimmune Hepatitis in Adults and Children：2019 Practice Guidance and Guidelines From the American Association for the Study of Liver Diseases Hepatology，2020，72（2）：671‐722.

［4］LOHSE AW，SEBODE M，JØRGENSEN MH，et al.European Reference Network on Hepatological Diseases（ERN RARE‐LIVER）；International Autoimmune Hepatitis Group（IAIHG）.Second‐line and third‐line therapy for autoimmune hepatitis：A position statement from the European Reference Network on Hepatological Diseases and the International Autoimmune Hepatitis Group Lohse J Hepatol，2020，73（6）：1496‐1506.

第七节　肝　硬　化

【概述】

肝硬化（cirrhosis）是一种慢性、弥漫性、进行性的肝脏疾病，其病因较多，是各种肝脏疾病的终末阶段，其病理变化主要为广泛肝细胞变性坏死导致肝小叶结构破坏，继之肝细胞结节性再生、结缔组织增生及纤维化，形成假小叶，出现肝脏纤维化，并逐渐变形、变硬。临床症状以肝功能损害和门静脉高压为主要表现，晚期出现消化道出血、继发感染和肝性脑病等严重并发症。

1. 病因

（1）感染：为主要病因，由病毒、细菌、真菌及寄生虫等感染累及并进展为肝硬化。常见病原包括乙型肝炎病毒、丙型肝炎病毒、巨细胞病毒、单纯疱疹病毒、梅毒螺旋体、华支睾吸虫、弓形虫等。

(2) 遗传性或先天性代谢缺陷：主要由某些酶缺陷使氨基酸、糖、脂肪或铁、铜等在肝脏贮积而导致肝硬化，如肝豆状核变性、酪氨酸血症、半乳糖血症、糖原贮积病等。

(3) 胆汁淤积性肝病：如 Alagille 综合征、进行性家族性肝内胆汁淤积、Citrin 缺陷等引起肝内胆汁淤积，导致原发性胆汁性肝硬化。

(4) 免疫功能异常：如自身免疫性肝炎、原发性硬化性胆管炎。

(5) 胆道梗阻：如胆总管囊肿、胆道闭锁、Caroli 病、结石等导致继发性胆汁性肝硬化。

(6) 中毒：见于砷、铋、氯仿、毒蕈、异烟肼、甲氨蝶呤等毒物及药物中毒。

(7) 淤血性肝硬化：见于慢性充血性心力衰竭、慢性缩窄性心包炎、布加综合征。

(8) 营养异常：如单纯性脂肪肝、非酒精性脂肪性肝炎导致脂肪性肝硬化。

2. 发病机制

(1) 起始阶段：肝实质损伤时，肝细胞、Kupffer 细胞、内皮细胞释放多种细胞因子激活肝星状细胞（hepatic stellate cells,HSC)；肝间质损伤时，血窦内皮下基底膜破坏，大量胶原纤维（Ⅰ、Ⅲ、Ⅴ型）沉积，导致肝窦毛细血管化，进一步激活 HSC，并加重肝细胞与血液之间的物质交换障碍。

(2) 扩展阶段：HSC 激活后可转化为肌成纤维母细胞样细胞，通过旁分泌及自分泌维持其激活状态，导致 HSC 级联式增殖和活化，产生大量细胞外基质，逐渐出现纤维化并进展为肝硬化。

【诊断】

1. 临床表现　多起病隐匿，进展缓慢，少数进展较快。临床表现差异较大，取决于病因、起病年龄和疾病的发展阶段等因素，通常临床上将肝硬化分为代偿期和失代偿期，但两者无绝对的界限。

(1) 代偿期：症状较轻，缺乏特异性，可仅有精神欠佳及轻度乏力、腹胀等症状。体征为肝大、质硬，脾亦可肿大。

（2）失代偿期：症状逐渐明显，主要为肝功能减退和门静脉高压症候群，同时可伴有全身多系统症状。

1）肝功能减退表现：患儿食欲缺乏、恶心、呕吐、腹胀、腹泻等消化道症状明显，并出现消瘦、乏力、营养障碍、生长发育落后及黄疸。

2）门静脉高压表现：①脾脏肿大、质硬，出现脾功能亢进，有贫血、血小板减少、出血，出血后短期内脾脏也可缩小；②侧支循环形成与开放，食管胃底静脉曲张及腹壁静脉曲张，可出现呕血、便血；③腹水，突然或逐渐出现腹胀，腹部膨隆，腹围增大，可伴有下肢水肿，腹水较多时可有呼吸困难。

3）其他表现：面色灰暗、尿少、下肢水肿、胸腔积液、蜘蛛痣及肝掌。

2. 并发症

（1）上消化道出血：由食管胃底静脉曲张破裂、门静脉高压性胃病及凝血机制异常所致，出现呕血、便血，易诱发肝性脑病而导致死亡。

（2）肝性脑病：肝硬化失代偿期并发中枢神经系统紊乱，主要特点：

1）有肝性脑病的诱因。

2）严重肝病和/或广泛门体侧支循环。

3）精神紊乱、昏睡或昏迷。

4）明显肝功能损害或血氨增高，扑翼样震颤和典型的脑电图改变。

（3）继发感染：主要为细菌和真菌感染，多见于胆道系统。

（4）肝性佝偻病：婴幼儿发生率较高，为肝功能异常使维生素 D 羟化障碍所致。

（5）肝肾综合征：见于晚期肝硬化，为肝衰竭继发肾衰竭，患儿少尿或无尿、全身水肿、氮质血症。

（6）门静脉血栓形成：血栓缓慢形成时症状不明显，若突然发生，则表现为剧烈腹痛、便血及休克。

3. 实验室检查

（1）血常规：血红蛋白、血小板、白细胞数降低。

（2）肝功能检查

1）代偿期：血清 ALT、AST、GGT 轻度升高，血清白蛋白降低，但仍≥35g/L,胆红素<35μmol/L,凝血酶原活动度（PTA）>60%。

2）失代偿期:血清 ALT、AST、GGT 明显升高,血清白蛋白<35g/L,
A/G<1.0,胆红素>35μmol/L,PTA<60%。

（3）病因检查

1）代谢相关检测:血氨基酸分析提示支链氨基酸/芳香氨基酸
（BCAA/AAA）比值显著下降;胆固醇明显降低;空腹时血糖水平降低;
酰基肉碱及尿有机酸分析异常;铜蓝蛋白水平降低,尿铜增加;基因筛
查异常等。

2）病原体检测:体液及分泌物细菌培养、真菌、寄生虫涂片镜检
及培养、嗜肝病毒及非嗜肝病毒血清学标记物及核酸等可呈阳性。

3）毒物检测　如砷、铋、氯仿等毒物及甲氨蝶呤等药物浓度水平
升高。

（4）免疫学检查

1）免疫球蛋白:IgA、IgG、IgM 可升高。

2）自身抗体:抗核抗体、抗线粒体抗体、抗平滑肌抗体、抗肝细胞
膜特异性脂蛋白抗体可为阳性。

3）其他免疫学检查:补体减少,玫瑰花结形成率及淋巴细胞转化
率下降,CD8（抑制性 T 细胞）细胞减少,功能下降。

（5）肝纤维化血清学检查:基质沉积相关指标如层粘连蛋白、透
明质酸、胶原纤维（I、IV 型）水平升高;基质降解指标如基质金属蛋白
酶（matrix metalloproteinase,MMP）-2、3、9 水平降低;纤维化相关细胞
因子如转化生长因子（TGF）、血小板衍生生长因子（PDGF）水平升高。

（6）腹水常规:为漏出液,密度<1.018,李氏反应阴性,细胞
数<100/mm³,蛋白<25g/L。

（7）其他:失代偿期可出现蛋白尿、管型尿及血尿,尿胆红素及尿
胆原阳性。

4. 特殊检查

（1）常规影像学检查

1）B 超检查:显示均匀、弥漫的密集点状回声,晚期回声不均匀
增强,肝体积缩小,门静脉高压时出现门静脉增宽,脾脏增厚。

2）CT检查：早期肝大，密度低，晚期肝缩小，密度增高，呈结节状、各叶比例改变、脾脏增厚，以及门静脉和脾静脉直径增宽。

3）MRI检查：可提示肝硬化和/或门静脉高压征象，如肝包膜增厚、肝表面轮廓不规则、肝实质不均匀或呈结节状，伴脾大及腹水。

（2）瞬时肝弹力成像：肝脏弹性≥14.6~20kPa提示肝硬化。

（3）磁共振弹性成像：能较好地判断肝纤维化的严重程度。

（4）食管X线钡餐检查：食管静脉曲张时曲张静脉高出黏膜，纵行黏膜皱襞增宽，出现虫蚀样或蚯蚓样充盈缺损；胃底静脉曲张时，呈菊花样充盈缺损。

（5）胃镜检查：直接观察食管、胃底静脉曲张程度及范围，是诊断门静脉高压的可靠指标；门静脉高压性胃病时胃黏膜出现花斑样马赛克征。

（6）肝活检组织病理学检查：是诊断肝硬化的"金标准"，但为有创性检查，可见广泛肝细胞变性坏死，肝细胞结节性再生，正常肝小叶结构破坏和假小叶形成，广泛结缔组织增生及纤维化。

（7）腹腔镜检查：直接观察肝表面，可见肝表面结节状、腹壁静脉曲张，以及脾大。

5. 诊断标准　患儿如果出现食管胃底静脉曲张破裂出血、腹水及肝性脑病等严重并发症，诊断失代偿期肝硬化并不困难。对于尚无这些表现的患儿，可以综合考虑病史、临床表现、辅助检查做出代偿期肝硬化的临床诊断。

（1）肝组织病理学显示弥漫性肝纤维化及假小叶形成，即可诊断为肝硬化。

（2）如果未行肝组织病理学检查，符合以下6条中2条以上且除外非肝硬化性门静脉高压者，可临床诊断为肝硬化：

1）胃镜检查：显示食管胃底静脉曲张。

2）影像学检查：超声、CT或MRI有肝硬化的影像学特征。

3）肝脏弹性测定：肝硬度测定值>13kPa。

4）肝脏合成功能减低表现：血清白蛋白降低、凝血酶原时间延长。

5）脾功能亢进表现：血小板、白细胞或血红蛋白降低等。

6) 腹水:腹围增大、移动性浊音阳性和/或影像学检查有腹水征象。

【鉴别诊断】

1. 脾肿大 需与白血病、淋巴瘤、疟疾及血吸虫病等鉴别。慢性粒细胞性白血病末梢血白细胞可达 10×10^9/L 以上,分类中有幼稚粒细胞,骨髓象可见大量原始细胞或幼稚白细胞。淋巴瘤常有发热及无痛性淋巴结肿大,淋巴结活组织病理检查及骨髓涂片可发现 R-S 细胞或淋巴瘤细胞。疟疾有反复发作史,血涂片中可观察到疟原虫。血吸虫病有反复疫水接触史,血吸虫环卵试验、血吸虫补体结合试验及皮肤试验等检查为阳性,直肠黏膜活检可找到血吸虫卵。

2. 腹水 应确定腹水的程度和性质,与结核性腹膜炎、缩窄性心包炎、慢性肾小球肾炎、营养不良性水肿等鉴别。肝硬化腹水为漏出液,血清腹水白蛋白梯度>11g/L,合并自发性腹膜炎为渗出液,以中性粒细胞增多为主,但血清腹水白蛋白梯度仍>11g/L。结核性腹膜炎患者有结核中毒症状,腹部有柔韧感、压痛及反跳痛,腹水为渗出液伴腺苷脱氨酶增高。缩窄性心包炎可有大量腹水,颈静脉怒张、肝大明显、奇脉、心音强及脉压小。

3. 上消化道出血 表现为呕血、黑便或便血,行急诊胃镜检查可明确出血部位和原因,需与消化性溃疡、出血性胃炎、胆道出血等鉴别。消化性溃疡常有溃疡病史,脾不大,无脾功能亢进。出血性胃炎常有药物等明确诱因,有胃痛,可行急诊胃镜检查。胆道出血表现为上腹剧痛、发热、黄疸、胆囊肿大压痛,呕血常在激烈腹痛后发生。胃镜、经内镜逆行胰胆管造影或经皮肝胆管造影,可发现胆道出血。

4. 肝性脑病 诊断肝性脑病必须排除其他疾病的可能:

(1) 颅内感染:如病毒性脑(脑膜)炎,化脓性、真菌性、结核性脑膜炎,脑脓肿等。

(2) 代谢性脑病:如糖尿病酮症酸中毒、低血糖、脑型肝豆状核变性等。

(3) 颅内肿瘤和转移瘤。

(4) 中毒性脑病:药物、重金属中毒等。

(5) 电解质异常:如低钠综合征。

（6）颅内血管畸形。

（7）精神病：有反复发作史。

5. 肝肾综合征 顽固性腹水患儿出现少尿、无尿、氮质血症、低血钠、低尿钠，需考虑出现肝肾综合征，其主要标准为：

（1）在无休克、持续细菌感染、失水和使用肾毒性药物的情况下，血清肌酐>132.6μmol/L 或 24 小时肌酐清除率<40ml/min。

（2）在停用利尿剂及扩容后，上述两项肾功能指标无持续稳定的好转。

（3）蛋白尿<500mg/d，超声检查未发现梗阻性泌尿道疾病或肾实质疾病。

附加标准：

（1）尿量<500ml/d。

（2）尿钠<10mmol/L。

（3）尿渗透压>血浆渗透压。

（4）尿 RBC<50/高倍视野。

（5）血钠<130mmol/L。

据此标准可以与急慢性肾衰竭相鉴别。

6. 感染 发热的患儿需行胸片、痰培养、中段尿培养、血培养检查及腹水检查，以明确有无肺部、泌尿道、胆道及腹水感染。若患儿在短期内腹水迅速增加，伴腹痛、腹胀、发热、腹水检查白细胞>0.5×10^9/L 或中性粒细胞>0.25×10^9/L，若能排除继发性感染者，即可诊断自发性细菌性腹膜炎，常为革兰氏阴性菌感染。鉴别诊断应除外继发性腹膜炎、内脏破裂或脓肿。继发性腹膜炎的特点是腹水中性粒细胞>10×10^9/L，糖<0.5g/L，蛋白>10g/L，抗生素治疗无效，腹水可分离出 2 种以上病原体，以及不常见病原体如厌氧菌及真菌。

7. 肝肺综合征 肝硬化患儿肺内血管扩张导致低氧血症，出现呼吸困难与发绀，直立位呼吸室内空气时动脉氧分压<70mmHg 或肺泡-动脉氧梯度>20mmHg。以下检查提示肺血管扩张：①超声心动图气泡造影左心房有延迟出现的微气泡（心搏 4~6 次后）；②核素肺扫描阳性。前者敏感性高，后者特异性高。肝肺综合征应与肺动脉高压相鉴别,后者在肝硬化患者中占1%,表现为进行性呼吸困难,发绀少见,心前区疼痛,肺动脉瓣区第2音亢进,杂音向胸骨左缘传导,X线显示心脏扩大,心脏超声提示右室肥厚,心导管检查可确诊。

【治疗】

治疗原则:诊断肝硬化后,应尽早进行系统规范的治疗。对于代偿期患儿,治疗目标是防止失代偿的发生;对于失代偿期患儿,治疗目标是防止进一步失代偿,避免死亡的发生。

1. 一般治疗　给予足量碳水化合物、蛋白质、低脂和富含维生素的饮食,蛋白质1~1.5g/kg,以利于肝细胞功能恢复,避免粗糙食物,宜少量多餐。注意劳逸结合,避免疲劳。

2. 病因治疗　是治疗关键,针对肝硬化病因,由代谢性因素导致的肝硬化,应给予特殊饮食及特异性药物治疗;由毒物及药物摄入导致者,应停止毒物摄入及停用肝毒性药物;对于由细菌、病毒、真菌、寄生虫等感染因素导致的肝硬化,在代偿期应积极进行抗感染治疗。

3. 对症治疗

(1)腹水:需限制钠盐和水摄入,钠盐最初应≤0.5g/d,好转后控制在1~1.5g/d,水摄入量控制在500~1 000ml/d。腹水明显者需使用利尿剂,首选螺内酯口服,1~3mg/(kg·d),无效时加用呋塞米(1mg/kg,静脉推注);若腹水严重影响心肺功能可行腹水穿刺放液,但不可过多。

(2)门静脉高压:可给予普萘洛尔(0.5mg/kg,口服,每日2~3次,以减少静止心率25%为宜,即达到基础心率75%)治疗,有助于预防食管胃底曲张静脉出血,但肝功能损害严重、肝性脑病或出血时应禁用或慎用。

(3)上消化道出血:可给予凝血酶口服或奥曲肽30μg/(m²·h)静脉滴注,出血量大者行三腔二囊管压迫止血或垂体后叶素(0.3U/kg),暂时止血后内镜给予硬化剂注射,反复出血者可行颈静脉肝内体分流术。

4. 抗肝纤维化治疗　早期行抗纤维化能获得较好效果,可选用γ-干扰素及中药制剂,晚期由于肝组织硬化程度严重,逆转可能性较小。

5. 肝移植　肝硬化患者出现门静脉高压所致反复消化道出血或自发性腹膜炎,可考虑肝移植治疗。

> 附:肝硬化的诊治流程图

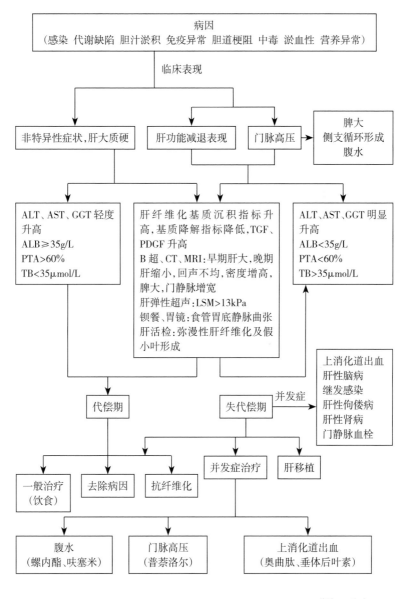

（梅　红）

参考文献

［1］ROBERT MK. Nelson Textbook of Pediatrics.21st ed. Elsevier,2020.

［2］KLINE MW. Rudolph's Pediatrics.23rd ed. McGraw-Hill,2018.

［3］CHAPIN CA,BASS LM. Cirrhosis and portal hypertension in the pediatric population. Clin Liver Dis,2018,22(4):735-752.

［4］ANGELO DG,EMANUELE N,ROBERTO A,et al. Long-term outcome of transjugular intrahepatic portosystemic shunt in children with portal hypertension. J Pediatr Gastroenterol Nutr ,2020,70(5):615-622.

［5］LAUREN CJ,PATRICK JM,Khalid S,et al. Transjugular intrahepatic portosystemic shunt insertion for the management of portal hypertension in children. J Pediatr Gastroenterol Nutr,2018,67(2):173-179.

第八节　肝　衰　竭

【概述】

肝衰竭是多种因素引起的严重肝脏损害,导致合成、解毒、代谢和生物转化功能严重障碍或失代偿,出现以黄疸、凝血功能障碍、腹水、肝肾综合征、肝性脑病等为主要表现的一组临床症候群。

分类

(1) 急性肝衰竭(acute liver failure,ALF):起病急,无基础肝病史,起病2周内出现Ⅱ度及以上的肝性脑病为特征的肝衰竭。存活者病变可逆,恢复后常不留后遗症。

(2) 亚急性肝衰竭(subacute liver failure,SALF):起病较急,无基础肝病史,起病第15日~26周出现肝性脑病和腹水等肝衰竭症候群,可逆性及预后差。

(3) 慢加急性(亚急性)肝衰竭(acute(subacute)-on-chronic liver failure,ACLF;SACLF):在慢性肝病基础上出现的急性或亚急性肝功能失代偿的肝衰竭。

(4) 慢性肝衰竭(chronic liver failure,CLF):在肝硬化基础上,逐渐

出现肝功能进行性减退导致的以腹水、门静脉高压、凝血障碍及肝性脑病等为主要表现的慢性肝功能失代偿。

【病因与发病机制】

1. 病因

（1）遗传代谢性疾病：肝豆状核变性、遗传性果糖不耐症、半乳糖血症、酪氨酸血症、线粒体病、胆汁酸合成缺陷、瑞氏综合征等。

（2）药物及中毒：对乙酰氨基酚、尼美舒利、丙戊酸钠、异烟肼、利福平等药物及抗肿瘤药、土三七等中草药；毒蕈、生鱼胆、霉变甘蔗、四氯化碳、酒精等有毒物质及毒蛇咬伤。

（3）胆道疾病：先天性胆道闭锁、胆汁淤积性肝病等。

（4）病毒感染：如巨细胞病毒、EB病毒、肠道病毒、单纯疱疹病毒等非嗜肝病毒感染；甲、乙、丙、丁及戊型肝炎病毒等嗜肝病毒感染。

（5）细菌、真菌及寄生虫感染：如脓毒症、血吸虫病、钩端螺旋体感染等。

（6）缺血缺氧及心血管疾病：先天性心脏病、心肌炎、充血性心力衰竭、严重窒息、休克等。

（7）肿瘤性疾病：白血病、淋巴瘤、噬血细胞综合征等。

（8）肝脏其他疾病：如肝移植术后、自身免疫性肝炎等。

（9）其他：严重创伤、烧伤、热射病、失温等。

2. 发病机制　肝细胞坏死是根本原因，其机制复杂，常是多种因素共同作用的结果。

（1）代谢因素：肝脏微循环障碍，血液进出肝脏受阻、营养成分及护肝药物难以进入肝脏，代谢废物难以排出肝脏，导致肝细胞损伤。

（2）毒素因素：如细菌释放内毒素可激活库普弗细胞引起肝细胞坏死。

（3）免疫因素：由免疫细胞、细胞因子、炎症因子、补体系统等参与免疫介导损伤为肝细胞损伤的主要机制。

（4）感染因素：如病毒直接入侵肝细胞导致肝细胞坏死，或表达病毒抗原诱发T细胞免疫攻击，导致肝细胞坏死。

（5）肠道微生态失调：肠道菌群失调使肠黏膜屏障受损，引起异常免疫反应,导致肝细胞凋亡、坏死。

【诊断】

1. 临床表现

(1) 全身症状:极度疲乏无力、衰弱,活动少。

(2) 消化系统症状:食欲极度减退、拒食、恶心、呕吐、腹胀明显。

(3) 黄疸:皮肤巩膜黄染、尿液呈茶色。

(4) 凝血功能障碍:皮肤黏膜出现瘀点、瘀斑、出血点及鼻出血等。

(5) 肝肾综合征:尿量减少,甚至无尿。

(6) 腹水:腹胀、腹痛、腹部膨隆,移动性浊音阳性。

(7) 肝性脑病:临床过程分为 5 期:①潜伏期:无性格行为异常,无神经系统病理征,脑电图正常,仅心理或智力测试时有轻微异常。②前驱期:轻度性格改变和精神异常,如焦虑、欣快激动、淡漠、睡眠倒错、健忘等,可有扑翼样震颤,脑电图多数正常。③昏迷前期:嗜睡、行为异常(如衣冠不整或随地大小便)、言语不清、书写障碍及定向力障碍;有腱反射亢进、肌张力增高、踝阵挛及 Babinski 征阳性等神经体征,有扑翼样震颤,脑电图有特征性异常。④昏睡期:昏睡,可唤醒,醒时尚能应答,常有神志不清或幻觉,各种神经体征持续或加重,有扑翼样震颤,肌张力高,腱反射亢进,锥体束征常阳性,脑电图有异常波形。⑤昏迷期:昏迷,不能唤醒,因患儿不合作而无法引出扑翼样震颤。浅昏迷时,腱反射和肌张力仍亢进;深昏迷时,各种反射消失,肌张力降低,脑电图明显异常。

2. 并发症

(1) 继发感染:因患儿机体免疫功能低下、肠道微生态失衡、肠黏膜屏障作用降低及侵袭性操作等,可合并各种院内感染,包括各种真菌和细菌等。

(2) 消化道出血:由凝血机制异常、食管胃底静脉曲张破裂或门静脉高压性胃病所致,出现呕血、便血,易诱发肝性脑病而导致死亡。

(3) 肝肺综合征:肺内血管扩张和动脉氧合不足构成的三联征:直立位呼吸困难、低氧血症、发绀。

(4) 内环境紊乱:可出现低钠、低钾、高钾血症,以及酸碱失衡等。

（5）血糖异常：由于食欲差及肝脏对葡萄糖代谢障碍，出现严重低血糖。

3. 实验室检查

（1）肝功能检查：血浆白蛋白降低，ALT 和/或 AST 升高明显，总胆红素（TB）升高，胆碱酯酶活力下降，AFP 水平下降。

（2）肾功能检查：尿素氮和/或肌酐升高。

（3）凝血功能检查：PT>20 秒或 INR>2.0（无肝性脑病）；PT>15 秒或 INR>1.5（有肝性脑病）。

（4）血氨检查：血氨水平升高，但急性肝性脑病患儿血氨可以正常。

（5）病原体检查：体液及分泌物细菌培养、真菌、寄生虫涂片镜检及培养、嗜肝病毒及非嗜肝病毒血清学标记物及核酸等可呈阳性。

（6）免疫学检查：免疫球蛋白及自身抗体检测异常。

（7）代谢检查：支链氨基酸/芳香氨基酸（BCAA/AAA）比值显著下降，胆固醇明显降低。空腹时血糖水平降低。酰基肉碱及尿有机酸分析异常。

（8）血常规检查：明确是否存在脾功能亢进和感染。

（9）其他检查：如铜蓝蛋白水平降低、基因异常等。

4. 特殊检查

（1）超声检查：肝脏进行性缩小及异常结节回声等肝实质密度变化。

（2）肝脏 CT 检查：①大块状融合病灶：肝细胞大块状坏死和聚合的结节样再生；②弥漫性结节状病灶：肝内弥漫的结节状坏死和结节状再生；③多发小片状病灶：分散的肝细胞小片状坏死。

（3）消化内镜检查：了解有无食管胃底静脉曲张及胃黏膜情况。

（4）组织病理学检查：具有重要价值，需评估凝血功能，谨慎选择。

1）急性肝衰竭：肝组织广泛坏死，常自小叶中央开始，可呈大块坏死、亚大块坏死或桥接坏死，残存肝细胞严重变性，肝窦网状支架塌陷或部分塌陷，汇管及周围炎性细胞浸润。

2）亚急性肝衰竭：肝组织病变既有广泛坏死，又有明显的增生性变化，呈新旧不等的亚大块坏死或桥接坏死；较陈旧的坏死区网状纤维塌陷或有胶原纤维沉积;残留肝细胞有程度不等的再生,并可见小胆管增生及胆汁淤积。

3)慢加急性肝衰竭:在慢性肝病病理损害的基础上,发生新的程度不等的肝细胞坏死性病变。

4)慢性肝衰竭:弥漫性肝脏纤维化及异常增生结节形成,可伴有分布不均的肝细胞坏死。

(5)脑电图:肝性脑病的脑电图表现为节律变慢,Ⅱ~Ⅲ期患儿表现为δ波或三相波,4~7次/秒,昏迷时表现为高波幅的δ波,<4次/秒;脑电图对亚临床和Ⅰ期患儿诊断价值较小。

5. 诊断标准 肝衰竭的诊断需要依据病史、临床表现和辅助检查等综合分析而确定。

(1)急性肝衰竭:急性起病,2周内出现Ⅱ度及以上肝性脑病并有以下表现者:①极度乏力,并伴有明显厌食、腹胀、恶心、呕吐等严重消化道症状;②短期内黄疸进行性加重,TB≥10倍正常值上限(ULN)或每日上升≥17.1μmol/L;③有出血倾向,凝血酶原活动度(PTA)≤40%或INR≥1.5,且排除其他原因;④肝脏进行性缩小。

(2)亚急性肝衰竭:起病较急,2~26周出现以下表现者:①极度乏力,有明显的消化道症状;②黄疸迅速加重,血清TB≥10倍ULN或每日上升≥17.1μmol/L;③伴或不伴肝性脑病;④有出血表现,PTA≤40%(或INR≥1.5)并排除其他原因者。

(3)慢加急性肝衰竭:在慢性肝病基础上,由各种诱因引起以急性黄疸加重、凝血功能障碍为肝衰竭表现的综合征,可合并包括肝性脑病、腹水、电解质紊乱、感染、肝肾综合征、肝肺综合征等并发症,以及肝外器官功能衰竭。

(4)慢性肝衰竭:在肝硬化基础上,缓慢出现肝功能进行性减退和失代偿:①血清TB升高,常<10倍ULN;②白蛋白(ALB)明显降低;③血小板明显下降,PTA≤40%(或INR≥1.5),并排除其他原因者;④有顽固性腹水或门静脉高压等表现;⑤肝性脑病。

【鉴别诊断】

1. 胆道梗阻及严重的胆道感染 患儿黄疸深,但肝功能损害较轻,ALT 上升幅度小,伴发热、腹痛、肝脏体积增大。

2. 淤胆型肝炎　患儿有明显的皮肤瘙痒、大便色浅等症状,凝血功能异常及消化道症状相对较轻,极少出现肝性脑病、出血及腹水。

3. 中枢神经系统疾病　有肝性脑病表现的患儿必须排除其他疾病的可能:

(1) 颅内感染:如病毒性脑(脑膜)炎,化脓性、真菌性、结核性脑膜炎,脑脓肿等。

(2) 代谢性脑病:如糖尿病酮症酸中毒、低血糖、脑型肝豆状核变性等。

(3) 颅内肿瘤和转移瘤。

(4) 中毒性脑病:药物、重金属中毒等。

(5) 电解质异常:如低钠综合征。

(6) 颅内血管畸形。

(7) 精神病:有反复发作史。

4. 上消化道出血　表现为呕血、黑便,须排除消化性溃疡、出血性胃炎、胆道出血可能。

5. 肾损伤及肾衰竭　顽固性腹水患儿出现少尿、无尿、氮质血症、低血钠、低尿钠,需考虑出现肝肾综合征,应当注意的是,应与由于利尿剂、环孢素 A 和氨基糖苷类等药物引起的医源性肾衰竭区别。

6. 肺部疾病　有肝肺综合征的患儿肺内血管扩张导致低氧血症,出现呼吸困难与发绀,直立位呼吸室内空气时动脉氧分压<70mmHg 或肺泡-动脉氧梯度>20mmHg,需排除原有肺部感染、间质肺炎、肺动脉高压等心肺疾病。

【治疗】

肝衰竭目前无特效的治疗方法,原则上强调早诊断、早治疗,采取相应的病因治疗和综合治疗措施,尽量延缓病情进展,积极防治并发症。具体的治疗措施如下:

1. 内科综合治疗

(1) 一般支持治疗:①卧床休息。②加强病情监护:评估精神状态,监测生命体征,记录体重、腹围变化、大小便情况等。③肠内营养,

给予高碳水化合物、低脂、适量蛋白[0.5~1g/(kg·d)]饮食,每日热量
35~40kcal/kg。进食不足者,给予静脉营养,推荐夜间加餐补充能量。
④积极纠正低蛋白血症,补充白蛋白或新鲜血浆,并酌情补充凝血因
子。⑤纠正水电解质及酸碱平衡紊乱。⑥预防感染,注意消毒隔离,
加强口腔护理、肺部及肠道管理,预防院内感染。

　　(2) 对症治疗:①护肝治疗,减轻肝脏损害及炎症,促进肝细胞
修复及改善胆汁淤积:a. 稳定肝细胞膜:多烯磷脂酰胆碱(1 粒,口
服,每天 2~次)。b. 解毒:葡醛内酯,50~100mg,口服,每天 3 次;谷
胱甘肽 0.3~0.6g,静脉注射,每天 1 次。c. 利胆药物:熊去氧胆酸,
10~15mg/(kg·d),分 2 次,口服;S- 腺苷蛋氨酸,30~60mg/(kg·d),静
脉注射,每天 1 次。②调节微生态治疗,使用肠道微生态调节剂、乳
果糖(5~15ml,口服,每天 1 次)等,减少肠道细菌移位或内毒素血
症。③免疫调节剂,如胸腺肽(10~40mg/d,静脉注射)用于慢性肝
衰竭合并自发性腹膜炎,有助于降低病死率和继发感染;激素[甲强
龙,1~1.5mg/(kg·d),静脉注射,3~5 天;或泼尼松,1~2mg/(kg·d),最大
60mg/d]可短期用于自身免疫性肝炎所致肝衰竭的治疗。④病因治
疗:如抗病毒治疗,HBV DNA 阳性者优先使用核苷类似物,如恩替卡
韦、替诺福韦酯;HCV RNA 阳性者可根据肝衰竭进展情况选择抗病
毒治疗的时机和药物,首选是直接抗病毒药物治疗方案(direct-acting
antiviral agents,DAAs);N-乙酰半胱氨酸[50~150mg/(kg·d),静脉注射]
用于对乙酰氨基酚所致药物性肝炎的解毒治疗,青霉素 G [(5 万~
20 万)U/(kg·d),]和水飞蓟素(35~70mg,口服,每天 3 次)对毒蕈中毒
的治疗等。

　　(3) 并发症治疗

　　1) 肝性脑病:a. 去除诱因;b. 调整蛋白质摄入及营养支持;
c. 乳果糖促进肠道氨排出;d. 精氨酸 500mg/(kg·d)、门冬氨酸-鸟氨
酸 80mg/(kg·d)降低血氨;e. 支链氨基酸纠正氨基酸失衡;f. 控制颅
内压升高。

　　2) 感染:根据经验选择抗感染药物,并及时根据病原学检测及药
敏试验结果调整用药,联合应用多种抗感染药物,应用激素时需注意

防治真菌感染。

3）低钠血症及顽固性腹水：a. 螺内酯[1~3mg/(kg·d)，口服]联合呋塞米(1mg/kg，静脉注射，每天 2 次)起始联用；b. 特利加压素每次 1~2mg，12 小时 1 次；c. 腹腔穿刺放腹水；d. 输注白蛋白[0.5g/(kg·d)]。

4）肝肾综合征：可用特利加压素(1mg/4~6h)或去甲肾上腺素(0.5~3mg/h)联合白蛋白治疗。

5）出血：a. 常规推荐预防性使用 H_2 受体拮抗剂或质子泵抑制剂(奥美拉唑 1mg/kg)。b. 对门静脉高压性出血患儿，首选生长抑素类似物或特利加压素；食管胃底静脉曲张出血者可用三腔管压迫止血、内镜下套扎、硬化剂注射或行经颈静脉肝内门体支架分流术(TIPS)。c. 对弥散性血管内凝血患者，须补充凝血因子，血小板显著减少者可输注血小板，酌情给予小剂量低分子肝素，纤溶亢进者须抗纤溶治疗。d. 短期使用维生素 K_1 (5~10mg)。

6）肝肺综合征：$PaO_2 < 80mmHg$ 时给予氧疗，通过鼻导管或面罩给予低流量氧(2~4L/min)，对于氧气量需要增加的患者，可以加压面罩给氧或者气管插管。

2. 人工肝支持治疗 是治疗肝衰竭的有效方法之一，其原理是使用人工装置暂时替代衰竭肝脏的部分功能，为肝细胞再生及肝功能恢复创造条件或等待机会进行肝移植。

(1) 适应证：①各种原因引起的肝衰竭，PTA 介于 20%~40%；②肝移植术前等待肝源。

(2) 相对禁忌证：①严重活动性出血或弥散性血管内凝血；②对血制品或药品如血浆、肝素和鱼精蛋白等高度过敏者；③循环功能衰竭；④心脑梗死非稳定期。

3. 肝移植 肝移植是治疗中晚期肝衰竭的最有效方法之一，适用于经积极内科综合治疗和/或人工肝治疗疗效欠佳，不能通过上述方法好转或恢复者。通过活体肝移植、劈离式肝移植和部分辅助肝移植可极大改善儿童肝衰竭患者的预后。

➢ 附：肝衰竭的诊治流程图

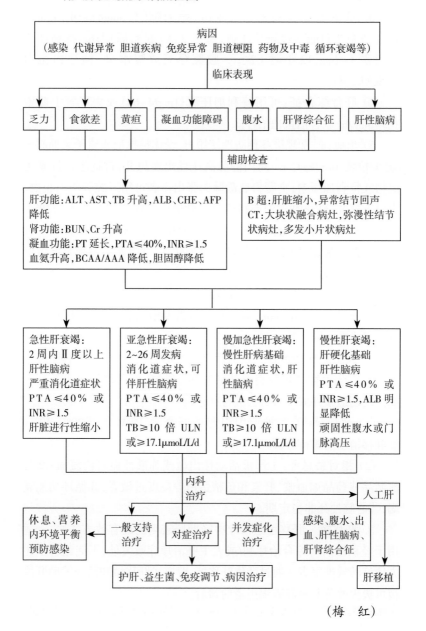

（梅　红）

参考文献

［1］ROBERT MK. Nelson Textbook of Pediatrics.21st ed. Elsevier,2020.

［2］KLINE MW. Rudolph's Pediatrics.23rd ed. McGraw-Hill,2018.

［3］GIULIANA B,LYNNIA T,MICHAEL TD,et al. Differential Diagnosis of Acute Liver Failure in Children:A Systematic Review. Pediatr Gastroenterol Hepatol Nutr,2020,23(6):501-510.

［4］ALI I,GOKHAN T. Acute-on-chronic liver failure in children. World J Hepatol,2021,13(10):1289-1298.

［5］SQUIRES JE,ALONSO EM,IBRAHIM SH,et al. North American Society for pediatric gastroenterology,hepatology,and nutrition position paper on the diagnosis and management of pediatric acute liver failure. Pediatr Gastroenterol Nutr,2022,74(1):138-158.

第九节　胆石症和胆囊炎

【概述】

胆石症(cholelithiasis)是指在胆囊、肝内外胆管的任何部位发生结石的一种疾病,儿童患病率为 0.13%~1.9%。其临床表现差异较大,大多数患儿无症状。典型症状为右上腹或上腹部阵发性或持续性疼痛,可放射至右肩胛部或背部,可伴有恶心、呕吐,最常见的并发症为胆囊炎(cholecystitis),而急性胆囊炎的患者中 95% 存在胆囊结石,胆囊炎与胆石症互为因果。

【病因和发病机制】

胆道结石的成因与多种因素有关。任何影响胆固醇与胆汁酸和磷脂浓度比例和造成胆汁淤积的因素都能导致结石形成。

致石基因和遗传因素、肝脏胆固醇分泌过多、胆囊运动受损、胆固醇晶体沉积,以及涉及胆固醇吸收增加、肠道蠕动减慢、肠道微生态异常的肠道因素在胆道结石发病机制中起关键作用。在儿童中,胆结石发病机制的相关危险因素包括:①胆囊或胆道系统畸形或解剖变异;②细菌、病毒、寄生虫感染;③代谢因素、饮食和生活方式,如肥胖、胰岛素抵抗、血脂异常等;④长期禁食、长期接受全肠外营养;⑤遗传因素如进行性家族性肝内胆汁淤积、囊性纤维化等;⑥与胆色素结石形成相关的因素有溶血性疾病(镰状细胞病、遗传性球形红细胞增多症、丙酮酸激酶缺乏症等)、克罗恩病、短肠综合征等;⑦药物如利尿剂、头孢曲松、生长抑素类似物、激素替代治疗等;⑧脓毒血症、既往心脏或腹部手术等。

　　除了结石性胆囊炎,非结石性胆囊炎在儿童中也较常见,其存在多种发病机制,这些机制可以追溯到两种主要类型的胆囊损伤:胆汁淤积所致的化学损伤及胆囊缺血,危险因素包括感染、胆囊排空障碍、胆囊壁血管病变、大型非胆道手术,以及败血症、休克等重症疾病。

【诊断】

1. 临床表现

　　(1) 胆囊结石:大多数患儿无症状,仅在腹部影像学检查时偶然发现。胆囊结石的典型症状为胆绞痛,但只有少数患儿会出现,多在油腻饮食后发作,疼痛位于右上腹或上腹部,呈阵发性或持续性疼痛阵发性加剧,可放射至右肩胛部或背部,可伴有恶心、呕吐。除胆绞痛之外,部分患儿也可表现为嗳气、早饱、腹胀、胸痛等非特异症状,对于有非典型症状但无胆绞痛的患儿,即使影像学证实存在胆石,仍应评估有无其他疾病。

　　(2) 肝外胆管结石:平时一般无症状,当出现胆管梗阻和细菌感染时,可表现为较典型的 Charcot 三联征,即腹痛、寒战高热、黄疸。

　　(3) 肝内胆管结石:多数患儿无症状,仅在腹部影像学检查时偶然发现,常见临床表现为急性胆管炎引起的腹痛、寒战、高热,局限于某肝段、肝叶可无黄疸,严重者可发生脓毒性休克,反复胆管炎可导致多发肝脓肿,长期梗阻可致肝硬化。

　　(4) 胆囊炎:是胆囊结石最常见的并发症,由胆囊管梗阻和致病菌胆道逆行感染引起,通常表现为发热、右上腹持续性剧烈疼痛,可放射至肩背部,Murphy 征阳性。

2. **实验室检查**　无症状期和疼痛发作期,无并发症的胆石症患儿实验室检查均正常。若发生胆囊炎、胆管炎,可见白细胞、CRP、ALT、碱性磷酸酶、胆红素升高。若淀粉酶及脂肪酶升高≥3倍,则提示发生胆源性胰腺炎。

3. **影像学检查**　首选腹部B超检查,其诊断胆石症的准确率接近100%,还可发现胆囊肿大、胆囊壁增厚(>4mm)胆囊炎征象。CT可发现胆管扩张和结石的部位,但对不含钙结石的显示不佳,MRCP对结石显示不满意,但可发现胆道梗阻的部位,可作为二线选择。若经常规影像学检查不能明确诊断的病例,可行内镜下逆行胰胆管造影(ERCP)、内镜超声、经皮肝穿刺胆道造影检查。

4. **急性胆囊炎诊断标准**(表6-7)

表6-7　急性胆囊炎诊断标准

诊断标准	内容
A. 局部炎症表现	(1) Murphy征;(2) 右上腹包块、疼痛和/或压痛
B. 全身炎症表现	(1) 发热;(2) C反应蛋白升高;(3) 白细胞计数升高
C. 影像学检查	急性胆囊炎的影像学表现
疑似诊断:A 1项+B 1项;	
确切诊断:A、B、C 各1项	

5. **急性胆囊炎严重程度分级**(表6-8)

表6-8　急性胆囊炎严重程度分级

严重程度	内容
重度	急性胆囊炎合并以下≥1个器官功能不全
	1. 心血管功能障碍:低血压需要多巴胺≥5μg/(kg·min),或使用去甲肾上腺素
	2. 神经系统功能障碍:意识障碍
	3. 呼吸功能障碍:氧合指数<300mmHg
	4. 肾功能障碍:少尿,血肌酐>176.8μmol/L
	5. 肝功能不全:INR>1.5
	6. 凝血功能障碍:血小板计数<100×10^9/L

严重程度	内容
中度	急性胆囊炎合并以下中的 2 项可诊断 1. 白细胞计数>8×10^9/L 2. 右上腹触及压痛的肿块 3. 明显的局部炎症(坏疽性胆囊炎、胆囊周围脓肿、肝脓肿、胆汁性腹膜炎、气肿性胆囊炎)
轻度	急性胆囊炎不伴随中度和重度局部或全身炎症表现

【鉴别诊断】

1. 胆总管囊肿   是一种少见的肝内外胆管部分良性扩张性疾病。Todani 等将其分为 5 型:Ⅰ型肝外胆管囊肿(最常见,占 90%);Ⅱ型:憩室样扩张;Ⅲ型:胆总管开口部囊性脱垂;Ⅳ型:肝内外胆管扩张;Ⅴ型:肝内胆管扩张(Caroli 病)。典型临床表现为腹痛、腹部肿块和黄疸三联征,常并发肝内外胆管结石、胆管炎、胰腺炎,胆管癌为其最严重并发症。B 超为首选影像学检查,而 CT 及 MRCP 则能提供囊肿与胆管及周围组织的关系,指导后续手术治疗,对于合并胆道结石或胆胰管合流异常的胆总管囊肿,ERCP 可明确诊断并行取石、置管引流等治疗。

2. 胆胰管合流异常   是指胰管和胆管在十二指肠壁外汇合形成较长的共同通道,使 Oddis 括约肌失去对胰胆汇合部的正常约束作用,导致胆汁和胰液互相逆流,主要表现为胆源性胰腺炎和胆道结石、胆管炎,部分患儿因胆汁逆流激活胰蛋白酶原引起胰腺炎反复发作,ERCP 是诊断的金标准。

3. 溶血性疾病   如地中海贫血、遗传性球形红细胞增多症、镰刀细胞性贫血导致的反复血管外溶血。红细胞经脾脏时被破坏,产生大量胆红素,经胆汁排泄不畅,少数可并发胆石症,表现为发热、腹痛、黄疸。

【治疗】

1. 治疗目标   祛除病因,缓解症状,预防复发,防治并发症。

2. 基本治疗　急性胆囊炎一旦诊断明确,在评估是否需手术切除或紧急引流的同时,应禁食,并维持水、电解质、酸碱平衡。早期应用抗菌药物和镇痛药物,持续监测生命体征和血流动力学指标。

3. 急性胆囊炎的抗菌治疗

(1) 建议在任何有创性诊疗操作开始时抽取胆汁送细菌培养,尽可能在使用抗菌药物前采集胆汁样本并完成细菌学检查,初步判断细菌类型。

(2) 抗生素使用时机:轻度和中度急性胆囊炎应在诊断明确后 6 小时内使用;重度急性胆囊炎,通常合并感染性休克的表现,需在诊断明确 1 小时内使用。

(3) 抗生素选择:轻度和中度急性胆囊炎可给予第二、三代头孢菌素,同时联合硝基咪唑类药物,如甲硝唑注射液,首剂 15mg/kg,继以 7.5mg/kg,6~8 小时一次。合并基础疾病、既往有腹腔感染或胆道手术病史等复杂情况时,可使用 β- 内酰胺酶抑制剂复合制剂或碳青霉烯类,如头孢哌酮/舒巴坦［30~60mg/(kg·d),6~12 小时一次;严重感染可增至 240mg/(kg·d),6 小时一次］、哌拉西林/他唑巴坦［240mg/(kg·d),8 小时一次］、亚胺培南西司他丁［60mg/(kg·d),6 小时一次］、厄他培南［30mg/(kg·d),12 小时一次)等。重度急性胆道感染可给予第三、四代头孢类,同时联合硝基咪唑类药物;或直接使用 β-内酰胺酶抑制剂复合制剂或碳青霉烯类或替加环素［2.4mg/(kg·d),12 小时一次),如头孢哌酮/舒巴坦、哌拉西林/他唑巴坦、亚胺培南、美罗培南、厄他培南等。

需要注意的是,任何抗菌药物均不能替代解除胆道梗阻的治疗措施。

(4) 停药指征及抗菌药物疗程

停药指征:①体温正常 72 小时以上;②腹痛及腹部压痛、反跳痛等临床表现缓解或消失;③血常规白细胞计数正常;④降钙素原<0.05μg/L;⑤重度急性胆囊炎患者,血流动力学指标及重要器官功能恢复正常。

轻、中度急性胆囊炎患者抗菌药物治疗仅在术前或手术中使用,术后应用尽量不超过 24 小时,重度急性胆囊炎患者抗菌药物治疗至感染控制(手术切除或胆囊穿刺造瘘术)后 4~7 天。

4. 手术治疗　对于符合手术指征、手术风险评估合适的急性胆囊炎患者,推荐在急性胆囊炎起病 72 小时内行胆囊切除术,以获得良好的近期、远期预后。特殊情况下,如炎症程度较轻、患者全身情况可耐受手术、就诊于具有一定经验的高级别医院的胆道中心,可根据实际情况适时实施胆囊切除术。对于不适合手术的患者,推荐在保守治疗或胆囊引流术 1~3 个月后,再次评估患者的全身状态和胆囊炎症情况,符合手术条件者行胆囊切除术。

5. 胆囊结石的治疗

(1) 饮食调整:建议规律、低脂、低热量膳食,并提倡定量、定时的规律饮食方式。

(2) 口服药物溶石治疗:有症状的患者如不宜手术,且腹部超声检查评估为胆囊功能正常、X 线检查阴性的胆固醇结石,可考虑口服溶石治疗,常用的药物有熊去氧胆酸(UDCA),能抑制肝脏胆固醇的合成,有利于结石中胆固醇逐渐溶解。推荐 UDCA 剂量≥10mg/(kg·d),应连续服用 6 个月以上,若服用 12 个月后腹部超声检查或胆囊造影无改善者即应停药。

(3) 腹腔镜保胆取石术:对于无症状胆囊结石且胆囊功能良好或者炎症轻微的患者,可以尝试腹腔镜下保胆取石术。

(4) ERCP:近年来 ERCP 在儿童的应用逐渐增多,尤其对于伴随胰胆管畸形的患者,ERCP 可兼顾诊断与治疗的作用。在急性胆道梗阻伴发感染,且患者一般情况不佳无法耐受手术时,可通过 ERCP 进行快速的内引流解除梗阻,挽救患者的生命。但单纯无症状胆囊结石一般不采用 ERCP 处理。

6. 缓解胆绞痛症状　胆绞痛急性发作期间应予以禁食及有效的止痛治疗。推荐治疗药物首选 NSAIDs[如双氯芬酸,0.5~2mg/(kg·d),分 2~3 次口服;吲哚美辛,1.5~2.5mg/(kg·d),分 3~4 次口服]或镇痛剂(如哌替啶)。但临床上仍以解痉药更常用,包括阿托品

（0.01~0.02mg/kg，每天 2~3 次，根据剂型皮下注射或口服）、山莨菪碱（0.1~0.2mg/kg，每天 1~2 次，肌内注射）等。需要注意的是，这些药物并不改变疾病转归，且可能掩盖病情。因吗啡可能促使括约肌痉挛进而增加胆管内压力，故一般禁用。

匹维溴铵（不建议儿童使用）为临床常用的消化道钙离子拮抗剂，可用于治疗胆道功能紊乱有关的疼痛，其直接作用于 Oddis 括约肌表面的钙离子通道，从而缓解括约肌痉挛，改善胆道系统的压力梯度。

7. 常见并发症的处理

（1）慢性胆囊炎急性发作：会导致胆囊内胆汁淤积合并感染，如果感染未能及时控制，胆囊壁会出现坏疽，最终可导致胆囊穿孔，临床上可出现感染性休克症状，危及生命，此时应以外科治疗为主。

（2）急性胆源性胰腺炎：对于急性胆源性胰腺炎伴胆总管梗阻、胆管炎的患者，宜行经内镜逆行性胰胆管造影术、经皮穿刺肝胆管引流术或手术治疗。对于急性胆源性胰腺炎伴胆囊结石、胆囊炎的患者，宜尽早行胆囊切除，防止急性胰腺炎复发。

（3）Mirizzi 综合征：Mirizzi 综合征的解剖成因是胆囊管与肝总管伴行过长或者胆囊管与肝总管汇合位置过低，邻近胆囊壶腹（Hartmann 袋）的结石压迫肝总管或胆总管，炎症反应反复发作可导致胆囊肝总管瘘管，胆囊管消失，结石部分或全部堵塞肝总管。Mirizzi 综合征患者的治疗以外科手术为主。

【预后及随访】

胆囊炎、胆囊结石患者一般预后良好。无症状患者推荐每年进行随访，随访内容包括体格检查、肝功能实验室检查和腹部超声检查。

➤ 附:急性胆囊炎的治疗流程图

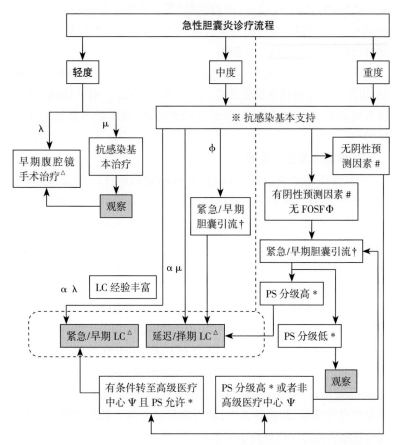

LC(laparoscopic cholecystectomy):腹腔镜下胆囊切除术;λ,CCI≤5 或更低和/或 ASA-PS 为Ⅱ级或更低(低风险);μ,CCI≥6 或更高和/或 ASA-PS 为Ⅲ级或更高(非低风险);△,如遇严重操作困难,应及时中转开腹手术,并采取合适的术式(如胆囊造瘘或胆囊次全切除术)以降低并发症的风险;α,抗生素和一般支持治疗成功;φ,抗生素和一般支持治疗无法控制炎症;※,开始使用抗生素前应考虑血培养的表现;†,胆囊引流期间应进行胆汁培养;#,阴性预测因素:黄疸(TBil≥2mg/dl)、神经功能障碍、呼吸功能障碍;Φ,FOSF(favorable organ system failure)有利器官系统衰竭:心血管或肾脏器官系统衰竭,在急性胆囊炎入院后和早期腹腔镜胆囊切除术之前可迅速逆转;* 在重度的情况下,CCI≥4 或更高,ASA-PS≥3 或更高为高风险;Ψ,高级中心:有重症监护条件和高级腹腔镜技术应用能力

注：
CCI：Charlson 合并症指数

得分	状态
1	心肌梗死
	充血性心力衰竭
	外周血管疾病
	脑血管疾病
	痴呆
	慢性肺疾病
	结缔组织病
	消化道溃疡
	轻度肝病
	糖尿病（无并发症）
2	偏瘫
	中度或重度慢性肾脏疾病
	糖尿病伴终末器官损伤
	任何实体瘤
	白血病
	恶性淋巴瘤
3	中度或重度肝病
6	转移性实体瘤
	获得性免疫缺陷综合征（AIDS）

美国麻醉师协会的患者体质分级标准

ASA-PS 分级	定义	举例,包括但不限于
ASA I	正常健康患者	健康、无吸烟史、不饮酒或极少饮酒
ASA II	轻度全身性疾病患者	轻度疾病,没有实质性的功能限制。包括(但不限于):当前吸烟者,饮酒者,怀孕,肥胖($30kg/m^2<BMI<40kg/m^2$),控制良好的糖尿病/高血压,轻度肺部疾病
ASA III	一名严重全身性疾病患者	实质性功能限制;一种或多种中度至重度疾病。包括(但不限于):控制不佳的糖尿病或高血压,慢阻肺,病态肥胖($BMI\geqslant40kg/m^2$),活动性肝炎,酒精依赖或滥用,植入起搏器,中度降低射血分数,终末期肾病接受定期透析,早产儿生后<60周,心梗,脑血管意外,短暂性脑缺血发作或冠脉病变/支架的病史(距离患病>3个月)
ASA IV	患有严重全身性疾病的患者,对生命构成持续威胁	包括(但不限于):最近(<3个月)心肌梗死、脑血管意外、短暂性脑缺血发作或冠脉疾病/支架、持续性心肌缺血或严重瓣膜功能障碍、射血分数严重降低、脓毒症、弥散性血管内凝血、急性呼吸窘迫或终末肾病未定期透析的
ASA V	一个垂死的患者,预计没有手术就无法生存	包括(但不限于):腹部/胸动脉瘤破裂、巨大创伤、存在占位效应的颅内出血、面临明显心脏病理或多器官/系统功能障碍的缺血性肠病
ASA VI	一名被宣布的脑死亡患者,其器官正在被切除用于供体目的	

(邓朝晖)

参考文献

[1] SERDAROGLU F, KOCA YS, SALTIK F. Gallstones in childhood: etiology, clinical features, and prognosis. Eur J Gastroenterol Hepatol, 2016, 28 (12): 1468-1472.

[2] PODDIGHE D, SAZONOV V. Acute acalculous cholecystitis in children. World J Gastroenterol, 2018, 24 (43): 4870-4879.

[3] European Association for the Study of the Liver (EASL). EASL Clinical Practice Guidelines on the prevention, diagnosis and treatment of gallstones. J Hepatol, 2016, 65 (1): 146-181.

[4] TAZUMA S, UNNO M, IGARASHI Y. Evidence-based clinical practice guidelines for cholelithiasis 2016.J Gastroenterol, 2017, 52 (3): 276-300.

[5] MIURA F, OKAMOTO K, TAKADA T. Tokyo Guidelines 2018: initial management of acute biliary infection and flowchart for acute cholangitis. J Hepatobiliary Pancreat Sci, 2018, 25 (1): 31-40.

[6] OKAMOTO K, SUZUKI K, TAKADA T.Tokyo Guidelines 2018: flowchart for the management of acute cholecystitis. J Hepatobiliary Pancreat Sci, 2018, 25 (1): 55-72.

[7] 中华消化杂志编辑委员会, 中华医学会消化病学分会肝胆疾病协作组 . 中国慢性胆囊炎、胆囊结石内科诊疗共识意见 (2018 年). 中华消化杂志, 2019, 39 (2): 73-79.

[8] 中国医师协会内镜医师分会内镜微创保胆专业委员会 . 内镜微创保胆手术治疗胆囊良性疾病专家共识 (2018 版). 中国内镜杂志, 2018, 24 (9): 106-112.

[9] PISANO M, ALLIEVI N, GURUSAMY K. 2020 World Society of Emergency Surgery updated guidelines for the diagnosis and treatment of acute calculus cholecystitis. World J Emerg Surg, 2020, 15 (1): 61.

[10] HAKUTA R, HAMADA T, NAKAI Y. Natural history of asymptomatic bile duct stones and association of endoscopic treatment with clinical outcomes. J Gastroenterol, 2020, 55 (1): 78-85.

[11] DIEZ S, MÜLLER H, WEISS C. Cholelithiasis and cholecystitis in children and adolescents: Does this increasing diagnosis require a common guideline for pediatricians and pediatric surgeons? BMC Gastroenterol, 2021, 21(1): 186.

[12] GOMI H, SOLOMKIN JS, SCHLOSSBERG D. Tokyo Guidelines 2018: antimicrobial therapy for acute cholangitis and cholecystitis. J Hepatobiliary Pancreat Sci, 2018, 25(1): 3-16.

第十节 胰 腺 炎

【概述】

胰腺炎(pancreatitis)是基于病史、体格检查、实验室检查相结合的综合临床诊断,分为急性胰腺炎(acute pancreatitis, AP)、急性复发性胰腺炎(acute recurrent pancreatitis, ARP)和慢性胰腺炎(chronic pancreatitis, CP)。儿童 AP 发病率约为 3.6~13.2/10 万,发病率接近成人,15%~35% 的儿童在首次发生 AP 后出现 ARP,而 ARP 是发生 CP 的高危因素,ARP 和 CP 具有相同的病因;CP 的总体发病率为 4~14/10 万,与成人相比,儿童 CP 的发病率低,约为 0.5/10 万。

【病因和发病机制】

1. 胰蛋白酶原在胰腺中激活,胰腺的自我消化 胰腺炎发病的关键环节是胰蛋白酶原提早在胰腺中被活化,活化的胰蛋白酶原随之激活其他的消化酶引起的胰腺的自我消化,甚至引起全身性炎症反应综合征、循环衰竭、ARDS 等。

2. 胰蛋白酶原激活的原因 胆汁逆流到胰管激活胰蛋白酶原,胰管高压激活胰蛋白酶原,以及直接破坏胰腺细胞激活胰蛋白酶原。

3. 致病因素 基因变异、胆胰管结构异常、药物、感染、全身性疾病、代谢性疾病、外伤、自身免疫性及特发性。以基因变异最为常见(丝氨酸蛋白酶 1(protease serine 1, PRSS1)、丝氨酸蛋白酶抑制因子 Kazal1 型基因(serine protease inhibitor Kazal type 1, SPINK1)、糜蛋白酶 C(chymotrypsin C, CTRC)和囊性纤维化跨膜转导调节因子(cystic fibrosis transmembrane conductance regulator, CFTR) 等, 在 ARP 和 CP 的检出率为 50% 和 75%, 其次是胆胰管结构异常(胆胰合流异常和胰腺分裂等), 传统认为的感染因素在胰腺炎发病中不占主导。

【诊断】

1. 临床表现

(1) 腹痛: 是最主要的临床表现, 无论是 AP、ARP 或 CP, 发生率可达 62%~89%。由于儿童对腹痛表述不清, 特征性的胰性疼痛如放射痛、腰部束带感并不常见, 多数仅主诉上腹痛, 甚至弥漫性腹痛, 而婴幼儿则以呕吐、激惹、精神萎靡、腹部紧张多见。

(2) 黄疸: 合并黄疸时成人往往提示胆源性胰腺炎, 儿童则发生胆胰合流异常的可能性大。

(3) 消瘦及营养不良: 在 ARP 及 CP 中, 因受饮食诱发胰腺炎的误导, 长期过度限制饮食, 往往出现消瘦及营养不良。

(4) 腹泻、血糖异常: 因胰腺长期的反复炎症可引起内、外分泌功能受损, 表现为腹泻和血糖的异常。

(5) 其他: 中度或重度胰腺炎时, 可伴随局部及全身并发症, 局部并发症包括急性液体积聚、急性坏死物积聚、胰腺假性囊肿、包裹性坏死和胰腺脓肿等, 全身并发症包括急性呼吸衰竭、肾衰竭、消化道出血、胸腔积液及休克等。

2. 实验室检查

(1) 血清酶学检查: 血淀粉酶和脂肪酶是诊断 AP 的重要参考指标, 但不能作为评估 AP 严重程度的指标。由于血清淀粉酶和脂肪酶的升高有时间窗, 因此临床评估 AP 时, 需兼顾血淀粉酶、脂肪酶的检测时间和检测频率, 以提高酶学诊断的阳性率。由于血清脂肪酶仅在胰腺腺泡中合成, 故灵敏度及特异度较血清淀粉酶更高, 尤其是婴幼儿胰腺炎。尿淀粉酶易受循环血量及尿量影响, 不作为诊断 AP 的参考指标。另外, 为评估胰腺炎严重程度并指导治疗, 应完善血气、炎性指标、血液生化、凝血功能等常规实验室检查。

(2) 内、外分泌功能检查: 内、外分泌功能的不足是 CP 进展的结果, 相较于成人, 儿童 CP 内外分泌功能评估的实验室检测标准尚未确立,检测方法在临床应用受到限制。胰腺外分泌功能评估主要通过直接与间接试验测得,直接试验是评估胰腺外分泌功能最敏感、最特异的方法,但因其成本高,属于侵入性检查,临床应用受到很大限制。间接试验包括粪便检测、呼气试验和血液检测,常用检测手段包括粪便弹性蛋白酶-1 检测、^{13}C 混合三酰甘油呼气试验等。内分泌功能评估主要应关注血糖水平及糖化血红蛋白。

(3) 基因检测:对于反复发作的胰腺炎或者初次发作但有胰腺炎家族史的患儿,应完善基因检测。

(4) 其他检测:当胰腺炎病因不明确时,需要完善其他相关实验室检查,包括血清钙、血脂(三酰甘油等),以及自身免疫学检查,如抗核抗体谱、免疫球蛋白 G 亚型 4(IgG4)等。对于 CP 患儿还需定期检测骨密度、维生素 D 及其他脂溶性维生素、镁、视黄醇结合蛋白等营养素,评估营养状态。

3. 影像学检查　影像学检查是 AP 诊断指标之一,一方面弥补了仅凭临床表现及实验室检查做出诊断的漏诊可能,另一方面还可进行 AP 严重程度的评估。对于 CP 而言,影像学检查成为儿童 CP 诊断重要指标。应用于儿童胰腺炎的影像学检查主要包括腹部超声(经腹超声与内镜超声)、腹部 CT、腹部磁共振胰胆管造影(MRCP),以及经内镜逆行性胰胆管造影(endoscopic retrograde cholangiao-pancreatography,ERCP)。

(1) 腹部超声及内镜超声检查:由于操作简便、快捷、无射线、无创、价格低的优势,腹部超声是诊断及动态监测 AP 的首选,能显示胰腺实质改变、水肿和胰周积液,对胆管和胰管结石敏感性高。内镜超声检查(EUS)对胆源性胰腺炎的诊断率显著高于腹部超声,同时 EUS 对于自身免疫性胰腺炎、胰腺假性囊肿、包裹性坏死的诊断和治疗亦有帮助,但因其侵入性操作及技术难度等各种因素限制了在儿童的推广。

(2) 腹部 CT:由于存在辐射、需要镇静,非诊断 AP 的一线选择。增强 CT 主要用于临床状况恶化、评估实质损害程度、坏死范围及并发症,建议起病 5~7 天后进行。

（3）MRCP：对于胆道系统及胰管病变成像较好，能较好地评估胆管及胰管情况，是诊断胆管和胰管的病变如胆胰合流异常、胰腺分裂及 CP 等的首选。

（4）ERCP：多用于胆胰疾病的治疗，不推荐用于胆胰疾病诊断的首选，只有临床高度怀疑胆胰管疾病，而 MRCP 无阳性发现时，才选择 ERCP 诊断。

4. 诊断标准

（1）AP：以下符合≥2 条：①与 AP 相符的腹痛症状；②血清淀粉酶或脂肪酶高于正常限值的 3 倍；③符合 AP 的影像学改变（胰腺肿大、胰腺坏死、胰周渗出等）。

（2）ARP：①指 AP 发作≥2 次（发作间期≥1 个月，且腹痛完全缓解；或间隔期内血清胰酶指标完全正常，且疼痛症状完全消退，则对 AP 发作间隔无时间要求）。②不伴胰腺内外分泌功能异常，或不可逆胰腺实质、胰管结构等异常表现。后者是与 CP 鉴别的关键。

（3）CP：CP 与 ARP 一样，表现为胰腺炎反复发作，但 CP 有特征性组织学、形态学改变或胰腺外分泌或内分泌功能下降。符合下列标准之一可以诊断 CP：①典型的腹痛，且有特征性影像学表现；②胰腺外分泌功能异常且有特征性影像学表现；③胰腺内分泌功能异常且有特征性影像学表现；④胰腺组织活检典型表现。特征性影像学表现包括胰管钙化，胰管狭窄或扩张，胰腺皮质层钙化、萎缩和脂肪浸润等。

目前，儿童胰腺内外分泌功能的检测标准尚未确立，胰腺组织活检有难度，因此，在儿童 CP 的诊断中，临床主要依赖典型的影像学表现。反复发作胰腺炎加之典型的影像学表现，临床诊断 CP。

【鉴别诊断】

需要仔细询问病史、体格检查、选择相关的检查对病因进行鉴别，需注意的是，胰腺炎并非儿童常见病，在无明确感染、药物、外伤、全身炎症反应的情况下，需警惕初次发作的胰腺炎有复发性和慢性发作的可能，其病因可能更趋向于基因变异、胆胰管异常、自身免疫、代谢因素。

1. 遗传性胰腺炎　CP 常见 *PRSS1*、*SPINK1*、*CTRC*、*CFTR* 等基因变异。*PRSS1* 基因的变异可能有胰腺炎家族史,其 p.R122H 突变,可显著增加胰腺癌的发病风险。遗传性胰腺炎临床表现 AP 反复发作后进展为 CP,或者没有经历 AP 期而是直接表现为 CP。部分出现内、外分泌功能不全,胰腺钙化、结石。

2. 胰腺分裂　胰腺分裂是胚胎发育过程中主副胰管未融合所致,是胰管发育过程中最常见的先天性解剖变异。该变异致大部分胰液经背侧胰管通过副乳头排出,腹侧胰管仅引流少量胰液。副乳头狭窄致副胰管胰液引流不畅时,导致胰管高压引起胰腺细胞破裂诱发胰腺炎并反复发作。诊断主要依赖于影像学检查,MRCP 表现为背侧胰管和腹侧胰管同时显像,腹侧胰管呈一段短管腔,可与胆总管共同开口于十二指肠乳头,也可单独开口。ERCP 是诊断胰腺分裂症的金标准,ERCP 诊断标准:①通过主乳头插管造影见腹侧胰管短小,多在脊柱右侧,胰管体尾不显影;②副乳头插管造影可见背侧胰管显影,延伸至胰体尾,与腹侧胰管无融合或仅有细小交通支相连(完全或不完全分裂)。符合第一条为可疑诊断,符合第二条才能基本确诊。

3. 胆胰汇合异常　是胰管和胆管在十二指肠壁外汇合的先天畸形,两者汇合的共同通道过长,Oddi 括约肌无法作用于胰胆管汇合处,引起胰液与胆汁相互逆流,胆汁逆流进入胰管诱发胰腺炎,而胰液逆流至胆管引起胆管扩张、胆管炎。临床上类似胆源性胰腺炎表现,除胰腺炎反复发作,还表现为胆汁淤积性肝病、胆管炎。诊断主要依靠造影及手术解剖学检查胰管与胆管合流部位于十二指肠壁外或者胰管与胆道有异常的合流形态。ERCP 是诊断胆胰合流异常的最有效微创方式。

4. 药物　药物可能通过破坏胰腺细胞,导致酶原的空泡化和滞留,引起细胞内活化和细胞损伤。儿童是药物介导相关的胰腺炎高危人群,常见的相关药物有门冬酰胺酶、丙戊酸、6-巯基嘌呤等。

5. 全身性疾病　如脓毒症、休克、自身免疫性疾病,如系统性红斑狼疮(systemic lupus erythematosus,SLE)、幼年特发性关节炎(juvenile idiopathic arthritis,JIA)、炎症性肠病(inflammatory bowel disease,IBD)、囊性纤维化、肾病综合征、糖尿病等都可并发胰腺炎。

6. 代谢性疾病 高钙血症可通过促进胰管钙化、增加胰液分泌和促进胰蛋白酶原激活引起胰腺炎,如原发性甲状旁腺功能亢进、维生素 D 过多等。其次是高脂血症,可促进胰液内脂质沉着或脂肪栓塞并发胰腺炎。高脂血症是急性和复发性胰腺炎的病因,急性胰腺炎中常伴有肥胖、糖尿病、甲状腺功能减退等,而复发性胰腺炎常和遗传相关。

7. 自身免疫性胰腺炎(autoimmune pancreatitis,AIP) 是一种独特亚型的胰腺炎,是复杂免疫介导的胰腺疾病,儿童发病率较低,在儿童 CP 风险人群中仅占 4%。儿童 AIP(P-AIP)可发生在任何年龄,但最常见于青春期前后,主要表现为腹痛和/或阻塞性黄疸,也可表现为体重减轻、疲劳和呕吐。虽然血清 IgG4 水平升高对成人 AIP 有很高的诊断价值(AIP 1 型阳性为 68%~92%,AIP 2 型阳性为 25%),但 IgG4 水平升高在儿童中并不常见(22%),因此 IgG4 正常不排除 P-AIP 的诊断。MRI/MRCP 表现包括局灶性、节段性或全胰腺肿大,异常(边缘样)腺体强化和/或胰管不规则或狭窄,胆总管狭窄或扩张,胆总管向增大的胰头逐渐变细,这些特征中的大多数不是 P-AIP 所特有的,但如果出现超过 1 个,应怀疑是 P-AIP。

8. 严重程度的判断 成人用于评估预测重症胰腺炎的评分标准有 Ranson 评分、Glasgow 评分、BISAP 评分、APACHEII评分等,但儿童因为重症胰腺炎发病率低,目前并无统一的评分标准,胰腺炎严重程度评估参照成人标准:

(1) 轻症胰腺炎(mild acute pancreatitis,MAP):无器官功能衰竭,无局部和全身并发症,MAP 占 AP 的 60%~80%。

(2) 中度胰腺炎(moderately severe acute pancreatitis,MSAP):伴有脏器功能损伤,局部或全身并发症,但脏器功能损伤在 48 小时内恢复,占 10%~30%,病死率<5%。

(3) 重症胰腺炎(severe acute pancreatitis,SAP):伴随持续的器官功能衰竭,持续 48 小时以上,占 5%~10%,病死率为 30%~50%。

【治疗】

无论是 AP、ARP 还是 CP,胰腺炎急性发作期治疗原则相同,主要包括液体治疗、疼痛管理、营养支持、抑酸抑酶及合理使用抗生素。

ARP 和 CP 重点在于明确病因,针对病因治疗,减少胰腺炎发作次数,缓解症状,保证患儿正常营养摄入,以及正常生长发育。近年来营养支持方面,肠内营养的重要性日渐凸显。ERCP 已成为儿童胆胰疾病及胰腺炎并发症治疗的首选。

1. 液体治疗　急性胰腺炎时由于炎性介质释放,导致体内血管收缩功能紊乱,有效血容量减少同时因发病时消化道症状明显,经由消化道丢失液体及不愿进食等原因,共同导致体内有效循环血量减少,因而发病早期的液体治疗非常重要,早期补液有助于纠正低血容量,增加胰腺灌注,改善微循环和减少坏死,减少重症胰腺炎发生。可选用乳酸林格液及含糖生理盐水进行液体治疗,根据 2018 年欧洲胰腺俱乐部及匈牙利胰腺研究小组(EPC/HPSG)的联合推荐,在 24 小时内应给予生理维持量的 1.5~2 倍液体。但对于液体速度如何控制,目前尚无定论。国外有研究认为,4 小时内以 20ml/(kg·h)维持,继而以 3ml/(kg·h)的激进液体策略临床改善优于 4 小时内 10ml/(kg·h)并继以 1.5ml/(kg·h)的标准液体治疗。根据我国 2021 年成人胰腺炎指南,推荐以 5~10ml/(kg·h)的速度开始液体治疗,过程中应警惕液体过负荷导致的组织水肿及器官功能障碍。儿童液体治疗参照成人,液体治疗的成功指标以脉搏率、血压、毛细血管再充盈时间、尿量[0.5~1.0ml/(kg·h)]做综合判断。

2. 疼痛管理　儿童的疼痛管理目前日益得到重视。轻度疼痛时可应用对乙酰氨基酚或布洛芬进行镇痛管理,非麻醉药效果不好时考虑阿片类药物镇痛。镇痛药物的使用应遵循最简单、最有效、施药方式痛苦最小的原则进行。因此,口服制剂是最常用的方法,当不能口服时,可选择静脉、皮下、肛门等给药方式。

3. 营养支持　EPC/HPSG 推荐早期肠内营养,早期肠内营养可以降低感染和器官衰竭、改善预后,以及缩短住院时间。入院后 24~48 小时内即开始经口喂养,不需要等待所有的实验室参数正常化或疼痛停止。即便重症胰腺炎,如果经口喂养不能耐受或获得能量不够,等待 72 小时后可采用管饲喂养。完全肠外营养的适应证:长期肠梗阻、胰瘘或腹腔间隔综合征而无法进行肠内喂养。

4. 抑制胰腺外分泌和胰酶抑制剂的应用　生长抑素及其类似物(奥曲肽)可以通过直接抑制胰腺外分泌而发挥作用,质子泵抑制剂(PPI)可通过抑制胃酸分泌而间接抑制胰腺分泌,还可以预防应激性溃疡的发生。蛋白酶抑制剂(乌司他丁、加贝酯)能够广泛抑制与 AP 进展有关的胰蛋白酶、糜蛋白酶、弹性蛋白酶、磷脂酶 A 等的释放和活性,还可稳定溶酶体膜,改善胰腺微循环,减少 AP 并发症,主张早期足量应用。但国外共识少有此方面推荐。

5. 抗生素应用　对于无感染证据的 AP,EPC/HPSG 不推荐预防性使用抗菌药物。对于可疑或确诊的胰腺(胰周)或胰外感染(如胆道系统、肺部、泌尿系统、导管相关感染等)、胆管炎或感染性胰腺坏死者,可经验性使用抗菌药物,碳青霉烯类抗生素为首选,并尽快进行体液培养,根据细菌培养和药物敏感试验结果调整抗菌药物。

6. ERCP 应用　ERCP 是治疗儿童胆胰疾病的微创手段,其有效性和安全性已得到公认。ERCP 通过切开、支架植入引流、胰管扩张、取石等微创手段,解决胆胰管梗阻,保证胆汁胰液引流通畅,达到减少因胰液和胆汁潴留对自身的损害。ERCP 治疗指征:胰管或胆管病变导致的胰腺炎反复,包括慢性胰腺炎、有症状的胰腺分裂、胆胰合流异常;十二指肠手术后肠道高压导致胰腺炎的反复发作;胰管外伤和胰腺假性囊肿保守失败等。

7. 胰酶替代疗法(enzyme replacement therapy,PERT)　当 CP 患儿出现身高、体格发育迟缓或者出现外分泌功能不全的症状时应考虑 PERT。经常大便、脂肪便、肠胃胀气增加、食欲过多和生长速度降低可能表明胰酶不足,此时需要启动 PERT。对于<4 岁的儿童,每餐应给予 1 000U/kg 的胰脂肪酶,对于≥4 岁的儿童,每餐应给予 1 000~2 500U/kg 的胰脂肪酶,对于已达到成人体重的儿童,每餐应给予 40 000~50 000U 的胰脂肪酶。在给予 PERT 后,如患儿仍有较严重的营养不良,可给予抑酸治疗,如质子泵抑制剂或 H_2 受体拮抗剂等。

8. 外科手术　指征:①内科和介入治疗无效者;②压迫邻近脏器导致胆道、十二指肠梗阻,内镜治疗无效者;③假性囊肿、胰瘘或胰源性腹水,内科和介入治疗无效者;④不能排除恶变者。

➤ 附：胰腺炎的诊治流程图

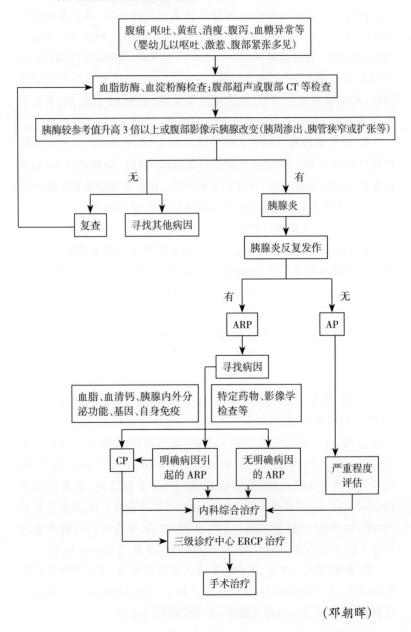

（邓朝晖）

参考文献

[1] PARNICZKY A, ABU - E1 - HAIJA M, HUSAIN S, et al. EPC / HPSG evidence - based guidelines for the management of pediatric pancreatitis. Pancreatology, 2018, 18 (2): 146-160.

[2] ABU-EI-HAIJA M, LOWE M. Pediatric Pancreatitis-Molecular Mechanisms and Management. Gastroenterol Clin North Am, 2018, 47 (4): 741-753.

[3] CHERY E GARIEP Y, HEYMAN MB, et al. Causal Evaluation of Acute Recurrent and Chronic Pancreatitis in Children: Consensus From the INSPPIRE Group. J Pediatr Gastroenterol Nutr, 2017, 64 (1): 95-103.

[4] 中华医学会消化病学分会胰腺疾病学组, 中华胰腺病杂志编辑委员会. 中国急性胰腺炎诊治指南 (2019, 沈阳). 中华消化杂志编辑委员会, 2019, 39 (11): 721-730.

[5] 中国医师协会胰腺病专业委员会慢性胰腺炎专委会, 慢性胰腺炎诊治指南 (2018, 广州). 临床肝胆病杂志, 2019, 35 (1): 45-51.

第七章　功能性胃肠病

第一节　婴儿反流

【概述】

反流是指胃内容物的逆向运动,通常指胃食管反流,也常见于健康婴儿。婴儿反流是生后第 1 年最常见的功能性胃肠病。与大月龄婴儿和儿童相比,小月龄的婴儿更易发生反流,新生儿的发病率也较高。尽管反流可发生在任何年龄,但高峰在 4 月龄左右,6 月龄开始减少,直至 12~15 月龄逐渐消失。中国 7 个城市婴幼儿常见胃肠道不适症状流行病学特征研究中,共调查 0~1 岁婴儿 10 193 人,符合婴儿反流诊断标准共计 1 960 人,患病率为 19.2%。

【病因】

可以引起婴儿反流的因素包括:流质饮食、仰卧体位、食管短且窄、胃容积小且顺应性不好、频繁且相对大量地喂奶、下食管括约肌功能不完善。随着婴儿的成长,有越来越多的时间处于直立位,进食越来越多的固体食物,食管变长变宽,胃的体积增大,顺应性增强,机体对热量的需求减少。大部分婴儿在 9~12 月龄时反流会缓解。

【诊断】

1. 临床表现和体征　婴儿胃内容物易反流入食管、口腔和/或鼻腔。婴儿反流不同于呕吐,呕吐是由自主神经和骨骼肌肉的中枢神经系统反射引起,通过小肠、胃、食管和膈肌的运动将胃内容物有力地推向口腔。反流与反刍也不同,反刍是将咽下的食物返回到咽喉、口腔,吐出或咀嚼后再次咽下。

2. 婴儿反流的罗马Ⅳ诊断标准　健康的 3 周龄到 12 个月婴儿

必须同时符合以下 2 项:每天至少 2 次反流,时间≥3 周;无干呕、呕血、吸入、呼吸暂停、无生长迟缓、吞咽困难或喂养困难或异常姿势。

【辅助检查】

对于仅有典型的反流症状而没有并发症或其他临床表现时,符合罗马Ⅳ标准即可临床诊断。但若出现报警症状时,如恶心、频繁呕吐、吐血;喂养困难、吞咽困难;易激惹、易哭闹;发作性咳嗽;表情痛苦、异常姿势;生长不良,需要进行相关检查,以排除引起反流的其他胃肠病。

【鉴别诊断】

1. 胃食管反流病(GRED) 当胃内容物反流引起并发症,导致组织损伤或炎症,如食管炎、阻塞性呼吸暂停、气道高反应性疾病、吸入性肺炎、慢性咳嗽、喂养和吞咽困难、生长迟缓等,则称为胃食管反流病。婴儿 GERD 危险因素包括早产、发育迟缓及肺、中枢神经系统、心脏和胃肠道畸形。其诊断的金标准检查方法为 24 小时食管 pH 值监测。

2. 牛奶蛋白过敏 牛乳配方奶粉喂养的婴儿,在每次喂养后不久均出现剧烈呕吐和反流,需要考虑是否存在牛奶蛋白过敏,需进行食物回避和口服激发试验确诊。

3. 上消化道解剖畸形 如肠旋转不良、幽门肥厚性梗阻、先天性胃扭转、食管狭窄、十二指肠隔膜等。当出生 1 年以后仍有持续的反流,或在新生儿期即起病,或呕吐物含胆汁,或呕吐剧烈伴有脱水或其他并发症时,需要鉴别是否存在上消化道解剖畸形,可选择上消化道造影、胃肠道彩超、胃镜和食管测压等检查。

4. 胃肠道外疾病 主要包括代谢性疾病、神经系统疾病等。如颅内肿瘤可导致颅内压增高从而引起明显的反流,甚至剧烈呕吐,需要完善头颅 CT 或 MRI 检查以明确诊断。

【治疗】

婴儿反流随年龄的增长呈现自我完善的过程。 因此,生长发育正常的婴儿不需要过多医疗干预。该病治疗目的是与家长有效沟通,减轻其对婴儿健康的担忧,改善与婴儿之间的互动关系,从而缓解症状,避免并发症发生。但婴儿反流者应用质子泵抑制剂(PPI)是无效的。PPI 的不良反应主要为增加呼吸道和胃肠道感染的风险;也不需要使用促进胃排空的促动力药物。

　　对症的治疗方法包括餐后改变体位和增加食物的稠厚度。稠厚的食物和抗反流配方奶粉可以减少婴儿的反流。可推荐少量多餐,但并没有直接证据证明其有效性。餐后左侧卧位可减少反流,但睡眠时俯卧位可能增加婴儿猝死的风险,并不推荐。

➢ 附:婴儿反流的诊治流程图

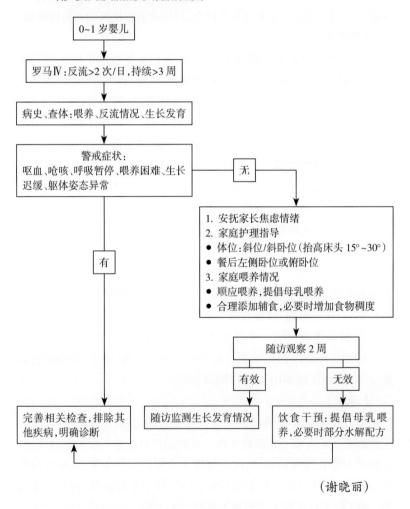

（谢晓丽）

参考文献

[1] 耿岚岚,刘明南,龙高,等.儿童功能性胃肠病罗马Ⅳ标准.中华儿科杂志,2017,55(1):4-14.

[2] 王惠珊,盛晓阳,许春娣,等.婴儿胃肠道常见问题筛查干预流程(一)——溢奶.临床儿科杂志,2015,33(1):95-96.

[3] 纪文静,梁爱民,曲成毅,等.中国7个城市婴幼儿常见胃肠道不适症状流行病学特征现况调查.中华流行病学杂志,2018,39(9):1179-1183.

[4] KOLETZKO S,NIGGEMANN B,ARATO A,et al. Diagnostic approach and management of cow's-milk protein allergy in infants and children:ESPGHAN GI Committee practical guidelines. J Pediatr Gastroenterol Nutr,2012,55(2):221-229.

[5] 冯博文,付四毛,张泉山,等.婴幼儿牛奶蛋白过敏对罗马Ⅳ标准功能性胃肠病诊断的影响.中国当代儿科杂志,2018,01:56-59.

[6] 吴岚,王朝霞.2015 NASPGHAN/ESPGHAN《婴儿胃食管反流和胃食管反流病管理临床指南》解读.中国实用儿科杂志,2016,07:481-484.

第二节　吞　气　症

【概述】

儿童吞气症(aerophagia)是因患儿反复、过度吞咽空气导致进行性腹胀,从而引起一系列消化道症状,包括肛门排气增多、嗳气、腹痛和食欲下降等。儿童吞气症可以在健康儿童中发病,虽有生活质量的下降,但症状常可自限。同时,也可在患有一些基础疾病的儿童中发病,如智力障碍、心理疾病、神经系统疾病等,在此类患儿中症状可呈持续性,甚至因为过度吞气发生较严重并发症,如胃肠扭转、肠坏死、肠梗阻及呼吸困难等。儿童吞气症的症状有时比较隐匿,从而导致诊断延误或过度检查。

其病因未明,目前认为是一种功能性或行为性的疾病表现,在健康儿童或有基础性疾病的儿童中均可发生。同时其他因素如心理压力过大、易焦虑也是过度吞咽空气的因素之一。

【诊断】

1. 临床表现 吞气症主要临床症状是过度吞咽空气和腹胀,还可以伴有其他消化道症状,如肛门排气增加、嗳气、食欲不振、呕吐、腹痛、腹泻、便秘等。腹胀一般表现为晨轻暮重,主要是由于白天清醒时患儿不自主的吞咽气体动作较多,渐渐出现腹胀,且进食后加剧,而夜间睡眠休息时吞气动作停止,腹胀逐渐减轻,甚至消失。肠外表现主要包括头痛、失眠和头晕,其他也可表现为颈部抽动、清嗓子、张大嘴巴吞气、频繁挤眉弄眼、皱鼻子、耸肩、撅嘴、摇头晃脑、扭脖子等表现。查体可见腹部膨隆,尤以上腹为重,但无触痛。严重者全腹高度膨隆,不能扪及包块,叩诊鼓音,听诊示肠鸣音活跃或亢进。

2. 实验室检查 儿童吞气症的诊断目前尚缺乏特异性的实验室检查方法。详细且有针对性的询问病史和系统的查体是诊断的关键。但是,由于儿童缺乏准确的表达能力,以及家长缺乏疾病的正确认识等原因,儿童吞气症的诊断难度往往很大。在这样的情况之下,如果出现以下情况,体重减轻、腹痛、吞咽困难、烧心和反流等报警症状,需要进行必要的辅助检查来除外器质性疾病。

(1)实验室检查:需完善血常规、CRP、血电解质、尿常规、便常规、甲状腺功能等检查,结果多为正常。

(2)影像学检查:腹部平片可见胃、小肠和结肠积气、扩张,无液气平面,可以帮助鉴别是否存在消化道梗阻、肠麻痹等肠道运动障碍性疾病。

(3)上消化道造影:可对食管的形态、运动状况、造影剂的反流和食管与胃连接部的解剖结构进行评估,并能观察到有无食管裂孔疝、贲门失弛缓症、食管狭窄等病变,但由于吞气症的患儿发作时间不确定,有时在进行检查时不一定会有症状的发作,影响临床诊断的准确性。

(4)24 小时食管多通道腔内阻抗(MII)+pH 值测定:最早由 Silny 在 1991 年报道,将含有多个阻抗感受器的一根导管置于食管腔内,根据电阻抗值和 pH 值不同,可监测食管腔内气体及液体性质和走行状态。吞气症的患儿可显示有较多的吞咽次数,阻抗值可显示为气体或液气混合,同时这种气体反流主要在直立位时发生,白天多见,睡眠时消失。

3. 诊断标准 根据 2016 年儿童功能性胃肠病(functional gastro-intestinal disorders,FGID)罗马Ⅳ诊断标准,≥4 岁儿童/青少年诊断前至少 2 个月符合以下所有条件:①过度吞咽空气;②由于胃肠道内气体的增加导致腹部膨隆,白天明显;③反复嗳气和/或排气增加;④经过适当评估,症状不能用其他疾病来完全解释。

【鉴别诊断】

儿童吞气症的主要临床症状是有过度吞咽空气和腹胀,但症状的轻重不一,监护人的重视程度不一,有些症状可能会被忽略,所以在询问病史的过程中,要注意和以下的疾病进行鉴别。

1. 感染性疾病 如急性胃肠道感染、败血症等,均会出现腹胀,但感染性疾病,常伴有发热、呕吐、腹泻等其他感染症状,同时伴有血常规、CRP 升高,而吞气症患儿的炎症指标常正常。

2. 电解质紊乱(低钾血症等) 当机体内电解质发生紊乱时,如低钾血症时,钾的降低可导致肠道蠕动变慢,轻度低钾的患儿临床表现为食欲减退、腹胀、便秘;严重低钾的患儿可出现麻痹性肠梗阻,通过血钾检测即可进行鉴别。

3. 慢性假性肠梗阻(chronic intestinal pseudo-obstruction,CIPO) 患儿多数在刚出生时或 12 月龄内起病,除有恶心、呕吐表现外,还会存在腹胀、腹泻或便秘等消化道症状,行腹部影像学检查可观察到肠管扩张及液气平面,并没有吞气动作。

4. 先天性巨结肠 是由于结肠缺乏神经节细胞导致肠管持续痉挛,粪便淤滞于近端结肠,近端结肠肥厚、扩张,是小儿常见的先天性肠道疾病之一。临床症状为胎便排出延迟、顽固性便秘和腹胀,直肠指检时直肠壶腹部空虚。钡剂灌肠可见到典型的痉挛肠段和扩张肠段,排钡功能差,24 小时后仍有钡剂存留。该病诊断的金标准是取距肛门齿状线 3cm 以上直肠组织,病理检查发现有异常增生的神经节纤维束,但无神经节细胞。

5. 小肠细菌过度生长 为小肠内细菌数目显著升高和/或菌群类别变化导致的,主要症状为吸收功能异常、腹胀、腹痛等。目前本病的诊断依据是提取近端小肠的小肠液,小肠液内细菌数量超过

10^5CFU/ml 即可诊断。但由于小肠液在临床上很难获取,现临床上多通过氢、甲烷呼气试验来诊断小肠细菌过度生长,该试验是通过给患儿口服一定量的糖类底物(如葡萄糖、乳果糖、乳糖等),然后在 2~4 小时内,间隔一定时间来采集呼吸气体的样本来测量 H_2 和 CH_4 水平变化,根据不同变化的数值来进行疾病诊断。

6. 乳糖不耐症 是由于先天性或继发性乳糖酶缺失,导致机体内乳糖酶不足或无活性,这样食物中的乳糖不能成功水解为葡萄糖和半乳糖为人体所吸收,导致大量乳糖在消化道内积聚,从而出现胀气、腹泻等症状。临床上可以通过氢、甲烷呼气试验或尿半乳糖等方法进行诊断。

【治疗】

目前本病并没有特效的治疗手段,主要是对症支持,包含调整饮食、行为疗法和药物治疗。要注意判断吞气症是慢性状态还是急性发病,这对治疗方法的选择是十分必要的,急性发病严重者可出现肠扭转、肠梗阻甚至呼吸困难,需立即施行胃肠减压,严重者需应用镇静药物,如苯二氮䓬类药物进行控制,以终止患儿进一步吞咽空气。

1. 调整饮食 调节饮食习惯,建议患儿进食速度要慢,避免大口进食、狼吞虎咽,减少气体的摄入和产生;减少进食糖果、口香糖和碳酸饮料,也不要用吸管或吸管杯喝水;减少富含膳食纤维、难于消化吸收的饮食;如果有便秘可以口服一些通便药、胃肠动力药等促进消化道气体的排出。

2. 行为疗法 要重视对家长的宣教,让患儿家长正确认识吞气症,在观察到儿童吞咽空气的动作时,对于小于 6 岁的患儿,建议监护人尽量增加陪伴时间,分散患儿注意力,让患儿忘记吞气动作;学龄期的患儿监护人要提醒其减少吞咽动作,尽量多开导,减轻学习及生活压力,祛除患儿焦虑情绪等。调整作息时间,避免劳累,恰当进行文体活动。

3. 药物治疗 目前尚无治疗吞气症的最佳药物,以下药物可部分改善患儿的症状。

(1) 西甲硅油:是一种具有表面活性的药物,可改变消化道内气泡的表面张力,使气泡分解,释放出来的气体可以被消化道管壁吸收和通过肠蠕动排出体外,从而减轻腹胀。用法:1~6 岁:每次 1ml,每日 3~5 次;6~14 岁:每次 1~2ml,每日 3~5 次。

(2) 赛庚啶:是一种 5- 羟色胺 2A 受体拮抗剂和组胺 H1 受体拮抗剂,用于治疗儿童 FGID,用药剂量为每日 0.25~0.5mg/kg,分 2~3 次口服,疗程 2~8 周。

(3) 氯硝西泮:是一种苯二氮䓬类镇定剂,可以有效地缓解伴有心理疾病的患儿。用法:10 岁以下或体重 30kg 以下的儿童开始每日 0.01~0.03mg/kg,分 2~3 次服用,以后每 3 日增加 0.25~0.5mg,直至出现了不良反应或临床症状得到控制为止。10 岁以上可参考成人常用量:开始用每次 0.5mg(1/4 片),每日 3 次,每 3 天增加 0.5~1mg(1/4~1/2 片)。疗程应不超过 3~6 个月。

➤ 附:吞气症的诊治流程图

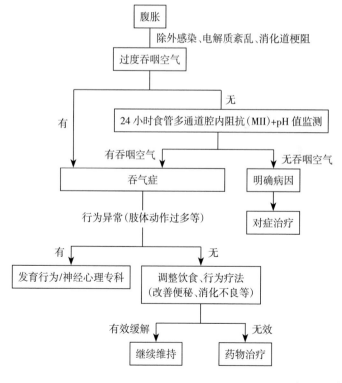

(王丽波)

参考文献

［1］ JEFFREYSH, CARLO DL, SAPS M, et al. Childhood functional gastrointestinal disorders: Child/Adolescent. Gastroenterology, 2016, 150 (6): 1456-1468.

［2］ 耿岚岚, 刘明南, 龙高, 等. 儿童功能性胃肠病罗马Ⅳ标准. 中华儿科杂志, 2017, 55 (1): 4-14.

［3］ 梁翠萍, 耿岚岚, 李慧雯, 等. 儿童吞气症 78 例病理系列报告. 中国循证儿科杂志. 2021, 16 (2): 156-158.

［4］ 邓燕, 苏阳娜, 张慧华, 等. 儿童吞气症 35 例临床特征及治疗方分. 临床儿科杂志, 2019, 37 (10): 749-751.

第三节　婴 儿 绞 痛

【概述】

婴儿绞痛 (infant colic) 是一种行为综合征, 特指婴儿长时间哭闹而难以停息的行为, 而不是各种疾病所引起的平滑肌痉挛所导致的腹痛疼痛。哭闹的发作是无明显诱因的, 这也是监护人担忧的主要原因之一。绞痛婴儿的长时间的哭闹主要发生在下午或晚上, 4~6 周龄达高峰, 12 周龄开始逐渐缓解; 但家长一般都认为过分的哭闹是由于胃肠道不适而引起的腹痛所致, 并寻求儿科消化科医师诊疗。目前没有证据显示肠道是不适的根源或婴儿绞痛时的哭吵是由于腹痛或身体其他部位疼痛而引起。

【病因和发病机制】

引起婴儿绞痛的确切病因尚不清楚。目前认为与以下两方面因素有关联; 一个是胃肠道因素所致; 另一个则是胃肠道外原因所致。胃肠道因素包括: 乳糖酶生产不足, 食物不耐受, 食物过敏 (牛奶蛋白过敏), 肠道微生物群改变, 胃肠道功能不成熟, 胃肠道动力障碍, 胃肠道激素变化, 胃肠道低度炎症等; 这些原因引起 5-羟色胺分泌增加和胃动素受体表达增加而导致肠道蠕动亢进。非胃肠道因素包括: 喂养方法改变, 亲子关系改变, 中枢神经系统不成熟, 行为学因素, 母亲焦虑/产后抑郁,以及母亲吸烟/吸毒。行为学因素包括母婴互动不足和婴儿困难气质。

有研究证实,婴儿绞痛的发生可能与微生物定植的缓慢和异常模式,以及婴儿早期肠道微生物群落的细菌种类多样性缺乏有关。母亲吸烟可能是诱发婴儿绞痛的危险因素。

【诊断】

婴儿绞痛是小于5月龄的健康婴儿过度哭闹、烦躁不安或易怒,发生没有明显原因,父母(照料者)无法安慰或安抚,难以理解,没有生长停滞、发热或疾病,是婴儿常见的行为综合征,属于婴儿期功能性胃肠疾病(functional gastrointestinal disorders,FGID)范畴。婴儿绞痛症状常见于2周龄至4个月龄的新生儿和婴儿,在生后6周为发作高峰期,3~4个月会自行趋向好转,满6月龄以后基本消失;而对于早产儿,则一直要到相对于足月儿的年龄后3~4个月才会缓解。一项全球调查显示:在12月龄以下的婴儿中,婴儿绞痛患病率为2%~73%,在我国约1.7%~10%婴儿受到绞痛困扰。

Wessel等在1954年首次描述。罗马Ⅳ诊断标准分成以临床诊断为目的和以临床研究为目的。以临床诊断为目的,必须满足下列所有条件:症状起始和停止时婴儿必须<5月龄;无明显诱因下出现长时间的反复的哭闹、烦躁或易激惹,监护人难以阻止和安抚;无生长迟缓、发热或疾病的证据。以临床研究为目的,婴儿绞痛诊断必须满足以上诊断标准,并符合以下2项条件:研究者或医生通过电话交谈或当面问诊时,监护人描述婴儿哭闹或烦躁每天持续3小时或以上,每周至少3天或以上有症状发作;24小时内哭闹和烦躁时间达3小时或以上,需要前瞻性的调查如记录24小时行为日记来确认。目前,临床上普遍采用罗马Ⅳ关于婴儿绞痛诊断标准。

婴儿绞痛是一种常见的临床问题,是一种良性的自我限制的过程;大部分婴儿绞痛不会影响其生长发育和进食,然而,婴儿绞痛常对婴儿和父母造成极大的痛苦,对家庭生活质量有显著的负面影响,导致父母焦虑,影响父母与婴儿间关系,增加儿童虐待风险、母亲产后抑郁等,因婴儿不适和哭闹,家长反复医疗咨询和医疗费用的不断升级;同时,可能会影响婴儿未来的健康结局,造成喂养困难、功能性胃肠病、过敏性疾病及行为异常等疾病易感性明显增加。

【鉴别诊断】

婴儿通常通过哭闹来沟通和表达自己,婴儿哭啼可以由多种多样不同的原因所致,包括饥饿、需要关注或希望得到照护到严重危及生命的疾病。哭闹婴儿首先需要寻找非病理性因素,包括婴儿由于缺乏睡眠、饥饿及尿片脏、尿布皮疹、高温、噪声或光线的突然刺激引起的不适,特别强调在寻找其他原因前,应先寻找是否为这些原因所导致的婴儿啼哭;其次,就是寻找是否为社会心理原因所致,例如家庭压力、焦虑等;是否为家长特别关注,父母亲对正常婴儿哭闹表现的误解。

婴儿哭啼鉴别诊断非常广泛,涉及每个器官系统(表7-1)。病史

表 7-1　引起婴儿哭闹可能的潜在严重病因或状态

器官/系统	潜在严重病因或状态
腹部	阑尾炎,肠旋转不良/肠扭转,肠套叠,嵌顿性/绞窄性疝,腹膜炎,胆总管结石,胰腺炎,肠梗阻
心脏	心肌炎,充血性心力衰竭,室上性心动过速
胸部	低氧血症,高碳酸血症,肺炎,支气管炎,急性气道梗阻(喉炎,异物,哮喘)
全身	菌血症,脓毒症,血容量减少,高胆红素血症
泌尿生殖器	睾丸/卵巢扭转,生殖器绞窄,泌尿系统感染,肾结石
头/眼/耳/鼻/喉	异物
血液	镰状细胞疾病,恶性肿瘤,中性粒细胞减少,血小板减少,贫血
皮肤/骨骼肌肉	化脓性关节炎,骨髓炎,手指绞窄,骨折,脱臼,半脱位
神经	细菌性脑膜炎,脑炎,颅内出血,脑水肿,脑积水,癫痫,退行性病变
中毒-代谢性	产前药物应用,毒物摄入,电解质紊乱,遗传代谢性疾病,甲状腺功能亢进

询问和体格检查仍然是评价哭闹婴儿是否存在器质性严重疾病的基础和核心，并根据病史询问、体格检查所发现的线索为基础，选择性进行系列检查。例如：粪便潜血、血常规、血乳酸和血氨、血生化、角膜荧光染色检查、心电图或心彩超检查、胸部和腹部 X 线检查、腹部超声检查、颅脑 X 线或 MRI 检查等；若为粪便潜血检查阳性需进行肛门指检。

在器质性疾病所致的原因中，最为常见的就是胃肠道原因，包括：错误的喂养方法，包括喂养不足、过量喂养、吞下空气等；其次为牛奶蛋白过敏、乳糖不耐受及胃食管反流等。婴儿持续哭闹与牛奶蛋白过敏存在一定的关联性，牛奶蛋白过敏婴儿绞痛发生率高，严重绞痛婴儿应考虑牛奶蛋白过敏和胃食管反流可能；如怀疑有牛奶蛋白过敏，采取牛奶蛋白回避试验+激发试验，可以明确诊断。如怀疑胃食管反流病，采取质子泵抑制剂试验性治疗，可以明确诊断，但不能排除非酸反流。

对于婴儿绞痛，临床处理策略的核心寻找可能提示器质性疾病的潜在"报警征象"，以排除器质性疾病。提示医生绞痛婴儿可能存在潜在的器质性疾病的"报警征象"有：①阳性体格检查结果；②频繁溢奶、呕吐、腹泻、便血；③体重下降/发育迟缓；④缺乏昼夜节律；⑤偏头痛、哮喘、过敏或湿疹阳性家族史；⑥母亲服用药物。如果没有危险信号的绞痛婴儿，则评估喂养技巧；应消除照护者的疑虑并给予一般性建议，着重强调：①继续随访、识别"报警征象"的重要性；②婴儿肠绞痛的自限性；③适当处理，避免过度干预。业已证实，婴儿绞痛可以与牛奶蛋白过敏和/或胃食管反流病并存；可以并存其他 FGID，如婴儿排便困难、便秘等。

持续性、极度哭吵，餐后哭闹，脸部怪相，腹胀，脸红，腿部能弯曲至腹部等均不提示疼痛或疾病。如 4~5 个月以下婴儿哭吵表现出婴儿绞痛样的短暂性的特征，无中枢神经系统或发育问题，体格检查正常，生长正常，则诊断为婴儿绞痛。给予非止痛、非营养的安慰方法可使患儿安静，如在安静的环境中放在摇床里有节律地摇动，轻拍 2~3 次/s 可使患儿安静。不能止痛但能终止哭吵的常用方法具有诊断和治疗价值,如驾车兜风。小于 10% 的婴儿绞痛性哭吵是由于器质性疾病引起的。如怀疑有牛奶蛋白过敏或食管炎,限时性治疗试验,如给予氨基酸配方或深度水解蛋白配方奶或抑制胃酸分泌药物是合适的,但 48 小时内一般症状会缓解。

【治疗】

婴儿绞痛应采取综合处理措施,包括健康教育、喂养指导、饮食调整、药物治疗及其他治疗。超过 90% 的治疗的目的不是治愈绞痛,而是帮助家长顺利度过婴儿发育过程中的这个特殊的阶段;为给家庭提供持续的可行的治疗方法,临床医生需要评估监护人的精神状态,如抑郁状况,以及是否缺乏社会帮助。

1. 健康教育 包括转变传统观念,树立对婴儿烦躁/哭闹的正确认识;缓解母亲及家长们焦虑情绪;改善家长与婴儿间关系。

2. 绞痛婴儿的喂养指导 提倡母乳喂养;强调顺应喂养。需留意观察婴儿发出的动作、表情、声音等信号,及时做出恰当、有针对性的反应,以满足婴儿真实需求;细心、耐心喂养,同时,家长应对喂养有预见性,以免婴儿因等待而引起哭闹;避免一哭就喂,过多哺乳可导致婴儿吞气过多,加重腹胀和哭闹,形成恶性循环。每次喂奶时间以 20 分钟以内为宜;两次喂奶中间不要频繁给水、果汁、药物等入口的东西;喂养后斜抱拍嗝婴儿后背,渐次直立婴儿并且辅助拍背,以便婴儿打嗝排出胃内气体;喂奶后 2 小时,给予腹部按摩抚触,帮助婴儿排出胃肠气体,促进排便。

3. 绞痛婴儿饮食调整

(1) 对于母乳喂养儿而言,首先必须强调的是婴儿绞痛不是停止母乳喂养理由,必须坚持母乳喂养;对于焦燥和哭闹明显的绞痛婴儿,可以根据个体实际情况,对母亲的饮食进行以下调整供选择:①母亲低敏饮食,回避牛奶、蛋等 2~4 周,然后再逐步引入;②母亲饮食中避免食用会产生气体的食物,如洋葱、大蒜、卷心菜或豆类等;③母亲选择低可发酵的低聚糖、双糖、单糖和多元醇(fermentable oligosaccharides,monosaccharides,disaccharides and polyols,FODMAP)饮食。

（2）对于配方奶喂养婴儿,饮食调整包括以下几点:如果氨基酸配方或深度水解配方奶能减少婴儿肠绞痛,要考虑牛奶蛋白过敏;如牛奶蛋白过敏不是婴儿肠绞痛潜在原因,采用部分水解配方奶喂养可能有益;配方奶中脂肪来源为β-棕榈油似乎更有益。而单纯低乳糖/无乳糖配方或大豆配方奶无益。鉴于婴儿绞痛是一种多病因所致,应采取综合措施进行处理。就配方奶喂养的绞痛婴儿饮食调整也应该是采取综合措施,包括适度水解+低乳糖+β-棕榈油/不含棕榈油+益生元或益生菌,可能对缩短婴儿哭闹时间有益。

4. 绞痛婴儿药物治疗

（1）益生菌:罗伊氏乳杆菌 DSM 17938 能显著降低婴儿绞痛发生率/发作。WGO 全球指南（2017 年）建议:在绞痛婴儿中,每日给予罗伊氏乳杆菌 DSM 17938 的 10^8 个菌落形成单位（CFU）,连续应用 21 天,作为治疗婴儿绞痛的一级证据,并建议罗伊氏乳杆菌 DSM 17938 也用于预防婴儿绞痛;推荐给予鼠李糖乳杆菌 GG（LGG）$10^{10}\sim10^{11}$ 每天两次可作为婴儿绞痛的预防策略。预防策略可以是在婴儿绞痛发作前服用益生菌,或者在怀孕期间给母亲补充益生菌,但证据不充分。

（2）乳糖酶:婴儿绞痛可能与乳糖不耐受有关联,但绝大多数文献认为乳糖在婴儿绞痛中仅发挥次要作用;英国指南推荐:母乳喂养和配方奶喂养的绞痛婴儿给予一周乳糖酶滴剂。尽管补充乳糖酶是安全的干预措施,但并不推荐所有婴儿绞痛都经验性应用。对于母乳喂养儿,可能是一种可尝试的方法。

（3）植物制剂:有报道草药提取物治疗婴儿绞痛有效。茴香、德国洋甘菊、茴香、柠檬香薄荷提取物能够减轻婴儿绞痛,但其证据极为有限而无法作出任何推荐。

（4）其他治疗药物:高渗葡萄糖溶液或蔗糖溶液对婴儿绞痛哭闹时间影响显示有很大差异;质子泵抑制剂并不能降低婴儿肠绞痛严重程度,没有胃食管反流病表现的绞痛婴儿不推荐应用质子泵抑制剂。西甲硅油等对症治疗的药物并未证实有效;西托溴铵等药物可引起严重的副作用。

5. 安抚和护理指导 寻求控制/最大限度减少婴儿哭闹的非止

痛、非营养的安抚和照护方法,有可能解决1~3个月婴儿的哭闹问题。例如:在安静的环境中有节律的摇动,每秒钟轻拍1~3次,有可能使患儿安静下来;一旦停止安抚,婴儿很有可能会再次哭闹;及时更换尿布,减少/避免刺激,减少哭闹发生;如这种常见的方法安抚有效则支持绞痛的诊断,同时给予监护人以安慰。其他照护方法还有襁褓法、按摩法、嘘声法及吮吸法等。继续随访追踪婴儿生长发育和父母情况(表7-2)。

6. 其他干预措施 包括脊椎按摩疗法、针灸等。

表7-2 对绞痛婴儿父母基于证据的推荐

母乳喂养的婴儿	人工喂养的婴儿
安慰父母	安慰父母
父母照顾手法建议	父母照顾手法建议
母亲:回避膳食中不耐受或过敏食物	婴儿:低乳糖+适度水解配方
母亲:低敏饮食(回避牛奶、蛋等)	婴儿:不含棕榈油配方或β棕榈油作为脂肪来源的配方
母亲:饮食中避免食用会产生气体的食物(洋葱、大蒜、卷心菜或豆类等)	婴儿:考虑试验性转换氨基酸配方或深度水解配方喂养2周,如果没有改善,恢复原来的配方喂养
母亲:低FODMP饮食	婴儿:大豆蛋白配方
婴儿:罗伊氏乳杆菌	婴儿:罗伊氏乳杆菌(有争议)
婴儿:乳糖酶	婴儿:乳糖酶(低乳糖或无乳糖配方奶)
婴儿:西甲硅油	婴儿:西甲硅油
婴儿:蔗糖	婴儿:蔗糖
婴儿:茴香,洋甘菊和柠檬香薄荷提取物	婴儿:茴香,洋甘菊和柠檬香薄荷提取物

➤ 附:肠绞痛的诊疗流程图

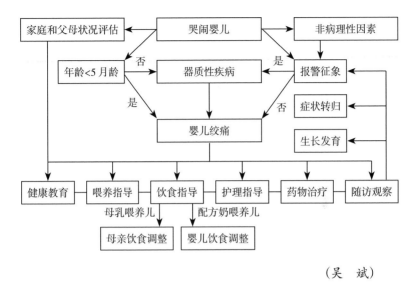

（吴 斌）

参考文献

[1] LAM TML,CHAN PC,GOH LH,et al. Approach to infantile colic in primary care [J]. Singapore Med J,2019,60(1):12-16.

[2] FREEDMAN SB. The crying infant:diagnostic testing and frequency of serious underlying disease. Pediatrics,2009,123:841-848.

第四节 反刍综合征

【概述】

反刍综合征(rumination syndrome)是指在无器质性疾病的情况下,将刚摄入的食物从胃反刍至口腔,进行再次咀嚼,随后咽下或者吐出;是一种较少见的功能性胃肠病。由母亲参与的问卷调查显示,婴幼儿反刍综合征的患病率为1.9%~4.3%。健康儿童和青少年反刍的发作通常是在避开外人的情况下发生,因此,该年龄段反刍综合征的患病率的研究很少。然而,在进食障碍或神经系统受损等的特殊人群中,反刍综合征的患病率可高达 7%~8%。

【病因和发病机制】

反刍综合征的发病机制尚未明确。新生儿和婴幼儿反刍综合征的发生常被认为是母婴关系疏远所致,是一种在长期得不到关怀情况下出现自我安慰的行为;母亲可能表现为忽视或盲目关注,她们在照顾孩子的过程中缺乏乐趣或对于婴幼儿对舒适和满意的要求缺乏敏感性。儿童及青少年反刍综合征的发病机制与成人相似;习惯性腹壁肌肉收缩是引起反刍综合征的主要机制,但腹壁肌肉收缩的原因尚未明确,同时,心理因素也占据一定的地位。有研究表明食用特定的食物或某些刺激可诱发反刍;部分患者反刍前可出现难以忍受的先兆冲动,需要通过反刍来缓解其不适,或通过反刍来减轻心理焦虑,从而提供愉悦的感觉;部分患者对体重过分担忧,可出现类似于神经性贪食症患者所采取的,防止体重增加的补偿性排泄行为,他们试图通过持续反刍来维持他们的体型。

采用胃十二指肠测压仪监测显示,反刍综合征患者可记录到与反流相关的特征压力峰波("R"波),其被认为是腹壁肌肉激活后的产物,这些峰波在餐后期间的频率和振幅均显著增加,同时,反刍综合征患者腹壁基础肌电和餐后腹壁肌电水平升高。有研究报道:在高分辨率测压(high resolution manometry,HRM)上,70% 反刍综合征患者胃内压力峰值>30mmHg,胃食管反流患者则无一例胃内压力峰值>30mmHg;该结果同样在儿童中得到印证,但其胃内压力增加较成人低,反刍的出现与胃内压力峰值>25mmHg 密切相关。此外,虽然食管近端反流事件在反刍综合征的患者中比例更高,但单凭 24 小时食管 pH 值-阻抗监测无法区分胃食管反流和反刍。

基于食管 24 小时 pH 值-阻抗监测和 HRM,反刍综合征有三种模式:①原发性反刍(primary rumination):胃压力增加后出现的反刍;②继发性或反流相关的反刍(secondary or reflux associated rumination):类似于初次反刍,但在反刍之前有自发性胃食管反流事件;③胃前嗳气性反刍(supra-gastric belching rumination):最初膈肌上抬,导致食管腔内气压低于大气压,空气随之进入食管,此时上食管括约肌松弛,随后食管的空气立即被排出,在此期间观察到胃压力增加,胃内容物随后反流入食管出现反刍。

【诊断】

婴幼儿、健康或神经系统受损的年长儿和成人均可发生反刍。反刍物通常为可辨识的结构尚清的食物,通常发生于进餐后 10~15 分钟之内,但其症状可反复持续数小时,并且,更换食物种类或者改变进食环境都无法使症状缓解。反刍一般不会在夜间睡眠时发作,通常也不会伴有恶心、呕吐的症状。但反刍综合征的识别较为困难,家长和临床医生常会忽视其临床表现,容易与反流或呕吐相关的疾病相混淆,导致不必要的检查和做出错误诊断或遗漏,导致患者症状反复,病情迁延可引起消瘦或体重减轻、牙齿损伤等并发症。

罗马 IV 诊断标准将反刍综合征归类为"功能性胃十二指肠疾病",分为新生儿/婴幼儿反刍综合征和儿童/青少年反刍综合征,其临床诊断标准如下:

(1) 新生儿和婴幼儿反刍综合征:必须满足以下所有条件,症状持续至少 2 个月:①腹肌、膈肌和舌肌的反复收缩。②胃内容物不费力反流,再从口腔吐出或者重新咀嚼后再次咽下。③满足以下 3 项或以上:a. 发病年龄为 3~8 月龄;b. 按 GERD 和反流治疗均无效;c. 不伴有痛苦的表情;d. 睡眠时或与周围其他人交流时不发作。

(2) 儿童和青少年反刍综合征:诊断前至少 2 个月症状符合以下所有条件:①反复反胃并重新咀嚼或吐出食物:a. 进食后不久发生;b. 睡眠期间不发生。②反刍前无干呕。③经过适当评估,症状不能用其他疾病来完全解释,但要排除进食障碍。

《精神疾病诊断和统计手册》第 5 版(DSM-5)将反刍综合征归类为"喂养和进食障碍"。其诊断标准:①反复反流至少 1 个月,反刍出来的食物可能会被重新咀嚼、吞咽或吐出来;②反复反流不是由相关的胃肠道或其他医疗状况(如胃食管反流、幽门狭窄)引起的;③进食障碍并不只发生在神经性厌食症、神经性贪食症、暴食症或回避型/限制性食物摄入障碍的过程中;④如果症状发生在另一种精神障碍[如智力残疾(智力发育障碍)]的情况下,则其严重程度足以引起更多的临床关注。

表 7-3 罗马Ⅳ及 DSM-5 诊断标准比较

	ROME-Ⅳ	DSM-5
症状持续时间	至少 2 个月	至少 1 个月
反复反流模式	① 进食后不久发生 ② 当反流物变成酸性时,这一过程趋于停止,但有些人可能会在反流物变成酸性后继续反胃 ③ 睡眠期间不发生	① 喂食或进食后发生 ② 在"诊断特征"中指出,应该"每周至少几次,通常每天 1 次"
反流特征	① 无干呕、无恶心、不费力的、不能控制的 ② 反刍的物质为可辨认的,尝起来美味的食物,但有些人可能会觉得反流物是酸的或是苦的 ③ 食物反流至口腔后重新咀嚼、吞咽或吐出来	① 无不自觉的干呕、无恶心、无厌恶感 ② 食物反流至口腔后重新咀嚼、吞咽或吐出来
排除疾病	① 进食障碍 ② 胃肠道疾病 ③ 症状不能完全用另一种疾病来解释	① 神经性厌食症、神经性贪食症、暴食症或回避型/限制性食物摄入障碍 ② 胃肠道疾病 ③ 如症状发生在另一精神障碍的情况下,其严重程度足以引起更多临床注意
并发症	① 避免社交场合进食 ② 营养不良和体重减轻	① 限制进食和避免社交场合进食 ② 营养不良和体重减轻

反刍综合征诊断主要依靠 ROME-Ⅳ 和 DSM-5 诊断标准(表 7-3),对于临床怀疑有反刍综合征,但不符合严格罗马Ⅳ或 DSM-5 诊断

标准的儿童和青少年,可通过食道高分辨率测压和 24 小时食管 pH
值-阻抗监测协助诊断。其诊断标准如下:①24 小时 pH 值-阻抗监测
食管近端出现逆行反流;②逆行反流的出现与食管压升高及腹腔压
力升高>25mmHg 密切相关;③上述模式并非仅由胃食管反流发作引
起;④24 小时 pH 值-阻抗监测中反流指数正常。

【鉴别诊断】

反刍综合征患者常见的主诉包括呕吐、恶心、烧灼感、腹痛、腹
胀,和一些躯体症状,如头痛、头晕和睡眠障碍。对于鉴别是否为反
刍综合征对后续治疗至关重要,首先应需明确反刍、呕吐和反流的区
别,见表 7-4。

表 7-4　反刍、呕吐和反流的区别

反刍	呕吐	反流
不费力的	用力的	不费力的
不伴干呕	伴干呕	不伴干呕
不伴恶心	伴恶心	不伴恶心
可识别的食物	可识别的食物	酸性物质
餐后和用餐期间	一整天	一整天,餐后增加
不会在夜间发生	不会在夜间发生	夜间也会发生
经常反复发作	周期性呕吐综合征时发作	孤立事件
伴体重减轻	伴体重减轻	不伴体重减轻

1. 新生儿和婴幼儿反刍综合征的鉴别诊断

(1) 先天性肠旋转不良:多发于新生儿期,是胚胎期肠发育过程
中以肠系膜上动脉为轴心的正常旋转运动发生障碍所造成的先天性
肠道畸形,出生后引起完全或不完全性肠梗阻。其典型症状:出生后
有正常胎粪排出,生后 3~5 天出现间歇性呕吐,呕吐物含有胆汁,患
儿常伴有消瘦、脱水及体重下降。

(2) 先天性肥厚性幽门狭窄:症状出现于生后 2~6 周,很少发生
在 4 个月之后,病因尚不清楚,有家族集中的倾向。以呕吐是主要症

状,最初仅是回奶,接着为喷射性呕吐,呕吐物多为黏液或乳汁,不含胆汁。病初仅表现为体重不增,后迅速下降,伴尿少。其典型的临床表现是见到胃蠕动波、扪及幽门肿块和喷射性呕吐,可通过超声或钡餐检查以明确诊断。

(3) 婴儿反流:生后第 1 年最常见。其罗马 Ⅳ 诊断标准为:3 周~12 月龄的婴儿必须满足以下 2 项条件:①每天反流 2 次或以上,持续 3 周或更长时间;②无恶心、呕血、误吸、呼吸暂停、生长迟缓、喂养或吞咽困难、姿态异常。

2. 儿童和青少年反刍综合征的鉴别诊断

(1) 胃食管反流病:以下几点有助于鉴别:①其反流物的成分主要是胃液和十二指肠液等液性物质,很少有固体食物的反流;②反流可在任何时间发生;③在躺下或弯腰时更易发生,直立位不易发生;④反流时无咀嚼现象发生;⑤胃镜或钡餐检查时可发现食管炎,食管 24 小时 pH 值-阻抗监测,pH<4 的时间超过正常范围。

(2) 贲门失弛缓症:又称为贲门痉挛,是指下食管括约肌松弛障碍导致的食管功能性梗阻。在进餐时或在餐后可发生,反流的食物内混有宿食,可伴有臭味。贲门失弛缓症者在做内镜检查或食管吞钡检查时可显示食管扩张,食管压力检查有 LES 压力增加。

(3) 神经性厌食症:指个体通过节食等手段,有意造成并维持体重明显低于正常标准为特征的一种进食障碍。其主要特征是以强烈害怕体重增加和发胖为特点的对体重和体型的极度关注,盲目追求苗条,体重显著减轻,常有营养不良、代谢和内分泌紊乱。

(4) 神经性贪食症:好发于青春期女性,是以反复发作性暴食,并伴随防止体重增加的补偿性行为及对自身体重和体形过分关注为主要特征的一种进食障碍。行为特征为暴食-清除循环,初起为冲动性暴食行为,缺乏饱食感,伴有失控感,多在出现罪恶感、极度痛苦或躯体不适时终止,继之是补偿性排泄行为,以防止体重增加。病初可有轻微或一过性症状如疲乏、腹胀和便秘等,渐发展到慢性的、甚至威胁生命的障碍,如低钾血症、肾脏功能和心功能损害等。

【治疗】

近年来,随着家长重视和诊疗水平提高,人们逐渐把反刍综合征这种少见的功能性胃肠病和反流、呕吐鉴别出来,但由于缺乏足够的临床研究,目前尚无药物可预防或控制反刍的发生和进展,主要治疗为针对发病机制的行为干预。

1. 新生儿和婴幼儿反刍综合征治疗 新生儿和婴幼儿反刍往往是母婴关系疏远所致,应增加母爱,经常与婴幼儿密切接触,在喂食时或喂食后应抱一抱小孩,满足婴幼儿的生理和情感需求,从而减少发作。对于发现反刍的患儿,建议定期门诊随访,一方面和家长普及婴幼儿抚触相关的知识,一方面能更好的评估患儿病情程度,从而调整治疗方案。

2. 儿童和青少年反刍综合征治疗 腹式呼吸(diaphragmatic breathing)为目前最常见的儿童反刍综合征的一线疗法,其通过放松腹壁来对抗患儿反复性的腹壁收缩,能够接受腹式呼吸法治疗的儿童应该首选腹式呼吸法进行个体化治疗,训练一段时间后,若反刍未见减少,应适时调整腹式呼吸计划,调整后若还未见症状减轻,再考虑其他行为干预,如厌恶训练、转移注意力训练(如:咀嚼口香糖)等。有文献报道,对于接受行为干预后症状未见明显改善或者无法接受行为干预的患儿,可适量服用巴氯芬,可增加下食管括约肌压力,减慢吞咽速度,减少反刍的发生,但目前在儿童中缺乏足够的证据。

罗马基金会的一个工作小组近来将神经调节剂如三环类抗抑郁药作为脑肠轴互动异常疾病的推荐药物,但目前没有研究结果表明神经调节剂能够减少反刍综合征的反流症状以及和增强行为干预的疗效,所以不荐神经调节剂单独作为反刍综合征的使用药物,但对于合并有内脏过敏(如肠易激综合征)或心理障碍(如广泛性焦虑障碍)的患儿,可作为其合并症的治疗。

【诊疗流程图】

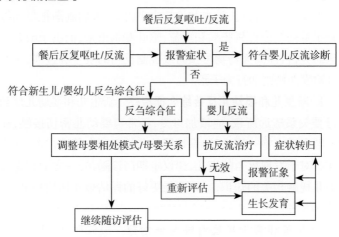

图 1 新生儿和婴幼儿反刍综合征诊疗流程图

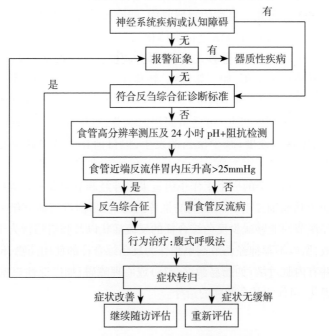

图 2 儿童和青少年反刍综合征诊疗流程图

（吴 斌）

434

参考文献

[1] MURRAY HB, JUARASCIO AS, DI LORENZO C, et al. Diagnosis and treatment of rumination syndrome: a critical review. Am J Gastroenterol, 2019, 114(4): 562-578.

[2] HALLAND M, PANDOLFINO J, BARBA E. Diagnosis and treatment of rumination syndrome. Clin Gastroenterol Hepatol, 2018, 16(10): 1549-1555.

[3] VACHHANI H, RIBEIRO BDS, SCHEY R. Rumination syndrome: recognition and treatment. Curr Treat Options Gastroenterol, 2020, 18(1): 60-68.

[4] NAKAGAWA K, SAWADA A, HOSHIKAWA Y, et al. Persistent postprandial regurgitation vs rumination in patients with refractory gastroesophageal reflux disease symptoms: identification of a distinct rumination pattern using ambulatory impedance-pH monitoring. Am J Gastroenterol, 2019, 114(8): 1248-1255.

第五节　周期性呕吐综合征

【概述】

周期性呕吐综合征(cyclic vomiting syndrome, CVS)是一种特发性功能性胃肠道疾病,临床以反复、固定特征的剧烈呕吐发作为主要表现,发作具有刻板性,呈突发突止,两次发作间歇期可长达数周至数月,发作间期恢复至基础健康状态。CVS可发生于任何年龄段,但以儿童为主,平均发病年龄在3.5~7.0岁,女童多于男童。CVS在儿童中的总体患病率为0.5%,其中婴儿为1.7%,1~4岁幼儿为5.0%,>4岁儿童为2.0%。CVS的发病机制尚不明确,可能是一组异质性疾病,目前认为与胃肠动力障碍、线粒体疾病、偏头痛、自主神经功能紊乱、下丘脑-垂体-肾上腺轴高反应性、内分泌敏感性、食物过敏、长期使用大麻和遗传等因素等有关。

【诊断】

1. 临床表现　CVS以反复发作的剧烈恶心、呕吐为主要症状,具有发作性、刻板性、周期性等特点,发作以突发突止为特征,发作时可伴自主神经功能紊乱症状(如多汗、乏力、面色苍白、头痛、腹痛等),每次发作的起始时间、症状模式及持续时间都固定不变,发作可持续数小时至数天,发作期间则恢复至基础健康状态。有研究显示,至少有75% 的 CVS 患儿可找到触发因素,包括生理、心理应激和感染。感染最常见,心理应激包括正面因素(生日、节假日)和负面因素(家庭和学校相关因素);饮食;体力消耗和缺乏睡眠等被认为是典型的触发因素。

CVS 临床分为 4 期:前驱期、呕吐期、恢复期和发作间期。

(1) 前驱期:呕吐期之前,可持续数分钟至数小时。年长儿及成人可体会到类似于偏头痛患者即将发作时的相似经历,如恶心、出汗、乏力、苍白、烦躁、腹痛、腹泻、血压升高、体温变化和失眠等。

(2) 呕吐期:患儿顽固的剧烈恶心、呕吐,呕吐发作的具体模式因人而异,但每个个体的呕吐模式固定不变。除呕吐外,常有腹痛、精神萎靡、面色苍白、潮红、发汗、流涎、腹泻、头痛、眩晕、发热或体温过低,大约 50% 的患者具有类似经典偏头痛患者伴有畏光、畏声的头痛,严重者可出现烦躁、淡漠、嗜睡等神经精神症状。由于呕吐过于剧烈、频繁,呕吐物中可带有胆汁和/或血液;67%~80%的儿童在呕吐发作期有严重的腹痛。CVS 发作虽具刻板性,但因人而异,发作持续时间亦有差异(为 1 小时至 10 天,平均 2 天)。CVS 发作具周期性(昼夜或年度周期),以昼夜周期最常见,高达75% 的患者呕吐可能在夜间或清晨(2:00-7:00)发生,每次持续时间大致相同。

(3) 恢复期:呕吐期后为恢复期,主要表现为呕吐停止,立刻恢复饮食、语言交流。但也有文献报道部分年长患者可能需要几天恢复到发病前的饮食、精神状态。

(4) 发作间期:CVS 相关症状好转,恢复到基础的健康状态,两次发作间期可维持数周至数月。

2. 诊断标准

罗马Ⅳ标准:CVS 的诊断目前多采用罗马Ⅳ标准。新生儿和婴儿

CVS 必须满足以下所有条件：

（1）6个月内有≥2次的剧烈阵发性呕吐，伴或不伴干呕，每次持续数小时至数天。

（2）每例患儿的发作呈模式化特征。

（3）呕吐发作可间隔数周至数月，发作间期恢复到基础健康状态。

儿童和青少年 CVS 必须满足以下所有条件：

（1）6个月内发生≥2次的周期性剧烈恶心和阵发性呕吐，持续数小时至数天。

（2）每例患儿的发作呈模式化特征。

（3）呕吐发作可间隔数月至数月，发作间期恢复到基础健康水平。

（4）经过适当的医疗评估，患儿的症状不能归因于其他疾病。

第三版国际头痛分类标准（The international classification of headache disorders，3rd edition，ICHD-3）：将 CVS 归为可能与偏头痛有关的发作性疾病，诊断标准为：

（1）有≥5次剧烈的恶心和呕吐发作，并符合标准（2）和（3）。

（2）每例患儿的发作呈模式化特征，且复发具有可预测的周期。

（3）满足以下所有条件：①恶心、呕吐发作≥4次/h；②发作持续≥1小时，最长10天；③发作间隔时间≥1周。

（4）发作间期症状完全消失。

（5）不能归因于其他疾病（尤其是病史和体格检查未提示胃肠道疾病）。

北美儿童胃肠肝病营养协会标准（North American Society for Pediatric Gastroenterology，Hepatology，and Nutrition，NASPGHAN）：必须满足以下所有条件：

（1）在任何时间段内至少有5次发作，或6个月内至少有3次发作。

（2）剧烈的恶心和呕吐发作，发作持续1小时至10天，发作间隔时间≥1周。

（3）每例患儿具有模式化的特征和症状。

(4) 发作时呕吐≥4 次/h 并至少持续 1 小时。

(5) 发作间期恢复到基线健康状态。

(6) 不能归因于其他疾病。

NASPGHAN 中-重度 CVS 诊断标准:符合以下一项或多项:发作≥4 次/年;每次发作持续时间≥2 天;需要反复住院和/或急诊诊疗;严重干扰患者日常生活。

CVS 诊断的支持性标准:具有偏头痛个人史或家族史;发作呈自限性;伴有恶心、腹痛、头痛、晕动病、畏光和嗜睡等症状;伴有面色苍白、唾液分泌过多、腹泻、脱水和社交退缩等征象。在儿童中,"恶心"和"嗜睡"是关键的诊断特征。

上述三种诊断标准大同小异,主要区别在于发作次数不同。NASPGHAN 标准和 ICHD-3 标准认为,无论时间间隔是多少,至少有 5 次剧烈的恶心和呕吐才能考虑 CVS;而罗马Ⅳ标准认为,采用"6 个月内至少有 2 次发作"的标准,并没有增加婴儿、幼儿、儿童和青少年 CVS 的患病率。基于 CVS 发作对儿童生活质量和对家庭的影响,罗马Ⅳ标准制定专家委员会认为应尽早诊断 CVS。由于目前尚无特异性检查方法,CVS 的诊断依赖于临床表现,属于排除性诊断,应尽量避免误诊、漏诊及过度检查。

【鉴别诊断】

尽管本病有特殊的临床表现,如发作的刻板性、自限性、周期性、发作间歇无症状等,但由于本病缺乏特异性诊断手段,且呕吐是一种非特异性症状,可见于任何重要器官的疾病,因而诊断只能通过时间的检验,必要的检查和除外其他疾病才能确定。医师对每次新的发作都要进行详细的检查,注意鉴别引起呕吐的其他可能潜在疾病。包括消化系统疾病:如消化性溃疡、胰腺炎、胰腺假性囊肿、贲门失弛缓症、慢性特发性假性肠梗阻、肠旋转不良和肠扭转、小肠梗阻、肠道寄生虫病、亚急性阑尾炎等。中枢神经系统疾病:引起颅内压增高的脑肿瘤、伴或不伴有颅内压增高的脑干肿瘤、硬膜下血肿或积液、脑积水、腹型癫痫等。泌尿道疾病:急性肾积水等梗阻性尿道疾病、肾小管疾病。内分泌系统疾病:嗜铬细胞瘤、肾上腺皮质功能不全、糖尿病等。

先天性代谢性疾病：鸟氨酸氨甲酰基转移酶缺陷、中链乙酰辅酶 A 脱氢酶缺陷、丙酸血症、异戊酸血症（慢性间歇型）、卟啉病、遗传性果糖不耐症和分枝酶缺陷等（表 7-5）。

表 7-5 不同时间模式呕吐的原因

分类	急性	慢性	周期性
感染	胃肠炎 中耳炎 链球菌咽炎 急性鼻窦炎 肝炎 脑膜炎	幽门螺杆菌 慢性鼻窦炎 贾第鞭毛虫病	慢性鼻窦炎
胃肠	腹股沟疝 肠套叠 肠旋转不良和肠扭转 阑尾炎 胆囊炎 胰腺炎 远端小肠梗阻综合征	解剖相关的梗阻 胃食管反流±食管炎 胃炎 十二指肠炎 消化性溃疡 贲门失弛缓症 肠系膜上动脉综合征 克罗恩病引起的狭窄	肠旋转不良和肠扭转
泌尿生殖	肾盂肾炎 输尿管梗阻	肾盂肾炎 尿毒症	输尿管梗阻继发的急性肾积水
代谢、内分泌	糖尿病酮症酸中毒	肾上腺增生症	糖尿病酮症酸中毒 Addison 病 中链酰基辅酶 A 脱氢酶缺乏症 鸟氨酸氨甲酰基转移酶缺陷症 MELAS 综合征 急性间歇性卟啉病

续表

分类	急性	慢性	周期性
神经	脑震荡 脑炎 硬膜下血肿 偏头痛	Arnold Chiari 畸形 幕下肿瘤	腹型偏头痛 偏头痛 Arnold Chiari 畸形 幕下肿瘤 代谢性脑病
其他	摄入毒物 慢性大麻使用 食物中毒	反刍 功能性贪食症 妊娠	周期性呕吐综合征 人为因素(如吐根中毒)

为鉴别上述疾病,酌情做下列辅助检查:血化验:血常规、血气分析、生化(肝功能、肾功能、电解质、血糖、血脂、酶学标志物)、淀粉酶和脂肪酶、血氨、乳酸、血铅、食物过敏原、甲状腺功能、皮质醇、ACTH、肾素、血管紧张素、醛固酮、血代谢病筛查、线粒体 DNA 等。尿化验:尿常规、尿代谢病筛查、尿儿茶酚胺、尿卟啉等。粪便检查:潜血、镜检白细胞、虫卵和寄生虫。影像学检查:肝胆胰腺肾脏和肾上腺超声、腹立位、上消化道和小肠钡餐造影、钡灌肠、脑电图、脑磁共振。其他检查:24 小时食管内 pH 值监测、胃肠道内镜检查及胃肠道黏膜活检等。

【治疗】

CVS 虽为功能性胃肠病,但由于其周期性发作、不能进食、需要住院或急诊治疗的特点,严重影响患者的生活质量,对家庭造成了一定程度的经济压力。罗马Ⅳ标准提出,减少症状发作的频率及缓解发作的严重程度是 CVS 的治疗目标,对于症状发作频繁严重、持续时间长的患儿,预防发作是主要的目标。目前 CVS 发病机制尚不明确,且缺乏高质量的随机对照试验证据,目前 CVS 的治疗仍是经验性综合治疗,包括:终止治疗、支持治疗、预防治疗。

1. 终止治疗 在前驱期或发作开始时给予。包括舒马曲坦(高选择性 5-羟色胺受体激动剂,有鼻喷剂、皮下注射剂和口服片剂 3 种剂型,目前研究证实 12 岁以上儿童 5mg 和 20mg 鼻喷剂是最值得推荐的(证据分级 I 级),6 岁以上儿童皮下注射 0.06mg/kg(证据分级 IV级),口服片剂的有效性尚未获得证实)、阿瑞匹坦(神经激肽-1,NK-1)受体拮抗剂,通过与 NK-1 受体(主要存在于中枢神经系统及其外围)结合,来阻滞 P 物质的作用,可以通过血脑屏障,占领大脑中的 NK-1受体,具有选择性和高亲和性),剂量见表 7-6。

表 7-6 CVS 急性治疗时阿瑞匹坦用法用量

体重(kg)	阿瑞匹坦剂量(mg/d)(口服)		
	第 1 天	第 2 天	第 3 天
<15	80	40	40
15~20	80	80	80
>20	125	80	80

2. 支持治疗 在呕吐发作期间给予,以缓解症状。

(1) 将患儿安置在光线暗、安静的房间,尽量避免各种刺激。

(2) 静脉补液维持水电解质酸碱平衡,以防止脱水和酮症发生。

(3) 使用 H_2 受体拮抗剂(如西咪替丁)或质子泵抑制剂(如奥美拉唑)保护胃黏膜。

(4) 止吐镇静治疗:5-羟色胺(5-HT_3)受体拮抗剂(如昂丹司琼、格拉司琼,每次 0.15~0.4mg/kg,静脉滴注,需要时 6~8 小时 1 次)止吐,可以同时使用镇静药(如安定、氯羟去甲安定,每次0.05~0.1mg/kg,静脉推注,需要时 6~8 小时 1 次)或抗组胺药[苯海拉明 5mg/(kg·d),分 3~4 次口服或 0.5~1mg/kg,静脉推注或肌内注射,需要时 6~8 小时 1 次],效果不佳者可联合给予氯丙嗪和异丙嗪(0.5~1mg/kg,口服、静脉滴注、肌内注射或经直肠给药,需要时 6~8小时 1 次,最大剂量<5 岁为 100mg/d,5~12 岁为 200mg/d),或联合给予氯丙嗪和苯海拉明。

3. 预防治疗 包括改善生活方式避免触发因素及预防性药物治疗。如果发作次数少或者程度轻,通常首选在发作开始时进行顿挫治

疗;如果 2~3 次终止治疗均无效,符合中-重度的 CVS 者推荐预防性
药物治疗。

（1）改善生活方式、避免触发因素:患儿及其家庭成员需了解
患者的发作模式,寻找、识别和避免可能的触发因素,如心理压力、
情绪改变、睡眠不足、劳累、饥饿、禁食、感染、月经等及易诱发 CVS
发作的食物,如巧克力、奶酪、咸的或酸的食物。另外,患者最好在
心理医生帮助下,接受行为认知治疗:可参加适量锻炼,尽量放松
心情,释放压力,正确认识疾病及周围的人和事,避免焦虑、抑郁等
情绪。

（2）预防性药物治疗:目前用于预防 CVS 发作的药物主要有三环
类抗抑郁药（如阿米替林）、抗组胺药（如赛庚啶）、β 受体拮抗剂（如普
萘洛尔）及抗惊厥药（如苯巴比妥）等。NASPGHAN 推荐,≤5 岁儿童
一线用药为赛庚啶,二线用药为普萘洛尔;>5 岁一线用药为阿米替
林,二线用药为普萘洛尔。赛庚啶一般用法为 0.25~0.50mg/(kg·d),
分 2~3 次口服。普萘洛尔用法为 0.25~1.00mg/(kg·d),分 2~3 次口
服。阿米替林起始剂量为 0.25~0.5mg/(kg·d),如耐受可,每周增加
5~10mg,最大剂量为 1.0~1.5mg/(kg·d)。用药前及用药后 10 天达到
和超过靶剂量时注意监测副作用并行心电图检查测量 QT_C 间期。
如果患者临床无缓解而血药浓度未达到治疗水平,则应进一步增加
剂量,使其达到治疗性靶剂量,即 150~200μg/L。对于不能耐受阿
米替林者,可尝试其他三环类抗抑郁药（如去甲阿米替林）。上述药
物效果不佳者,可考虑抗惊厥药物,如苯巴比妥 、托吡酯、丙戊酸钠、
左乙拉西坦等。另外,线粒体补充剂如辅酶 Q_{10}[10mg/(kg·d),最
大剂量 100mg,每天 3 次)]、左旋肉碱[50~100mg/(kg·d),最大剂量
1g,每天 3 次]预防 CVS 发作也有效,这可能与 CVS 发作与患儿线
粒体功能障碍有关。常规治疗无效的 CVS 患者需要制定个体化的
治疗方案,联合用药。

【预后】

儿童 CVS 病程较长,平均病程 2.5~5.5 年。大部分 CVS 患儿
可在青少年时期好转,病情缓解平均年龄约为 10 岁,但有 20%~

40% 的患儿可能发展为典型偏头痛,少数儿童 CVS 可持续到成人时期。

> 附:周期性呕吐综合征的诊断流程图

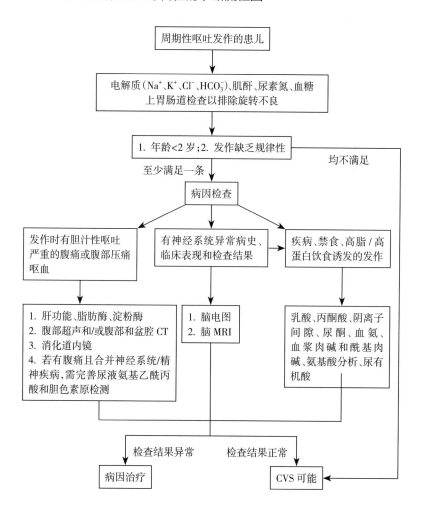

> 附：周期性呕吐综合征的治疗流程图

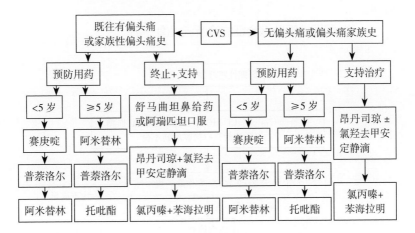

（徐樨巍　李宁宁）

参考文献

[1] BHANDARI S,JHA P,THAKUR A,et al. Cyclic vomiting syndrome：
epidemiology,diagnosis,and treatment. Clin Auton Res,2018,28（2）：
203-209.

[2] DONNET A,REDON S. Cyclic Vomiting Syndrome in Children. Curr Pain
Headache Rep,2018,22（4）：30.

[3] HERLIHY JD,REDDY S,SHANKER A,et al. Cyclic vomiting syndrome：
an overview for clinicians. Expert Rev Gastroenterol Hepatol,2019,13（12）：
1137-1143.

[4] ROMANO C,DIPASQUALE V,RYBAK A,et al. An overview of the clinical
management of cyclic vomiting syndrome in childhood. Curr Med Res Opin,
2018,34（10）：1785-1791.

[5] KOVACIC K,LI B. Cyclic vomiting syndrome：A narrative review and guide to
management. Headache,2021,61（2）：231-243.

第六节 功能性腹泻

【概述】

功能性腹泻也被称为慢性非特异性腹泻,是指每日排 4 次或以上不成形便、无痛性、持续 4 周或以上,多见于婴儿期和学龄前期(6~60 月龄),如果饮食中热量充足,不会引起生长迟缓。功能性腹泻的患儿会出现大便松散,到学龄期会自行好转。排出的或遗留在尿布上的不成形粪便中含有可辨认的、未消化的蔬菜残渣。

【病因和发病机制】

功能性腹泻的发生有营养因素、黏膜因素、动力因素及心理因素。

1. 营养因素 营养因素是婴幼儿腹泻发病机制中的一个关键因素,功能性腹泻的患儿常饮食过多,摄入过多的果汁、低脂高碳水化合物(果糖)和山梨醇等。

2. 黏膜因素 功能性腹泻患儿的小肠转运功能并无缺陷,水、电解质的分泌和葡萄糖的吸收均正常,没有脂肪泻。功能性腹泻患儿的空肠黏膜活检中,Na^+-K^+-ATP 酶和腺嘌呤核苷酸环化酶的活性升高。这种黏膜酶活性的升高与血浆中前列腺素 E_2 和 F 的水平升高有关。功能性腹泻患儿的空肠分泌功能正常,前列腺素可激活腺嘌呤核苷酸环化酶并影响小肠分泌。

3. 肠道动力 移行性复合运动(migrating motor complex,MMC)是指消化间期在整个小肠反复出现的周期性收缩形式。在健康儿童和成人,进食可使 MMC 中断,并可刺激频繁的不同幅度的收缩波出现,其中部分收缩波将肠腔内容物混合,另一部分收缩波推进食物的转运。但在功能性腹泻患儿,进食无法使 MMC 中断,当胃内出现 MMC Ⅲ相时,一组高幅胃窦收缩波使未消化的胃内容物通过开放的幽门很快进入并迅速通过小肠,过早到达结肠。由于无法诱导产生餐后运动形式,导致结肠倾倒现象,带走大量胆盐和未完全消化的食物。在功能性腹泻患儿粪便提取液中钠和胆汁酸的浓度都是增高的。

4. 心理因素 心理因素在功能性腹泻的发病中起一定作用,研究发现性格急躁的人容易出现功能性腹泻症状。

【诊断】

根据罗马Ⅳ标准,必须满足以下所有条件:①每天无痛性排便4次或以上,为不成形便;②症状持续超过4周;③在6~60月龄时出现症状;④如果热量摄入充足,不会出现生长迟缓。

对于其他方面健康的儿童来说,功能性腹泻是引起腹泻的主要原因。根据罗马Ⅲ诊断标准,2.4%的小于1岁的婴儿和6.4%的1~3岁的幼儿可发生功能性腹泻。功能性腹泻的婴幼儿,典型的大便为黏液便,含或不含肉眼可见的未消化食物。排便次数越多,大便的黏稠度越低。符合功能性腹泻诊断标准的患儿不会出现吸收不良综合征。如果饮食中有足够热量,往往不影响患儿生长发育。

【鉴别诊断】

1. 导致小肠消化吸收功能障碍的疾病　如乳糖酶缺乏、葡萄糖-半乳糖吸收不良、失氯性腹泻、原发性胆汁酸吸收不良等,可根据不同疾病特点选择大便酸碱度、还原糖试验、大便钾钠及氯离子测定、基因检测等检查方法加以鉴别。

2. 抗生素相关性腹泻　是指近期曾使用或正在使用抗生素后出现腹泻稀便或水样便,甚或黏液便、脓血便、血便,或见片状或管状假膜,且不能用各种明确病因所解释的腹泻。艰难梭菌肠炎是常见的抗生素相关性腹泻。

3. 隐孢子虫肠炎　主要表现为急性水样腹泻或稀糊状便,一般无脓血。多数患者持续数天或1~2个月后可自行停止,但临床上由急性转为慢性而反复发作者并不少见。隐孢子虫肠病的粪便多呈黏液稀便或稀水便,常可同时伴有腹痛、腹胀、恶心、呕吐、食欲减退、低热等症状。诊断依据粪便、呕吐物找到隐孢子虫卵囊。

4. 食物蛋白诱导的直肠结肠炎　多见于纯母乳喂养的6个月以内婴儿。主要表现为腹泻,大便性状多变,可呈稀便或稀糊便,常见黏液和血便。患儿一般状态好,腹部触诊无阳性发现。回避可疑食物症状好转,重新进食可疑食物后症状反复者应高度怀疑,食物激发试验有助于确诊。

5. 乳糜泻　可表现为慢性腹泻,大便呈水样便,稀粘便,典型为脂肪泻,可伴腹胀、腹痛、恶心、呕吐,同时可出现因吸收不良引起的其他症状,如生长障碍、体重减轻、严重贫血、维生素缺乏等。年长儿童及成人胃肠道症状相对较轻,主要以胃肠道外表现为主。确诊依赖于乳糜泻特异性抗体和肠黏膜活检。

【治疗】

本病的治疗并不需要医学干预,但为了健康和均衡饮食,推荐评估患儿每天饮食中果汁和果糖的摄入量。此外,对患儿父母而言,有效的解释与安慰是至关重要的,如果患儿父母情绪紧张、无法接受功能性腹泻的诊断则可能导致不当的饮食控制,导致热量缺乏,记录患儿每日饮食和排便可使父母确信腹泻症状与特殊食物无关。很多家庭能够欣然接受医生的有效解释,因此无需随诊。对于另一些家庭,定期随诊可监测患儿体重,同时可解答患儿父母的疑问。饮食调整有时有效(如增加膳食纤维摄入量有助于改善大便黏稠度)。尽管餐后运动反应异常是功能性腹泻最可能的发病机制,但一般不需要减慢胃肠运动的药物治疗。

➤ 附:功能性腹泻的诊治流程图

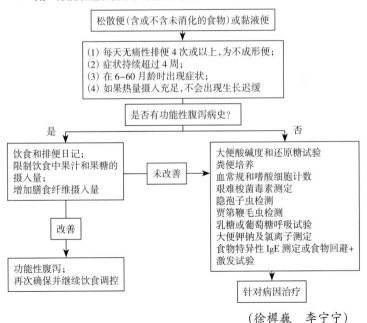

(徐樨巍　李宁宁)

---参考文献---

[1] 方秀才,侯晓华.罗马Ⅳ:功能性胃肠病(中文翻译版). 4 版.北京:科学
出版社,2016.

[2] 耿岚岚,刘明南,龙高,等.儿童功能性胃肠病罗马Ⅳ标准.中华儿科杂
志,2017,55(1):4-14.

第七节　婴儿排便困难

【概述】

婴儿排便困难(infant dyschezia)指婴儿每次排便时排便费力伴持
续尖叫、哭闹、因费力排便引起的面色发红或发青,这些症状通常持
续 10~20 分钟,排出的是软便,也可能排不出便。3~4 天排便一次或
每天数次排便。婴儿排便困难患病率随着年龄增长而下降,在大多数
婴儿中,这些症状在出生后第 1 个月就开始出现,持续 3~4 周后可自
行缓解。

【病因】

罗马Ⅱ、罗马Ⅲ和罗马Ⅳ工作小组一致认为,婴儿排便困难是一
种年龄依赖性功能性胃肠疾病。婴儿排便困难主要是由于婴儿腹腔
内压升高及盆底肌肉松弛不协调引起的。

【临床表现】

常见于 6 个月以下婴儿,多于生后 1 个月左右出现,排便费力,排
便困难,每次排便前或排便时有尖叫、哭闹,因排便费力引起面色发
红或发青,通常持续 10~20 分钟,排便次数不一,多见 3~4 天排便 1 次,
甚至 7 天以上排便 1 次,亦可每日有数次排便,排出大便均为软便,母
乳喂养者多见,既往亦称婴儿功能性粪便潴留,没有其他健康问题,
无性别差异,是一种良性自限性疾病。

【诊断标准】

研究发现婴儿出生后第 1 年出现排便困难的比率为 2.4%。最近
一项前瞻性研究表明,1 月龄和 3 月龄婴儿有排便困难症状的比例分

别为3.9%及0.9%,9月龄的婴儿仍有0.9%符合排便困难诊断,因此罗马Ⅳ标准对婴儿排便困难诊断进行了修订,婴儿排便困难的年龄从<6月龄改为9月龄,将未能成功排便的要素加入标准中,也包括面部涨红和用力排便等相关症状。

诊断标准如下:年龄小于9月龄的婴儿必须同时满足以下2项条件:①在排出软便或未能成功排便前处于紧张和哭闹状态至少持续10分钟;②无其他健康问题。

【鉴别诊断】

当患儿出现出生后胎便排出困难、频繁呕吐及腹胀、便血、肛门会阴异常、生长发育不良等危险信号时,需警惕先天性巨结肠、肛门狭窄、肛裂、肠息肉、牛奶蛋白过敏等。此外,需排除功能性便秘、婴儿肠绞痛等功能性胃肠疾病,可进一步完善影像学、组织学病理、过敏源筛查等检查鉴别。

1. **功能性便秘**　该疾病表现为排便次数减少、粪便干硬、排便困难(包括排便费力、排便疼痛、排出困难等),粪便嵌顿时溢粪或大便失禁,除外肠道或全身器质性疾病以及药物性因素引起的便秘。没有特定的年龄阶段,排出大便干硬,可与婴儿排便困难鉴别。

2. **先天性巨结肠**　该疾病是由于直肠或结肠远端的肠管持续痉挛,粪便淤滞在近端结肠,导致粪便排出延迟、顽固性便秘、腹胀等一系列症状的先天性肠道畸形,腹部立位片、直肠肌层活检等检查可协助鉴别。

3. **牛奶蛋白过敏**　该疾病是机体对牛奶蛋白产生的由免疫机制介导的食物不良反应,可由IgE介导、非IgE介导或两者混合介导的。该疾病消化道表现可有呕吐、腹泻、粪便排出延迟、便秘、腹痛等,依据皮肤点刺试验(SPT)、血清牛奶特异性IgE抗体、牛奶回避及激发试验可协助鉴别。

4. **婴儿肠绞痛**　该疾病是一种行为综合征,表现为健康婴儿难以安抚的烦躁或哭闹行为,每天出现3小时以上,每周持续≥3天,并持续3周以上。婴儿在排便前哭闹明显,排便后肠绞痛好转,婴儿哭闹就会停止,需与婴儿排便困难鉴别。

【治疗】

1. 健康教育　父母应了解婴儿需要学习排便用力同时放松盆底肌肉,消除焦虑及恐惧感,婴儿正常情况下可出现排便前和排便时哭闹,大便性状受喂养方式影响大,建议坚持母乳喂养,乳母注意均衡饮食,避免辛辣、油腻饮食,对于生长发育正常且不伴有其他严重症状者可继续随访观察。

2. 避免反复应用液体石蜡或开塞露刺激直肠排便,以免产生不良体验,或依赖于排便前刺激。

3. 不需要轻泻剂治疗(如乳果糖、聚乙二醇)。

➢ 附:婴儿排便困难的诊治流程图

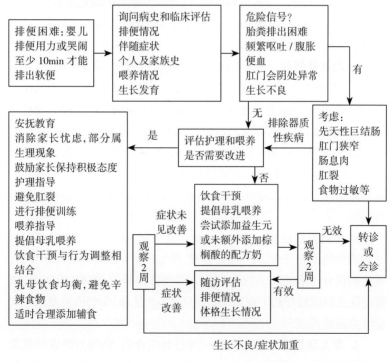

(王宝西)

参考文献

[1] RASQUIN - WEBER A, HYMAN PE, CUCCHIARA S, et al. Childhood functional gastrointestinal disorders. Gut, 1999, 45 (suppl Ⅱ): 60-68.

[2] HYMAN PE, MILLA PJ, BENNINGA MA, et al. Childhood Functional Gastrointestinal Disorders: Neonate/Toddler. Gastroenterology, 2006, 130 (5): 1519-1526.

[3] VAN TILBURG MA, HYMAN PE, ROUSTER A, et al. Prevalence of functional gastrointestinal disorders in infants and toddlers. J Pediatr, 2015, 166: 684-689.

[4] BENNINGA MA, FAURE C, HYMAN PE, et al. Childhood Functional Gastrointestinal Disorders: Neonate/Toddler. Gastroenterology, 2016, 150 (6): 1443-1455.

[5] KRAMER EA, DEN HERTOG - KUIJI JH, VAN DEN BROEK LM, et al. Defecation patterns in infants: a prospective cohort study. Arch Dis Child, 2015, 100: 533-536.

[6] ZEEVENHOOVEN J, KOPPEN IJ, BENNINGA MA. The new Rome Ⅳ criteria for functional gastrointestinal disorders in infants and toddlers. Pediatr Gastroenterol Hepatol Nutr, 2017, 20: 1-13.

[7] 江米足. 儿童功能性胃肠病的诊断与治疗进展. 中华实用儿科临床杂志, 2018, 33 (7): 486-489.

第八节　功能性便秘

【概述】

便秘（constipation）是儿童常见的消化系统症状，临床主要表现为排便次数减少，排便异常（排便困难、排便费力、排便疼痛），以及巨大、干硬粪块。功能性便秘（functional constipation, FC）是指非由器质性疾病及药物因素等引起的便秘，是儿童最常见的便秘原因，占儿童便秘的 90%~95%。长期慢性便秘可影响患儿生活质量。儿童出生后第 1 年 FC 的患病率约为 2.9%，第 2 年为 10.1%，发病与性别无明确相关。FC 可在儿童中长时间持续存在，未经系统治疗或干预，约 50% 的儿童 FC 可延续至成人阶段。FC 不仅可以影响胃肠功能,还可伴有遗尿、大便失禁等症状,严重者甚至可能影响儿童的生长发育及心理健康。

【病因与发病机制】

FC 发病受饮食结构、肠道微生态等诸多因素影响,与肠道动力异常、排便功能障碍有关。

1. **膳食结构** 膳食结构不合理,膳食纤维摄入量过少,粪便干硬,排出困难导致便秘。

2. **心理、行为因素导致的刻意忍便** 生活中焦虑、应激事件(如入托、入学)可导致儿童刻意忍便,粪便滞留,形成干硬粪块,导致长期慢性便秘发生。

3. **肠道微生态及肠神经系统** 肠道菌群可能通过影响肠道内短链脂肪酸浓度及次级胆汁酸水平影响肠道传输,最终导致便秘。便秘患者可出现肌间神经丛和黏膜下神经丛形态学的改变,并同时伴有胃肠激素改变。

4. **遗传因素** 部分便秘儿童存在潜在遗传倾向。6 月龄前出现便秘症状同时有便秘家族史的儿童提示其具有发生 FC 的遗传倾向。

【临床表现】

儿童 FC 临床表现包括排便相关症状、长期便秘对其他系统的影响,以及长期便秘对儿童生活质量及心理的影响。

1. **排便相关症状** 表现为排便次数减少,排便困难、排便费力、排便疼痛,以及巨大、干硬粪块。值得注意的是,儿童便秘很多时候合并有大便失禁。表现为不受控制的排便或溢粪(即在尿不湿或内裤上遗留粪便)。这是由于潴留的巨大粪块造成直肠敏感性的降低,从而导致粪便溢出,即潴留性粪便失禁。

2. **其他系统症状** 部分便秘儿童可伴有腹痛表现,这种腹痛一般在排便后可缓解。同时,长期慢性便秘儿童常伴有营养吸收障碍,并由此可导致营养不良、生长发育迟缓及贫血等疾病表现。

3. **心理社会问题** 长期慢性便秘可影响患儿的生活质量,对其社会心理发育造成不良影响。常见的表现有情绪化、喜怒无常,社交、学习能力差,焦虑等。

【诊断及诊断标准】

儿童 FC 为症状性诊断,诊断基于完善的病史询问及详细体格检查。无报警症状及体征的便秘患儿可不必进行进一步检查。如存在报警征象或经正规治疗效果不理想时,需考虑进一步的辅助检查以除外疾病因素。

1. **病史及体格检查** 病史应详细记录患儿一般状况,新生儿期胎便排出情况、便秘的程度及病程、大便的 Bristol 分级、有无便血、日常饮食及生活习惯等。体格检查注意患儿的生长发育情况、有无特殊面容、肛门位置、有无局部畸形,直肠指诊视病情需要,并非常规检查。

2. **辅助检查** 实验室检查包括牛奶蛋白过敏检测、甲状腺功能检查、血钙浓度等,影像学检查包括腹部 X 线平片、钡剂灌肠及腹部超声,但都并非是必需要进行的检查。但是如果临床存在报警征象时(表 7-7),建议进一步检查。

表 7-7 便秘的报警征象

足月新生儿>48 小时后方排出胎粪	甲状腺功能异常
便秘在生后第一个月就开始出现	肛门位置异常
有先天性巨结肠家族史	肛门反射或提睾反射消失
扁条状粪便	下肢力量/肌张力/反射减弱
在无肛裂的情况下出现便血	有骶骨窝形成
生长发育迟缓	脊椎后背毛发
胆汁性呕吐	臀裂偏移
严重的腹胀	肛门瘢痕

(1) 实验室检查:血常规可提示有无贫血。粪便潜血实验呈阳性需考虑有无肠道息肉、食物蛋白过敏等疾病,有辅助诊断意义。甲状腺功能、电解质检查以除外甲状腺功能减退,以及电解质紊乱等因素造成的便秘。

(2) 不透 X 线标记物检查:不透 X 线标记物检查可了解结肠传输时间,了解结肠动力变化。可以对便秘进行分型诊断,这并不是鉴别 FC 与其他原因所致便秘的必要检查,但在某些时候对便秘治疗药物的选择具有一定的指导作用(如出口梗阻型便秘选择胃肠动力药物是无效的)。

检查方法:患儿吞服一定数量不透 X 线标记物,72 小时后摄腹部

X 线片观察直肠、乙状结肠区标记物存留数与全结肠标志物的存留数,并计算两者的比值,即结肠通过时间(transit index,TI)值,通过 TI 值的变化判断是否存在结肠慢传输。如 TI <0.5,则慢传输型便秘可能性大;TI>0.5,提示标志物存留在直肠、乙状结肠区多,则出口梗阻型便秘可能性大。

(3) 肛门直肠测压:肛门直肠测压用于评价节制排便和排便的功能是否正常。可检测肛门括约肌静息压及最大收缩压。肛门括约肌最大收缩压增高的便秘患儿往往存在肛门直肠区的动力障碍,提示为出口梗阻型便秘。但由于操作较复杂,且需患儿配合及获得同龄健康儿童的基础值作为比较,存在特异性、准确率欠佳,在临床推广应用较困难的问题。

3. 诊断标准 目前较常用的为罗马Ⅳ诊断标准,按年龄分为婴幼儿(G7)及儿童/青少年(H3a)两部分。

(1) 婴幼儿 FC 的诊断标准(G7):年龄<4 岁的儿童至少符合以下 2 条,持续时间达 1 个月:

① 每周排便 2 次或少于 2 次;

② 有大量粪便潴留史;

③ 有排便疼痛和排干硬粪便史;

④ 有排粗大粪便史;

⑤ 直肠内存在有大量粪便团块。

对于接受排便训练(如厕排便)的儿童,以下条件也作为选项:

① 学会如厕排便后,每周至少出现 1 次大便失禁;

② 有排大块粪便堵塞马桶病史。

(2) 儿童/青少年 FC 诊断标准(H3a):必须满足以下 2 项或多项条件(每周至少发生 1 次,时间持续 1 个月以上),但不符合肠易激综合征的诊断标准:

① 每周排便≤2 次(≥4 岁儿童);

② 每周至少出现 1 次大便失禁;

③ 有粪潴留的被动姿势或过度克制排便的病史;

④ 有排便疼痛或排干硬粪便的病史;

⑤ 直肠内存在大粪块；

⑥ 有排大块粪便曾堵塞抽水马桶；

⑦ 经过适当评估，症状不能用其他疾病来完全解释。

【鉴别诊断】

虽然功能性胃肠病罗马Ⅳ标准指出，经过适当医疗评估，症状不能归因于其他医学疾病即可诊断功能性胃肠病。但仍应注意，在出现相应报警征象时，要注意便秘的鉴别诊断。

1. 先天性巨结肠　先天性巨结肠也表现为排便次数减少，但发病早，多在新生儿期即发病，灌肠可帮助大便排出，同时往往伴有腹胀表现。钡剂灌肠及直肠肛门测压有助于鉴别诊断。

2. 先天性甲状腺功能减退　先天性甲状腺功能减退患儿有腹胀、排便次数减少等临床表现，但同时合并有黄疸消退延迟、生长迟缓等临床表现。甲状腺功能测定提示甲状腺素减低，促甲状腺激素升高。

3. 脊柱、脊髓疾病　马尾脂肪瘤、脊髓牵扯和骶前脊膜膨出可以导致潴留性或非潴留性大便失禁，表现为潴留性大便失禁时，与便秘临床表现类似。但脊柱疾病引起的临床症状还包括盆底肌无力的表现（肛门张开、咳嗽时肛门外括约肌和盆底肌的反射性收缩消失、尿失禁）。骶骨浅凹陷，脊柱上长有成簇毛发，臀部不对称，臀裂偏位，跟腱反射亢进或消失，色素沉着异常，腰骶部血管痣或血管窦等均提示可能存在脊柱的异常。放射影像学可证实诊断。

【治疗】

功能性便秘治疗包括基础治疗和药物治疗，治疗的关键在于解除粪便嵌顿和维持大便软化，以达到维持顺利排便的目的。

1. 便秘的基础治疗

（1）排便习惯训练（defecation habit practice，DHP）：婴儿期的排便为反射性排便，不受意识的控制，不形成规律的排便习惯。而意识性排便为适应社会生活需要的条件反射，能按时排便，使儿童生活规律化，防止便秘、便失禁。排便习惯训练即是人为的对儿童进行排便强化训练，使其形成规律的排便习惯。

DHP训练要点：①一般在 24 个月左右开始，开始时间的早晚必须以儿童能接受及沟通为前提,不可强行进行 DHP 训练。应依据儿童兴趣、能力渐进性训练,允许反复实践及训练过程中可能出现的后退现象。②便器准备:外观颜色鲜艳,置于小儿易使用位置,便器高度应使双膝高于臀部,双足着地以便用力。③训练内容:指导排便用力方式(Valsalva 技巧的学习),在呼气后屏气,增加腹内压,学会协调肛门内、外括约肌运动。④训练时间安排:一般安排在餐后 30~60 分钟进行,每次 5~10 分钟较适宜。

DHP 过程遭遇失败,家长应理解并给予心理支持。对训练中可能出现的后退现象,如强忍粪便不解为训练中正常现象,不代表失败,父母应接受这一事实不必焦虑或对儿童施加压力,不恰当的 DHP 反而会导致儿童刻意忍便。

(2) 合理饮食:合理的膳食结构有助于改善 FC。膳食结构合理指膳食搭配合理,注重一定的膳食纤维(dietary fiber,DF)摄入。DF 具有吸收水分、软化粪便、增加粪便量的作用,推荐剂量为 $0.5g/(kg \cdot d)$。DF 摄入过多可出现产气过多、腹胀等不适,并可能影响矿物质如钙在肠道的吸收,因此,DF 摄入在生理需要量范围即可。

(3) 足量饮水和适量运动:目前并没有证据显示摄入更多水分可以改善粪便干结的情况,因此,对于便秘患儿只需正常足量饮水即可。运动与改善便秘的关系亦未置可否。

2. 药物治疗

(1) 缓泻剂:常用缓泻剂包括容积型泻剂和渗透型泻剂,使用缓泻剂可达到解除粪便嵌顿及维持大便软化的目的。在儿童 FC 中,应尽量避免使用刺激性泻剂。

常用的容积型泻剂有聚乙二醇(polyethylene glycol,PEG)和小麦纤维素颗粒。目前包括罗马Ⅳ标准在内的临床指南都推荐 PEG 作为解除嵌塞粪便以及维持治疗时的首选药物。解除粪便嵌顿时一般使用 PEG3350,但国内难以获得,以 PEG4000 替代,剂量为 $1~1.5g/(kg \cdot d)$,一般应用 3~5 天,粪便嵌顿解除后即开始减量。维持剂量为 $0.2~0.8g/(kg \cdot d)$,便秘症状改善维持 1 个月之后再逐渐减量,疗程持续至少 2 个月。PEG 口服进入肠道吸水后形成柔软凝胶,可增加粪便量及粪便含水量,改善粪便硬度,有助于排便。PEG 在肠道内以原型排出,很少出现腹胀等不良反应,亦较少导致水电解质紊乱。

渗透性泻剂常用药物有乳果糖,其口服后以原型到达结肠,在肠道内细菌作用下分解发酵,生成乳酸等各种酸性代谢产物,具有渗透效应,可使结肠内水分增加,大便软化。其副作用是部分儿童可能出现腹胀。乳果糖适用于任何年龄的 FC 治疗,无法获得 PEG 时,乳果糖可作为儿童 FC 的首选。

(2) 润滑剂:常用液状石蜡及开塞露。润滑剂使用多采用灌肠等方式,多数患儿配合程度差,且长期使用易产生依赖,因此不作为首选。润滑剂长期应用可能导致排便时需刺激依赖等问题。临床只可作为短期临时应用。

(3) 微生态治疗:益生菌在 FC 中的治疗作用存在争议。理论上补充益生菌可以改善肠道微生态环境,可能会增加儿童排便次数,但目前还不能推荐某单一菌株或菌株组合。益生菌在 FC 中的作用可能与益生菌菌株、使用时间、治疗剂量有关,仍需要进一步研究探索。因此在儿童 FC 诊疗中应当谨慎选择合适的益生菌,不同菌株、不同剂量、不同联合食用方法对人体作用的差别是将来的研究需要关注的问题。

3. 物理疗法 经皮电刺激疗法是指通过电极刺激来改善结肠传输时间以治疗慢传输型便秘的方法。有研究对慢传输型的便秘患儿进行经皮电刺激治疗,显示 73% 病例症状改善,33% 病例改善可持续 2 年以上,25%~33% 的病例症状改善持续<6 个月。但目前临床少用。

4. 生物反馈治疗 生物反馈治疗是将心理学、精神卫生学与物理医学结合起来,通过电子工程技术收集内脏器官的生理活动信息,并转化为声音、图像等信息使受训者准确地感知,然后通过大脑皮层、下丘脑产生神经和体液变化调整生理反应,形成生物反馈通路的一种治疗方法。对便秘患儿进行生物反馈治疗的目的是通过对耻骨直肠肌和肛门外括约肌进行再训练,重建和改善患儿盆底肌肉的力量和协调性,以期改善便秘的症状。

【预后】

经过正规药物治疗及基础治疗,儿童 FC 的临床预后良好。基础治疗的实施效果对于预后,尤其是对于疗效的长期维持有着重要作用。尤其对于部分需要较长时间使用药物软化大便的 FC 儿童,良好的膳食结构及 DHP 有助于达到早日药物减量以及停药的目的。

➢ 附:功能性便秘的诊治流程图

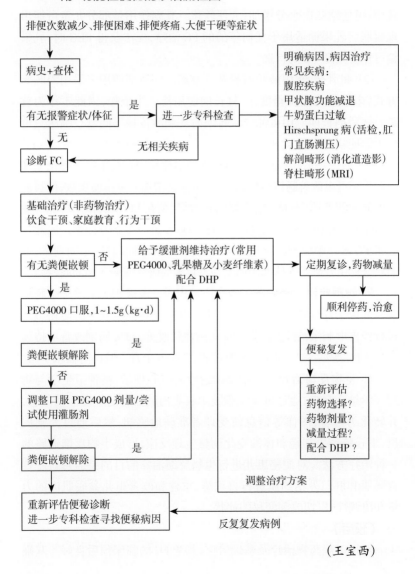

（王宝西）

参考文献

[1] BENNINGA MA, FAURE C, HYMAN PE, et al. Childhood functional gastrointestinal disorders: neonate/toddler. Gastroenterology, 2016, 150: 1443-1455.

[2] HYAMS JS, DI LORENZO C, SAPS M, et al. Functional disorders: children and adolescents. Gastroenterology, 2016, 150: 1456-1468.

[3] SOUTHWELL BR. Treatment of childhood constipation: a synthesis of systematic reviews and meta-analyses. Expert Rev Gastroenterol Hepatol, 2020, 14 (3): 163-174.

[4] TABBERS MM, DILORENZO C, BERGER MY, et al. Evaluation and treatment of functional constipation in infants and children: evidence-based recommendations from ESPGHAN and NASPGHAN. J Pediatr Gastroenterol Nutr, 2014, 58 (2): 258-274.

[5] VRIESMAN MH, KOPPEN IJN, CAMILLERI M, et al. Management of functional constipation in children and adults. Nat Rev Gastroenterol Hepatol, 2020, 17 (1): 21-39.

[6] VAN MILL MJ, KOPPEN IJN, BENNINGA MA. Controversies in the Management of Functional Constipation in Children. Curr Gastroenterol Rep, 2019, 21 (6): 23.

第九节 功能性消化不良

【概述】

功能性消化不良（functional dyspepsia, FD）是一组以反复发作的餐后饱胀、早饱、厌食、嗳气、恶心、呕吐、上腹痛、上腹烧灼感或反酸为主要表现，无法由其他疾病来解释的临床征候群，其特点是以上腹部为中心的疼痛或不适感，症状可以持续存在或反复发作。根据功能性胃肠病罗马Ⅳ诊断标准，FD适用于大于4岁的儿童，与肠易激综合征、腹型偏头痛同属功能性腹痛疾病（functional abdominal pain disorders, FAPD），不符合上述3种FAPD诊断标准的称为非特异性功能性腹痛（functional abdominal pain—not otherwise specified, FAP-NOS）。儿童FD还缺少确切的流行病学调查资料,国内一项研究显示青少年消化不良总患病率为11.58%,其中男性患病率为9.09%,女性为14.19%。

【病因和发病机制】

FD病因和发病机制尚不明确,包括遗传易感因素、生命早期应激、胃肠道感染、饮食因素、胃肠道激素调节、幽门螺杆菌(Hp)感染、精神心理因素、肠道菌群失调、生活方式变化、胃酸分泌增多等,导致胃肠动力异常和内脏高敏感性,而引起临床症状。由进食后胃舒张能力下降所引起的胃适应性舒张功能障碍已得到证实。对胃电图和胃排空进行研究,有50%的FD患儿胃电图异常,47%的患儿胃排空延迟。有24%的儿童FD归因于急性细菌性(不是病毒性)胃肠炎的并发症。患有过敏性疾病和FD的患儿胃黏膜固有层中的嗜酸性粒细胞和肥大细胞数量会增加,并且服用牛奶后肥大细胞会迅速脱颗粒。研究表明,使用恒压器检测,FD患者在进行近端胃气囊扩张时的感觉阈值比健康志愿者更低,提示胃内脏高敏感性。一项全球性的流行病学调查报道,FD患者易合并抑郁、焦虑等精神心理异常,而合并精神心理异常者往往预示着较差的治疗效果,尤其是对临床治疗反应较差。

【诊断】

FD患儿可有不同的临床症状,主要表现为上腹部疼痛,也可表现为上腹部不适,可伴有恶心、呕吐、反酸、厌食、嗳气、早饱、餐后饱胀等。有些患儿以一种症状为主,也可以表现为多种症状,缺乏特异性。

1. FD诊断标准　根据功能性胃肠病罗马Ⅳ诊断标准,诊断FD前至少2个月症状符合以下1项或多项条件,且每个月至少4天是有症状的:①餐后饱胀;②早饱;③上腹疼痛或烧灼感,与排便无关。经过适当评估,症状不能用其他疾病来完全解释。

2. FD亚型　分为3种:

(1) 餐后不适综合征:餐后饱胀不适或早饱感,不能正常进食。如果有上腹胀气、餐后恶心或过度打嗝则支持这一亚型的诊断。

(2) 上腹痛综合征,必须包括以下所有条件:①严重上腹疼痛或烧灼感,影响日常生活;②疼痛非全腹,局限于腹部其他部位或胸肋部区域;③排便或排气后不能缓解。支持其诊断的标准:①疼痛可能为烧灼样但不包括胸骨后疼痛；②疼痛通常由进食诱发或缓解，但也可在空腹时发生。

（3）混合型：同时具有餐后不适综合征和上腹痛综合征的表现。

3. 辅助检查

（1）血液学检查：包括血常规、肝肾功能、血糖、粪常规和隐血试验。

（2）影像学检查：腹部超声（肝胆胰脾肾检查、胃排空试验）、胸部X线片，主要用于排除腹部实质性脏器和胸部病变，并评估胃排空能力。

（3）动力学检查：食管24小时pH值监测、食管24小时pH+阻抗监测、胃电图、胃十二指肠压力测定、胃恒压器检查，主要用于鉴别胃食管反流病、评估胃肠动力及内脏高敏感性。

（4）胃镜检查：胃镜检查在儿童FD诊断中的作用还有待评估，如果有消化性溃疡或Hp感染家族史、10岁以上儿童如症状持续时间超过6个月，或症状严重到影响日常生活包括睡眠的，胃镜检查是非常必要的。主要除外食管、胃、十二指肠炎症、溃疡、糜烂、肿瘤等器质性病变。

【鉴别诊断】

FD常与其他胃肠道疾病的症状重叠，如肠易激综合征（irritable bowel syndrome，IBS）和胃食管反流病（gastroesophageal reflux diseases，GERD），临床上有时也很难完全区分FD与慢性胃炎的诊断

1. 肠易激综合征 是功能性腹痛的一种类型，其特点是反复腹痛，与排便有关，可伴有大便性状或排便频率的变化，症状难以由其他疾病来解释。诊断主要根据罗马Ⅳ标准，在诊断前至少2个月有症状，并符合以下条件：

（1）腹痛至少每月4次，与以下一种或多种症状相关：①与排便相关；②伴有大便频率的改变；③伴有大便性状的改变。

（2）以便秘为主的患儿，便通后腹痛不能缓解，如果缓解则考虑功能性便秘，而不是IBS。

（3）经过适当的评估后，症状不能完全由其他医学情况解释。IBS可分为4种亚型：腹泻型IBS、便秘型IBS、混合交替型IBS和未定型IBS。

2. 胃食管反流病 胃食管反流（gastroesophageal reflux，GER）是指胃内容物反流入食管，伴或不伴反胃和呕吐。当反流是病理性的，

引起的不适症状影响日常生活和/或出现并发症(如食管炎或食管狭窄)时,称为 GERD。根据食管黏膜内镜及组织学表现,GERD 分为:非糜烂性反流病、糜烂性食管炎或反流性食管炎、Barrett 食管。胃食管反流病的诊断首选食管 24 小时 pH+阻抗监测,胃镜+食管黏膜活检组织病理学检测则有助于食管炎的诊断。

3. 慢性胃炎 大约 50% 的 FD 患者伴有慢性胃炎,20%FD 患者伴有十二指肠炎,而 FD 症状的轻重并不与胃十二指肠炎症病变相平行。FD 是功能性疾病诊断,强调症状,可依据罗马Ⅳ诊断标准进行诊断,而慢性胃炎则是器质性疾病诊断,主要依据内镜表现和病理组织学证据进行诊断。

4. 慢性腹痛报警征象 对于慢性腹痛患儿,要详细询问病史和全面体格检查,了解症状的严重程度与出现频率,及其与进餐、排便的关系,尤其应关注可能的报警症状。对有报警征象者要及时行相关检查排除器质性疾病。儿童慢性腹痛的报警征象包括:炎症性肠病、乳糜泻或消化性溃疡家族史;夜间腹泻;持续右上腹或右下腹痛;吞咽困难;关节炎;吞咽疼痛;持续呕吐;消化道出血;不明原因发热;直肠周围肛门病变;非主动控制的体重减轻;生长曲线减缓;青春期延迟。

【治疗】

FD 治疗主要包括一般治疗、药物治疗及精神心理治疗,强调治疗的个体化,旨在迅速缓解症状,提高生活质量。

1. 一般治疗 加强教育,帮助患儿的家长认识、理解病情,指导其改善患儿生活方式,调整饮食结构和习惯,避免可能加重症状的食物(如咖啡、辛辣及油腻食物)和非甾体抗炎药的使用,并给予必要的心理疏导,树立治愈疾病的信心。

2. 药物治疗 根据患儿的临床表现及其与进餐的关系,可选用抑酸药、促动力药和抗酸药,一般疗程 2~4 周,治疗无效者可适当延长疗程,并可进一步检查,明确诊断后再进行治疗。最近研究显示,根除 Hp 治疗是感染 Hp 的 FD 患者最优成本效益的治疗方法。因此,合并有 Hp 感染者,常规治疗无效,符合 Hp 治疗指征者,建议行根除 Hp 治疗。难治性病例可选用H1受体拮抗剂及小剂量三环类抗抑郁药物。

(1) 抑酸药及抗酸剂:抑酸药包括质子泵抑制剂(proton pump inhibitors,PPI)或 H_2 受体拮抗剂(histamine-2 receptor antagonists,H_2RA),主要适用于上腹痛综合征 FD 患儿,通过抑制胃酸分泌而缓解腹痛等症状。儿童首选 PPI 制剂,如奥美拉唑,剂量 $0.6\sim0.8mg/(kg\cdot d)$,晨起餐前半小时空腹服用,每天 1 次。如果选用其他种类 PPI 制剂或 H_2RA 时,注意要符合用药年龄、剂量的要求及药物说明书的规定。如果以 4 周为一个疗程,奥美拉唑的疗效要优于 H_2RA。另外,常用的抗酸剂有铝碳酸镁咀嚼片、复方氢氧化铝凝胶等,可以缓解症状。

(2) 促动力药:常用药物多潘立酮,系选择性外周多巴胺 D_2 受体拮抗剂,主要适用于餐后不适综合征 FD 患儿,通过增加胃窦和十二指肠动力,促进胃排空,而改善餐后饱胀、早饱等症状。多潘立酮剂量 $0.2\sim0.3mg/kg$,每天 3 次,餐前服用,疗程 $2\sim4$ 周,注意心血管系统并发症。

(3) 根除 Hp 感染:适用于感染 Hp 的 FD 患儿,常规治疗无效常用标准三联(PPI+两种抗生素)或铋剂四联(PPI+铋剂+两种抗生素),疗程 14 天,铋剂适合 6 岁及以上的患儿。

(4) H1 受体拮抗剂:常用药物赛庚啶,现常作为 5-羟色胺和钙通道拮抗剂,可缓解功能性腹痛的症状,常用剂量 $0.25\sim0.5mg/(kg\cdot d)$,分 $2\sim3$ 次服用。初始剂量可更小,再逐渐加量。

(5) 三环类抗抑郁药物(小剂量):如阿米替林,主要用于 5 岁以上难治性 FD 病例,剂量 $0.25\sim0.5mg/(kg\cdot d)$,睡前服用。小剂量开始,每周增加 $5\sim10mg$,最大剂量不超过 $1mg/kg$。

3. 精神心理治疗 经过一般治疗和常规药物治疗,大多 FD 患儿能获得症状的缓解,不需心理治疗。由于 FD 发病的心理因素已越来越受到重视,诊疗过程中医生应具备足够的同情心和耐心,建立良好的医患关系对于保证治疗的依从性至关重要。如果有下列情况:①常规治疗效果不佳,伴有持续的严重症状;②应激或心理因素可能会加重 FD 的症状或影响治疗疗效,同时出现相应临床表现,要考虑心理治疗,包括行为治疗、认知治疗及精神类药物治疗,并把合适的患者推荐给有资质的精神心理专业人员,制定多学科团队(multiple disciplinary team,MDT)会诊的治疗方案。

➤ 附:功能性消化不良的诊治流程图

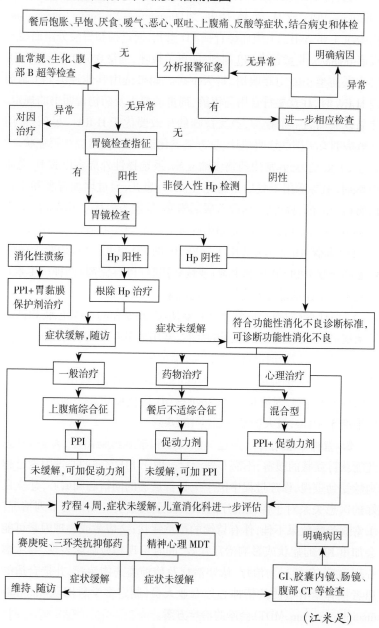

（江米足）

参考文献

[1] MIWA H, OSHIMA T, TOMITA T, et al. Recent understanding of the pathophysiology of functional dyspepsia：role of the duodenum as the pathogenic center. J Gastroenterol, 2019, 54：305-311.

[2] MANINI ML, CAMILLERI M. How does one choose the appropriate pharmacotherapy for pediatric patients with functional dyspepsia? Expert Opin Pharmacother, 2019, 20(16)：1921-1924.

[3] MADISCH A, ANDRESEN V, ENCK P, et al. The diagnosis and treatment of functional dyspepsia. Dtsch Arztebl Int, 2018, 115：222-232.

[4] HYAMS JS, DI LORENZO C, SAPS M, et al. Childhood functional gastrointestinal disorders：child/adolescent. Gastroenterology, 2016, 150：1456-1468.

[5] MASUY I, VAN OUDENHOVE L, TACK J. Review article：treatment options for functional dyspepsia. Aliment Pharmacol Ther, 2019.

[6] 中华医学会儿科学分会消化学组. 中国儿童功能性消化不良诊断和治疗共识. 中华儿科杂志, 2012, 50(6)：423-424.

第十节 儿童肠易激综合征

【概述】

肠易激综合征(irritable bowel syndrome, IBS)是消化道的一种功能性疾病，以慢性腹痛和排便习惯改变为特征，具有胃肠道症状和肠外症状。对儿童的日常活动、教育和与健康有关的生活质量产生重大影响。

【流行病学】

IBS 为儿童常见的功能性胃肠病(functional gastrointestinal disease, FGID)之一。1957—2014 年的腹痛流行病学研究表明，IBS 占 8.8%，功能性消化不良(functional dyspepsia, FD)和功能性腹痛(functional abdominal pain, FAP)分别占 4.5% 和 3.5%。希腊、尼日利

亚、南美洲和斯里兰卡的研究已确认 IBS 是儿童和青少年中最常见的 FGID（分别为 2.9%、9.9%、3.8%~6.4% 和 3.6%~7%）。我国 IBS 患病率为 13.25%，但无各亚型占比报道。意大利一项基于医院的前瞻性研究报导便秘型 IBS（IBS with predominant constipation，IBS-C）是最常见的 IBS 亚型为 45%，其次是未定型 IBS（IBS unclassified，IBS-U）为 29%，腹泻型 IBS（IBS with predominant diarrhea，IBS-D）为 26%。一项亚洲研究发现 IBS-C、IBS-D 和混合型 IBS（IBS with mixed bowel habits，IBS-M）的患病率几乎相似（29%~30%）。IBS 亚型的变化特性已得到充分证实，在一年的随访研究中，相当数量的儿童其亚型发生了变化，表明亚型的不稳定性。

【临床表现】

IBS 以慢性腹痛和排便习惯改变为特征。腹痛强度不一，呈周期性加重的绞痛感，常发生在非睡眠时间。疼痛的位置和性质差异很大，程度可为轻度到重度。疼痛与排便有关，部分患者的腹痛排便后缓解，但有部分患者称排便时疼痛会加重。情绪应激和进食可能使疼痛加重。IBS 患者也常诉腹胀及产气增加（表现为胃肠胀气或嗳气）。排便习惯改变包括腹泻、便秘、腹泻与便秘交替，正常排便与腹泻和/或便秘交替。腹泻一般以频繁排少到中量的稀便为特征。排便通常发生在非睡眠时间，最常在早晨或饭后。排便前大多会出现下腹绞痛、急迫感及排便不尽或里急后重感。大约一半的 IBS 患者诉出现黏液便，大便一般较硬，可能呈小球状。即使在直肠排空的情况下，患者也可能感觉里急后重。

【诊断】

存在慢性腹痛和排便习惯改变（便秘和/或腹泻）的患者应怀疑 IBS。一般认为 IBS 的诊断完全取决于儿童是否符合罗马标准。临床诊断 IBS 需要满足症状诊断标准，还需进行评估来排除潜在的器质性疾病诊断，由于该病没有生物标志物。罗马Ⅳ标准是与下列一项或多项相关的腹痛，每月至少 4 天：

（1）与排便有关。

（2）排便频率的变化。

（3）大便形状的变化。

（4）便秘儿童的疼痛不会随着便秘的缓解而缓解(疼痛缓解的儿童为功能性便秘,而不是 IBS)。

经过适当评估后,症状不能完全由另一种医疗状况解释,在诊断之前,至少需要满足上述标准 2 个月。

IBS 亚型的诊断标准:

（1）便秘型(IBS-C):超过四分之一时间大便的布里斯托尔为 1 型或 2 型,少于四分之一时间的布里斯托尔大便形态 6 型或 7 型。

（2）腹泻型(IBS-D):超过四分之一时间大便的布里斯托尔大便形态 6 型或 7 型,少于四分之一时间的布里斯托尔大便形态 1 型或 2 型。

（3）混合型(IBS-M):超过四分之一时间的布里斯托尔大便形态 1 型或 2 型大便,超过四分之一时间的布里斯托尔大便形态 6 型或 7 型大便。

（4）未定型 IBS-U:符合 IBS 诊断标准但其排便习惯无法准确归类为上述三型中的患者。

此外,初始诊断后也有可能改变为不同的类型。

尚无针对 IBS 的确定性实验室诊断检查。实验室检查的目的主要是排除其他可能的诊断。根据症状按罗马标准诊断 IBS,无疑将最大限度地减少对儿童进行不必要的侵入性检查,但要注意是否出现警示征象。警示征象包括:

（1）炎症性肠病、腹腔疾病或消化性溃疡病家族史。

（2）持续性右上腹部或下腹部疼痛。

（3）吞咽困难。

（4）持续呕吐。

（5）胃肠道出血。

（6）夜间腹泻。

（7）关节炎。

（8）直肠周围疾病。

（9）非自愿减肥。

（10）线性增长减速。

（11）青春期延迟。

（12）不明原因发热。

【治疗】

儿童 IBS 治疗是综合治疗,包括向父母/儿童健康教育,药理干预,心理干预,低发酵寡糖、双糖、单糖和多元醇(fermentable oligosaccharides,disaccharides,monosaccharides,polyol,FODMAP)饮食,益生菌等。非药物治疗和健康管理是治疗的基础,IBS 治疗难点是缓解患儿慢性腹痛。另根据不同亚型临床症状对症治疗,如腹泻或便秘则选择相应的治疗。对于初始治疗无效的轻度至中度症状患儿以教育、安慰和膳食调节为主,存在影响生活质量的中度至重度症状的患儿可将药物治疗作为辅助治疗。

1. 患儿和父母的健康教育　父母关注会增加 IBS 儿童的抱怨,提高父母对儿童 IBS 的认识,可以减少父母的关心反应。研究表明,部分儿童在得到安慰和教育后症状缓解。

2. 体育锻炼　鉴于运动对 IBS 症状可能有益并有总体健康获益,应建议 IBS 患儿进行体育锻炼。每周 3~5 日进行 20~60 分钟的中等至高强度的活动可部分缓解症状。医生规定的体育锻炼量在一定程度上取决于患儿的基线活动水平。

3. 心理干预　包括引导图像、肠道导向催眠疗法、认知行为疗法、瑜伽疗法和神经调节。引导图像提供了一种参与图像和放松的状态,对疼痛儿童的有效干预,可以通过录音进行。肠道导向催眠疗法以控制异常和促使正常化肠道功能,减轻疼痛强度和疼痛频率。认知行为疗法旨在改善儿童的心理健康和应对策略,特别是帮助他们了解腹痛的发作和进展,为患儿提供帮助管理焦虑的策略和行为技巧。瑜伽疗法包括一系列的体育锻炼、呼吸技巧,结合冥想方法,旨在减轻焦虑、改善身体状况和增加幸福感。神经调节使用经皮电刺激局部皮肤神经纤维和自主神经系统,特别是向胃肠道输出的副交感神经,增强胃排空延迟和胃窦运动改变。

4. 低 FODMAP 饮食　如豆类、洋葱、芹菜、胡萝卜、葡萄干、香蕉、杏子、蜂蜜、高果糖玉米糖浆、苹果、梨、芒果、樱桃或寡糖、小麦胚芽等,FODMAP饮食可改变肠道功能和微生物群,儿童在低FODMAP饮食期间的每日腹痛发作次数较少,而在典型的美国饮食期间的腹痛发作次数较多。虽然研究结果很有希望,但在推荐低FODMAP饮食治疗儿童IBS之前,须了解干预的时间并评估其疗效,包括对儿童生长和营养的潜在影响,应由经培训的营养师提供低FODMAP膳食教育,以避免不必要的过度膳食限制和营养过于充足的膳食。低FODMAP指导包括初始6~8周去除FODMAP的膳食,根据个体症状,在症状消除后,再逐渐添加富含可发酵碳水化合物的食物,以确定患者对特定可发酵碳水化合物的耐受性。避免酒精和咖啡因等刺激性饮品。

5. 药物治疗 药物辅助治疗应用于中度至重度症状且影响生活质量的IBS患儿,由于IBS通常有复杂的症状表现,治疗应基于主要症状和分型。每2~4周进行评估后逐渐调整治疗。目前,治疗IBS儿童的药物包括胃肠动力药、抗抑郁药(阿米替林、西酞普兰)、抑酸剂(法莫替丁、奥美拉唑)、解痉药(薄荷油、美巴伐林、多他瓦林)、抗组胺药(赛庚啶)、抗生素(利福昔明)。药物临床应用和研究多基于反复腹痛的IBS患儿,单独用于IBS的疗效,尚未有明确结论。在缺乏明确证据的背景下,很难优先考虑和推荐一种药物而不是另一种,选择取决于几个因素,包括对儿童安全性、可用性、成本和临床医生的偏好。NASPGHN的最新指南没有推荐一种药物优于另一种药物。

6. 益生菌 益生菌是否对IBS有治疗作用,目前尚无定论,不建议常规应用益生菌治疗IBS。研究提示肠易激综合征患者双歧杆菌、乳酸杆菌减少,类杆菌比率增加,变形菌比例较高,改变肠道微生物组被认为有潜在治疗作用,但使用益生菌菌株、量和时间不详。有研究益生菌用于儿童功能性腹痛的治疗,多种益生菌混合物能有效降低IBS患儿的疼痛频率和强度,但大便形态没有改善。因此,有必要在未来的临床试验中找到有效的益生菌菌株和使用强度。粪菌移植尚无结论。

➤ 附：肠易激综合征的诊治流程图

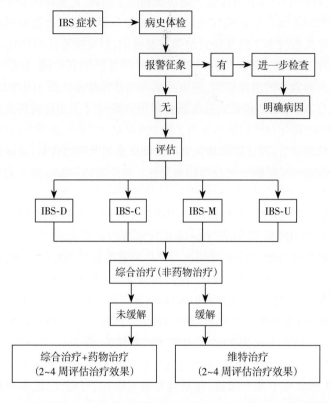

（龚四堂）

参考文献

[1] 李定国,刘栋,许小幸,等.青少年儿童肠易激综合征的流行病学调查.中华消化杂志,2005,25(5):266-269.

[2] HANEVIK K,WENSAAS KA,RORTVEIT G,et al. Irritable bowel syndrome and chronic fatigue 6 years after giardia infection:a controlled prospective cohort study. Clin Infect Dis,2014,59(10):1394-1400.

[3] LIN EC,MASSEY BT. Scintigraphy Demonstrates High Rate of False-positive

Results From Glucose Breath Tests for Small Bowel Bacterial Overgrowth. Clin Gastroenterol Hepatol,2016,14(2):203-208.

[4] CHANG L. The role of stress on physiologic responses and clinical symptoms in irritable bowel syndrome. Gastroenterology,2011,140(3):761-765.

[5] SAYUK GS,WOLF R,CHANG L. Comparison of Symptoms,Healthcare Utilization,and Treatment in Diagnosed and Undiagnosed Individuals With Diarrhea-Predominant Irritable Bowel Syndrome. Am J Gastroenterol,2017, 112(6):892-899.

[6] CAMILLERI M. Diagnosis and Treatment of Irritable Bowel Syndrome:A Review. JAMA,2021,325(9):865-877.

[7] GUAGNOZZI D,ARIAS Á,LUCENDO AJ. Systematic review with meta-analysis:diagnostic overlap of microscopic colitis and functional bowel disorders. Aliment Pharmacol Ther,2016,43:851-862.

[8] KAMP EJ,KANE JS,FORD AC. Irritable Bowel Syndrome and Microscopic Colitis:A Systematic Review and Meta-analysis. Clin Gastroenterol Hepatol, 2016,14:659-568.

第十一节　腹型偏头痛

【概述】

腹型偏头痛是发作性中枢性腹痛,其特征是严重到足以干扰正常活动的间歇性中线腹痛,而间歇期患者没有症状,并且体重稳定,有正常的发育。腹痛伴随偏头痛的特征,包括感觉障碍(畏光、畏声)、厌食、恶心、呕吐和苍白。通常始于童年,但也可能发生在成年人。它可能与其他形式的偏头痛相关,或继发于其他形式的偏头痛,属于偏头痛频谱上的一种间歇性综合征。

腹型偏头痛的发病率从 1%~23% 不等,这取决于用于诊断的诊断标准。自从罗马Ⅱ标准被罗马Ⅲ标准取代后,其在儿童中的诊断频率大大增加。使用罗马Ⅲ诊断标准,在美国对 949 名儿童的母亲进行的问卷调查中,患病率为 9.2%。在一项针对英国学龄儿童的研究中,人群患病率在 6~12 岁达到峰值,12 岁时达到 9%,14 岁时降至 1%,男女比例为 1.6∶1。

目前认为脑-肠轴的特定变化、血管舒缩功能失调、中枢神经系统的变化和遗传因素是腹型偏头痛的原因。目前,还没有关于腹型偏头痛心理疾病患病率的具体数据,避免假设没有明显病理基础的儿童腹痛有心理基础。对照研究表明,在儿童、成人和家庭中,无论病因是什么,疼痛都与心理困扰有关。腹型偏头痛的病理生理特征:腹型偏头痛、周期性呕吐综合征、偏头痛可能有共同的病理生理机制,因为他们都具有间歇性、自限性和刻板发作的特征,发作之间没有症状。腹型偏头痛和典型偏头痛的儿童报告了相似的诱因(如压力、疲倦、旅行、错过就餐和改变日常生活习惯)、相关症状(如食欲减退、恶心和呕吐),以及缓解因素(如休息、睡眠和止痛)。

【诊断】

1. 腹型偏头痛的诊断标准(参照罗马Ⅳ功能性胃肠病)　发作至少 2 次,且必须包括所有条件:①急性发作性剧烈的脐周、腹中线或弥漫性疼痛,持续 1 小时或更长时间(指最重且令人痛苦的症状)。②发作间隔数周至数月。③疼痛影响正常活动,甚至使患儿丧失活动能力。④每位患者有固定的发作模式和症状;⑤疼痛可伴随以下 2 种或多种症状:A. 厌食;B. 恶心;C. 呕吐;D. 头痛;E. 畏光;F. 面色苍白。⑥经过适当评估后,症状不能完全用其他疾病情况来解释。诊断前至少 6 个月符合以上标准。

2. 临床评估

(1) 病史和体检:本病的特点是发作性、严重性、发作模式固定的腹痛,严重的腹痛可致残,间歇期可长达数周至数月。非特异性前驱症状如行为或情感变化(14%)、畏光和血管舒缩症状与偏头痛患儿类似,70% 患者存在偏头痛病史,针对偏头痛的治疗可部分缓解症状的现象进一步支持诊断。偏头痛家族史很普遍,但并非诊断必需的。腹型偏头痛患者常有其他并发或既往的发作综合征,特别是周期性呕吐(66%~76%)和偏头痛、肢体疼痛。其他可能的关联是良性阵发性眩晕、良性阵发性斜颈、婴儿绞痛、雷诺病和活动过度。

腹痛通常并非绞痛,常描述为钝痛,脐周为主(78%)、腹中线或难以定位(16%)的疼痛,非放射性。患者可存在呕吐,但严重度通常不如周期性呕吐综合征的患者。与周期性呕吐综合征类似的是,腹痛症状常被心理应激、身体疲劳和晕车诱发;在发作期间,患儿不愿意参加集体活动。当同时存在呕吐和腹痛时,诊断主要依据最明显的症状来诊断。

(2) 检查:根据症状和怀疑诊断的程度,选择不同的检查项目,避免不必要的评估,并能早期开始治疗。尿液分析是检查的重要部分,因为糖尿病酮症酸中毒或尿路感染的患者可能会出现腹痛。影像学检查可以考虑上消化道造影和腹部超声。

【鉴别诊断】

当出现报警症状(表 7-8 和表 7-9),需要警惕器质性疾病,特别是报警症状个数越多,意味着器质性疾病的可能性增大,但是有报警症状并不总是代表有器质性疾病的存在。

表 7-8　儿童急性腹痛的报警症状

报警症状	常见的关联的疾病
脱水或休克的特征	任何急性恶化的疾病
口渴、多尿	糖尿病酮症酸中毒
局部疼痛并肌紧张或肌卫	阑尾炎,肠扭转,肠套叠
发热	胃肠炎,肠系膜淋巴结炎
呕吐胆汁	梗阻
呕血	上消化道出血
血便	消化道出血,感染
排便习惯改变(腹泻)	胃肠炎
排尿困难、血尿	尿路感染
放射至腹股沟的疼痛	睾丸扭转

表 7-9　儿童慢性或复发性腹痛的报警症状

报警症状	常见的关联的疾病
吞咽痛	扁桃体炎,扁桃体周围脓肿
吞咽困难	反流,发育迟缓,代谢,遗传
持续性右上或右下腹痛	炎症性肠病,乳糜泻,恶性肿瘤
腹部肿块	恶性肿瘤,贮积性疾病
持续呕吐	反流,牛奶蛋白过敏,恶性肿瘤
体重下降	炎症性肠病,乳糜泻,恶性肿瘤
发热,盗汗	感染,炎症性肠病,恶性肿瘤
排便习惯的改变(便血或慢性腹泻)	炎症性肠病,乳糜泻,牛奶蛋白过敏,恶性肿瘤
生长障碍和青春期延迟	炎症性肠病,恶性肿瘤,代谢,遗传
肛周异常(瘘管、裂隙、皮赘)	炎症性肠病,乳糜泻
关节炎或炎症性肠病家族史	炎症性肠病

1. 泌尿系统和胆道梗阻性疾病　腹型偏头痛疼痛性质为非绞痛样,部位位于腹中线,虽然不支持泌尿系统和胆道梗阻性疾病,但并不能完全排除。

2. 炎症性肠病　很少出现发作性和固定模式化发作,通常是每日有症状,无间歇期。在炎症性肠病患者中,数周至数月无症状、发作间期检查正常的患者实属少见。

3. 严重发作性疾病　如间断性肠梗阻或尿路梗阻、复发性胰腺炎、胆道疾病、家族性地中海热、代谢性疾病如卟啉病,以及精神疾病。

4. 腹型癫痫　疼痛通常是短暂的(几秒到几分钟),并与意识改变有关,有时还会出现强直-阵挛发作。除腹型偏头痛外,引起腹痛的神经性原因很少见。

5. 周期性呕吐综合征(cyclic vomiting syndrome,CVS)　特征是以固定模式反复发作的、剧烈的呕吐,发作间期可恢复基线健康水平状态。间隔期可持续数周至数月。

6. 偏头痛 是临床最常见的原发性头痛类型,临床以发作性中重度、搏动样头痛为主要表现,头痛多为偏侧,一般持续 4~72 小时,可伴有恶心、呕吐,光、声刺激或日常活动均可加重头痛,安静环境、休息可缓解头痛。

7. 功能性腹痛的其他疾病 肠易激综合征表现为腹部不适或疼痛与排便或排便异常相关。功能性消化不良是指上消化道不适,可能包括各种症状的组合,如上腹痛、餐后上腹饱胀感、早饱、腹胀、恶心、嗳气和呕吐。

【治疗】

1. 一般和心理社会疗法 明确诊断并向患者和监护人解释病情是必要的。在一项观察性临床研究中,60% 的患者的父母患有同样的疾病,他们也对此感到欣慰。将腹型偏头痛贴上医学上无法解释的或精神源性疼痛的标签可能会加剧儿童和父母的抑郁和焦虑。有一些患者可能被误诊误治(主要是阑尾切除术)。疼痛和症状管理的生物-心理-社会模型强调对患者生活的整体看法。认知行为疗法在病例对照研究中能改善功能性腹痛,但没有关于腹型偏头痛的具体数据。饮食治疗和回避饮食尚未证实有效。理解或避免触发因素(如急性情绪压力、错过就餐和失眠)是有帮助的。急性发作期在黑暗安静的房间休息和简单的镇痛可以使 80% 以上的患者得到缓解。

2. 药物治疗 药物治疗腹型偏头痛的证据有限。急性发作期,患儿在黑暗安静的房间休息,简单的镇痛药,如对乙酰氨基酚 15mg/kg、布洛芬 10mg/kg、舒马曲坦 10mg 鼻内使用可以使症状缓解。预防性治疗的指征:①1 个月发作>2 次;②尽管进行了紧急治疗,但仍产生了重大影响。预防性治疗的药物主要是苯噻啶,其作用得到了高质量的随机对照试验证实,副作用有轻度嗜睡、体重增加。其他文献报道有效的药物还有普萘洛尔、赛庚啶、阿米替林、氟桂利嗪、丙戊酸钠、双氢麦角胺等,但大多是回顾性研究或小样本研究。

【预后】

患有腹型偏头痛的儿童通常预后良好,没有神经或发育缺陷。在

8~10 年的随访中,61% 的患者得到了缓解。

➤ 附:腹型偏头痛的诊治流程图

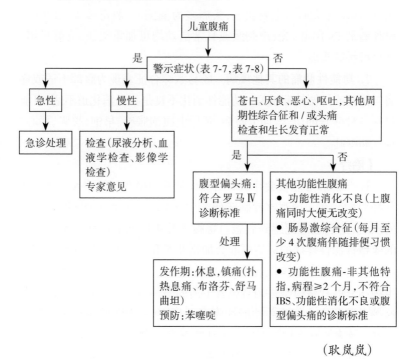

（耿岚岚）

参考文献

[1] HYAMS JS, DI LORENZO C, SAPS M, et al. Childhood functional gastrointestinal disorders: child/adolescent. Gastroenterology, 2016, 150(6): 1456-1468.

[2] ANGUS-LEPPAN H, SAATCI D, SUTCLIFFE A. Abdominal migraine. BMJ, 2018, 360: k179.

[3] Headache Classification Committee of the International Headache Society (IHS). The International Classification of Headache Disorders. 3rd ed (beta version). Cephalalgia, 2013, 33(9): 629-808.

第八章　食　物　过　敏

第一节　食物过敏的诊断与处理

【概述】

食物过敏（food allergy，FA）是指某种或几种食物进入人体后，机体对之致敏，食物再次进入时产生的异常的免疫反应，导致机体生理功能的紊乱和/或组织损伤，进而引发消化系统、呼吸系统、皮肤及全身症状。

目前尚缺乏儿童 FA 的流行病学资料，但多数学者认为儿童 FA 比成人常见，全球婴幼儿 FA 的发病率（3%~8%）高于成人（1%~2%）。美国的一项报道显示 2.27%~2.5% 的儿童 FA 发生在 2 岁之内。5 岁以下儿童 FA 患病率为 5%，青少年和成人患病率为 4%；国内的研究结果表明，≤24 个月儿童患病率约为 5.2%，≤12 个月婴儿患病率为6.1%，其中 4~6 个月为 FA 的高发年龄。虽然，有报道 170 种食物可引起过敏，但 90% 以上的过敏反应是由八大类食物引起：牛奶、鸡蛋、有壳海鲜、虾、花生、坚果、豆类及小麦。

食物引起过敏的途径有胃肠道摄入、呼吸道吸入、皮肤接触等。过敏反应轻重不一，严重的可导致死亡。不同食物的变应原性强度不同，同种食物的变应原性强弱存在易感者年龄及地区、种族的差异。在欧洲，花生是最常见的过敏原。在我国，引起过敏的最常见的食物有牛奶、鸡蛋、鱼、虾、花生、小麦、大豆、某些水果等。加热食物、胃酸和消化酶的作用可减低食物变应原性。

儿童期的 FA 不是终身的，但可因过敏原的不同而不同。如：有专家对经过食物激发试验证实牛奶蛋白过敏的儿童进行研究，发现大多数患儿 3 年后不再过敏,56% 在 1 年内、77% 在 2 年内、87% 在 3 年内对牛奶耐受。而 85% 的儿童对于牛奶、鸡蛋、小麦、大豆等过敏原可逐渐耐受。但对花生、坚果、有壳海鲜过敏儿童发生耐受的比例很小,一般来说,对于这些过敏原的过敏可能是终身存在的。

【病因和发病机制】

FA 的病因与遗传因素和环境因素密切相关。

1. 病因

(1) 遗传因素:FA 与遗传因素肯定有关系,临床研究显示,父母一方有 FA 病史的,孩子患 FA 的可能性是 30%~50%,而父母双方有 FA 病史的,孩子患 FA 的可能性是 50%~80%。人类白细胞抗原(human leukocyte antigen,HLA)基因家族、丝聚合蛋白(flament—aggregating protein,FLG)基因、白细胞介素(interleukins,IL)基因、JAK-STAT 信号转导通路(JAK-STAT signaling pathway)基因、T 细胞相关基因(如 *FOXP3* 基因)的多态性被认为与食物过敏的风险密切相关。

(2) 环境因素:诸多研究显示表观遗传学在遗传因素作用于环境因素起重要的中介作用。关于过敏性疾病的表观遗传学研究主要集中于 DNA 的甲基化、组蛋白修饰两种表观遗传方式,基因启动子区域 CpG 岛的甲基化水平越高,其对应基因的表达水平就相对越低。Majumder P 等的研究表明 DNA 甲基化通过改变染色质结构下调和沉默 HLA-DQ 基因座表达。也有文献支持甲基化还可以影响 *FOXP3* 基因、IL 相关基因的表达进而影响 FA 的发生。

2. 发病机制　FA 可分为 IgE 介导、非 IgE 介导、IgE 和非 IgE 混合介导三类。

IgE 介导的食物过敏,主要指 Ⅰ 型变态反应。发生过程主要包含致敏期、发生于数分钟到 2 小时内的早期反应和接触过敏原后 2~48 小时甚至更长的迟发相反应。其特点:发生较快,往往在摄入食物后数分钟内发生;机制明确,有确诊的方法;容易发生严重过敏症。常见引起的食物有花生、鸡蛋、牛奶、大豆。剂量依赖性较弱。

非 IgE 介导的食物过敏,目前机制不明,细胞介导的免疫反应可能充当了主要角色。其特点为:发生较慢,摄入食物后数小时甚至数天内发生,机制尚不明确,回避食物和再激发以及斑贴实验有助于诊断。引起非 IgE 介导的食物过敏的常见食物有牛奶、鸡蛋、大豆、小麦。剂量依赖性较强。

每种食物蛋白质可能含有几种不同的变应原,其中鸡蛋中的卵类黏蛋白,牛奶中的酪蛋白和 β-乳球蛋白,花生蛋白中的 Arah1 和 Arah2 被认为是主要的过敏原。两种不同蛋白质的氨基酸序列部分相同或者两者结合特定抗体的三维构象相似时可具有交叉反应性。如至少 50% 牛奶过敏儿童也对山羊奶过敏。对鸡蛋过敏儿童可能对其他鸟类的蛋也过敏。但交叉反应一般不存在于牛奶和牛肉之间,鸡蛋和鸡肉之间。植物蛋白的交叉反应比动物蛋白明显:如对大豆过敏者可能对豆科植物的其他成员如扁豆、苜蓿等过敏;对桦树花粉过敏者对苹果、桃、杏、樱桃、胡萝卜等有反应;对艾蒿过敏者对芹菜、茴香和胡萝卜有反应。

【诊断】

FA 诊断主要依据病史、临床表现、实验室检查、食物激发试验。内镜不作为常规推荐。

1. 病史 有过敏性疾病家族史、之前有过类似发作、喂养食物的种类、量等对食物过敏的诊断有提示作用,诊断时应收集详细的病史,寻找症状与摄入食物的关系。可以记录饮食日记,去除混杂因素。

当出现以下情况时要考虑食物过敏的可能:摄入某种食物后出现严重过敏反应或上述一个系统或多个的症状,或再次摄入同一食物出现相同症状。

2. 临床表现 食物过敏的临床表现涉及皮肤、呼吸系统、消化系统等。

(1)皮肤:红斑、风团(如急性荨麻疹,可以局部或泛发)、口唇、眼周、阴茎等部位肿胀(如血管性水肿)、湿疹等。

(2)呼吸系统:喷嚏、鼻痒(揉鼻、挖鼻)、鼻塞(张口呼吸、打鼾)、鼻涕、喘息、咳嗽、哮喘等。

（3）消化系统：儿童期食物过敏症状中的60%为消化道症状。目前较为肯定的与过敏相关的症状有呕吐、反流、腹痛、腹泻、便血、喂养困难等。存在争论的症状有便秘等。较为肯定的与过敏相关的疾病有IgE介导的口腔过敏综合征（oral allergy syndrome，OAS）、严重过敏反应（anaphylaxis）、非IgE介导的食物蛋白诱导的肠病（food protein-induced enteropathy，FPIE）、食物蛋白诱导的小肠结肠炎综合征（food protein-induced enterocolitis syndrome，FPIES）、食物蛋白诱导的直肠结肠炎（food protein-induced proctocolitis，FPIP）、乳糜泻（celiac disease，CD）、IgE和非IgE混合介导的嗜酸细胞性食管炎（eosinophilic esophagitis，EoE）、嗜酸细胞性胃肠炎（eosinophilic gastroenteritis，EG）等。对于过敏是否与功能性胃肠病、肝脏、胆道疾病、急性胰腺炎等疾病有关，目前也存在争论。

在诊断时，首先明确食物过敏与症状之间的关系：有症状反复出现或持续存在，伴或不伴生长发育障碍；症状出现可能与某种摄入食物有关；不能用其他疾病解释。再者对症状的轻重进行评估：如有以下情况之一，则考虑病情为重度：①症状持续存在；②生长发育障碍；③多种过敏原过敏；④症状累及多个器官。

如果是IgE介导的，则Anaphylaxis是重度过敏的表现。Anaphylaxis是一种严重威胁生命的全身多系统速发变态反应，一般通过Ⅰ型变态反应机制诱发。部分通过其他免疫学机制诱发。患儿在暴露于变应原的环境下，可迅速出现全身皮肤瘙痒、潮红、荨麻疹、血管性水肿、呕吐、腹泻、腹痛、哮喘、呼吸困难、喉头水肿、窒息、血压下降、心律失常、意识丧失、休克，甚至死亡。由于严重过敏反应发病急骤，在治疗前往往来不及进行实验室检查，所以主要依靠病史、临床表现和体征来帮助判断。

符合以下3项标准的任何1项可诊断为严重过敏反应：

（1）急性起病（数分钟到数小时），累及皮肤或黏膜，或两者均累及（如广泛风团、瘙痒、充血、唇或舌部水肿）和至少以下1项：

A. 呼吸系统受累（如呼吸困难、哮鸣-支气管痉挛、喘鸣、呼气流量峰值下降、低氧血症)。

B. 血压下降或终末器官功能障碍的症状(低张力、晕厥、便失禁)。

(2) 暴露于已知的或可能的变应原急性起病(数分钟到数小时内),出现以下 2 项或 2 项以上表现:

A. 累及皮肤或黏膜,或两者均累及(如广泛风团、瘙痒、充血、唇或舌部水肿)。

B. 呼吸系统受累(如呼吸困难、哮鸣-支气管痉挛、喘鸣、呼气流量峰值下降、低氧血症)。

C. 血压下降或相关症状(低张力、晕厥、便失禁)。

D. 持续的消化道症状(如肠绞痛、呕吐、腹泻)。

(3) 暴露于已知的变应原后几分钟或几小时内出现的低血压

婴儿或儿童:收缩压降低或收缩压下降达 30% 以上;

成人:收缩压 <90mmHg 或收缩压下降达基线 30% 以上。

还有一些患儿,在食入特殊食物后随着运动出现过敏反应称为食物依赖运动诱发过敏反应(food-dependent exercise-induced anaphylaxis,FDEIA)。

3. 实验室检查

(1) 过敏原检测

1) 皮肤点刺试验(skin prick test,SPT):是比较方便、简单、快速、重复性好、阳性率高的试验,试验可以判断 IgE 介导的过敏反应,测得每个过敏原反应强度,为进行免疫治疗和过敏原回避提供依据。

2) 血清特异性 IgE 检测(allergen-specific IgE):可协助了解 IgE 介导的食物过敏的机体致敏情况,但值得注意的是,结果判断因年龄、过敏原、检测方法不同而不同。并且其结果阴性的临床意义要大于结果阳性。过敏原组分检测将是进一步明确诊断的手段。

3) 斑贴试验(patch test,APT):标准过敏原制成的贴剂,贴于皮肤表面,在 48 小时后移刮去,观察皮肤的变化及是否有其他临床表现。对非 IgE 介导的特别是小麦导致的食物过敏有一定诊断价值。

(2) 口服食物激发试验:自 1976 年 Charles May 提出双盲安慰剂对照食物激发试验(double-blind, placebo-controlled food challenges, DBPCFC)以来,口服食物激发试验一直被誉为食物过敏诊断的"金标准"。但是此后专家们发现开放性口服激发试验或者单盲安慰剂对照试验的结果在特定条件下同样可被接受,并且也同样被作为食物过敏诊断重要的一种方法。适应证:怀疑食物过敏的患儿,需要确定过敏的食物种类;需要确定食物的交叉过敏的存在。高敏儿添加易过敏的新食物时,为安全起见先进行口服食物激发试验。禁忌证:皮肤点刺试验强阳性;sIgE 大于 95% 阳性预测值;有其他急慢性疾病;严重湿疹;中度至重度营养不良;畸形;先天性皮肤疾病。①双盲安慰剂对照食物激发试验(DBPCFC):用食物模拟、混合食物、胶囊食物等方法将试验食物隐藏,分 2 次进行试验,分别含有试验食物和安慰剂。②单盲食物激发试验(single-blind food challenges):用食物模拟、混合食物、胶囊食物等方法将试验食物隐藏,进行 1 次试验,医生知道食物的种类,患者不清楚,且尝不出试验食物的味道,看不出试验食物的外观。③开放性食物激发试验(open food challenges):医生和患者都知道试验时摄入的食物种类。

(3) 其他检查

1) 血常规:部分食物过敏患儿会出现外周血嗜酸性粒细胞升高。

2) 乳糜泻特异性抗体检测:AGA、EMA 和 tTG 的 IgA 阳性,提示乳糜泻可能性大。

4. 内镜检查

(1) 以下情况不需要内镜检查:IgE 介导的食物过敏相关消化道疾病常有明确的食物暴露史,容易诊断,如 OAS、Anaphylaxis 等;已经明确症状或疾病与食物摄入有关,且回避饮食后症状明显好转,如 FPIES、FPIP。

(2) 有以下情况之一必须进行内镜和黏膜组织病理检查:疾病与食物摄入有关,但经过回避饮食 4 周,症状仍不缓解;病情需要进一步诊断和鉴别诊断;需要明确 EG、EoE、FPIE 和乳糜泻诊断。

【鉴别诊断】

食物过敏症状呈非特异性,并累及全身各个系统,需要仔细进行鉴别诊断,防止漏诊和误诊。食物过敏与消化系统有关的症状和疾病中,以呕吐为主要表现者,需要与胃食管反流病、反流性食管炎、贲门失弛缓、再发性呕吐、功能性消化不良等疾病鉴别;以腹泻和/便血为主要表现者,需要与感染性肠炎、炎症性肠病、先天性免疫缺陷病、小肠吸收不良综合征、先天性失氯、小肠淋巴管扩张症、胃肠道血管病变、肠息肉、肠套叠、梅克尔憩室、全身性疾病导致肠道出血等鉴别;伴有生长发育障碍者,需要除外遗传代谢疾病;以皮疹为主的食物过敏者,需要除外其他原因引起的皮肤改变;以喘息为主要表现者,需要与吸入过敏原引起的哮喘相鉴别。

临床上还需要仔细鉴定过敏原性质,比如吸入过敏原也可引起消化系统的症状,如腹痛、腹泻、便血等。

【治疗】

1. 饮食管理

(1)过敏原明确时,进行回避或采用加热或者消化酶处理,减轻过敏原性。

(2)过敏原不明确,可以短期采用限制性食物疗法。即在 2~4 周内限定患儿只食用很少引起过敏的食物,如大米、蔬菜、猪肉等。如果在这段时间过敏症状消失,可以定期有计划、有步骤地引入单一食物,如果对该食物过敏,则进行回避。按此办法,经过一段时间的尝试,可以探明孩子可能的过敏食物,对于不过敏的食物继续食用,对于过敏的食物则进行回避。

(3)营养替代,为了保证儿童的正常生长发育,需要用代用品来代替回避的饮食。比如:对于牛奶蛋白过敏的儿童,可以给予深度水解蛋白配方或者氨基酸配方奶粉。特别提示的是其他动物奶来源的奶粉会含有与牛奶蛋白相同的抗原决定簇,对牛奶蛋白过敏的儿童也会对其他动物来源的奶粉中的蛋白产生过敏反应。所以,不推荐以其他动物奶来源的奶粉作为牛奶蛋白过敏患儿的代替品。

2. 对症治疗 对于腹泻患者可以给予肠道黏膜保护剂治疗。对于合并湿疹患儿给予局部保湿、润肤、外用激素及免疫抑制剂治疗。

3. 益生菌及益生元治疗 目前对过敏性疾病疗效仍不明确。

4. 免疫治疗 口服免疫治疗、舌下含服免疫治疗、单克隆抗体(奥马珠单抗)等治疗等仍需要进一步研究在食物过敏患儿的临床应用效果。

5. Anaphlaxis 治疗 关键是迅速缓解呼吸道阻塞和循环衰竭，应首选肌内注射肾上腺素。一项回顾性研究显示，90%因严重过敏反应死亡的患者未使用肾上腺素。剂量如表 8-1 所示。

表 8-1 Anaphlaxis 肾上腺素治疗剂量

年龄	剂量(1∶1 000)
>12 岁	0.5mg(同成人)
6~12 岁	0.3mg
6 个月~6 岁	0.15mg
<6 个月	0.15mg

6. 食物的再引入和辅食添加

(1) 家庭再引入食物适应证：轻度症状者；过去 6 个月无过敏反应者；SPT 显著降低(IgE 介导)者。

(2) 医院内再引入食物适应证：中重度过敏反应者(包括 FPIES)；微量食物暴露出现严重反应者；常规哮喘预防性治疗者；多种过敏原过敏或过敏累及多个器官者；患儿父母无法理解激发试验方案者。

(3) 家庭食物重新引入，以牛奶蛋白为例：患儿 12 月龄起可考虑再引入牛奶蛋白，每 6~12 个月评估一次(如果是 IgE 介导的，重测 SPT)，从引入致敏性低的烘烤后的牛奶蛋白开始，采用牛奶阶梯方法逐步引入牛奶蛋白。第一步：少许每块牛奶蛋白 <1g 的饼干，逐渐增加至整块饼干超过 5 周；第二步：其他含牛奶蛋白的烘烤产品，如饼干、蛋

糕、黄油、人造奶油、调味的奶酪粉等。第三步:含熟奶酪或加热的全奶成分,如奶油冻、芝士酱、披萨、大米布丁、巧克力、巧克力包被的食品、发酵甜品、酸奶等。第四步:鲜奶制品。如果出现过敏再返回上一步。

(4) 辅食添加:食物过敏的患儿4~6个月添加辅食可先加含铁米粉、蔬菜、水果等,逐步过渡到肉类食物、鸡蛋、海产品。如果同时需要进行从氨基酸配方(AAF)到深度水解蛋白配方(eHF)转换时,则暂停添加新辅食,先进行转换。对于非IgE介导的过敏患儿鼓励尽量尝试多种食物。

➢ **附:食物过敏的诊断流程图**

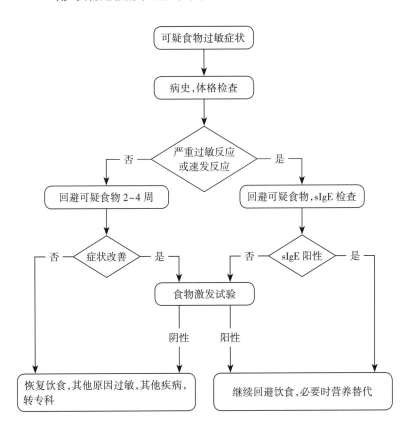

(李在玲)

参考文献

[1] 中华医学会儿科分会消化学组.食物过敏相关消化系统疾病诊断与管理专家共识.中华儿科杂志,2017,55(7):487-491.

[2] EBISAWA M,ITO K,FUJISAWA T. Committee for Japanese Pediatric Guideline for Food Allergy,The Japanese Society of Pediatric Allergy and Clinical Immunology;Japanese Society of Allergology.Japanese guidelines for food allergy 2020. Allergol Int,2020,69(3):370-386.

[3] TORDESILLAS L,BERIN MC,SAMPSON HA. Immunology of Food Allergy. Immunity,2017,47(1):32-50.

[4] CALVANI M,ANANIA C,CAFFARELLI C,et al. Food allergy:an updated review on pathogenesis,diagnosis,prevention and management. Acta Biomed,2020,91(11-S):e2020012.

[5] MURARO A,MENDOZA HERNANDEZ DA. Managing food allergy and anaphylaxis:A new model for an integrated approach. Allergol Int,2020,69(1):19-27.

第二节　婴幼儿牛奶蛋白过敏

【概述】

牛奶蛋白过敏(cow's milk protein allergy,CMPA)是指牛乳中的某些蛋白分子未经充分消化裂解,直接进入机体致敏,再次摄入牛奶蛋白后引起的有免疫系统参与的食物不良反应,据不完全统计,各国牛奶蛋白过敏在婴幼儿食物过敏中占到第一或第二位,其发病率约为0.7%~3%。男性婴儿发病略多,发病年龄多在生后3岁以内。部分病例有家族性过敏性疾病史。

【病因和发病机制】

牛奶蛋白过敏是由于牛奶蛋白的变应原性引起的。牛奶中最主要的变应原是乳清蛋白和酪蛋白。乳清蛋白中的变应原包括:α-乳清蛋白(Bos d 4)、β-乳球蛋白(Bos d 5)、牛血清白蛋白(Bos d 6)和牛免疫球蛋白（Bos d 7）。酪蛋白中的变应原（统称 Bos d 8）包括 4 种不同的蛋白质（α_{s1}，α_{s2}，β 和 κ 酪蛋白）。牛奶蛋白过敏患儿主要是对 β-乳球蛋白、α 酪蛋白和 κ 酪蛋白（91.7%）过敏。牛奶蛋白引起过敏的途径可以通过吸入、摄入和皮肤接触。牛奶蛋白过敏可由 IgE 介导、非 IgE 介导或两者混合介导。

不同种系哺乳动物的奶的变应原间存在交叉反应。最有同源性的是牛、绵羊和山羊的奶蛋白，因同属反刍动物牛科家族。绵羊和山羊 β-乳球蛋白序列与牛的同源性为 93.9% 及 94.4%，α_{s1} 酪蛋白为 83.3% 及 87.9%，α_{s2} 酪蛋白为 89.2% 及 88.3%，κ 酪蛋白为 84.9% 及 84.9%。牛科类的乳蛋白成分与猪科（猪）、马科（马和驴）和骆驼科（骆驼和单峰驼）的乳不同，也和人乳不相同。单峰驼奶中不含 β-乳球蛋白，α_{s1} 酪蛋白、α_{s2} 酪蛋白、κ 酪蛋白序列与牛的同源性分别为 42.9%、58.3% 及 58.4%，马奶中 β-乳球蛋白、κ 酪蛋白与牛的同源性为 59.4% 及 57.4%，其 $_{s1}$ 酪蛋白、α_{s2} 酪蛋白序列与牛不具有同源性。猪奶中 β-乳球蛋白、α_{s1} 酪蛋白、α_{s2} 酪蛋白、κ 酪蛋白序列与牛的同源性分别为 63.9%、47.2%、62.8% 及 54.3%。

【诊断】

根据病史、临床表现、实验室检查等确诊。

1. **病史** 目前认为牛奶蛋白过敏高危儿包括：本身具有特应质、或合并其他过敏性疾病、或具有过敏性疾病家族史者（父母或兄弟姐妹患有湿疹、哮喘、变应性鼻炎、其他食物过敏等过敏性疾病）。

2. **临床表现** IgE 介导的为速发型牛奶蛋白过敏，症状多在进食牛奶后数分钟到 2 小时出现。典型的临床症状涉及皮肤、胃肠道、呼吸道和/或心血管系统等靶器官。消化道症状包括恶心、呕吐、腹部绞痛、腹泻，有时伴血便。皮肤症状是牛奶蛋白过敏最常见临床表现，如荨麻疹、全身性斑丘疹、皮肤潮红及血管性水肿。呼吸道症状有鼻痒、鼻塞、鼻涕、喷嚏等。速发型牛奶蛋白过敏中少数患儿可出现严重过敏反应，有致命的危险。非 IgE 介导的为迟发型牛奶蛋白过敏，症状于进食牛奶后数小时到数天出现。多为胃肠道症状，也可出现皮疹、喘息等皮肤和呼吸道症状。迟发型牛奶蛋白过敏可出现恶心、呕吐、腹痛、腹泻、血便等消化道症状;可出现食物蛋白介导的肠病、食物蛋白介导的小肠结肠炎综合征、食物蛋白介导的直肠结肠炎等。对于IgE和非IgE混合介导的牛奶蛋白过敏可以导致嗜酸细胞性食管炎、嗜酸细胞性胃肠炎等疾病。

牛奶过敏的患儿伴发特发性肺含铁血黄素沉着症,即Heiner综合征。Boat曾报道6例有牛奶蛋白抗体滴度升高的患儿,其中5例伴发特发性肺含铁血黄素沉着症,认为属于第Ⅲ型变态反应。此类病例当停食牛乳后,肺部症状可逐渐好转,其预后较其他特发性肺含铁血黄素沉着症为好。

牛乳蛋白过敏也有引起肠梗阻及肠套叠的报道,但肠梗阻症状经食物中除去牛奶后症状迅速消失。发生肠套叠时往往需要外科复位治疗。

牛奶蛋白过敏出现以下情况为重度:IgE介导:严重过敏反应;非IgE介导:症状持续存在;有生长发育障碍;对多种过敏原过敏;症状累及多个器官。

母乳喂养儿中同样存在牛奶蛋白过敏,主要因为有些母乳中含有β-乳球蛋白,母亲喝牛奶或进食奶制品的活性片段可以通过乳汁分泌传给孩子。

3. 体格检查　牛奶蛋白过敏的症状通常累及皮肤、消化道和呼吸道。查体时可能发现皮肤有湿疹,由于瘙痒出现抓痕,腹部可能有腹胀、肠鸣音异常等;肺部听诊可能出现喘鸣音。此外,长期牛奶蛋白过敏的患儿可能出现生长发育落后,身长、体重、头围低于同龄儿童。

4. 实验室检查　皮肤点刺试验、特应性斑贴试验、血清特异性IgE可能阳性,外周血嗜酸性粒细胞可能升高。

5. 双盲安慰剂对照口服食物激发试验　是诊断牛奶蛋白过敏的金标准,但临床经常用食物回避加开放性激发试验进行诊断。试验前先禁食牛乳及其制品14天,观察症状是否消失,如果症状消失,然后试服牛乳(唇剂量),如无症状20~30分钟后每次加20~30ml,2小时左右直到达到120ml或者日常服用剂量。密切观察是否有症状出现。

如在 1 周内再次出现上述症状则可确诊。但 IgE 明显升高者,可直接诊断。

【鉴别诊断】

牛奶蛋白过敏的症状往往累及皮肤、消化系统和呼吸系统,呈非特异性,特别是有以下消化系统症状时需要仔细鉴别。①腹泻:需要与乳糖不耐受、功能性腹泻等相鉴别。乳糖不耐受指各种原因导致的小肠绒毛分泌乳糖酶不足或障碍,使得摄入的乳糖不能在小肠消化吸收,而在结肠被细菌酵解,产生大量气体和有机酸小分子,肠道渗透压增加,水分向肠道转移并排出体外。出现水样便和腹胀。从临床症状较难与牛奶蛋白过敏区分。确诊的标准为氢呼气试验和小肠黏膜活检。但因为婴幼儿做这两项检查非常困难,故可用无乳糖的完整牛奶蛋白基质配方乳进行初步鉴别,如果摄入后腹泻好转则考虑乳糖不耐受,否则要考虑牛奶蛋白过敏的可能。②便血:与炎症性肠病、免疫缺陷病、嗜酸细胞性胃肠炎、肠套叠、胃肠道血管病变、麦胶性胃炎、梅克尔憩室等鉴别。③呕吐、反流需要与胃食管反流、先天畸形/遗传代谢疾病鉴别。临床上,以呕吐、反流为主要表现的牛奶蛋白过敏与胃食管反流难以鉴别,需要进行牛奶蛋白激发试验协助确诊。回避牛奶蛋白后症状好转,激发后症状出现,则考虑牛奶蛋白过敏。如回避牛奶蛋白后症状无好转,则考虑胃食管反流可能性大,进一步做 24 小时食管 pH-阻抗监测协助诊断。

【治疗】

1. 饮食管理 治疗牛奶蛋白过敏的最佳方法是回避牛奶蛋白及奶制品,同时给予低过敏原性配方替代治疗,以提供生长所需的能量及营养。

(1) 母乳喂养儿发生牛奶蛋白过敏时,继续母乳喂养,母亲需回避牛奶及其制品至少 2 周,若母亲回避牛奶及其制品后儿童症状明显改善,母亲饮食中可逐渐加入牛奶,如症状未再出现,则可恢复正常饮食;如症状再现,则母亲在哺乳期间均应进行饮食回避,并在暂停母乳后给予深度水解蛋白配方或氨基酸配方替代。因牛奶为钙的主要来源,母亲回避饮食期间应注意补钙剂和维生素 D。此外,母亲饮食回避无效时,或者患儿生长发育迟缓,母亲营养不良及其他问题,可考虑直接采用氨基酸配方替代。

(2) 配方奶喂养儿发生牛奶蛋白过敏时,患儿应完全回避含有牛奶蛋白成分的食物及配方,并以低过敏原性配方替代。

1) 氨基酸配方:氨基酸配方不含肽段、完全由游离氨基酸按一定配比制成,故不具有免疫原性。对于牛奶蛋白合并多种食物过敏、严重非 IgE 介导的胃肠道疾病、生长发育障碍、不能耐受深度水解蛋白配方者推荐使用氨基酸配方、母乳喂养儿不能继续母乳喂养的。

2) 深度水解配方:深度水解配方是将牛奶蛋白通过加热、超滤、水解等特殊工艺使其形成二肽、三肽和少量游离氨基酸的终产物,大大减少了过敏原独特型抗原表位的空间构象和序列,从而显著降低抗原性,故适用于轻中度牛奶蛋白过敏患儿。<10% 牛奶蛋白过敏患儿不能耐受深度水解配方,故在最初使用时,应注意有无不良反应。

3) 大豆蛋白配方:以大豆为原料制成,不含牛奶蛋白,其他基本成分同常规配方。由于大豆与牛奶间存在交叉过敏反应且其营养成分不足,一般不建议选用大豆蛋白配方进行治疗,经济确有困难且无大豆蛋白过敏的 >6 月龄患儿可选用大豆蛋白配方;但对于有肠绞痛症状者不推荐使用。

4) 其他动物奶:考虑营养因素及交叉过敏反应的影响,故不推荐采用未水解的驴乳、羊乳等进行替代治疗。

2. 药物对症治疗 对于牛奶蛋白诱发的严重过敏反应因可危及生命,迅速处理十分重要。一旦发生严重过敏反应需立即使用1% 肾上腺素(1mg/ml)肌内注射,必要时可 15 分钟后重复 1 次。

3. 其他治疗 ①对于腹泻患者可以给予肠道黏膜保护剂治疗。对于合并湿疹患儿给予局部保湿、润肤、外用激素及免疫抑制剂治疗。②益生菌及益生元治疗:目前对过敏性疾病疗效仍不明确。③免疫治疗:口服免疫治疗、舌下含服免疫治疗、单克隆抗体治疗等仍需要进一步研究在食物过敏患儿的临床应用效果。

【随访】

牛奶及其制品回避过程中应由专科医生及营养师共同监测患儿生长发育状况;同时教育家长在购买食品前应先阅读食品标识,避免无意摄入。牛奶蛋白回避通常需持续 3~6 个月,在决定是否恢复常规饮食前应进行再评估,包括皮肤点刺试验或 sIgE、牛奶蛋白激发试验。对于重症牛奶蛋白过敏患儿,再评估时 sIgE 仍处于高水平时,建议不再进行牛奶蛋白激发试验,应继续进行饮食回避。

食物过敏对患儿及其家庭、社会造成影响。通过对食物过敏患儿及家长的教育与管理,建立良好医患关系,有助于疾病恢复。包括:①建立专科门诊,建立疾病档案进行管理;②进行营养风险筛查评估以及干预;③建立随访机制和家长宣教平台。

【预防】

1. 母亲妊娠及哺乳期干预 无证据显示母亲妊娠期回避牛奶和鸡蛋会减少子代过敏性疾病发生率;而母亲哺乳期饮食干预除可短时降低湿疹的发生率或严重程度外,并不能减少后期其他过敏性疾病的发生。故为避免母亲、胎儿、婴儿营养不良,不推荐限制母亲妊娠期、哺乳期饮食以预防牛奶蛋白过敏。

2. 纯母乳喂养 对于母乳喂养能否预防或延缓过敏性疾病仍存争议。

3. 部分水解配方 与纯母乳相比,水解配方对于预防高危儿牛奶蛋白过敏不具优势;但对于不能纯母乳喂养的高危儿,与普通牛奶蛋白配方相比,采用部分水解配方可预防或推迟婴幼儿早期特应性皮炎和牛奶蛋白过敏的发生。不推荐用大豆蛋白或其他动物乳预防婴儿牛奶蛋白过敏。

4. 其他 现有证据显示,高风险特定人群添加益生菌或益生元虽可减少近期湿疹的发生,但并不能有效预防其他过敏性疾病及食物过敏。

➤ 附：牛奶蛋白过敏的诊断与管理流程图

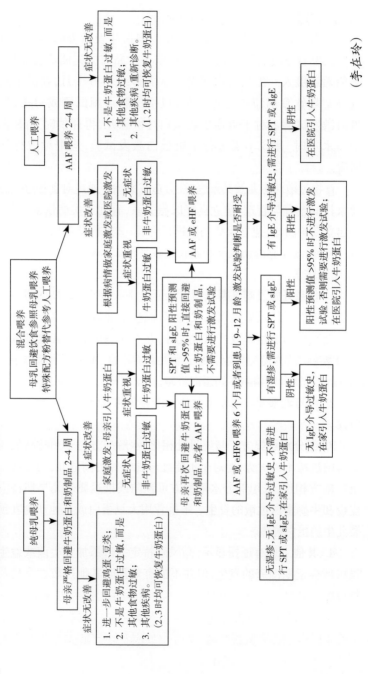

（李在玲）

参考文献

[1] D'AURIA E,SALVATORE S,POZZI E,et al. Cow's Milk Allergy: Immunomodulation by Dietary Intervention. Nutrients,2019,11(6):1399.

[2] VENTER C,BROWN T,MEYER R,et al. Better recognition,diagnosis and management of non-IgE-mediated cow's milk allergy in infancy:iMAP-an international interpretation of the MAP(Milk Allergy in Primary Care) guideline. Clin Transl Allergy,2017,7:26.

[3] MEYER R,LOZINSKY A,FLEISCHER D,et al. Diagnosis and management of Non-IgE gastrointestinal allergies in breastfed infants-An EAACI Position Paper. Allergy,2020,75(1):14-32.

[4] 中华医学会儿科分会消化学组. 食物过敏相关消化系统疾病诊断与管理专家共识. 中华儿科杂志,2017,55(7):487-491.

第三节　口腔过敏综合征

【概述】

口腔过敏综合征(oral allergy syndrome,OSA)是一种以暴露于特定食物过敏原为主引起的可重复的特定免疫反应所产生的特殊类型,又称"花粉相关食物过敏综合征"、"桦树花粉相关食物过敏"、"花粉-食物过敏综合征"和"乳胶水果综合征"等。有专家建议定义为,OAS可能是花粉-食物综合征或其他食物过敏引起的一组以嘴唇、舌和口腔黏膜、喉咙瘙痒、肿胀为特征的综合征。OAS是由IgE介导的口腔黏膜或咽喉部的急性速发型变态反应性疾病,该征可并发咽喉部过敏,甚至喉头水肿,因此可能导致呼吸困难,甚至窒息,危及生命,且由于OAS致敏原与花粉间的强烈交叉过敏反应,少部分患者可出现严重过敏反应综合征。应给予足够的重视。

目前可用的儿童OAS数据非常有限。研究报道,儿童OAS患病率为5.0%~29.7%,成人患病率为4.1%~70.0%。韩国2017年开展的一项全国多中心研究报告称,OAS在韩国花粉过敏症患者中的患病率为 41.7%。

【病因和发病机制】

OAS 是由食物过敏原引起的,由于过敏原组分结构的类似而引起的交叉过敏反应——既是一种由香料、坚果、生水果、生蔬菜引起的食物过敏。花粉和不同蔬菜水果中的同源蛋白和交叉反应抗原决定簇及细胞因子,如 IL-10、Th17、IL-23 及 TGF-β 可能引发口咽部过敏的症状。桦树花粉相关食物过敏被认为是普遍存在的,是桦树花粉和结构相关食物蛋白之间的一种常见的免疫交叉反应,桦树过敏通常与 OAS 有关。接触口咽的大部分是未煮熟的水果和蔬菜,引起OAS 的过敏食物的致敏原被胃酸、胃蛋白酶等的作用有效地灭活了,所以这种反应通常在食物被吞咽时就结束了。因此,OAS 较少引起严重或危及生命的反应。

烹饪或加热会进一步减弱过敏原,所以烹饪或罐装食品很少引发 OAS 症状,但有一些食物,尤其是坚果,可能是例外,因为它们的蛋白质在加热、消化过程中是稳定的。某些触发 OAS 的传统食物样品被记录下来,同时记录下与这些食物相关的花粉种类。花粉食物过敏综合症涉及的花粉类型和最常见的触发食物如:桦树花粉过敏症,食用猕猴桃、杏子、桃子、苹果、梨、李子、樱桃、西红柿、胡萝卜、芹菜、茴香、香菜、大茴香、大豆、土豆、青椒、孜然、扁豆、豆类、花生、杏仁、榛子、核桃等可能出现口腔过敏症状;豚草花粉过敏症,患者在食用香蕉、甜瓜、黄瓜、西瓜、南瓜、猕猴桃、西葫芦后可能出现口腔过敏症状;草花粉过敏症,患者进食橘子、西红柿、桃子、芹菜、甜瓜、西瓜、猕猴桃或花生后,可引起口周和口腔过敏症状和体征;艾蒿花粉过敏症,食用桃子、荔枝、芒果、葡萄、芹菜、胡萝卜、欧芹、茴香、大蒜、卷心菜、西兰花、香菜、孜然、瓜子、花生可引起 OAS。

苹果、桃子、樱桃等水果和芹菜、胡萝卜、西红柿等蔬菜是一些与OAS 更紧密的食物。大豆或豆浆引起的 OAS 和过敏反应也经常被报道。此外,桤木花粉致敏患者有苹果过敏的报道。在澳大利亚儿童中,西瓜是草花粉和桦树过敏儿童最常见的触发食物。

尽管上面提到的每种花粉都有大量的食物记录,但 OAS 患者只对其中一种或几种食物有反应,由于某些草和植物在不同地区生长期不同,以及所食入的食物不同,引起 OAS 的食物具有地理差异,一年中任何时候都可能发生反应,但花粉过敏季节的发病率和严重程度可能更高。

【诊断】

1. 临床表现 OAS 的症状通常局限于口腔和喉咙瘙痒,在食物进入口腔后立即开始,或 5~10 分钟内出现,一般在吞咽食物后仅持续几分钟。典型的症状是口咽症状包括唇和口咽瘙痒、刺痛、感觉异常,和/或口腔黏膜、嘴唇、舌头、上颚和咽或喉咙的血管性水肿、声音嘶哑。症状通常会持续几分钟到半小时。部分食物可能累及口腔以外区域,且症状持续,如豆类和坚果,可能会发展到口腔以外的症状。报道的病例有 2%~10% 有全身反应,如胃肠道症状:腹痛、恶心、呕吐和腹泻;其他症状:鼻炎、结膜炎、呼吸困难、皮疹、血管性水肿、低血压和过敏性反应,通常在进食大量食物后发生,已有严重过敏反应报道。小婴儿可表现为口水多,出现"口水疹"。据报道,OAS 伴花粉过敏的发生率为 58%;有花粉过敏的 OAS 患者中有 12% 表现出极端反应,如过敏反应。

2. 诊断方法 花粉过敏病史和与引起过敏的食物(通常是水果、蔬菜)接触是临床诊断该综合征的基本要素。过敏原间交叉反应的复杂性导致 OAS 诊断困难。目前 OAS 诊断依靠详细病史、抗原特异性 IgE 抗体检测、皮肤点刺试验、口服食物激发试验、双盲安慰剂口服激发试验及成分分析诊断(component resolved diagnostics,CRD)。

(1) 皮肤点刺试验(skin prick test,SPT):采用新鲜蔬菜和水果在前臂掌侧皮肤上进行皮肤点刺,20 分钟后测量点刺部位丘疹的大小。直径大于 3mm 时,应考虑阳性过敏反应。丘疹的大小可能与过敏反应的强度有关。皮肤点刺试验优于血清特异性 IgE 抗体测定。

(2) 抗原特异性 IgE 抗体检测:通常用于无法进行皮肤测试的情况;如在测试区域有皮肤异常、使用药物影响结果而不能停药的;皮肤划痕现象、婴幼儿,或有严重过敏反应史等。

(3) 口服激发试验:双盲安慰剂口服激发试验是诊断 IgE 介导食

物过敏的金标准,采用新鲜食物舌下给药方法,由于这项技术复杂且持续时间长,这项测试仅限于被评估者是否长期回避健康饮食的基本食物,如牛奶、鸡蛋等。对于过去有严重食物反应的患者,这项测试是禁忌的。

(4) 成分分析诊断(CRD):是诊断花粉-食物过敏综合征的可靠工具,使用重组或纯化的天然成分,因此它提供了建立和比较基于交叉反应蛋白的个体过敏谱的概况。

可靠的临床病史是诊断 OAS 的主要指标,具有较高的敏感性和特异性,通过口服食物激发试验可以明确诊断。应用食物日记是非常有意义的,有助于确定哪些食物引发症状,以便作 SPT 测试包括新鲜食物或生水果,以及可能的食物,最后经口服食物激发试验以确定诊断。

【鉴别诊断】

1. 灼口综合征(burning mouth syndrome,BMS)　是以舌部为主要发病部位,以口腔烧灼感、烧灼样疼痛为主要表现的一组综合征,常不伴有明显的临床体征,无特征性的组织病理变化。成人多见,尤以女性居多。症状多持续,进食或喝水时疼痛不会加重,常伴有一些症状,包括味觉障碍和口干等。

2. 血管性水肿　是一种发生于较疏松部位的真皮深部和皮下组织或黏膜的局限性水肿,通常发生于口腔和口腔周边的疏松结缔组织,如唇部、舌、喉头、颊,也可见于眼睑、外生殖器、胃肠道等部位的无痛性肿胀,可与荨麻疹同时发生。分获得型和遗传型两种。昆虫叮咬、过敏、感染、物理刺激、疾病、药物、精神因素等可引起发病。每次发作不一定同一个部位或表现多部位,不伴有口咽异常感觉有助于鉴别。

3. 花粉症　是指具有特异性遗传体质的患者吸入致敏花粉后,由特异性 IgE 介导的非特异性炎症反应及其引发的变应性鼻炎、过敏性哮喘、花粉性皮炎等一系列疾病,偶可引起结膜、耳、咽喉、胃肠道等症状。

4. 口咽喉部感染性疾病　以口腔、咽喉不适为主的临床症状应排除局部细菌、病毒等感染性疾病。如咽炎、咽喉炎、口腔溃疡、急性扁桃腺炎等。

【治疗】

回避已知可引发过敏反应的未加工水果和蔬菜或进行热加工处理,严格回避引发全身性反应的食物,如坚果类。营养师作为多学科团队的一部分,可以帮助患者确定安全食用的食物以及准备这些食物的方法,正如其他食物过敏治疗中建议的那样,个体化的营养干预将有助于最大限度地降低暴露过敏原的风险,并保障 OAS 患者的充足营养。

1. **一般治疗** OAS 症状局限且多数刺痛感、瘙痒感和肿胀感,在30 分钟到 1 小时内消失,因此通常不需要药物治疗。建议患者保持镇静,用清水漱口,休息。

2. **药物治疗** 食物过敏的药物治疗包括抗组胺药物、糖皮质激素和肾上腺素。

(1) 在一些情况下,如伴有皮疹等口腔以外的轻度反应可以使用H1 受体拮抗的抗组胺药物,包括:盐酸西替利嗪:>12 岁同成人用量,每次 10mg、每日 1 次,口服;6~11 岁,10mg/d,每日 1 次,或每次 5mg,每日早晚各 1 次,口服;2~6 岁,每次 5mg,每日 1 次,或每次 2.5mg,每日早晚各 1 次。左旋西替利嗪:成人及 6 岁以上儿童用量,每次 5mg,每日 1 次,口服;2~6 岁,每次 2.5mg,每日 1 次,口服。地氯雷他定:≥12 岁同成人用量,每次 5mg,每日 1 次,口服;6~11 岁,每次 2.5mg,每日 1 次,口服;1~5 岁,每次 1.25mg,每日 1 次,口服。

(2) 有呼吸困难或心血管累及的严重过敏反应,应使用肌肉注射肾上腺素治疗,每次 1:1 000 肾上腺素 0.01mg/kg。

(3) 糖皮质激素治疗:在急性发作期可以考虑口服泼尼松或肌注或静脉应用地塞米松或甲强龙等糖皮质激素。

【预防】

预防 IgE 介导的食物过敏是严格回避过敏性食物,对所有过敏性鼻炎和/或花粉过敏患儿,应询问是否曾经出现 OAS 症状。在确诊OAS 后,应充分告知患儿对某些新鲜水果和蔬菜可能存在过敏反应的风险,告知食物准备的方法,关注食品标签,鼓励看护者做好饮食日记。对于饮食回避时限,多数(80%)建议回避触发食物1年,且不仅限于花粉季节。

➤ 附:口腔过敏综合征的诊治流程图

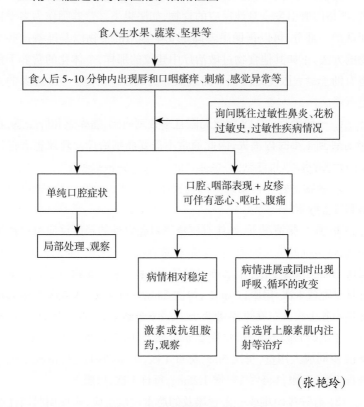

（张艳玲）

参考文献

[1] 杨敏.儿童口腔过敏综合征.中国实用儿科杂志,2017,32:736-739.

[2] KANG-IN KIM,BOMILEE,TAEK KI MIN,et al. Clinical Characteristics of Oral Allergy Syndrome in Children with Atopic Dermatitis and Birch Sensitization:a Single Center Study. J Korean Med Sci,2019,34(2):e11.

[3] NURAY BAYAR MULUK,CEMAL CINGI. Oral allergy syndrome. Am J Rhinol Allergy,2018,32(1):27-30.

［4］MASTRORILLI C,CARDINALE F,GIANNETTI A,et,al. Pollen-Food Allergy Syndrome:A not so Rare Disease in Childhood. Medicina(Kaunas),2019,55(10):641-652.

第四节　嗜酸细胞性食管炎

【概述】

嗜酸细胞性食管炎(eosinophilic esophagitis,EoE)是一种由过敏原驱动、免疫介导的以食管功能障碍和嗜酸性粒细胞(EOS)浸润食管壁为特征的慢性复发性疾病。该病在1995年被Kelly等首次报道,它可以通过组织学、内窥镜下异常变化和临床表现来诊断。组织学定义为每高倍视野嗜酸性粒细胞EOS/HPF≥15个,伴有食管功能障碍的临床症状。症状表现因年龄而异;婴儿和蹒跚学步的孩子经常会出现喂养障碍、拒食,婴幼儿还可出现生长发育障碍。学龄前及学龄儿童通常会出现腹痛、恶心和/或呕吐、呕吐或胸痛或两者均有。而青少年则经常出现吞咽困难,它的特点是显著的食管嗜酸性粒细胞增多伴严重的鳞状上皮增生,通常与上消化道症状相关,胃和十二指肠黏膜未受影响。主要的治疗方式为局部皮质类固醇、质子泵抑制剂、饮食剔除治疗和内镜下食管扩张等。如果未经有效的治疗,会发展为严重食管狭窄。

【病因和发病机制】

EoE发病机制比较复杂,目前尚未完全阐明。其发生及发展被认为涉及遗传、免疫和环境等因素,有可能是多因素共同作用的结果。有研究表明食物及空气中的过敏原引起的变态反应可能是EoE的重要因素,尽管在许多患者中,某些特定食物可诱发出临床及组织学的相关表现,EoE却并非是IgE介导的疾病。有报道42%~93%的EoE患者伴有过敏史,避免摄入易过敏食物可明显改善患儿的症状和组织学表现。

EoE是Th2细胞介导的免疫反应在遗传易感性、具有易感的早期环境因素的个体中起病,嗜酸性粒细胞、肥大细胞、细胞因子如白细胞介素(interlenkin,IL)-4、IL-5 和 IL-13,其中 IL-5 可诱导 EOS 分化和成熟,IL-5 和 IL-13 刺激食管上皮细胞产生 EOS 趋化因子(eotaxin)-3,将 EOS 募集入食管,活化的 EOS 释放促进局部炎症和组织损伤的多种因子。遗传因素的研究显示遗传变异在 EoE 发病中起一定作用,多认为非单一基因导致,是多基因的共同作用。尽管有研究单一的候选基因确定 eotaxin-3 和聚丝蛋白(filaggrinFLG)在 EoE 遗传中的作用,以及将特异性遗传疾病与 EoE 联系起来,EoE 患者有结缔组织疾病风险显著增加,包括马方综合征、洛伊斯-迪茨综合征(Loeys-Dietz syndrome)、严重皮炎、多重过敏症、代谢消耗综合征(severe dermatitis, multiple allergies, and metabolic wasting syndrome,SAM)和内瑟顿综合征(Netherton syndrome)均表现为嗜酸性食管炎,而非 EoE,需与之区别。目前环境因素变化所致感染性疾病的发病呈减少趋势,同时变态反应性疾病发病率不断增加,环境因素很可能在其发病中起一定作用。有大量证据表明,EoE 患者有空气变应原致敏和并发特应性疾病,包括哮喘、变应性鼻炎和湿疹。这些特应性疾病之间有密切的相互作用,在 EoE 和其他特应性疾病中可能存在常见的触发抗原。另外生命早期母乳喂养、剖宫产、抗生素应用与 EoE 发病有关。

【诊断】

该病的诊断是一个循序渐进的过程,需结合临床、内镜、病理组织学特征和实验室检查等综合进行。临床表现与病理组织学检查缺一不可。

1. 临床表现　EoE 的临床表现与疾病严重程度无关,即使存在相对严重的炎症,也可能没有症状或症状轻微,且是非特异性的,并与年龄呈明显的相关性,因此儿童和成人 EoE 的症状有很多不同。

婴幼儿常表现为反复呕吐、拒绝喂养或喂养不耐受、反流性咳嗽,以致出现生长发育障碍。学龄前及学龄儿童通常会表现出类似胃食管反流的症状,出现腹痛、恶心和/或呕吐、胃灼热、反酸、胸痛、食欲减退,学龄儿童更容易出现呕吐或疼痛。青春期儿童和成人 EoE 临床表现比较一致,主要为恶心、呕吐、腹痛、吞咽困难和胸骨后疼痛,对固体食物吞咽困难及食物或药物嵌顿等。EoE 也通常与其他特应性体质(食物过敏、哮喘、湿疹、慢性鼻炎、环境过敏)相关。其临床表现多种多样,多以一种或多种胃食管反流样症状就诊。欧美报道男性明显多于女性。体格检查对于诊断 EoE 无特异性。

2. 辅助检查

(1) 胃镜检查:内镜下所见为非特异性、非连续性改变且为多种多样,包括正常的外观,纵向线性裂隙,固定的食管黏膜环,皱纸样黏膜,食管黏膜表面白色渗出物附着,呈点状、颗粒状、斑块或隆起于黏膜表面,水肿(为黏膜苍白、血管纹理不清或消失)、糜烂,小口径食管、食管狭窄,黏膜脆弱、在内镜检查时可致食管撕裂。在儿童常表现黏膜水肿提示活动性炎症,成人表现慢性炎症提示组织重建。

由于内镜下表现难以发现特征且不具特异性,所以对于所有怀疑 EoE 的患者均需黏膜活检病理评估食管嗜酸性粒细胞浸润的水平。由于该疾病是一种片状分布的疾病,行内镜检查时需进行多点活检,有异常发现的区域(如环、斑块、沟等)活检,即使黏膜正常临床疑似 EoE 通常建议在食管远端及近端各取 2~4 个活检标本,除食管活检外,所有儿童应进行一次胃窦和十二指肠活检,以排除食管嗜酸性粒细胞增多的其他潜在原因。

(2) 组织病理学检查:对 EoE 诊断必不可少,目前多数共识及指南认为儿童 EoE 组织病理学改变与成人相同,即至少 1 处食管黏膜组织可见明显的嗜酸性粒细胞浸润、≥15/HPF 则考虑诊断 EoE。EoE 活检标本镜下除了可以观察到嗜酸性粒细胞增多外,还可观察到嗜酸性粒细胞微脓肿、嗜酸性粒细胞脱颗粒、基底细胞增生、细胞间隙增宽和固有层纤维化等表现。

(3) 实验室检查:外周血 EOS 计数、IgE 水平,以及食物特异性过敏原 IgE 检测等。由于其影响因素较多,这些检测对诊断无特异性。

(4) 食管造影:可以通过吞咽造影剂及 X 线检查 EoE 中的纤维狭窄变化。然而,因该病相对少见,需要寻找对该病熟悉的影像医生对图像进行解读,这可能存在一定困难。

3. 诊断标准　根据 2018 年 AGREE 会议上关于 EoE 的最新国际共识诊断标准:

(1) 食管功能障碍相关的症状。

(2) 伴随的特异性疾病。

(3) 内镜检查发现食管环、沟槽、渗出物、管腔狭窄、黏膜脆性及黏膜裂隙。

(4) 食管活检中嗜酸性粒细胞≥15/HPF。

(5) 黏膜嗜酸性粒细胞增多局限于食管。

(6) 评估 EoE 以外的可能导致嗜酸性粒细胞浸润的疾病。

2018 年更新的诊断标准提出：由于 EoE 被认为在儿童和成人中是同一种疾病，而且任何年龄均可患病，因此制定的标准适用于所有年龄。取消了将 PPI 试验作为诊断标准的一部分。伴随的特异性疾病如哮喘、特应性皮炎或速发型食物过敏，以及 EoE 或吞咽困难的家族史，应增加临床怀疑 EoE 的可能。强调需要评估可能导致食管嗜酸性粒细胞增多的条件。确诊的 EoE 定义为食管功能障碍症状，活检显示至少一个食管活检标本≥15EOS/HPF（或~60EOS/mm^2），且评估显示无其他明显原因导致的临床症状和/或食管嗜酸性粒细胞增加。

【鉴别诊断】

并不是只有 EoE 可引起食管嗜酸性粒细胞增多，需要鉴别的疾病有胃食管反流病（GERD）、感染（如血吸虫感染、线虫病等）、嗜酸性粒细胞增多症、嗜酸性粒细胞性胃肠炎、克罗恩病伴食管病变、贲门失弛缓症、药物超敏反应、自身免疫性疾病和血管炎、结缔组织疾病、移植物抗宿主病等。其中 GERD 与 EoE 最难以鉴别，最初认为有食管黏膜 EOS 增多的 GERD 和 EoE 是相互独立的两种情况。近些年的研究认为 EoE 可能通过损害食管反流的清除能力诱发 GERD，同时 GERD 通过破坏食管上皮屏障导致抗原的暴露及后续的过敏反应从而诱发 EoE。因此认为对于有反流症状的患者，EoE 和 GERD 可能是共存的疾病。也所以在 2018 年最新的国际诊断共识中将 PPI 治疗反应情况从诊断标准中剔除，并且不再强调需要除外引起嗜酸性粒细胞增多的疾病，因为它们可能为共存的关系。

1. 胃食管反流病　是指胃内容物反流到食管，甚至口咽部，引起一系列症状。表现为胸骨后烧灼感、咽下疼痛、反流性呼吸道症状，24 小时食管 pH 值动态监测异常酸反流，胃镜检查主要表现为黏膜红斑、糜烂、溃疡。剔除饮食及抗过敏治疗无效。

2. 嗜酸性粒细胞性胃肠炎　是嗜酸性粒细胞浸润胃肠道引起各种胃肠道症状的一种疾病。主要表现为腹痛、腹泻、便血、腹胀、腹水。从食管到结肠的胃肠道有除食管外 1 个或 1 个以上部位的嗜酸性粒细胞浸润。

3. 嗜酸性粒细胞增多症　以无法解释的持续的外周血成熟的 EOS 持续明显升高 >1 500×10^9/L，以及多个器官功能受损为主要表现的少见疾病。可累及泌尿系统、肺、心、消化道、皮肤等。

【治疗】

治疗目的包括缓解临床症状、消除食管嗜酸性粒细胞浸润、改善内镜下状态、预防食管炎症进展及狭窄形成等长期并发症。治疗方法主要采用，包括饮食治疗（dietary）、药物治疗（drugs）、食管扩张（dilation）称为"3D 疗法"，以及生活方式的调节和定期复查的内镜诊断及疗效评估。

2020 年美国胃肠病协会和过敏免疫联合工作组（AGA/JTF）发布的嗜酸细胞性食管炎管理指南提出：应用质子泵抑制剂（PPI）、局部糖皮质激素和饮食治疗。推荐短期治疗 EoE 缓解后继续维持治疗。

1. 饮食治疗　食物抗原被认为是 EoE 最重要的致病因素，剔除食物源性抗原的刺激是一种十分有效的治疗方法，对患者的组织学和临床缓解是非常有效的。

（1）要素饮食，主要由人体必需氨基酸组成的配方为主要成分，用 4~6 周评估。

（2）六类食物剔除饮食（6-FED），包括牛奶、小麦、鸡蛋、大豆、花生和树坚果，以及鱼类和贝类。持续 6 周有 50%~70% 的有效性。

（3）四种饮食剔除（4-FED），包括牛奶、小麦、鸡蛋和大豆。

（4）两种剔除饮食（2-FED），排除了牛奶和含谷物的麸质。

（5）剔除牛奶（CM-ED），50% 的儿童组织学缓解。

确定饮食改变的疗效完全取决于评估食管活检的组织学缓解和

EoE 症状的控制。食物过敏测试通过皮肤针刺试验、特应性斑贴试验或特异性血清 IgE 检测来发现潜在致 EoE 的食物以指导的剔除饮食，其疗效并不理想。

2. 药物治疗 包括质子泵抑制剂(proton pump inhibitors，PPI)、局部糖皮质激素及生物制剂。

(1) PPI 是目前广泛认可的 EoE 一线治疗药物，PPI 治疗除了抑制酸性环境外，还能阻断 Th2 免疫反应。代表药有奥美拉唑(omeprazole)，0.6~0.8mg/(kg·d)，每天 1 次，晨起餐前 30 分钟服用，病情缓解后减量长期维持。

(2) 糖皮质激素包括局部和全身用药。

1) 局部糖皮质激素采用吞咽布地奈德或丙酸氟替卡松，布地奈德 0.5mg 可与 5 包三氯蔗糖(Splenda)混合，形成可吞咽的黏性浆液，每日 2 次，如三氯蔗糖不能耐受，可以用少量苹果酱或蜂蜜作为替代。丙酸氟替卡松应直接从吸入器中吞服。8 岁以下的儿童每天 2 次，每次 220μg；8 岁以上的儿童每天 2 次，每次 440μg。所有患者在服用类固醇后 30 分钟内应避免进食或饮水。

2) 短期全身型糖皮质激素治疗用于严重的吞咽困难或体重下降者，口服泼尼松 1~2mg/(kg·d)，最大剂量为 40mg。以后逐渐减量。如果患儿不能口服药物，则可以静脉用甲强龙治疗。

(3) 生物制剂等，目前有针对 IL-5、IL-13、IL-4 的单克隆抗体，尽管后期研究超过 70% 的难治性 EoE 患者达到黏膜嗜酸性粒细胞减少，但试验结果仍参差不齐，AGA/JTF 建议仅用于临床试验。鉴于研究较少且证据质量较低，不建议临床使用孟鲁司特、色甘酸钠、免疫调节剂和抗肿瘤坏死因子治疗。

需要强调的是，推荐一线治疗为 PPI、局部类固醇和饮食剔除疗法。哪一种开始最好取决于临床表现和患者。治疗 6~8 周评估病情以便逐渐调整治疗。EoE 理想的治疗目标应为临床症状、内镜下表现和组织学深度缓解，有研究定义为≤5EOS/HPF，但回顾性数据显示，仅 10% 的患者可以实现。

3. 食管扩张术 食管扩张是解决食管狭窄的最好方法，但其并不能缓解食管的慢性炎症状态。

以药物治疗或饮食疗法减轻黏膜水肿对年幼、处于疾病早期的 EoE 患者较为有效,而伴有明显食管狭窄的 EoE 患者则可从进行食管扩张治疗中获益。

➢ 附:嗜酸细胞性食管炎的诊治流程图

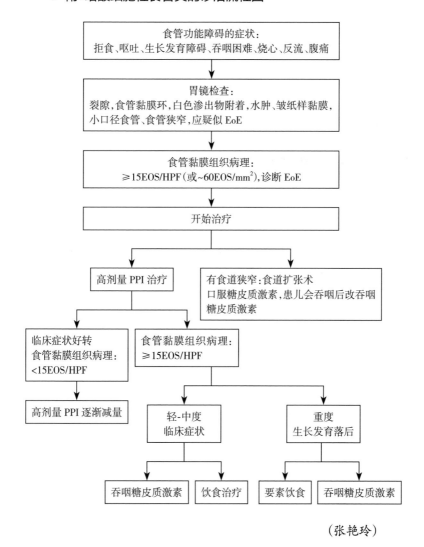

参考文献

［1］DELLON ES, LIACOURAS CA, MOLINA-INFANTE J, et al. Updated international consensus diagnostic criteria for eosinophilic esophagitis: proceedings of the AGREE conference. Gastroenterology, 2018, 155(4): 1022-1033.

［2］HIRANO I, CHAN ES, RANK MA, et al. AGA Institute and the Joint Task Force on Allergy-Immunology Practice Parameters Clinical Guidelines for the Management of EosinophilicEsophagitis. Gastroenterology, 2020, 158(6): 1776-1786.

［3］DE VLIEGER L, SMOLDERS L, NUYTTENS L, et al. A Clinical Perspective on the Dietary Therapies for Pediatric Eosinophilic Esophagitis: The Gap Between Research and Daily Practice. Front Immunol, 2021, 12: 677859.

［4］RUFFNER MA, SPERGEL JM. Eosinophilic Esophagitis in Children. Curr Allergy Asthma Rep, 2017, 17(8): 54.

［5］RUFFNER MA, SPERGEL JM. Pediatric eosinophilic esophagitis: updates for the primary care settin. CurrOpin Pediatr, 2018, 30(6): 829-836.

第五节 嗜酸性粒细胞性胃肠炎

【概述】

嗜酸性粒细胞性胃肠炎(eosinophilic gastroenteritis, EGE)是一种儿童少见的慢性消化系统疾病,是嗜酸性粒细胞性胃肠病(eosinophilic gastrointestinal disorders, EGIDs)中少见的一种类型,以胃肠壁嗜酸性粒细胞(eosinophilic, EOS)浸润为特征。美国一项流行病学研究显示儿童 EGE 的发病率为 5.3/100 000,略高于成人(5.1/100 000),Yoon 等报道了在亚洲 0.6/100 000 的患病率,且呈现逐渐增高的趋势。该病多见于小于 5 岁的儿童,临床表现多种多样,常隐匿起病,反复发作,组织病理学检查是确诊的依据。EGE 病变可以累及整个消化道,儿童时期病变尤以小肠多见。部分患儿有食物过敏病史。

【病因和发病机制】

EGE 病因及发病机制尚不明确,较为普遍的认识是由食物过敏引起的辅助性 T 细胞介导的 2 型免疫反应,环境、遗传及肠道微生态等多种因素均参与疾病的发生发展。嗜酸性粒细胞作为成熟细胞在血液中循环,几乎仅存在于食管远端的胃肠道中。胃肠道黏膜固有层中的嗜酸性粒细胞参与黏膜组织的结构形成、损伤的修复重建、免疫反应和能量代谢的调节等重要生理过程,在维持消化道自身稳态中起着重要的作用。不同于其他组织,消化道中的嗜酸性粒细胞在生理状态下高表达唾液酸结合免疫球蛋白型凝集素,能诱导嗜酸性粒细胞的死亡和抑制肥大细胞的活化,这也是嗜酸性粒细胞高度活化的标志。此外,嗜酸性粒细胞表达多种表面标记,能与固有免疫和适应性免疫相联系,促进 lgA 的类别转换,而分泌型的 lgA 是肠道防御的第一道防线。

90% 的 EGE 患者中发现了十二指肠和结肠组织中 IL-3、IL-5 及粒细胞-巨噬细胞集落刺激因子(GM-CSF)升高;此外,嗜酸性粒细胞趋化因子 1 和 α4β7 整联蛋白有助于固有层内嗜酸性粒细胞的归巢,IL-5 和趋化因子是嗜酸性粒细胞聚集的强有力趋化因素,IL-4、IL-13、白三烯和肿瘤坏死因子 α(TNF-α)可增强嗜酸性粒细胞的转运、活化及脱颗粒。嗜酸性粒细胞释放的阳离子蛋白(ECP)具有核糖核酸酶活性,可杀灭微生物,同时对胃肠道上皮细胞具有细胞毒性。与此同时,EOS 也可能引发肥大细胞脱颗粒和细胞因子、趋化因子、脂质介质和神经介质的释放,共同参与疾病病理过程。嗜酸性粒细胞释放颗粒蛋白和其他直接激活肥大细胞的可溶性介质具有调节肠神经系统的潜力,这被称为嗜酸性粒细胞-肥大细胞轴,与内脏敏感性增加和运动障碍有关。

【诊断】

1. 临床表现 腹痛是最常见的临床症状,但腹痛的部位、性质及腹痛的规律性、特异性不强。部分患儿表现为消化道出血、肠梗阻、腹膜炎、胃肠穿孔、腹水及生长发育迟缓、青春期延迟或闭经。Klein 等依据胃肠壁主要受累的部位将 EGE 分为黏膜型、肌型及浆膜型三种类型,三种类型可单独出现或混合出现(混合型)。不同类型临床表现有所不同:黏膜型:最为常见,表现为腹痛、腹泻、消化道出血、贫血和蛋白丢失性肠病、吸收不良、体重下降等。肌型:以梗阻、肠狭窄为特征,伴有腹痛、恶心和呕吐,可致肠壁增厚、幽门及肠梗阻。浆膜型:较为少见,可出现渗出性腹水、腹膜炎,甚至穿孔及肠套叠,腹水中可检出大量 EOS。两项相隔 10 年的研究发现,疾病的模型已经发生了从肌层到黏膜层的转变,黏膜型的占比由 57.5% 上升至 76.5%,而肌型由 30% 降至 17.6%。这一现象的出现一方面是因为内镜的广泛使用,外科活检的减少;另一方面可能是因为病变可能存在由内向外的累及过程。

国外有学者根据临床表现、实验室检查、影像学、内镜和组织学检查损伤的严重程度,将 EGE 分为轻度、中度、重度和合并并发症四种,并提出了依据疾病严重程度指导患者治疗策略的选择。此外,一些少见的初发症状也有报道,比如胰腺炎、胆管炎和对质子泵抑制剂治疗无效的深大溃疡等。EGE 也可合并嗜酸性粒细胞性食管炎、幽门螺杆菌感染、结缔组织病。值得一提的是,与大多数 EGE 患者有自己报告的过敏性鼻炎、皮炎、哮喘或食物过敏来定义的特应性体质不同,合并结缔组织病者中未见到这一特征。

2. 辅助检查

(1) 实验室检查:可有外周血嗜酸性粒细胞计数、红细胞沉降率、C 反应蛋白、血清 IgE 升高,贫血和低蛋白血症。外周血、腹水和骨髓中 EOS 增多是诊断 EGE 的重要依据。有报道显示黏膜层受累 EOS 绝对计数(AEC)约为 2 000 个/μl,肌层受累约为 1 000 个/μl,浆膜层受累约为 8 000 个/μl。高 EOS 绝对计数(AEC)是 EGE 复发的独立预测因子,复发率高达 60%~80%,并提示广泛的肠道受累。

(2) 影像学检查:影像学改变是非特异性的。X 线可以观察到胃皱襞增大、结节状充盈缺损等,在肌型 EGE 中,局部的狭窄和梗阻导致远端胃窦变窄和胃潴留的出现。超声和 CT 可能显示腹水、肠壁增厚及因肠壁分层出现的"晕征"和"蜘蛛肢样征"。部分研究表明,儿童 EGE 患者 CT 扫描可见类似克罗恩病改变,出现右半结肠、盲肠、末端回肠增厚,需注意鉴别。^{99m}Tc 六甲基丙烯胺肟标记的白细胞进行放射性同位素扫描为评估疾病程度和监测治疗反应提供了有用的工具,但缺乏诊断价值,因为这种方法不能将 EGE 与其他肠道炎症原因区分开来。

(3) 内镜及组织学病理活检

1) 内镜检查:儿童常为胃体、胃窦、十二指肠、小肠、结肠多部位受累,EGE 在内镜下可见黏膜充血水肿、红斑、结节隆起、溃疡、息肉样改变,但没有特异性,部分患儿可出现小肠绒毛萎缩。EUS 可能显示黏膜和黏膜下层增厚。报道称 8%~65% 的对象中可见到上述改变,对于外观正常的黏膜,多点活检及必要时的重复内镜操作可提高检出率。

2) 组织病理学活检:是 EGE 诊断的关键,胃肠道 EOS 浸润常呈局灶性分布,多部位、多块活检可明显提高 EGE 的诊断率。目前 EGE 病理诊断尚无统一标准。以 EOS>20/HPF 为标准确定嗜酸性粒细胞的浸润。≥30/HPF 考虑中度 EOS 浸润,≥50/HPF 考虑重度 EOS 浸润。有报道认为上消化道黏膜 EOS>20/HPF;下消化道黏膜 EOS>60/HPF 可诊断 EGE。在一些研究中,嗜酸粒细胞性结肠炎 EOS 浸润不同的肠道部位,诊断标准为每高倍镜视野下:右半结肠>50 个 EOS、横结肠>35 个 EOS、左半结肠>25 个 EOS。组织嗜酸性粒细胞浸润见文末彩图 8-1,图 8-2。

3. 诊断标准　目前诊断多采用 Talley 标准:①反复出现的腹痛、腹泻、呕吐等消化道症状;②胃肠道组织活检 1 个或 1 个以上部位 EOS 浸润或高 EOS 腹水;③需除外寄生虫、肠外疾病及其他嗜酸粒细胞增多的疾病。同时满足以上三点时考虑 EGE。

临床上可以根据多项指标进行严重程度分级,疾病的分度对于疾病的治疗有指导意义(表 8-2)。

【鉴别诊断】

1. 肠道寄生虫感染　临床上表现为腹痛等消化道症状,可伴有外周血、骨髓和局部组织内嗜酸性粒细胞增多。多发生于卫生条件差的区域,地方性较强,大多可以通过病史的询问和大便找寄生虫以除外。

表 8-2 嗜酸性粒细胞性胃肠炎严重程度分度

项目	轻度	中度	重度	并发症
临床表现				
腹痛	轻度	中度	重度	
呕吐	<3 次/d	3~7 次/d	>7 次/d	
腹泻	<6 次/d	6~12 次/d	>12 次/d	
体重降低丢失	不显著	1 周 1%~2%	1 周>2%	
		1 个月 5%	1 个月>5%	
		3 个月 7.5%	3 个月>7.5%	
		6 个月 10%	6 个月>10%	
实验室检查				
清蛋白(g/L)	>30	25~30	<25	
血红蛋白(g/L)	95~100	80~95	<80	
血嗜酸性粒细胞绝对值计数(个/μl)	<1 500	1 500~5 000	>5 000	
影像学				穿孔
腹水	无或少量	中等量	大量	梗阻
肠壁增厚(cm)	轻度(1~2)	明显(>2)	部分梗阻,扩张(>30)	肠套叠
	点状(<10)	节段性(10~30)		
内镜				
黏膜炎症	正常或轻度红斑	中度	严重假性息肉/出血	幽门梗阻/幽门狭窄
组织学				
结构损伤	微小	中度	重度	

2. 炎症性肠病 对于反复发作、治疗效果不好的 EGE 需警惕炎症性肠病。Mutalib 等报道了 3 名 EGE 患儿在治疗后数年症状反复,

最后明确诊断为 IBD。与溃疡性结肠炎和克罗恩病相比,在 EGE 中发现了更高水平的粪便嗜酸性阳离子蛋白(ECP)、血清 ECP 和嗜酸性粒细胞衍生的神经毒素(EDN)。建议对胃肠道嗜酸性粒细胞持续升高、症状持续或 EGE 反复发作、治疗无效的患者应该重新评估,以排除 IBD。

3. 特发性高嗜酸粒细胞增多综合征(hypereosinophilic syndromes, HES) 是一组以外周血嗜酸性粒细胞显著增多以及嗜酸性粒细胞侵犯组织并造成器官功能损害为特征的疾病。外周血 AEC>1 500/HP,连续≥6 个月,且合并组织受损,尤其以心脏、肺、皮肤和中枢神经系统及胃肠道受累。需排除遗传性、反应性和克隆性高嗜酸性粒细胞增多症。

4. 其他引起肠道嗜酸性粒细胞升高的疾病 嗜酸性粒细胞性、血管炎、结缔组织病、某些药物所致超敏反应(利福平、他克莫司、霉酚酸酯和非甾体抗炎药等)、淋巴瘤等也可引发嗜酸性粒细胞增多。

【治疗】

治疗的总体目标是症状消失、黏膜愈合、组织学炎症的控制,以及预防重塑和相关并发症。与此同时,注意避免药物副作用,保持适当的营养状态,恢复社会活动和提高生活质量。

1. 膳食疗法 膳食疗法包括要素饮食、经验性饮食剔除疗法和消除特定食物的饮食回避疗法。婴幼儿对膳食疗法反应良好。一篇荟萃分析显示消化道症状的缓解率在要素饮食和经验性剔除饮食的治疗中分别达到了 75.8% 和 85.3%,而前者组织学缓解率则达 83.3%。国内研究显示单纯饮食疗法和饮食剔除治疗有效率分别在 90% 和 60%~70%。值得注意的是,日本报道了在抗过敏及激素治疗后出现症状及组织学反复的病例,通过使用食物剔除饮食达到症状和组织学缓解。进一步证明了膳食疗法的基础作用。

2. 药物治疗

(1) 糖皮质激素:糖皮质激素是治疗 EGE 的一线用药。泼尼松:初始剂量 0.5~1.0mg/(kg·d),最大剂量为 40mg/d,2 周后,随着临床症状的缓解,剂量开始以每2~3周2.5~5mg的速度递减,总疗程6~8周。对于减量过程中或停药后复发的EGE患者,应恢复初始用药剂量并予所需的最低剂量维持治疗。布地奈德局部起效,可避免全身性的副作用,研究报道了布地奈德在儿童EGE患者中的疗效与泼尼松类似。费城儿童医院亦报告了使用改良的布地奈德口服肠溶制剂可能是治疗儿童EGE的较好选择。

(2)白三烯受体拮抗剂:一项随机安慰剂对照交叉试验报告了孟鲁斯特对十二指肠嗜酸性粒细胞浸润患儿的疗效,结果显示在62.1%接受孟鲁司特治疗的患者中观察到阳性临床反应,而安慰剂组为32.4%。孟鲁斯特4mg/d,每日一次,可作为激素依赖EGE的维持治疗。

(3)肥大细胞稳定剂:可阻止免疫介质的释放和嗜酸性粒细胞的活化。酮替芬0.5~1.0mg/d,肥大细胞稳定剂可作为难治性EGE的辅助用药。目前研究的样本量较小,缺乏对照,药物有效性需进一步验证。

(4)免疫抑制剂:硫唑嘌呤是硫嘌呤的前体药,剂量为2~2.5mg/(kg·d)。由于其不良反应,应在最初的8~12周内每周检查一次血常规、肝酶和胰淀粉酶,此后每3~6个月检查一次,病案报道中对硫唑嘌呤使用中不良反应明显的患者改用硫嘌呤。必要时可在药物使用前检测硫嘌呤甲基转移酶活性。报道的病例均为成人,且为对类固醇依赖的病例。

(5)质子泵抑制剂:部分研究表明PPI可阻断IL-4、IL-13活性。尤其对十二指肠浸润的EGE,可使症状和组织学得以缓解。

3. 生物制剂 随着EGE的免疫通路靶点研究的不断深入,新型生物制剂的靶点治疗是目前热点领域。TNF-α单抗,以及针对IL-4、IL-5、IL-13、lgE的临床疗效均有报道。目前,新型生物制剂抗整合素、唾液酸结合免疫球蛋白型凝集素单克隆抗体等靶向治疗药物正在开展二、三期临床试验。单克隆抗体的治疗与免疫介导的风险有关,如超敏反应、过度刺激、免疫失衡,以及由于抗体被中和后需要增加药物剂量,缩短治疗间隔和使用相关免疫抑制剂。因此,潜在的治疗靶点是能够特异性阻断细胞内信号通路的小分子抑制剂,与单克隆抗体相比,其优势包括易于口服、结构稳定、非免疫原性结构、半衰期短和成本较低等,具有较好的应用前景,如针对 JAK-STAT 信号通路的抑制剂及鞘氨醇-1-磷酸受体调节剂等。

4. 粪菌移植　国内在 2014 年报道了一例反复肠梗阻及腹泻的成人患者,通过粪菌移植联合泼尼松治疗取得临床和影像学缓解的病例。在这项报道中,患者早期被误诊为克罗恩病时使用的泼尼松、硫唑嘌呤都无效。

5. 手术治疗　合并肠穿孔、肠狭窄诱发肠梗阻时可外科手术治疗。

➢ **附:嗜酸细胞性胃肠炎的诊断流程图**

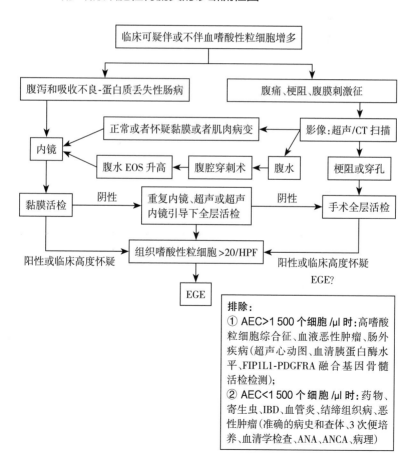

➤ 附:嗜酸性粒细胞性胃肠炎的治疗策略

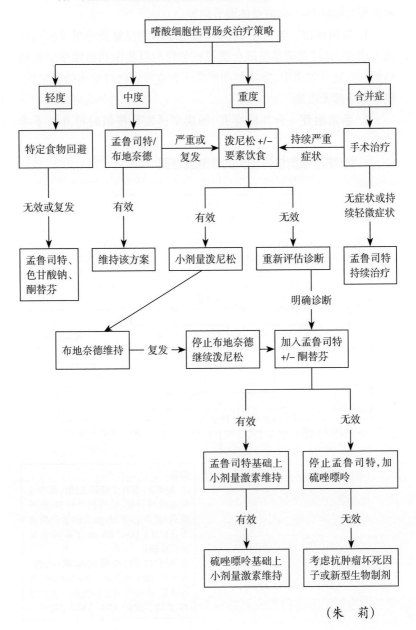

（朱 莉）

参考文献

[1] TALLEY NJ, SHORTER RG, PHILLIPS SF, et al. Eosinophilic gastroenteritis: a clinicopathological study of patients with disease of the mucosa, muscle layer, and subserosal tissues. Gut, 1990, 31(1):54-58.

[2] LUCENDO AJ, SERRANO-MONTALBAN B, ARIAS Á, et al. Efficacy of Dietary Treatment for Inducing Disease Remission in Eosinophilic Gastroenteritis. J Pediatr Gastroenterol Nutr, 2015, 61(1):56-64.

[3] ABOU RACHED A, El HAJJ W. Eosinophilic gastroenteritis: Approach to diagnosis and management. World J Gastrointest Pharmacol Ther, 2016, 7(4):513-523.

[4] WALKER MM, POTTER M, TALLEY NJ. Eosinophilic gastroenteritis and other eosinophilic gut diseases distal to the esophagus. Lancet Gastroenterol Hepatol, 2018, 3(4):271-280.

[5] LUCENDO AJ, LOPEZ-SANCHEZ P. Targeted therapies for eosinophilic gastrointestinal disorders. Bio Drugs, 2020, 34(4):477-493.

第六节 食物蛋白介导的肠病

【概述】

食物蛋白介导的肠病(food protein-induced enteropathy, FPE)是以间断呕吐和肠吸收不良综合征为特征的食物过敏性相关性消化道疾病，绝大多数为非IgE介导，与食物蛋白介导的小肠结肠炎综合征(food protein-induced enterocolitis syndrome, FPIES)、乳糜泻(Celiac disease, CD)等疾病难以区分，而且FPE严重者亦可影响儿童生长发育及远期生活质量。因此，提高FPE的诊断和治疗水平是儿科医生面临的挑战，下面我们将对FPE的流行病学、发病机制、诊断及治疗等方面进展做一综述。

【发病机制及危险因素】

目前关于FPE的发病率的研究并不多，该病被认为是相对罕见的,其发病率在逐年下降。FPE 的致敏原仅限于少数主要食物,常见的过敏原有牛奶、大豆,其他过敏原有小麦、鸡蛋、贝类、牛肉、香蕉等。芬兰一项研究表明 FPE 患者中,牛奶蛋白过敏更常见。但近些年来,牛奶蛋白引起的 FPE 发病率呈下降趋势,这可能是与母乳喂养率增加和水解蛋白配方粉应用增多有关。20%~40% 的 FPE 患儿可以合并其他特应性疾病。

感染性肠炎、发育不成熟和腹部手术史可能会增加 FPE 患病风险。

FPE 绝大多数是非 IgE 介导的,细胞免疫在该病的发生发展中起重要作用。FPE 的组织病理学改变为小肠黏膜损伤,进而导致一系列肠道吸收不良的表现。有研究表明,空肠黏膜的结构损伤可能是由致敏食物特异性 T 细胞浸润引起的,其中细胞毒性 $CD8^+$ T 细胞起主要作用,也有报道显示 FPE 患者肠道上皮内 $\gamma\delta$-TCR 细胞的密度增加,嗜酸性粒细胞减少和牛奶蛋白特异性的 Th2 细胞增多可能与 FPE 发病有关。小肠黏膜局部可检测到 IgE 升高,全身食物特异性 IgE 并不增多,提示肠相关淋巴组织可能参与了 FPE 的病理过程。十二指肠球部和结肠伴或不伴糜烂的淋巴结节增生是婴儿 FPE 的特征,除外 CD 情况下发现上皮内淋巴细胞(intraepithelial lymphocyte, IEL)数量增加>25/100 上皮细胞亦提示 FPE 可能。空肠活检标本中 IFN-γ 和 IL-4 水平的升高也被报道,并且与病理提示的绒毛损伤一致。但是目前关于 FPE 的发病机制仍不清楚,尚需更多研究探索。

【诊断】

对于 FPE,目前没有公认的诊断标准,详细的病史、体格检查、食物激发试验及组织学检查是确诊的关键,有文献推荐的诊断标准:①初次诊断时<9 个月;②反复接触致敏性食物会引起胃肠道症状,而无其他原因,主要症状是呕吐和发育不良;③有症状的儿童小肠活检证实诊断,显示绒毛损伤、隐窝增生和炎症;④虽然绒毛损伤的完全愈合可能需要几个月的时间,症状在去除致敏食物数周内缓解;⑤排除其他疾病。

1. 病史　主要依据详细的病史(包括膳食记录、家族史)和患儿对回避可疑食物及重新摄入该可疑食物的反应诊断该病,本病的家族史与疾病发生的关系并不明确,很少有患儿对两种以上食物过敏,目前也没有报道本病患儿转为 IgE 介导的过敏性疾病。22% 患儿伴有其他特应性疾病。多数患儿在 9 月龄内起病,少数患儿发病年龄较大,但多在 2 岁内发病。主要表现为间歇性呕吐和肠吸收不良综合征。可疑致敏食物摄入与 FPE 症状发生之间的有规律的时间关系,起病前往往为配方奶粉喂养,往往在引入致敏食物后的数周内出现发病;通常找不到其他致病原因;再引入致敏食物后临床症状重现。

2. 临床表现 FPE 多在 2~24 月龄内起病,罕见在学龄期发病,典型病例在摄入致敏食物数周内即出现症状。该病通常无性别差异,主要累及的部位是小肠,主要表现为小肠吸收不良综合征,首发症状往往在引入致敏食物后的数周内出现,为间歇性呕吐、慢性腹泻、脂肪泻、腹胀、早饱和厌食等,血便罕见,有些患儿出现蛋白丢失性肠病的表现,如低蛋白血症、贫血、水肿等。症状的发生呈渐进性。超过 50% 婴儿远期伴发生长发育迟滞(failure to thrive,FTT),体重和身高落后,其中前者受影响更大。

3. 体格检查 应充分评估胃肠道、呼吸道及皮肤症状,明确有无其他过敏性疾病的证据,并排除其他可能类似食物过敏的疾病情况。FPE 的婴儿除了有生长发育迟缓外,还可能伴有贫血、腹胀和中度水肿。

4. 内镜组织病理学检查 非 IgE 介导的消化道过敏的诊断在大多数仍然是临床诊断,内镜检查和活检是确诊 FPE 的必要条件。十二指肠球部和结肠伴或不伴糜烂的淋巴结节增生是非婴儿期 FPE 的一个特征;小肠活检标本显示绒毛损伤、隐窝增生和炎症细胞浸润为确诊标准,也可表现为淋巴管增生、IEL 增加和细胞外主要碱性蛋白(嗜酸性颗粒蛋白)的沉积,绒毛与隐窝比是空肠损伤引起的形态学变化的敏感标志;除外 CD 的情况下发现肠道 IEL 增多(>25/100 上皮细胞)同样提示 FPE。有些患儿表现为被激活的固有层 CD4$^+$ 细胞和上皮间 CD8$^+$ 细胞增多,回避过敏原后,这些细胞恢复到正常水平。

5. 其他实验室检查　①粪便:粪便研究的结果可能包括 D-木糖检测异常(由于碳水化合物吸收不良)和脂肪检测;虽然血便通常不存在,但仍有 5% 的患者可发现潜血阳性;FPE 患者中观察到粪便中嗜酸性粒细胞源性神经毒素(eosinophil-derived neurotoxin,EDN)升高,但该检查临床不常用。②肠吸收不良的相关实验室检查:包括血红蛋白、白蛋白、前白蛋白、维生素 K、凝血功能等。③外周血嗜酸性粒细胞:有些患儿血常规可见轻度嗜酸性粒细胞浸润,回避过敏原后恢复正常。④过敏原检测:SPT 和 SIgE:皮肤点刺试验和血清特异性 IgE 抗体水平通常为阴性,在没有其他过敏并发症的情况下,FPE 的初步评估中不推荐该检查。⑤食物激发试验:口服食物激发试验(oral food challenge,OFC)仍然是诊断 FPE 的金标准,但不推荐常规使用。⑥腹部超声:有报道提出腹部多普勒超声探测有症状状态下的患儿小肠血管密度可以作为非 IgE 介导的消化道过敏诊断和评估的参数。

【鉴别诊断】

FPE 的临床表现与 CD 类似,但不同的是:CD 可合并疱疹性皮炎等消化系统外症状,FPE 在 3 岁左右可好转,小肠损伤不会进展。由于严重的小肠黏膜损伤,FPE 患者也可能有继发性碳水化合物不耐受,如乳糖不耐受。在唐氏综合征患儿中亦有 FPE 的报道,而且其病程较长,这可能与唐氏综合征患儿存在固有免疫缺陷有关。FPE 症状与慢性 FPIES 有重叠,如生长迟滞、呕吐、腹泻、贫血和低钾血症等。

FPE 患儿还需注意除外以下几类疾病:①过敏性疾病:慢性 FPIES、嗜酸性粒细胞胃肠炎;②病毒性、细菌性、寄生虫性胃肠炎;③早发炎症性肠病、囊性纤维化;④先天性代谢性病、先天性双糖酶缺乏、1 型糖尿病;⑤先天性肾上腺发育不全;⑥原发性免疫缺陷病、自身免疫性肠病;⑦厌食症、被忽视。

【治疗】

1. 规避过敏食物　避食可疑致敏食物是治疗 FPE 的基石,症状通常在规避过敏食物后 3 天至 3 周内缓解。只有极少数婴儿可能需要长时间肠外营养。首先避食最可疑的致敏食物,避免非必要的饮食限制,因为可能进一步导致营养缺乏。牛奶是 FPE 最常见的触发因素,如果避食牛奶仍不能缓解症状,则可以尝试对大豆、鸡蛋、小麦或其他可疑食物进行其他消除试验。FPE 患者饮食多样化可以遵循通常的建议,而不受任何特殊限制。

2. 替代治疗 在配方奶粉喂养的婴儿中,对牛奶蛋白或大豆的过敏者,特别是在 6 个月以下的婴儿中,推荐用深度水解的配方奶粉(extensively hydrolyzed protein formula,EHF)作为一线选择,大多数患者对 EHF 替代治疗有效;对于有生长迟滞者或 EHF 疗效欠佳者,推荐选用氨基酸配方奶粉(amino acid formula,AAF)。对于单纯牛奶蛋白过敏而大豆耐受者,基于大豆的配方奶可作为一种替代,但一般不作为常规选择,因为在 10%~30% 的 FPE 患者大豆与牛奶有共同致敏作用。关于牛奶和大豆的共同致敏主要是报道主要在美国,在其他人群未见明确报道,对于 6 个月以上且不伴有生长迟滞的婴儿可选择基于大豆的配方奶可作为一种替代;需要注意,应避免将部分水解配方奶作为替代,因为它们残留抗原含量高。

3. 过敏食物再引入 应定期进行 OFC 来确定患者是否对过敏食物产生了耐受性。症状轻微而没有任何提示 IgE-FA 或 FPIES 的特征的 FPE 患者可进行家庭激发试验(Home challenge),可以在 2~4 周的回避饮食后重新引入可疑食物,并记录症状日记。黏膜完全修复与双糖酶活性正常可能需要几个月。再引入失败后,应该再次避食该过敏食物,间隔 6 个月可重新引入一次;与所有非 IgE 介导的食物过敏一样,建议 FPE 进行消化专科营养咨询,以帮助综合饮食管理。

【预后】

FPE 通常是暂时的,预后较好,通常 2~3 岁内缓解。然而,在某些情况下 FPE 可能会持续到儿童后期,甚至可能影响生长发育。因此需要更多的研究探索该病的发病机制,以及寻找潜在的生物标志物,以改善诊断,更需要综合的疾病管理策略以维持患者良好的营养状况。

➤ 附：食物蛋白介导的肠病的诊断流程图

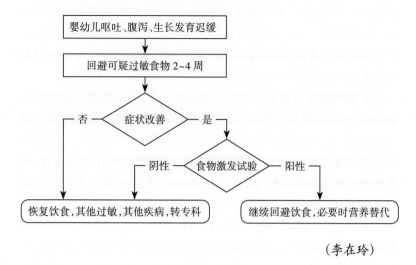

(李在玲)

参考文献

[1] FEUILLE E, NOWAK W, GRZYN A. Food protein-induced enterocolitis syndrome allergic proctocolitis and enteropathy. Curr Allergy Asthma Rep, 2015, 15(8): 50.

[2] CAUBET JC, SZAJEWSKA H, SHAMIR R, et al. Non-IgE-mediated gastrointestinal food allergies in children. Pediatr Allergy Immunol, 2017, 28 (2): 16-17.

[3] JIMBO K, OHTSUKA Y, KONO T, et al. Ultrasonographic study of intestinal Doppler blood flow in infantile non-IgE-mediated gastrointestinal food allergy. Allergol Int, 2019, 68(2): 199-206.

[4] WADA T, MATSUDA Y, MURAOKA M, et al. Fecal eosinophil-derived neurotoxin in cow's milk-sensitive enteropathy. A case report. Allergol Int, 2015, 64(1): 99-100.

[5] 中华医学会儿科分会消化学组. 食物过敏相关消化系统疾病诊断与管理专家共识. 中华儿科杂志, 2017, 55(7): 487-491.

第七节 食物蛋白诱导的小肠结肠炎综合征

【概述】

食物蛋白诱导的小肠结肠炎综合征(food protein-induced enterocolitis syndrome,FPIES)是一种非 IgE 介导的胃肠道过敏性疾病,年发病率为 15.4/100 000。在婴儿和儿童急性 FPIES 中,牛奶和大豆是最常见的食物诱因,其次为大米、燕麦、鸡蛋、家禽、海鲜、水果和蔬菜;在年长儿和成人 FPIES 中,鱼类和贝类是最常见的食物诱因。大多数患者仅对单一食物过敏,少数表现为 2 种及以上食物过敏。该病主要累及婴幼儿,多数在生后 1 年内发病,典型的临床表现为摄入致敏食物后 1~4 小时内出现喷射性呕吐,和/或 24 小时内出现腹泻,通常需要急诊治疗。由于缺乏特异性的临床表现和生物标志物,因而初次发作极易误诊,可能造成病情反复发作,延误诊断及治疗,严重者影响患儿的生长发育。

【诊断】

1. 临床表现

(1) 急性 FPIES:典型的临床表现多在摄入致敏食物后 1~4 小时内出现喷射性呕吐,5~10 小时内出现腹泻,常伴有嗜睡和皮肤苍白,严重病例出现脱水、代谢性酸中毒、低血压、高铁血红蛋白血症,甚至休克,通常在回避致敏食物 24 小时内症状缓解,生长发育不受影响。

(2) 慢性 FPIES:此类型疾病主要致敏食物为牛奶以及大豆制品,症状包括间歇性呕吐、慢性腹泻、体重不增或发育迟缓,可能伴有低白蛋白血症,严重病例出现脱水及低血容量休克,通常在回避致敏食物 3~10 天内临床症状消失,值得注意的是,当再次摄入致敏食物可引起急性过敏症状的发生,是本病的特异性临床表现,据此可以与食物蛋白过敏性肠病、乳糜泻和嗜酸性粒细胞胃肠炎等疾病相鉴别。

2. 实验室检查

(1) 血液检查:急性期患者行全血细胞计数检测可见白细胞计数升高伴核左移,以中性粒细胞升高为主,伴有血小板数目的增加,可以在食物摄入后 6 小时达到峰值,多数患儿伴有血小板计数增加,C 反应蛋白多为正常或轻度升高,严重病例出现高铁血红蛋白血症和代谢性酸中毒。慢性 FPIES 患者,实验室检查可显示低白蛋白血症、贫血、白细胞计数增加伴核左移和嗜酸性粒细胞增多。此外,虽然 FPIES 是非 IgE 介导的食物过敏性疾病,但临床通常将血清食物特异性 IgE 检测作为评估的一部分,以排除对特定食物的致敏作用和可能共存的 IgE 介导的疾病。

(2) 粪便检查:多为非特异性的,伴腹泻的急性 FPIES 患者的粪便中白细胞、嗜酸性粒细胞以及碳水化合物含量增加,便潜血可阳性。

3. 影像学检查 本病无特异性的影像学检查,慢性 FPIES 患儿其胃肠道影像学检查结果可有气-液平、直肠和乙状结肠非特异性的狭窄和指压征、十二指肠和空肠的环形皱襞增厚,以及肠腔内液体增多。

4. 内镜检查 内镜下表现为黏膜损伤、直肠溃疡和出血。病理检查显示不同程度的绒毛萎缩、组织水肿、隐窝脓肿,以及炎症细胞浸润。需要注意的是,内镜检查和病理活检并不常规进行,对于临床表现异常严重或基于氨基酸的配方食品喂养后症状仍不缓解的病例,可进行上述两种检查,以排除胃肠道其他病变。

5. 口服食物激发试验(oral food challenge,OFC) OFC 是 FPIES 诊断的金标准。如果患儿具有典型的临床表现和体征,并且自膳食中去除致敏食物后临床症状缓解,则首次诊断时可不进行 OFC。当存在以下情况者,可考虑进行 OFC:病史不清,临床表现不典型,尚未确定食物诱因,规避可疑致敏食物后症状仍然持续以及需要评估 FPIES 是否已经缓解。由于 OFC 可能引起严重的过敏反应,所以应当在医院且有严密监护的情况下进行,试验开始前开通静脉通路,必要时提供长时间留观(表 8-3)。

表 8-3 OFC 阳性结果判定标准

主要标准	次要标准
摄入可疑食物后的 1~4 小时内出现呕吐,且没有典型的 IgE 介导的皮肤或呼吸道过敏症状	1. 嗜睡 2. 皮肤苍白 3. 进食后 5~10 小时出现腹泻 4. 低血压 5. 低体温 6. 中性粒细胞计数增加(>1 500/μl)

当满足主要标准且至少 2 个次要标准,则 OFC 结果视为阳性

6. 诊断标准　由于 FPIES 缺乏典型的临床表现和特异性的实验室检查,因此在临床工作中非常容易误诊,目前儿童 FPIES 的诊断主要依赖于病史、临床症状、排除其他病因以及必要时的 OFC 结果。临床医生需详细询问病史,包括可能存在的过敏反应,任何可疑的食物诱因,摄入可疑致敏食物到症状发生的时间,回避致敏食物后临床症状是否改善,以及再次摄入可疑致敏食物时是否有同样的过敏症状出现(表 8-4)。

表 8-4　FPIES 的诊断标准

急性 FPIES

主要标准	次要标准
在进食可疑食物后 1~4 小时内出现呕吐,不伴有经典的 IgE 介导过敏反应的皮肤症状或呼吸道症状	1. 再次进食同样的食物后,出现第 2 次或反复多次同样的呕吐症状 2. 在进食另外一种食物后,1~4 小时内也出现反复呕吐 3. 发病时有重度嗜睡 4. 发病时伴有明显皮肤苍白 5. 发病时需要去急诊就诊 6. 发病时需要静脉补液支持 7. 进食后 24 小时内出现腹泻(通常为 5~10 小时) 8. 低血压 9. 低体温

急性 FPIES 的诊断需要患者符合主要标准及 3 条以上次要标准。如果仅有一次发作,则强烈推荐进行 OFC 以明确诊断。

慢性 FPIES

重症:如果患者每日规律进食致敏食物(如婴儿配方奶粉)就会引起间歇性发作但逐渐加重的呕吐和腹泻症状,有时合并脱水和代谢性酸中毒 **轻症:**低剂量的致敏食物(如固体食物或母乳中的食物变应原)会引起间歇性的呕吐和/或腹泻,通常伴有体重不增/发育迟滞,但是不伴脱水或代谢性酸中毒	**慢性 FPIES 最重要的诊断标准:**在回避致敏食物后,数天内患者症状缓解;而当再次摄入致敏食物时,引起急性症状发生,即 1~4 小时内呕吐,24 小时内腹泻(通常为 5~10 小时);若没有 OFC 结果的支持,慢性 FPIES 的诊断仍然是推断性的

【鉴别诊断】

1. 感染性腹泻　无明确食物诱因,多有前驱感染病史,急性起病,可伴有高热、呕吐等症状,针对病原有效治疗腹泻可好转,行便常规及便培养可明确鉴别,需要注意的是,典型的 FPIES 急性反应会在数小时后完全缓解,而感染性腹泻则通常会持续数天时间。

2. 乳糖不耐受　在进食液态奶和大剂量的含乳糖乳制品以后,可出现呕吐、腹胀、肠绞痛及腹泻等症状,大便次数增多呈水样便或者泡沫便,甚至蛋花汤样便,主要以消化道症状为主,不合并皮肤或者呼吸道症状,查体多可闻及亢进的肠鸣音,乳糖氢呼气试验和乳糖耐量试验可协助诊断。

3. 坏死性小肠结肠炎　多发生于新生儿及小婴儿,以便血、腹胀为主要临床表现,症状迅速加重,严重者出现感染性休克,腹部 X 线平片可见肠壁积气和门静脉积气。

4. 败血症　不同致病菌所引起的败血症,临床特点各不相同,患者多有前驱感染病史,常见表现为反复高热,可呈弛张型或间歇型,以瘀点为主的皮疹,累及大关节的关节痛,轻度的肝脾大,重者可有神志改变、心肌炎、感染性休克、弥散性血管内凝血、呼吸窘迫综合征等,实验室检查多有血常规白细胞和 C 反应蛋白的升高,病原学检测有助于确诊。

5. 胃食管反流病　仅表现为上消化道症状,大多数患儿生后第 1 周即出现呕吐,病程长者可表现为易激惹、睡眠不安、拒食和喂食困难,年长儿可表现为烧心、胸骨后痛、吞咽性胸痛等症状,重者可出现呕血或吐咖啡样物,症状出现与进食特定食物无明显关系,行 24 小时 pH 值监测可确定诊断。

6. 嗜酸细胞性胃肠炎　胃肠道嗜酸性粒细胞浸润为特征的疾病,根据浸润部位不同,可分为黏膜型、肌层型和浆膜型,临床表现为呕吐、腹痛、腹泻、体重下降和腹腔积液,症状出现缓慢,呕吐相对较轻,与进食特定食物无关,胃肠黏膜组织活检每高倍视野嗜酸性粒细胞计数>20 个有助于诊断。

【治疗】

FPIES 治疗主要包括从膳食中去除致敏食物和针对意外摄入所

致急性发作的紧急治疗。

1. 紧急治疗　急性 FPIES 可出现低血容量性休克,因此对于重症患儿及时建立静脉通路并维持血流动力学稳定是治疗的首要措施。昂丹司琼是一种 5-HT3 受体拮抗剂,具有抗催吐的作用,可用来预防和抑制呕吐,但是需要注意其可能延长 Q-T 间期,有心脏疾病患儿需慎用。静脉注射甲强龙(1mg/kg,最大剂量 60~80mg)可减轻细胞介导的炎症反应。可根据患儿血氧及呼吸衰竭程度予患儿吸氧、机械通气或无创通气支持治疗,应用血管活性药物维持血压,碳酸氢钠纠正酸中毒,必要时应用亚甲蓝纠正高铁血红蛋白血症。尽管 lgE 介导的过敏反应可使用肾上腺素,FPIES 目前不推荐静脉注射肾上腺素(表 8-5)。

表 8-5　急性 FPIES 治疗

就诊症状		
轻度	中度	重度
症状		
1~2 次呕吐,无嗜睡	呕吐 3 次以上,轻度嗜睡	呕吐 3 次以上,重度嗜睡,肌张力减退,皮肤苍白或发绀
治疗		
1. 试行口服补液治疗(母乳或口服补液盐)	1. 如果患儿年龄≥6 个月:予以昂丹司琼肌内注射,每次 0.15mg/kg,每次最大剂量 16mg	1. 置入外周静脉通路,生理盐水 20ml/kg,0.5~1 小时入,必要时重复补液,以纠正低血压
2. 如果患儿年龄≥6 个月,考虑昂丹司琼肌内注射,0.15mg/kg,最大剂量 16mg	2. 考虑置入外周静脉通路,快速补充生理盐水 20ml/kg,必要时重复补液	2. 如果患儿年龄≥6 个月:静脉滴注昂丹司琼,0.15mg/kg,最大剂量 16mg
3. 在起病后留观 4~6 小时,观察症状是否缓解	3. 将患者转至急诊或重症监护病房,以及时处理持续性或重度低血压、休克、嗜睡或呼吸窘迫	3. 如果因为血管条件所限,无法及时建立静脉通路,且患儿年龄≥6 个月,则予以昂丹司琼肌内注射,每次 0.15mg/kg,最大剂量每次 16mg

续表

就诊症状		
轻度	中度	重度
	4. 监测生命体征 5. 在起病后至少留观4~6小时,直至症状缓解 6. 如果患者能够耐受口服补液,则可离院返家	4. 考虑静脉滴注甲强龙,1mg/kg,最大剂量60~80mg 5. 监测并维持酸碱和电解质平衡 6. 如果存在高铁血红蛋白血症,则予以纠正 7. 监测生命体征 8. 在起病后4~6小时,患者症状缓解,并且可耐受口服补液时,可出院 如果患者有持续性或重度低血压、休克、嗜睡或呼吸窘迫,则将其转至急诊或重症监护病房进一步治疗

2. 长期管理和治疗 FPIES 的长期治疗策略主要为回避致敏食物,关注饮食摄入和营养状况,再次暴露时的对症治疗以及监测FPIES 的缓解情况。通常建议疑诊牛奶或大豆过敏的 FPIES 患儿避免食用各种含有牛奶、大豆的食品,包括烘焙及加工过的食材,可予母乳喂养或使用低敏配方奶,如酪蛋白深度水解配方粉。对于母乳喂养婴儿中发生 FPIES 的罕见病例,母亲饮食中应完全回避致敏食物。此外,研究表明牛奶或大豆过敏的 FPIES 婴儿中约 1/3 会发生固体食物过敏,而大米和其他谷物是最常见的食物诱因,但由于婴儿期是诱导免疫耐受的关键时期,目前指南不推荐这部分患儿将添加辅食的时间推迟至 6 月龄之后,建议 6 月龄时在家中添加固态辅食,从水果蔬菜开始,再续贯添加其他辅食,如红肉和谷物,推荐每次只添加一种单一成分的食物,如果是高危致敏食物,则在添加后应至少观察 4 天,再添加另一种食物,以确保没有过敏反应的发生。对于牛奶和/或豆奶过敏的重度 FPIES 患儿推荐在医生监护下开始进食固态食物,以

丰富患儿的食谱,避免不必要的规避饮食措施引起的营养不良。

> ➤ 附:食物蛋白诱导的小肠结肠炎综合征的诊治流程图

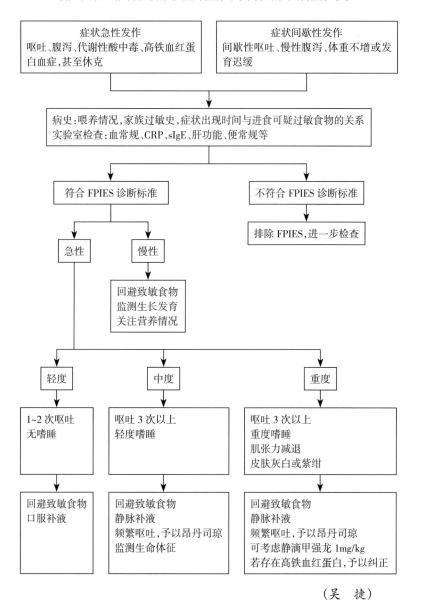

（吴　捷）

参考文献

NOWAK-WEGRZYN A, CHEHADE M, GROETCH ME, et al. International consensus guidelines for the diagnosis and management of food protein-induced enterocolitis syndrome: Executive summary-Workgroup Report of the Adverse Reactions to Foods Committee, American Academy of Allergy, Asthma & Immunology. J Allergy Clin Immunol, 2017, 139(4): 1111-1126 e4.

第八节　食物蛋白诱导的直肠结肠炎

【概述】

　　食物蛋白诱导的过敏性直肠结肠炎(food protein-induced allergic proctocolitis, FPIAP)是由免疫反应介导的一种或多种食物蛋白引起的远端结直肠黏膜的炎症变化。其发病机制尚不明确,目前认为主要与非 IgE 免疫介导有关,是引起新生儿和小婴儿腹泻常见的病因之一。近年来其发病率呈明显上升趋势。

【病因】

　　FPIAP 的致病与多种因素有关:

　　(1)外源蛋白的摄入:FPIAP 的特征是摄入外源蛋白后引发的免疫反应,继而导致结肠和直肠的炎性改变。牛奶含有超过 25 种不同的蛋白质,其中乳清蛋白、α-乳蛋白、β-乳球蛋白、牛血清白蛋白、乳铁蛋白,以及四种酪蛋白已被确定为过敏原。

　　(2)肠黏膜屏障因素:FPIAP 的发病也与婴幼儿肠道黏膜发育不完善有关。肠道不成熟和明显的嗜酸性粒细胞浸润会显著改变紧密连接,导致食物蛋白的肠道通透性增加。外来抗原可以穿过新生儿的未成熟肠道黏膜屏障,进而可能诱发婴幼儿过敏症状的发生。

　　(3)肠道微生态:肠道微生物群具有调节黏膜生理、屏障功能和系统免疫和炎症反应的功能。由于婴幼儿肠道菌群的延迟成熟,导致促进肠道内稳态的 Treg 细胞和 IgA 诱导受损,可能与 FPIAP 有关。

　　(4)免疫因素:免疫反应在 FPIAP 的致病过程中发挥非常关键的

作用。研究发现嗜酸性粒细胞、T淋巴细胞等均参与FPIAP的致病过程。一项回顾性研究发现,IL-6、趋化因子CCL11、CXCL13、TGF-β、TNF-α等均参与FPIAP致病过程中免疫反应的发生。

(5)遗传因素:遗传因素可能在这种变态反应性疾病的表达中也发挥重要作用。

FPIAP的发生与一些食物密切相关。最常见是牛奶和大豆,其次是鸡蛋、小麦和玉米。FPIAP多发生于6个月内的婴儿,特别是1~3个月,其中60%发生于母乳喂养患儿。既往研究,95例母乳喂养的婴儿血便,65%被确定是由母亲摄入牛奶导致的,鸡蛋、玉米和大豆引起的血便分别占19%、6%及3%。

【诊断】

1. 临床表现　FPIAP在母乳喂养的婴儿中较为常见,症状通常出现在出生后的前3个月,但也可能出现在婴儿期的后期。典型表现为哭闹、稀便、血便和黏液便。一部分患儿还可能出现湿疹、拒绝进食、烦躁、夜眠不安稳等症状。部分FPIAP患儿大便性状没有明显改变且大便病原体培养呈阴性,但会出现肠胀气,间歇性呕吐,排便时的疼痛或腹痛等症状,粪便涂片通常显示多形核中性粒细胞增加。但患儿的生长发育及智力发育一般不受影响。少部分体重下降患儿,考虑与频繁呕吐及喂养不当有关。虽然FPIAP最常见于年幼的婴儿,但也有大龄儿童发生FPIAP的相关报道。

2. 辅助检查　FPIAP疾病本身的临床表现不具特异性,目前缺乏足够敏感且具有特异性的检查手段。

(1)血液检查:关于FPIAP诊断和预测的生物标志物研究较少。部分患儿血常规检查可见平均血小板体积和血小板数目增高、嗜酸性粒细胞增多;血特异性IgE正常是非IgE介导食物过敏的特征,超过90%的患儿在首次诊断时皮肤点刺试验(skin prick test,SPT)呈阴性,如无速发过敏症状,不建议食物特异性IgE检测。

(2)粪便检测:粪便检查结果多为非特异性的。大便隐血阳性;部分可见粪便钙卫蛋白升高。粪便培养或粪便病原微生物的检查一般是阴性的。

（3）饮食回避＋口服食物激发试验（OFC）：OFC 是 FPIAP 诊断的金标准。如果患儿具有典型的临床表现和体征，并且自膳食中去除致敏食物后临床症状缓解，则首次诊断时可不进行 OFC。当存在以下情况者，可考虑进行 OFC：病史不清，临床表现不典型，规避可疑致敏食物后症状仍然持续存在。必要时可进一步完善影像学检查及内镜检查协助诊断。

（4）影像学检查：如超声（ultrasonography，US）和彩色多普勒超声（color doppler ultrasonography，CDUS）已越来越多地用于评估肠道炎症。US 及 CDUS 可提示结肠炎症导致的肠壁增厚，亦可协助排除坏死性小肠结肠炎、肠套叠等其他可引起异常哭闹、便血症状的疾病。

（5）内镜检查：对于诊断困难的患儿，建议进一步完善结肠镜检查。结肠镜检查可以排除其他可引起直肠出血的疾病，例如感染、肛裂、肠套叠以及早发性炎症性肠病（inflammatory bowel disease，IBD）。在 FPIAP 中，肠镜可显示肠黏膜疱疹糜烂、点片状红斑、溃疡及结肠淋巴滤泡增生。病理检查提示部分出现隐窝脓肿、固有层内淋巴细胞和浆细胞的浸润以及嗜酸性粒细胞的增多。但是内镜/活检毕竟属于侵入性检查，对于婴儿不作为常规检查项目。

3. 诊断标准　FPIAP 的诊断过程是多因素综合考虑的过程，主要依赖于病史、临床症状、排除其他病因以及必要时的 OFC 结果。

（1）1 岁以内，尤其是 6 个月以内患儿无明显诱因出现少量新鲜的黏液血丝或血水便，同时伴腹泻，一部分患儿可能合并湿疹、特应性皮炎、过敏性鼻炎等疾病，但不影响其生长和发育，则高度怀疑 FPIAP。

（2）回避饮食有效加上激发试验阳性是目前临床上诊断 FPIAP 的金标准。如果母亲或患儿回避饮食后（通常是 2~4 周）患儿临床症状缓解，再次摄入致敏食物后，症状再次复发，即可确诊 FPIAP。

（3）排除婴儿血便的其他原因。

【鉴别诊断】

临床确诊 FPIAP 须与以下疾病相鉴别：

1. 细菌性痢疾　多于夏季发病,腹泻、黏液脓血便、大便有腥臭味,伴有里急后重感,多伴高热等感染中毒症状。常有不洁饮食史,起病急、有自限性,完善细菌培养可鉴别。

2. 坏死性小肠结肠炎　多见于新生儿和小婴儿,病情进展快,临床表现可见高热、腹胀、哭闹、频繁呕吐、便血、休克等。腹部 X 线片及门脉彩超可协助诊断。

3. 肠套叠　典型表现为突然发生的阵发性腹痛或哭闹、呕吐、便血和腹部可触及腊肠样肿块,腹部 B 超扫描可见"同心圆"或"靶环状"肿块图像。

4. 嗜酸粒细胞性胃肠炎(eosinophilic gastroenteritis,EGE)　目前病因和发病机制不明,可有腹痛、恶性、呕吐、肠梗阻、腹水、贫血、低蛋白血症、营养不良等临床表现;辅助检查可见外周血嗜酸性粒细胞升高、血清 IgE 升高,影像学可见胃肠壁水肿增厚或结节样改变、肠腔狭窄、腹腔积液等;病理活检是诊断 EGE 的关键。

5. 极早发型炎症性肠病　炎症性肠病是指病因不明的一组非特异性慢性胃肠道炎症性疾病,包括溃疡性结肠炎、克罗恩病和未定型结肠炎。年龄<6 岁的 IBD 是一种特殊形式的 IBD,被定义为极早发 IBD(very early-onset inflammatory bowel disease,VEO-IBD)。VEO-IBD 发病早、病情重、严重影响生长发育、多伴严重肛周病变等特点,VEO-IBD 的病因与单基因突变(*IL-10RA*、*IL-10RB*、*FOXP3*、*XIAP* 等)密切相关,临床表现及内镜下表现与 IBD 相似,基因检测可确诊。

【治疗】

1. 饮食回避　FPIAP 治疗主要是回避可疑的致敏食物,定期对患儿病情进行评估。母乳喂养者,可以通过母亲回避相关可疑致敏食物而使症状得以解决。在 FPIAP 中,绝大多数纯母乳喂养的婴儿对母亲严格回避过敏原后有较好的反应。最新的欧洲指南建议母亲进行 2~4 周的回避饮食。

对于母亲回避饮食效果不好的婴儿,可用深度水解配方粉(extensively hydrolyzed infant formula,eHF)代替。由于婴儿 FPIAP 直肠出血的进展具有自限性,专家建议在出现症状的第一个月采用"观察和等待"的方法,然后再进行排除饮食。配方奶喂养的婴儿,如果怀疑是牛奶导致的 FPIAP,转换成 eHF 来替代喂养可缓解临床症状。大多数改用 eHF 后临床症状有明显改善,但 10%~20% 的患儿可能需要氨基酸配方(amino acid formula,AAF)奶粉喂养。如果回避牛奶蛋白后症状仍持续,在排除其他疾病的情况下,可在医师的指导下考虑回避大豆、鸡蛋、小麦等易致敏食物。

2. 食物再摄入 在 FPIAP 中,大多数患儿可以在 12 月龄时逐步重新引入牛奶。如果诊断不明确,可以尽早尝试再次引入可疑致敏食物。对于初始症状轻微的 FPIAP 患儿,若无任何提示 IgE 介导的食物过敏或小肠结肠综合征的特征,可在家中再引入致敏食物。如果失败,可再次从饮食中排除,每 6 个月重新尝试一次。

食物过敏患儿生长指标可能会低于一般人群。进行排除饮食(各种食物)可能导致一些关键的营养素的摄入量减少。有必要向家长提供适当的营养指导,避免限制不必要的消除饮食(因为即使是单一的食物避免也可能导致严重营养缺乏)。如果确实需要额外的回避小麦和其他食物时,最好听从有经验的膳食营养师建议,以确保足够的营养摄入。若疑似母亲膳食中的特定食物可能引起婴幼儿过敏时,还是应该采取膳食回避,同时注意维生素 D、叶酸、钙、锌、铁和维生素 B 等微量营养素的摄入(包括母亲)。

3. 其他 非常有限的证据表明,益生菌补充剂(如鼠李糖乳杆菌 GG)可能促进免疫耐受。

【预防】

FPIAP 是一种良性和自限性疾病,主要影响母乳喂养的婴儿。坚持母乳喂养 4~6 个月是预防牛奶蛋白过敏最重要的措施。

对哺乳的母亲进行有针对性的高风险食物回避可以起到预防过敏性疾病的作用。但不建议哺乳期母亲常规回避食物过敏原,在母乳喂养过程中出现症状时才需要母亲回避饮食。

对于不能进行母乳喂养或者进入转奶期的婴儿,必须根据婴儿过敏性疾病风险程度选择适当的低敏配方。

➤ 附：FPIAP 的诊治流程图

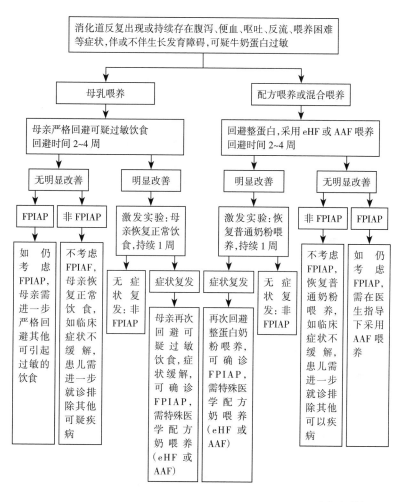

（李小芹）

参考文献

［1］NOWAK-WĘGRZYN A, KATZ Y, MEHR SS, et al. Non-IgE-mediated gastrointestinal food allergy. J Allergy Clin Immunol, 2015, 135（5）：

1114-1124.

[2] KAYA A,TOYRAN M,CIVELEK E,et al. Characteristics and prognosis of allergic proctocolitis in infants. J Pediatr Gastroenterol Nutr,2015,(2015): 69-73.

[3] MEYER R,CHEBAR-LOZINSKY A,FLEISCHER DM,et al. Diagnosis and management of non-IgE gastrointestinal allergies in breastfed infants An EAACI Position Paper. Allergy,2020,75(1):14-32.

[4] QAMER S,DESHMUKH M,PATOLE S. Probiotics for cow's milk protein allergy:a systematic review of randomized controlled trials. European Journal of Pediatrics,2019,178(8):1139-1149.

第九节 乳 糜 泻

【概述】

乳糜泻(celiac disease,CD)又称麸质敏感性肠病,是指在遗传易感个体中摄入麸质后引起的一种免疫介导的全身性疾病,其特征是存在一系列依赖麸质的临床表现、特异性抗体、HLA-DQ2.5 或 DQ8 单倍型和肠病。麸质主要指小麦中的谷蛋白以及来自黑麦和大麦的相关醇溶蛋白。在 1990 年以前,乳糜泻被认为罕见,主要限于西欧的儿童。随着血清学检测的实施使人们发现,乳糜泻是一种常见的慢性病,在欧洲、美国及澳大利亚,儿童乳糜泻的估计患病率为 3/1 000~13/1 000,在北非、中东和南亚的人群中也比较常见,女性患病率约为男性患病率的 2 倍。乳糜泻在中国并不常见,但已报道少量病例。存在非特异症状的患者远远多于典型乳糜泻患者。总体而言,乳糜泻的全球分布似乎与易感乳糜泻的 HLA 基因型分布一致。相比一般人群,以下人群乳糜泻患病率显著升高:乳糜泻患者的一级和二级亲属、唐氏综合征、1 型糖尿病、选择性 IgA 缺陷、自身免疫性甲状腺炎、Turner 综合征、Williams 综合征、幼年慢性关节炎,这些人群发生乳糜泻的风险是一般人群的 3~10 倍。

1. 病因 1950 年,麸质被确认为乳糜泻的病因,其包括小麦中的谷蛋白,以及来自黑麦和大麦的相关醇溶蛋白。

2. 发病机制 乳糜泻有明显的遗传学基础,表现为家族内频发以及与 HLA 的 DQ2 和/或 DQ8 基因位点关联非常密切。99% 以上的乳糜泻患者携带 HLA-DQ2 和/或 DQ8,而一般人群中仅约 40% 携带此类基因型。乳糜泻是对食物中麸质及相关蛋白敏感引起。麦醇溶蛋白和谷蛋白的脯氨酸和谷氨酰胺特别丰富,高脯氨酸含量使这些蛋白质对胃和胰酶以及哺乳动物小肠刷缘膜酶的蛋白水解过程具有相当的抵抗力。结果,在胃肠道中产生了多种长谷蛋白肽。长谷蛋白肽作用于肠黏膜,产生 Zonulin,致肠黏膜通透性增加,谷蛋白肽进入黏膜层,被转谷氨酰胺酶 2(transglutaminase type 2,TGA)脱酰胺,这增强了谷蛋白肽与 HLA-DQ2 和 HLA-DQ8 结合的亲和力。HLA 在抗原呈递细胞上呈递的谷蛋白肽激活特异性 CD4$^+$T 细胞。活化的 CD4$^+$T 细胞诱导 B 细胞产生抗麸质和抗 TGA 抗体,细胞因子(例如 IL-15)激活上皮内淋巴细胞杀死肠道上皮细胞,从而促进了肠病的发生。脱酰胺基麦醇溶蛋白肽(deamidated forms of gliadin peptides,DGP)抗体和 TGA 抗体被认为可以增加上皮屏障的通透性,使麦醇溶蛋白肽能够进入固有层并影响上皮细胞功能。靶向转谷氨酰胺酶家族其他成员的自身抗体反应与乳糜泻的特定表现有关,比如针对转谷氨酰胺酶 3 和转谷氨酰胺酶 6 的抗体分别在疱疹样皮炎和麸质共济失调的情况下出现,被认为与肠外表现有关。

【诊断】

1. 临床表现

(1)胃肠道表现:乳糜泻通常在 6~24 月龄出现,出现于饮食中引入麸质后。患儿表现为慢性腹泻、厌食、腹部膨隆和腹痛,以及生长迟滞或体重减轻;一些患儿还会出现呕吐。如果诊断延误,患儿可能出现严重营养不良的体征。病情严重的婴儿可能出现乳糜泻危象,其特征是严重的爆发性腹泻,腹胀,低血压,低蛋白血症和严重的代谢紊乱。大龄儿童的胃肠道症状与成人相似,但程度通常较轻,自相矛盾的是,乳糜泻既可引起便秘(8%),又可引起腹泻(64%)。如果出现腹泻,粪便通常量多且恶臭,还可能因夹带空气而漂浮于水面。常见胃肠胀气和腹部膨隆。此外,乳糜泻可能是无症状的,家庭筛查发现的43%的儿童就是这种情况。

(2)胃肠外表现:乳糜泻患者肠外表现的比率高达90%。已报道的有慢性疲劳、缺铁性贫血、巨细胞性贫血(叶酸和/或维生素 B_{12} 缺乏症)、疱疹样皮炎、牙釉质发育不全、复发性口腔阿弗他溃疡、关节炎、关节痛、骨质减少或骨质疏松、骨折、门冬氨酸氨基转移酶和丙氨酸氨基转移酶轻度升高、身材矮小、青春期延迟、小脑性共济失调、反复头痛、周围神经病变、惊厥、焦虑、抑郁。

2. 实验室检查　血清学乳糜泻抗体的检测要在含麸质饮食期间进行检测,或者至少摄入 3g 麸质/d(相当于每日摄入约 1 片面包)且至少持续 6 周。TGA-IgA:敏感性和特异性高,性价比高。抗肌内膜抗体(endomysial antibodies,EMA)-IgA:准确度与 TGA-IgA 相当,但主观、低通量,费力且昂贵。IgG 抗体:在总 IgA 低或测不出时,才应用 TGA-IgG、EMA-IgG 和 DGP-IgG 抗体。血清学检查结果可能在开始无麸质饮食后数周内转阴,但有些病例可能在长达 1 年甚至更长时间后转阴。

3. 基因检测　与 HLA-DQ2.5 相关性最强,存在于 90% 以上的 CD 患者中,阴性的则 HLA-DQ8 几乎都是阳性。一般人群中仅约 40% 携带此类基因型。HLA 位点是与 CD 相关的最重要和最显性的基因,也有报道其他已知的与 CD 相关的基因位点。HLA 分型具有很高的阴性预测价值,可用于排除乳糜泻。不建议在乳糜泻的常规诊断中使用 HLA 分型,因为 40% 的欧美人携带这些基因中的一个或两个。

4. 消化内镜及组织病理学检查　含麸质饮食的情况下进行,乳糜泻者胃镜下可见十二指肠降段黏膜扁平、皱襞变浅或消失,呈扇贝样外观。因为病变可能呈斑片状分布,或可能最初局限于十二指肠球部,组织学检查要求多点活检:十二指肠远端取至少 4 处,十二指肠球部至少 1 处。小肠组织学异常表现为肠绒毛萎缩,隐窝增生,上皮内间隙和固有层的淋巴细胞浸润,其严重程度采用 Marsh-Oberhuber 分级。既往小肠活检的组织学检查是诊断乳糜泻必需的,但是在 2012 年,ESPGHAN 关于乳糜泻诊断的指南中提出,对于胃肠道症状明显,

TGA-IgA 滴度高（≥正常上限的 10 倍），且第 2 份血样 EMA-IgA 阳性的儿童，可以省略小肠活检，但对于此类患者，只有对无麸质饮食有明确临床应答，即 TGA-IgA 滴度恢复正常且症状缓解，才能确诊乳糜泻。2020 年 ESPGHAN 关于乳糜泻诊断指南支持 2012 年指南中的上述建议。

5. 诊断流程　包括对疑似患者的诊断试验以及对高危患者的筛查。如果患者在含麸质饮食期间，特异性抗体检测结果阳性且肠黏膜有特征性组织学改变，可初步诊断为乳糜泻。若患者采用无麸质饮食后抗体检测结果恢复正常且症状消退，则可确诊。

【鉴别诊断】

1. 麸质相关的疾病

（1）小麦过敏：由 IgE 或非 IgE 介导，仅需回避小麦，预后相对较好，大多数儿童在 12 岁之前已不再过敏。

（2）非乳糜泻麸质敏感：是一种临床症状，在没有乳糜泻和小麦过敏的情况下，摄入麸质会引发肠道和肠外症状，其发病机制未知。症状通常在摄入麸质后不久发生，在麸质撤除后数小时或几天内改善或消失，并在重新引入麸质后复发。肠道症状是非特异性的或肠易激综合征样的，表现为腹痛，腹胀和腹泻。肠外症状包括疲劳、头痛、关节和/或肌肉疼痛、体重减轻、贫血、皮炎和行为障碍。治疗上需采用无麸质饮食，但由于缺乏有关麸质剂量相关的知识，以及病情的永久性或暂时性，因此需要定期重新引入麸质。

2. 引起肠黏膜类似病理改变的疾病　免疫缺陷病、感染性、食物过敏、自身炎症性疾病及营养不良等。

【治疗】

确诊乳糜泻的患者需转诊到儿童消化科或乳糜泻专科管理，需终身采取无麸质饮食，这可缓解乳糜泻的消化道症状和大部分非消化道症状，还能降低消化道恶性肿瘤及其他长期不良健康后果的风险。经皮肤活检确诊的疱疹样皮炎患者也应接受无麸质饮食治疗。

乳糜泻患者初始饮食治疗包括避免所有含有小麦、黑麦和大麦面筋的食物，纯燕麦通常是安全的，但需要注意的是，燕麦在收获和碾磨过程中通常被麸质污染。避免吃麦芽，除非是从玉米中提取的。可使用大米、玉米、荞麦、小米、苋菜、藜麦、高粱、土豆或土豆淀粉、大豆、木薯和画眉粉、豆粉和坚果粉等。小麦淀粉和含有小麦淀粉的产品在面筋含量低于 20ppm（mg/kg）且标有"无麸质"的情况下才能使用。阅读所有标签，研究加工食品的成分。当心药物、补充剂、食品添加剂、乳化剂或稳定剂中的麸质。如果有乳糖不耐受，首先限制含乳糖牛奶和奶制品。避免所有啤酒和黑啤酒（除非标有无麸质标签）。

　　大多数患者对无麸质饮食反应良好，但有约 5% 的患者效果不好，需要考虑以下情况：患者是否在日常饮食中有意或无意摄入了麸质？是不是乳糜泻？或并发了其他疾病？是否难治性乳糜泻？难治性乳糜泻是指在严格回避麸质饮食 6~12 个月，无其他原因或明显癌症的情况下，表现为持续或复发的吸收不良症状和绒毛萎缩。难治性乳糜泻可以并发溃疡性空肠炎、胶原性肠道炎和上皮内淋巴细胞引起的低度和最终高度恶性 T 细胞淋巴瘤。难治性乳糜泻患者可能会用到药物治疗比如激素，通常口服布地奈德，免疫调节剂（硫嘌呤、环孢菌素和其他免疫抑制剂），治疗炎症性肠病的生物制剂比如英夫利昔单抗或阿达木单抗。

　　建议每年进行一次或半年一次的临床和饮食评估以及血清学检测。随访中血清抗体检测呈阳性通常表明饮食依从性差和持续的小肠黏膜损害。然而，在无麸质饮食中检测乳糜泻抗体阴性并不总是意味着组织学上的充分恢复，需不需要重复活检由医生和患者共同商定。对于儿童来说，需要持续监测其生长和发育，包括营养缺乏症（例如铁、叶酸和维生素 B_{12}）的监测及纠正。

　　乳糜泻在世界多个国家地区已成为公共卫生问题，虽然在我国报道的病例较少，但世界人口流动性如此之大，我们还需要加强对该病的认识，正确的诊断是关键。管理方面由于终身回避麸质饮食往往难以做到，一些药物正在开发中，包括消化麸质的酶、螯合膳食中的醇溶蛋白、保护上皮细胞免受醇溶蛋白影响的益生菌、调节紧密连接、抑制 TGA 对麸质修饰的药物、阻断 IL-15 的单克隆抗体、用疫苗耐受麸质、免疫细胞靶向治疗等。

➢ 附：乳糜泻的诊断流程图

图 A

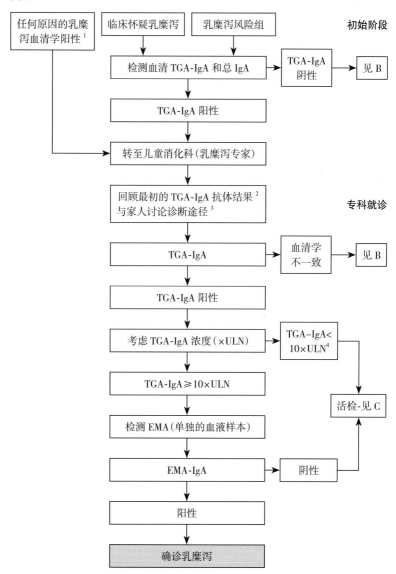

图 B

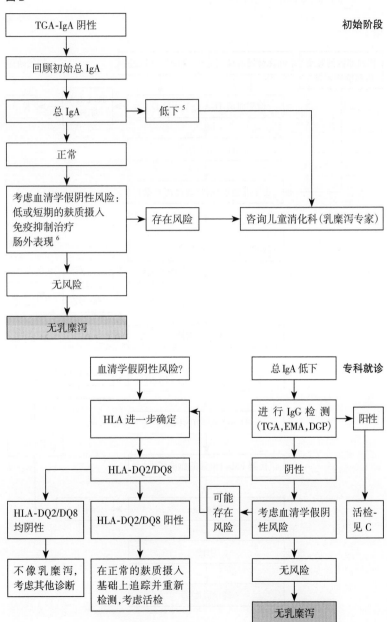

图 C

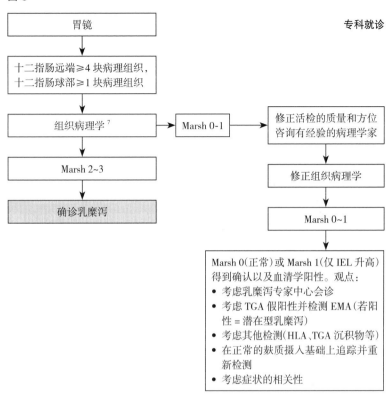

专科就诊

注释:

乳糜泻诊断流程:A)IgA 充足的受试者,B)IgA 缺乏的受试者,C)活检。

[1] 除 TGA-IgA 外,包括即时检测(POCT)和 DGP。

[2] 检查数值及其与临界值的关系,如有疑问或处于临界,则重复测试。如用经过校准曲线验证过的试验,则不需要重新测试。如果 POCT 和 TGA 均呈阳性,则采用常规 TGA-IgA 定量试验。

[3] 传达这样一个信息,即无论有无活检,确诊乳糜泻后需要终身无麸质饮食,以及在引入饮食后的重新评估将需要长期重新接触麸质并经过一系列的进一步调查。

[4] 如果 TGA-IgA 仅呈临界性阳性,则应确认足够的麸质摄入量,并考虑重新检测 TGA-IgA 和 EMA。

[5] 低于相应年龄的正常范围或 3 岁以上<0.2g/L。

[6] 例如疱疹样皮炎,其血清学常为阴性。

[7] 正常的 IEL(上皮内淋巴细胞)数量上限为 25 个/100 个肠上皮细胞

(耿岚岚)

参考文献

[1] GUJRAL N, FREEMAN HJ, THOMSON AB. Celiac disease: prevalence, diagnosis, pathogenesis and treatment. World J Gastroenterol, 2012, 18: 6036.

[2] LINDFORS K, CIACCI C, KURPPA K, et al. Coeliac disease. Nat Rev Dis Primers, 2019, 5(1): 3.

[3] HUSBY S, KOLETZKO S, KORPONAY-SZABÓ I, et al. European Society Paediatric Gastroenterology, Hepatology and Nutrition Guidelines for Diagnosing Coeliac Disease 2020. J Pediatr Gastroenterol Nutr, 2020, 70(1): 141-156.

[4] HUSBY S, KOLETZKO S, KORPONAY-SZABÓ IR, et al. ESPGHAN Working Group on Coeliac Disease Diagnosis; ESPGHAN Gastroenterology Committee; European Society for Pediatric Gastroenterology, Hepatology, and Nutrition. European Society for Pediatric Gastroenterology, Hepatology, and Nutrition guidelines for the diagnosis of coeliac disease. J Pediatr Gastroenterol Nutr, 2012, 54(1): 136-160.

[5] GOEL G, KING T, DAVESON AJ, et al. Epitope-specific immunotherapy targeting CD4-positive T cells in coeliac disease: two randomised, double-blind, placebo-controlled phase 1 studies. Lancet Gastroenterol Hepatol, 2017, 2(7): 479-493.

第九章　临床营养管理

第一节　营养筛查和评定

【概述】

充足的营养不仅是维持机体生存的基础,也是儿童生长发育的基本要素。然而,无论是发达国家,还是发展中国家,疾病状态下住院患儿营养不良的现象仍普遍存在。儿童时期许多疾病如慢性腹泻、恶性肿瘤、烧伤或外科手术等,均会引发营养不良,影响预后。一些国际性的大宗病例报道认为大多数儿童的死亡原因与营养不足相关,在死亡危险因素中营养不良的相对危险度值较高。儿童疾病相关的营养不良(disease-associated malnutrition)造成的原因可能有营养素的丢失、能量消耗的增加、营养物质摄入减少或营养素合成利用途径改变等。住院患儿营养不良主要指蛋白质能量摄入不足引起的营养不足。

关于住院儿童营养不良发生率的报道,绝大多数研究是根据体格测量的结果。据国外发达国家报道,住院儿童疾病相关性营养不良总体发生率在 6%~51%。不同疾病间营养不良的发生率也各不相同:神经系统疾病为 40%,感染性疾病为 34.5%,囊性纤维化为 33.3%,心血管疾病为 28.6%,肿瘤疾病为 27.3%,消化系统疾病为 23.6%。如果同时合并多种系统疾病,营养不良发生率可高达 43.8%。2015 年欧洲最新发表的一项多中心研究(14 家医院,$n=2\,400$)表明,根据体重指数(BMI)<-2 标准差(SDS)的诊断标准,住院患儿入院时营养不良的发生率为 7%(4.0%~9.3%),其中婴儿和 1~2 岁儿童发生率较高,分别为 10.8% 和 8.3%。国内相关研究的数据有限,2000 年于黎华等对入住上海儿童医学中心准备行外科矫治手术的 512 例先天性心脏

病患儿的术前调查中发现,营养不良发生率随年龄增加上升,最高可达 63.8%;其中青紫型患儿慢性营养不良发生率显著高于非青紫型患儿。PICU 入院时营养不良发生率为 24%,住院期间急性营养不良发生率高达 84%。2007 年,陶晔璇等对上海 3 家医院共 2 274 名患儿入院时进行体格测量,结果发现患儿营养不良的发生率分别为:生长迟缓(HAZ<-2)为 7.1%,低体重(WAZ<-2)为 5.5%,消瘦(WHZ<-2)为 5.2%。2013 年,谢琪等对广西地区 3 家医院的住院儿童进行调查发现,1 506 例患儿中,生长迟缓发生率(HAZ<-2)为 10.16%(153/1 506),消瘦(WAZ<-2 或 BMI-Z<-2)为 9.36%(141/1 506)。国内研究多为单中心研究,或者是同一地区不同家医院的多中心研究,缺少覆盖全国范围的多中心大样本流行病学研究数据结果。

营养筛查(nutrition screening)、营养评定(nutrition assessment)与营养干预(nutrition intervention)是营养诊疗(nutrition therapy)的 3 个关键步骤。中国肠外与肠内营养学会、美国肠外与肠内营养学会和欧洲儿童胃肠肝病和营养学会指南均推荐对住院患者入院时进行营养筛查。儿科营养状况和生长发育较成年人更应受到重视。有研究进一步表明,住院期间 20%~50% 患儿的营养状况会继续恶化。因此,临床需要快速、简便、准确的营养筛查工具,对入院患儿快速完成营养不良风险的筛查,并在住院期间能定期复查,以提高临床医师对住院患儿营养状况的重视程度,使需要营养干预的患儿及时得到营养支持。

一、营养筛查

营养筛查是指为"判断个体是否已有营养不良或有营养不良的风险,以决定是否需要进行详细的营养评定"。应注意的是,营养不良风险与营养风险在内涵上有区别。营养风险这一概念来自 ESPEN 提出的营养风险筛查 2002(NRS 2002)工具,以 Kondrup 为首的专家组在基于 128 个随机对照临床研究的基础上,明确"营养风险"的定义为"现存的或潜在的与营养因素相关的导致患者出现不利临床结局的风险"。营养不良风险筛查的关注点在于发生营养不良风险的存在与否。基于现有的儿科营养筛查工具的目标,尽管有些工具的名称包含"营养风险",但本质上还是在于筛查营养不足的风险,而非筛查营养风险。营养不足不仅基于较低的体重或身高,同时也要考虑是否存在近期饮食摄入不足和近期疾病状态,这些指标也可反映营养不足,尤其对那些入院时体重尚处于正常范围的患儿。

【营养筛查工具介绍】

迄今为止,有超过 70 种营养筛查工具问世,营养筛查在成人中已得到普遍应用。在儿科领域,近 15 年来,陆续在不同国家出台了多个针对儿科的营养筛查工具,如儿科营养风险评分工具(Pediatric Nutritional Risk Score,PNRS)、主观全面营养风险评价(Subjective Global Nutritional Assessment,SGNA)、儿科营养不良筛查工具(Screening Tool for the Assessment of Malnutrition in Pediatrics,STAMP)、营养状况和生长发育风险筛查工具(Screening Tool For Risk Of Nutrition Status and Growth,STRONGkids)、儿科 Yorkhill 营养不良评分工具(Pediatric Yorkhill Malnutrition Score,PYMS)、简易营养筛查工具(simple Pediatric Nutrition Screening Tool,PNST)和儿科数字化营养不良风险筛查工具(Pediatric Digital Scaled Malnutrition Risk Screening Tool,PeDiSMART)等。以下逐一简述之。

1. 儿科营养风险评分工具(Pediatric Nutritional Risk Score,PNRS)　2000 年 Sermet-Gaudelus 等提出一项儿科营养风险评分工具,并在法国一家医院儿科病区首次使用。该工具针对 296 例年龄>1 个月的患儿入院后 48 小时内完成评估,内容包括饮食情况(是否达到推荐量的 50%)、疼痛、消化系统症状(包括呕吐、腹泻等)和疾病严重程度等。根据收集资料评分,结果判断分为低(0 分)、中(1~2 分)、高(≥3 分)风险 3 组。提出,如果患儿处于中、高风险组则需采取不同层面的营养干预。Sermet-Gaudelus 等认为,这种采用综合评分的方法能很好地预测营养不良的风险,建议常规采用该工具对患儿入院时进行营养风险筛查。然而,评分工具需详细记录入院 48 小时的膳食,因过于繁琐和费时使应用受限,直到 2006 年仍未在法国普及推广。

2. 儿科主观全面营养风险评定(Subjective Global Nutritional risk Assessment,SGNA)　2007 年由加拿大 Secker 和 Jeejeebhoy

学者将适用成人的主观全面评价法（subjective global assessment，SGA）经过修正改良后，提出了应用于儿科主观全面营养风险评定（subjective global nutritional risk assessment，SGNA）。适用于 31 天至 18 岁的患儿。内容包括近期身高体重变化、父母身高、有无基础疾病、膳食调查（进食种类、量，固体和液体食物比例等）、胃肠道症状（包括恶心、呕吐、腹泻、胃纳情况等）、生理功能状况，以及皮脂肌肉消耗程度（主要根据体检和体格测量结果判断）。然后综合上述几方面指标评估营养风险程度，分别为营养良好、轻中度营养不良和重度营养不良。但 SGNA 很大程度上依赖评定者对有关指标的主观判断，还需要回顾大量既往史，较费时费力，不能满足快速临床筛查的目的。

3. 儿科营养不良筛查工具（Screening Tool for the Assessment of Malnutrition in Pediatrics，STAMP）　McCarthy 等在 2008 年提出并于 2010 年修正的儿科营养不良评估的筛查工具（STAMP），适用于 2~17 岁患儿。内容包括三大参数：临床诊断和营养不良相关风险判断、住院期间膳食摄入调查及身高体重的测量和评价。评分标准：每项最高 3 分；总分 4~5 分：高度风险；2~3 分：中度风险；0~1 分：低度风险。随后 STAMP 在英国、西班牙包括国内部分医院进行有效性的验证，被认为是较为可靠的筛查工具。

4. 营养状况和生长发育风险筛查工具（Screening Tool for Risk Of Nutrition and Status and Growth，STRONGkids）　2009 年荷兰学者 Hulst 等发表的营养状况和生长风险筛查工具（STRONGkids），内容包括 4 个方面：营养不良主观评估、疾病相关营养不良风险评估，营养摄入和丢失情况（摄入减少、腹泻、呕吐），体重丢失和增长情况。评分标准：每项最高 2 分；总分 4~5 分：高度风险；1~3 分：中度风险；0 分：低度风险。该筛查工具首次在荷兰 44 所医院内 424 例>1 个月的患儿中成功应用，根据标准评分，结果分为低、中、高风险，并发现 62% 的儿童存在营养不良风险。存在高风险的儿童比无风险者 WHZ 评分更低，发生急性营养不良的比例更高，且住院时间延长。因其操作简便，耗时短，被多位学者推荐应用于临床。

5. 儿科 Yorkhill 营养不良评分工具（Pediatric Yorkhill Malnu-

trition Score,PYMS) 2010 年英国人 Gerasimidis 等提出的儿科 Yorkhill 营养不良评分工具(PYMS)。适用于 1~16 岁儿童,筛查分 4 个方面,包括体重指数(BMI)、近期体重变化、近期(过去 1 周)膳食情况、预计当前疾病对营养状况的影响。每项最高 2 分,总分 1 分提示中度营养不良风险,≥2 分则表示存在高风险。Gerasimidis 对该工具进行了多项临床验证,发现与作为金标准的全面营养评估(包括膳食调查、人体测量、营养相关生化指标、能量需要等)相比,Kappa 系数为 0.46。而护士和营养师评分者间一致性比较的 Kappa 系数为 0.53,一致性水平中等,说明其具有较好的临床可靠度和适用性。2014 年 Wonoputri 等验证发现,以 SGNA 为参考标准,PYMS 较 STAMP 及 STRONGkids 具有更高的可靠性。

6. 简易营养筛查工具(Simple Pediatric Nutrition Screening Tool, PNST) 2014 年澳大利亚学者 White 提出简易营养筛查工具(simple pediatric nutrition screening tool,PNST),包括 4 个方面的问题:近期体重是否有体重丢失;最近几个月内是否体重增加;最近几周是否有饮食摄入减少;患儿目前是否消瘦或肥胖。若 2 个及 2 个以上的问题回答是则考虑存在营养不良的风险。该工具和 STRONGkids 一样不涉及人体测量,不耗时,操作简便。

7. 数字化测量营养不良风险筛查工具(PeDiSMART) 2015 年希腊学者 Karagiozoglou-Lampoudi T 提出的数字化测量营养不良风险筛查工具(PeDiSMART)。通过四个方面进行评估:

(1) 根据体重 Z 值评分得到营养状况的评价。

(2) 营养摄入水平。

(3) 影响膳食摄入的症状。

(4) 疾病整体的影响。

每一项评分为 0~4 分,考虑到年龄越小,营养不良发生率越高,小于 1 岁的患儿有 2 分的调整范围,总分为 0~18 分,轻、中、重度营养不良风险分别为 0~5 分、6~8 分、>8 分。

【营养筛查工具临床应用评价】

大多数国外出台的儿科营养筛查工具如 STRONGkids、PYMS 和

STAMP 均是基于 ESPEN 提出的营养筛查工具的原则开发构建的,即反映实际的营养状况(身高和体重);体重的变化情况;疾病状况对营养状况的影响;饮食摄入情况。有些营养筛查工具则是从成人营养筛查工具改良而来的,如 SGNA。由于不同的筛查工具设计有不同的筛查目的和适用范围,如何选择合适的营养筛查工具仍然困扰临床工作者。

就儿科筛查工具的筛查目标而言,除了 SGNA 和 PNRS 工具外,其余均在入院时即可完成。所有的筛查工具均以识别是否需要营养干预为目的,其中 PeDiSMART、PYMS、STAMP 和 SGNA 工具还具备营养评估的功能,可评估儿童住院时的营养状况,而 STRONGkids 和 PNST 不具备,因为这两项工具均不包含体格测量,仅通过筛查者的主观经验判断患儿是否有营养不良。PeDiSMART、PYMS、STRONGkids 和 PNRS 工具一样,可预测无营养干预下的临床结局。

目前认为,评价一项筛查工具的临床有效性(usefulness)应具备四项基本原则:实用性(practicality)、可重复性(reproducibility)、一致性(concurrent)和预测效度(predictive validity)。决定筛查工具效度的好坏,重要的是要考虑灵敏度(sensitivity)和特异度(specificity),以便能对筛查结果准确的分类。灵敏度反映筛查工具正确识别营养不良或营养风险的概率,即真阳性率。特异度反映筛查工具正确识别未发生营养不良或营养风险的概率,即真阴性率。关于金标准的选择仍有争议。以往,临床上多采用综合营养评定作为检验效度的金标准,但由于不同国家的营养师判断的标准把握不尽相同,造成结果之间无法进行比较的可能。除了综合营养评定外,STRONGkids 采用客观评估标准(人体测量指标分别为 HFA 和 WFH)作为金标准,得出工具灵敏度为 69% 和 71.9%,特异度为 48.4% 和 49.1%。而 PNST 采用 SGNA 作为金标准进行比较,得出灵敏度为 77.8%,特异度为 82.1%,PPV69.3% 和 NPV87.6%,而采用 BMI 作为金标准时灵敏度为 89.3%,特异度为 66.2%,PPV 22.5% 和 NPV 98.4%。因此,在评价不同筛查工具间的准则效度时,需注意金标准选择不同会带来不同的研究结果。由于 SGNA 综合体格测量、既往病史、膳食调查、消化道症状、生理功能等多方面的评估,结果分为营养良好,轻、中、重度营养不良,接近于营养评估的金标准要求,因此,近3年来已逐步被作为营养不良评定的"金标准"使用。

Gerasimidis等报道PYMS工具在护士和营养师之间的一致性水平同样是中等(Kappa=0.46),而STRONGkids的一致性水平在护士和儿科医师间稍好些(Kappa=0.61)。临床实践中,营养筛查工具应由护士执行较为合理,然而由于护士缺乏营养专业知识背景,如果未经过专业的培训,执行可能会降低准确性,如果筛查工具的执行者是护士的话,应用前需对护士进行相关的培训。

论筛查工具的便捷性,STRONGkids由于不包括体格测量,所以相对花费的时间较少,平均为3~5分钟,仅0.4%患儿花费时间超过5分钟,被认为操作简便、实用性强。而STAMP需10~15分钟左右完成。然而也有作者认为,在临床实践中,身高和体重本身是临床常规监测的指标,不会过多增加临床工作者的负担,因此建议将体格测量包含入营养筛查评分中。

营养不良包括营养不足和营养过剩两个概念,几乎所有的儿科营养筛查工具只考虑了营养不足的问题。PNST工具虽包含营养过剩的筛查,然而其准确性似乎不令人满意。考虑到儿童超重和肥胖的发生率较以往明显增高,建议儿科营养筛查工具应包含这方面的筛查。

由于合适的营养干预能影响临床结局,如住院天数或并发症的发生等,因此入院时对临床结局的预测能力,可能是一项营养筛查工具最有价值的部分,即预测效度高,将证明早期营养干预具有成本效益比。评价一种筛查工具的临床预测有效性,需观察经该工具筛查阳性的患者接受治疗后,能否改善临床结局。NRS 2002是唯一以发现医院内哪些患者可通过应用支持改善结局为目标的筛查工具。目前还没有一项儿科营养筛查工具完成预测效度的检验,即通过营养支持对有营养不良风险的患儿临床结局是否会产生影响。我们不能认为所有营养不足或有营养不足风险的住院患儿均能从营养支持中获益。某些患儿因疾病本身对病程产生巨大影响,营养支持与否带来的益处可能并不明显。仅基于观察性研究所获得的工具,其筛查阳性结果不足以反映对不良结局的预测。因此,国际上至今仍没有对儿科营养筛查工具的推荐达成共识。

【营养不良风险发生率】

近十年来,国际上关于住院患儿营养不良风险发生率见陆续报道,但由于使用的营养筛查工具及研究人群的不同,故发生率存在一定的差异,且研究的结果大多来自小样本的研究。2000 年法国 Sermet 等通过 PNRS 筛查工具对法国一家儿童医院来自不同科室的 296 例患儿进行营养不良风险的筛查,约 44.3% 存在高度营养不良的风险,约 40.9% 存在中度营养不良的风险。2010 年 Geradimidis 等应用 PYMS 筛查工具,调查发现约 13.8% 存在高度营养不良风险(n=247)。2011 年 Hulst 等用 STRONGkids 工具对住院患儿进行评分,结果显示 8% 患儿存在高度风险,54% 患儿存在中度风险。2012 年西班牙学者 Lama 等用 STAMP 对 250 例患儿进行营养筛查发现,48.4% 患儿存在营养不足的风险。2014 年澳大利亚学者 White 等应用 PNST 筛查结果表明 295 例住院患儿中 37.6% 存在营养不良风险。同年,新西兰学者 Moeeni 等用 STRONGkids 筛查发现,162 例患儿中 84% 存在营养不良的风险(护士执行)。土耳其学者 Durakbaşa 等对儿外科患儿同样应用 STRONGkids 筛查发现,35.7% 患儿存在中/高度营养不良的风险。2015 年希腊学者 Karagiozoglou-Lampoudi 等提出并应用 PeDiSMART,对 500 例住院儿童评分,结果 6.6% 患儿存在高度营养不良风险,26% 存在中度风险。我国南京医科大学附属儿童医院采用 STRONGkids 工具对住院患儿进行营养风险筛查,发现 1 325 例住院患儿约 9.1% 存在高度营养风险,43.3% 存在中度营养风险。同时,南京医科大学附属儿童医院研究证实心脏疾病、呼吸疾病和血液及肿瘤疾病居高度营养不良风险发生率前三位。此外,婴儿相较其他年龄段儿童,其营养不良风险发生的比例较高。Cameron 等对先天性心脏病患儿调查发现,1 岁以内患儿营养不良的发生率高达 80%,显著高于其他年龄段的儿童(18%)。婴儿期生长发育迅速,而自身能量储备少、消化吸收功能不完善,吸收不良,易患肠炎等消化道感染性疾病。同时婴儿疾病谱多为发育畸形或慢性消耗性疾病如反复发作的肺炎,易影响食欲,导致摄入减少,增加了婴儿住院期间营养不良的风险。因此,婴儿是临床营养监测的高危人群。

二、营养评定

营养评定定义为"使用以下组合诊断营养问题的全面方法:病史、营养史、用药史、体格检查、人体测量、实验室数据"。营养评定能全面了解住院患儿营养状况以及分析营养不良的病因,有利于实施个体化的营养干预。儿童营养评定的方法较多,但至今也没有统一的标准。传统的营养评定方法包括膳食调查、体格测量和实验室指标等,多由富有经验的营养师完成,记录繁琐,较为费时耗力。在繁重的临床工作中,医务人员通常先对住院儿童进行营养筛查,再进行更进一步综合的营养评价。

【病史分析】 了解患儿是否存在急、慢性疾病及用药情况,评估疾病的严重程度。询问患儿生产史、喂养史、手术史、食物过敏史等。

【膳食调查】 膳食调查是营养调查的基本组成部分之一。通过膳食摄入(喂养)量和种类的详细询问和记录调查对象每日每餐的所有食物的实际消耗量,再经食物成分表或营养软件计算和分析,将结果与相应性别与年龄组的每日膳食能量和营养素参考摄入量(DRIs)进行比较,得到的结果较为准确,有临床参考价值。针对住院患儿的膳食调查通常采用回顾记录法和称重法两种,可根据调查目的和实际条件选择单一或混合的方法,每次调查时间一般为 1~7 天。为了使所收集的资料和数据尽量准确完整,通常需配备一些食物模具或图谱,指导被调查者或其监护人能够准确描述摄入量。另外,因小儿的生长发育受到长期饮食习惯的影响,可在膳食回顾记录法的同时,通过询问既往半年或 1 年食物摄入种类、频数和估量来获得被调查对象的平时膳食构成和模式,即称为食物频数法。称重法是将被调查对象的每日每餐(包括零食或点心)每种菜肴的实际消耗量,通过各种食物的生重、熟重和剩余量的精确称重,计算出营养素的摄入量,此方法得到的结果较为准确,但较单纯的回顾记录法繁琐,且需一定的称重设备和条件。由于上述膳食调查方法记录繁琐,较为费时耗力,通常需富有经验的营养师完成。

【体格测量】　因操作简便,又无创,能较客观地评估人体生长及短期和长期的营养状况,也是目前临床上常用的评价营养不良的方法。体格生长参数是评价小儿营养状况的重要指标,能快速评估人体生长及短期和长期营养状况。精确测量获取真实生长数据是正确评价的基本要素。体格测量指标包括体重、身高(长)、头围、胸围、肱三头肌皮褶厚度、上臂中围等。应用最广的人体测量学营养评定方法包括Z值评分法、生长曲线法等。

参考标准选择　若要客观准确评价和比较儿科营养不良发生率,需要有一个统一的得到公认的参考标准。目前国内外评价儿童生长发育和营养状况常用的有5种参考标准,即

(1) 2006年WHO生长参考标准,此标准适用于6岁以下儿童。

(2) 美国国家卫生统计中心(NCHS)和疾病控制中心(CDC)2000年建立的CDC2000生长曲线,适用于0~18岁儿童。

(3) 中国2005年九大城市体格发育参考值,适用于7岁以下儿童。

(4) 国际肥胖任务小组(IOTF)建立的肥胖标准。

(5) 中国肥胖问题工作组(WGOC)推荐的中国学龄儿童青少年超重、肥胖筛查BMI值分类标准,适用于7~18岁肥胖人群。

由于这些参考标准数据来源的人种、地区因素,使其在每个国家间,尤其是发展中国家的应用中存在局限性。因此,对儿童生长发育和营养状况进行评价时,需根据不同研究目的选择适当的评价标准,同时注意评价指标的选择,将年龄别身高(HFA)、年龄别体重(WFA)、身高别体重(WFH)、体重指数(BMI)和腰围等指标综合运用。只有在了解各标准的优缺点后,才能合理解释选用不同评价标准和指标所得出的研究结果,最终得出正确结论。在儿童(<10岁)的生长评价中将Z值-2和2作为各指标的界值,即相当于百分位数法的P_3和P_{97}。

人体测量学营养评定方法

(1) Z值评分法:通过评价年龄的身高(height-for-age,HAZ)、年龄的体重(weight-for-age,WAZ)和身高的体重(weight-for-height,WHZ)

来判断儿童的营养状况,以<−2 和<−3 位界值点来分别判断儿童中度和重度营养不良。5 岁以下儿童常采用 WFH-Z、HFA-Z 和 WFA-Z 值这些指标来评估,5~19 岁儿童及青少年由于生长曲线参考值标准的限制(WFA 参考标准年龄上限为 10 岁),通常采用 BMI-Z 值进行评估。WAZ<−2 为低体重,是反应儿童急性营养不良的指标,也是评价5 岁以下儿童营养状况的常规指标,WAZ>2 提示可能超重肥胖,但通常很少运用该指标进行评价,因为 WFH 或 BMI 指标比其更有价值。HAZ<−2 为生长迟缓,是慢性营养不良的指标。HAZ>2 提示身材高大,在临床上对某些内分泌疾病的诊断如分泌生长激素的肿瘤有意义。WHZ<−2 为消瘦,是判断儿童近期及长期营养状况的综合指标。WHZ>2 提示可能营养过剩即"超重"。需要注意的是,尽管高 WFH 与肥胖的脂肪组织间有较强的相关性,但瘦体块在高 WFH 中也占有较多的比重,因此,在个体评价中,通常不用高 WFH 来描述肥胖,而用"超重"一词较为恰当。Z 值评分法在一定程度上消除了种族、发育水平和地区差异,可比较不同年龄、不同性别儿童生长发育情况,是最常用的儿科营养不良评价方法。

(2) 生长曲线法:对于儿科患者来说,由于机体营养状况对生长速度非常敏感,故采用生长曲线图来评估非常必要。对于早产儿 2 岁以内的体格生长指标的测量结果,应按校正年龄来对照生长曲线表。头围测量是筛查婴幼儿潜在脑发育或神经功能异常的常用指标,通过定期头围监测,可及时发现头围过大或过小的异常现象,以便及时进一步诊断和治疗。

肱三头肌皮褶厚度可以评估皮下脂肪消耗情况,上臂中围的测量可以间接反映人体骨骼肌消耗程度。陈芳芳等认为,测量肱三头肌皮褶厚度和上臂围对于评价严重营养不良更为敏感。有研究发现,上臂围低于 50% 的危重患儿死亡率更高。但由于测量工具不统一和测量的准确性对评价结果影响很大,至今又尚未制定统一的评价标准,故目前临床未被广泛使用。

(3) 中位数百分比法:也是目前医疗机构使用较为广泛的评价儿童营养不良的方法,其分级标准见表 9-1。

表 9-1　中位数百分比法评价营养不良的分级标准

分级	年龄别体重	年龄别身高	身高别体重
正常	90~110	≥95	≥90
轻度营养不良	75~<90	90~<95	80~<90
中度营养不良	60~<75	85~<90	70~<80
重度营养不良	<60	<85	<70

(4) 体重指数(BMI)法:是一种利用身高、体重评价营养的方法,其实际含义是单位面积中所含的体重值。由于 BMI 与身体脂肪存在高度的相关性,对青春期超重肥胖的判断好于 WHZ,而且是儿童期、青春期及成年期均可使用的营养监测指标。中国肥胖问题工作组建议将体重指数的 P_{85} 和 P_{95} 分别作为超重和肥胖的界值点,即体重指数大于或等于同年龄同性别人群 P_{95} 值为肥胖,在 P_{85} 和 P_{95} 之间为超重。

需注意的是,如果患儿存在腹水或水肿情况时,体重的测量结果则会受到影响。

【实验室检查】　由于营养缺乏症的各种临床症状和体征常常混杂在一起,通常需要根据疾病和膳食史的线索设定实验室检查项目。临床常用的生化检验内容包括:血浆(清)蛋白水平、免疫指标和各种营养素的测定。

(1) 血浆(清)蛋白测定:是临床评价蛋白质营养状况的常用指标,其灵敏度受半衰期、代谢库的大小影响。目前临床常用的指标有白蛋白、前白蛋白和视黄醇结合蛋白,其中白蛋白是目前评价蛋白营养状况的最常用生化指标,持续低白蛋白血症是判断营养不良可靠指标之一,但由于其半衰期较长,短期蛋白质摄入不足时,机体可通过分解肌肉释放氨基酸,提供合成蛋白质的基质,同时循环外白蛋白可向循环内转移,使血浆白蛋白维持在一定水平,因此,不能发现边缘性蛋白营养不良。前白蛋白和视黄醇结合蛋白的半衰期短,故对体内蛋白质的储备评价的敏感性更高,在疾病稳定期或长期营养支持时则是较理想的动态观察指标。白蛋白反映体内蛋白储存的敏感性低;前白蛋白反映体内蛋白储存的敏感性好,铁缺乏时会代偿性增高;视黄醇结合蛋白反映体内蛋白储存的敏感性强,维生素缺乏时下降。除了血浆蛋白外,还有氮平衡、血清游离氨基酸浓度、尿 3-甲基组氨酸、尿羟脯氨酸、肌酐身高指数和血红蛋白等指标也可用于蛋白质营养状况的评价。

(2) 免疫指标测定:大多数营养素缺乏对免疫功能有着不可忽视的影响。当长期蛋白质-能量营养不良时,可表现为血清免疫球蛋白(如 IgA、IgG、IgM)和外周血总淋巴细胞计数下降,迟发性皮肤过敏试验反应低下等。

(3) 其他营养素指标:目前临床上已常规开展的其他营养素指标有血清总胆固醇、血清总甘油三酯(三酰甘油)、游离脂肪酸和磷脂;锌、铜、铁、硒等微量元素;维生素 B_{12}、叶酸、维生素 D_3、维生素 A、维生素 E 和 β-胡萝卜素等的测定。

➢ 附:营养诊疗的流程图

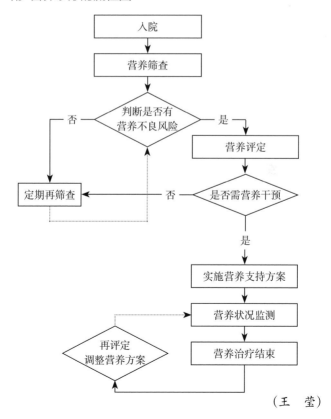

(王　莹)

参考文献

[1] DOS SANTOS CA,RIBEIRO AQ,ROSA COB,et al. Nutritional risk in pediatrics by StrongKids:a systematic review. Eur J Clin Nutr,2019,73: 1441-1449.

[2] MARINO LV,THOMAS PC,BEATTIE RM. Screening tools for paediatric malnutrition:are we there yet? Curr Opin Clin Nutr Metab Care,2018,21:184-194.

[3] RINNINELLA E,RUGGIERO A,MAURIZI P,et al. Clinical tools to assess nutritional risk and malnutrition in hospitalized children and adolescents. Eur Rev Med Pharmacol Sci,2017,21:2690-2701.

[4] KLANJSEK P,PAJNKIHAR M,MARCUN VARDA N,et al. Screening and assessment tools for early detection of malnutrition in hospitalised children:a systematic review of validation studies. BMJ Open,2019,9:e025444.

[5] DELVIN E,HARRINGTON DJ,LEVY E. Undernutrition in childhood: Clinically based assessment tools and biological markers:Where are we and where should we go? Clin Nutr ESPEN,2019,33:1-4.

[6] CARTER LE,SHOYELE G,SOUTHON S,et al. Screening for Pediatric Malnutrition at Hospital Admission:Which Screening Tool Is Best? Nutr Clin Pract,2020,35:951-958.

[7] MINOCHA P,SITARAMAN S,CHOUDHARY A,et al. Subjective Global Nutritional Assessment:A Reliable Screening Tool for Nutritional Assessment in Cerebral Palsy Children. Indian J Pediatr,2018,85:15-19.

[8] DE LONGUEVILLE C,ROBERT M,DEBANDE M,et al. Evaluation of nutritional care of hospitalized children in a tertiary pediatric hospital. Clin Nutr ESPEN,2018,25:157-162.

第二节　肠　内　营　养

【概述】

肠内营养(enteral nutrition,EN)是一种采用口服或管饲等途径经胃肠道提供代谢需要的能量及营养物质的营养治疗方式。目前,在临床已广泛应用于正常或部分胃肠道功能,而不能正常进食的患者,进行基本营养补充或营养治疗。

【肠内营养适应证】

存在营养风险/营养不良的患者,只要胃肠道有功能,应尽早开始肠内营养。肠内营养的可行性主要取决于小肠是否具有吸收各种营养素的功能。当患者原发疾病或因治疗与诊断的需要而不能经口摄食或摄食量不足时,根据胃肠道功能,应首先考虑采用肠内营养。

1. 不能经口摄食　因口腔和咽喉炎症或食管肿瘤手术后。

2. 经口摄食不足　营养素需要量增加而摄食不足,如大烧伤、创伤、脓毒病、甲亢、癌症及化疗/放疗时。此外,又如厌食、抑郁症、恶心或呕吐时。

3. 禁忌经口摄食　不能吞咽者,如中枢神经系统紊乱、知觉丧失、脑血管意外及咽反射丧失等。

4. 短肠综合征　短肠的患者术后多以肠外营养(parenteral nutrition,PN)作为主要营养支持,有时需要长期 PN。在适当阶段采用或兼用肠内营养,更有利于肠道康复。

5. 胃肠道瘘　适用于低位小肠瘘、结肠瘘及远端喂养的胃十二指肠瘘。高位胃和十二指肠瘘应由空肠造口给以要素肠内营养,要素肠内营养较非要素肠内营养更能降低瘘液的排出量。

6. 炎症性肠病　可作轻中度克罗恩病诱导缓解的治疗,亦可提供充分的能量与蛋白质。

7. 胰腺炎　胃或空肠持续喂养可减轻胰液分泌,并可给予营养支持。

8. 肠道憩室炎、胆盐腹泻、吸收不良综合征及顽固性腹泻。

9. 肠道准备　要素型肠内营养常无渣,适用于结肠手术或结肠镜检查的准备,因其可使肠道干净及降低感染发生。

10. 围手术期　需要择期手术的营养不良患儿,于术前 1~2 周给予肠内营养,使营养状况得到改善。

11. 肿瘤恶病质等。

【肠内营养禁忌证】

肠功能障碍(衰竭、感染、手术后消化道麻痹)、完全性肠梗阻、无法经肠道给予营养(严重烧伤、多发创伤)、高流量的小肠瘘,则是肠内营养常见的禁忌证。临床上如下情况要根据消化道功能评估后,确定是否适合肠内营养:

1. 小肠广泛切除后 以 PN 为主,根据患儿情况给予持续管饲,从小量开始,逐步增量。

2. 高流量空肠瘘 不论在瘘的上端或下端喂养,均有困难。由于缺乏足够的小肠吸收面积,只能行微量管饲,以免加重病情。

3. 处于严重应激状态 麻痹性肠梗阻,上消化道出血,严重腹膜炎均不宜给予肠内营养。

4. 严重吸收不良综合征及衰弱 以 PN 为主,根据肠消化道功能可行微量管饲。

【肠内营养的途径与方法】

肠内营养的途径主要取决于胃肠道解剖的连续性、功能的完整性、肠内营养实施的预计时间、有无误吸可能等因素。根据途径不同可以将肠内营养分为口服营养补充和管饲营养。

1. 口服营养补充 口服营养补充是肠内营养的首选,适合于能口服摄食但摄入量不足者,是最安全、经济、符合生理的肠内营养方式。

2. 管饲 包括鼻胃管、鼻空肠管、胃造瘘管、胃造瘘空肠管和空肠造瘘管,如口服营养补充持续不足,应考虑进行管饲营养,管饲的优点在于可以保证营养液的均匀输注,充分发挥胃肠道的消化吸收功能。常见的管饲途径有鼻饲管和经消化道造口管。

【肠内营养配方】

肠内营养配方同普通食物相比,化学成分明确,营养全面,搭配合理;更易于消化吸收;无渣或残渣极少,粪便数量显著减少;通常不含乳糖,适用于乳糖不耐受者。根据组分不同,肠内营养制剂分为要素型、非要素型、疾病特异型、组件型四类。临床上可以选用的肠内营养配方很多,选择配方时主要根据患者的疾病、胃肠道功能、营养状态、代谢特点确定营养配方和需要量。

1. 要素型肠内营养配方　主要是氨基酸或短肽类,这两类配方成分明确,无须消化即可直接吸收,不含残渣,适用于胃肠道消化和吸收功能部分受损者,但口感较差,更多用于管饲。肠内营养配方的渗透压与成分中的营养素分子大小成反比,氨基酸和小分子肽的渗透压更高。

2. 非要素型肠内营养配方　以整蛋白为主要氮源,临床中较为常见,味道相对可口,渗透压接近等渗(大约在 300mOsmol/L),能量密度为 0.5~2kcal/ml 不等,口服与管饲均可,适用于胃肠道基本正常的患者。作为肠内营养的标准配方,多聚配方(polymeric formulas)营养全面且大多由完整的营养素组成,医院和家庭均适用。

3. 疾病特异型肠内营养配方　按功能可分为糖尿病、肾功能不全、肿瘤、肝功能衰竭、肺病专用等类型。现有专门为肝病、肾病、呼吸功能不全、心功能衰竭、胃肠道功能不全、严重的代谢应激状况如创伤和败血症等疾病设计的特殊肠内配方。这些产品的价格高于标准肠内营养配方。

【肠内营养的输注管理】

管饲途径及营养配方确定后,要选择最合适的输注方式。多学科的小组评估,保证所有的临床常规(如治疗、护理计划等)都考虑到,患者或监护人也应参与此项决定,尤其是需要长期管饲的患者。

1. 管饲喂养的原则

(1) 必须满足所有的营养需求(包括所有的微量元素)。

(2) 输注系统必须能尽量减少被污染的机会(规范的操作、尽可能减少接口等)。

(3) 如要经喂养管注入药物,必须征得药剂师的许可(避免喂养管堵塞、药物与营养素的相互作用)。

2. 管饲喂养的方式

(1) 分次管饲:将一定量的营养液在一定时间内用注射器缓慢推注或滴注,时间在 30~60 分钟之间,此种方法多用于能够耐受的患者。

（2）间歇管饲:24 小时循环滴注,但有间隙休息期,输注时间在 60~120 分钟之间,如输注 2 小时,休息 1 小时,如此循环重复,这种方法可让患者有较大的活动度。

（3）夜间连续管饲:患者晚上输注,白天不输,此法作为补充口服摄入不足,但应注意避免给予过多的液体量。

（4）连续管饲:不间断输注肠内营养。

3. 管饲喂养的管理　最好能用肠内营养喂养泵,没有条件也可以采用重力滴注法,虽然不是很精确,但依然有效。肠内营养应让胃肠道逐步适应、耐受的过程,在肠内营养开始 1~3 天内,采用低量、低速度的喂养方式,而后根据患者的耐受情况逐步增量,3~5 天内达到维持量。肠内营养的实施需要考虑的几个因素:

（1）速度:建议从 1~2ml/(kg·h),体重大于 10kg,可从 20ml/h 开始,根据耐受情况逐步增量,每 4 小时后进行评估,如胃内残留量小于 2 小时输注量,则可耐受;胃内残留量大于 2 小时输注量,用原量输注 4 小时后评估,如胃内残留量大于 2 小时输注量,或在输注肠内营养液过程中出现明显腹胀、严重呕吐和腹泻等表现,均为不耐受,选择间歇或持续管饲;间歇管饲评估同分次管饲,不耐受则选择持续管饲;持续管饲评估同上,不耐受则减少管饲量。

（2）温度:输注肠内营养液的温度应保持在 37℃ 左右,过凉的肠内营养液可引起患者腹泻。

（3）浓度:根据患者的耐受情况选择合适浓度的配方。

（4）患儿体位:对于长期卧床、吞咽功能不良、误吸风险高的患者,口服或者胃内管饲时,应注意保持坐位、半坐位或者将床头抬高 30°~45° 的体位,以减少反流误吸的风险。

（5）导管管理:所有肠内营养管均有可能堵管,含膳食纤维的混悬液配方较乳剂型配方更易发生堵管。因此在持续输注过程中,应每隔 4 小时即用 10~20ml 温水脉冲式冲洗导管,在输注营养液的前后、不同药物输注前后也应冲洗,营养液中的酸性物质可以引发蛋白质沉淀而导致堵管,若温水冲洗无效,则可采用活化的胰酶制剂、碳酸氢钠冲洗。

(6) 其他注意事项:如记录出入量、一般情况、生命体征等;注意避免营养液污染;维持患者水电解质和酸碱平衡等。

4. 肠内营养的监测　进行肠内营养时,可发生导管相关性感染性、胃肠道、代谢方面等并发症,应进行相关的监测,了解营养支持的效果和重要脏器功能状态,及时调整营养支持方案,应对和处理相关并发症。

(1) 监测胃潴留,评价肠内营养支持安全性及有效性的一个重要指标是胃肠道有无潴留。胃内喂养开始应定时监测胃残液量,放置鼻胃管的危重病者胃底或胃体的允许潴留量每次应≤200ml,而胃肠造口管的允许潴留量每次应≤100ml。如发现残留量过多,说明耐受性较差,应降低输注速度。

(2) 监测出入量。

(3) 监测肝肾功能和钾、钠、氯等电解质水平。

(4) 营养评估。

(5) 导管的定期更换。

【肠内营养并发症与防治】

肠内营养作为一种营养疗法,其目的是作为患者自主摄食能力障碍的一种补充。EN 是一种相对安全的过程,其并发症有限而且是可以避免和控制。并发症通常由于不恰当的配方选择和/或使用的途径及速度不当引起,也可由疾病或治疗间接引起。并发症可分为胃肠道反应性、机械性和代谢性,明确发生原因尤为重要。

1. 机械性并发症

(1) 吸入性并发症:肺部吸入是一个极其严重且可能危及生命的并发症,发生率为 1%~4%。症状包括呼吸困难、呼吸急促、喘息、心动过速和发绀。发热在肠内喂养者可能是由于少量配方液吸入后引起吸入性肺炎的晚期症状。为了减少吸入的风险需要定期监测胃残留量。鼻空肠喂养时伴发吸入性肺炎较少,因此高危患儿应优先考虑。保证床头抬高 45° 半卧位。

(2) 喂养管相关并发症:喂养管移位可导致出血、气管和肺实质损伤、胃肠道穿孔等。喂养管接触的咽、食管、胃和十二指肠的黏膜表面坏死、溃疡和脓肿。还可导致上和下呼吸道并发症,加重食管静脉曲张、黏膜坏死、瘘和伤口感染。小口径和质地柔软的喂养管及精心护理能减少并发症发生。当估计需长期喂养时,应选择胃造口来替代鼻饲管。

(3)导管堵塞:导管堵塞是肠内营养过程中最常见并发症之一。多由营养物凝固和管饲后不及时冲洗所致,多见于整蛋白和黏稠配方,其他可由于药物碎片、药物沉淀和导管扭曲所致。导管堵塞发生与导管内径、护理、导管类型(空肠造瘘管与胃造瘘管)及导管放置的持续时间有关。解决导管堵塞可用冲洗法,如用温水轻度压力冲洗和吸引交替、胰酶和碳酸氢钠盐有助于"消化"沉淀物。

2. 胃肠道并发症

(1)腹泻:腹泻是 EN 常见的并发症,发生率为 2%~63%。可通过输注途径、耐受评估、配方选择和规范操作来预防,如发生了腹泻应采取以下措施:①检查使用的配方;②排除感染性腹泻;③查找可引起腹泻的药物,特别是长期应用抗生素;④减慢输注速率;⑤如果怀疑吸收功能受损,则换用低聚或单体配方;⑥如果采用了以上方法,腹泻无改善,则应考虑肠外营养支持。

(2)恶心和呕吐:近 20% 肠内营养患者发生恶心和呕吐,后者增加了吸入性肺炎的风险。多种原因引起的胃排空延迟是导致呕吐最常见的原因,如果怀疑胃排空延迟,需考虑减少镇静剂使用、换用低脂配方、减慢输注速率和给予促胃肠动力药。

(3)便秘:便秘是由卧床不活动、肠道动力降低、水摄入减少、粪便阻塞或缺乏膳食纤维引起,应与肠梗阻鉴别。充分水供给和用含不溶性纤维的配方可改善便秘,持续便秘需要使用软化剂或肠道蠕动刺激剂。

(4)腹胀:腹胀是由于营养素吸收不良、过快输注冷的营养液、间歇输注营养液过量或输注过多的表现。根据成因加以处理可改善腹胀。

3. 导管相关并发症 肠内营养管相关的并发症,见表 9-2。

表 9-2 肠内营养途径并发症

途径	并发症
鼻-胃管	(1) 鼻、咽及食管损伤 (2) 反流、吸入性肺炎
鼻-胃-肠管	(1) 鼻、咽及食管损伤 (2) 倾倒综合征 (3) 腹胀、腹痛、腹泻或肠痉挛 (4) 导管移位
胃造瘘术	(1) 反流、吸入性肺炎 (2) 造口出血、造口旁皮肤感染 (3) 导管堵塞、脱出 (4) 胃内容物漏出
空肠造瘘术	(1) 导管堵塞或脱出，导管拔除困难 (2) 造口出血、造口旁皮肤感染 (3) 肠液外漏 (4) 倾倒综合征 (5) 肠痉挛或腹胀、腹痛、腹泻

4. 代谢性并发症 肠内营养的代谢并发症发生率和严重程度较静脉营养低，类型相似（表 9-3）。

表 9-3 常见肠内营养代谢并发症

类型	原因	处理方法
低钠血症	水分过多	更换配方，限制液体
高钠血症	液体摄入不足	增加自由水
脱水	腹泻，液体摄入不足	评估腹泻原因，增加自由水摄入
高血糖	能量摄入过量，胰岛素不足	评估能量摄入，调整胰岛素剂量
低钾血症	腹泻，再喂养综合征	纠正钾缺乏，评估腹泻原因
高钾血症	钾摄入过量，肾功能不全	更换配方
低磷血症	再喂养综合征	增加磷摄入，减少能量负荷
高磷血症	肾功能不全	更换配方

【肠内营养的监测和评估】

肠内营养时周密的监测和评估很重要，可以及时发现和处理相关并发症,了解营养支持的效果和重要脏器功能状态,以便及时调整营养支持方案。

1. 监测

(1)胃肠道耐受性监测,进行肠内营养时,由于速度过快、配方不合理或污染等原因,可出现肠内营养不耐受,应注意监测。肠内营养常见的不耐受表现有腹胀、恶心、呕吐和腹泻,空肠喂养尤为常见。开始喂养时,应定时检查患者,询问有无不耐受症状;如患者出现不适表现,应分析原因,及时调整。评价肠内营养支持安全性及有效性的一个重要指标是胃肠道有无潴留。胃内喂养开始应定时监测胃残余量,鼻胃管喂养的危重病者胃底或胃体的残余量每次应≤200ml,胃造口管的残余量每次应≤100ml,如残余量过多,可能是不耐受,应暂停输注 1 次或者降低输注速度。

(2)代谢监测,监测出入量,监测肝肾功能和钾、钠、氯等电解质水平,特别是对于小年龄、心功能不全、肾脏功能不全和营养不良的患者。

(3)途径相关监测,辅料是否干净,导管固定情况,有无断裂、渗漏,导管是否移位。

(4)营养监测,开始肠内营养前,全面评估患者营养需求,制定合理营养方案。体重、三头肌皮褶厚度、人体成分测量等应定期监测。蛋白质水平,如白蛋白、前白蛋白等定期监测。长期肠内营养者要注意微量营养素、维生素和电解质的监测。

2. 评估 人体测量法,体格检查,血液和生化测量应用于评估营养支持的反应,见表 9-4。

表 9-4 评估营养支持的反应

指标	评估的频率[*]	目的/注释
人体测量法		
体重	每天 1 次	疗效的指征;患者体重应逐渐增加或保持原水平;以既往或理想体重为预期体重的指导;每天体重增加 0.1~0.2kg 常提示液体潴留

续表

指标	评估的频率*	目的/注释
体格检查		
摄入量和排出量	每天1次	水过多:检查身体相关部位的水肿,气促,肺部啰音,液体摄入量持续大于排出量; 脱水:皮肤弹性差,黏膜干燥,口渴,排出量>摄入量(如果便稀,测量其体积),站立和平卧时血压相差>10%;
胃肠道动力(管饲者)(例如:肠鸣音、腹胀、恶心、呕吐)	开始喂养时,每2~4小时评估1次;稳定后每8小时评估1次	胃肠道动力和喂养耐受的指标
血生化测量		
血糖	每天3次直到稳定后2~3次/周	评估糖的耐受性;决定肠内或肠外喂养或胰岛素输注的速度
血清电解质	每天1次直到稳定后2~3次/周	修改液体/电解质输入的指标
BUN	1~2次/周	升高:液体输入不足,肾脏损害,输入蛋白质过多 降低:可能蛋白质摄入不足
血清Ca、P、Mg	1~2次/周	确保稳定性;防止再喂养综合征
血细胞计数	1次/周	适宜的铁、蛋白质、叶酸、维生素B_{12}的评价指标
血清甘油三酯(全肠外营养)	每次增加脂肪剂量时;稳定后2~3次/周	水平升高预示脂肪清除不足需要降低脂肪的剂量
血清转铁蛋白或前白蛋白	1次/周	是维持或提高蛋白质营养状态的效能指标

➤ 附:肠内营养实施的流程图

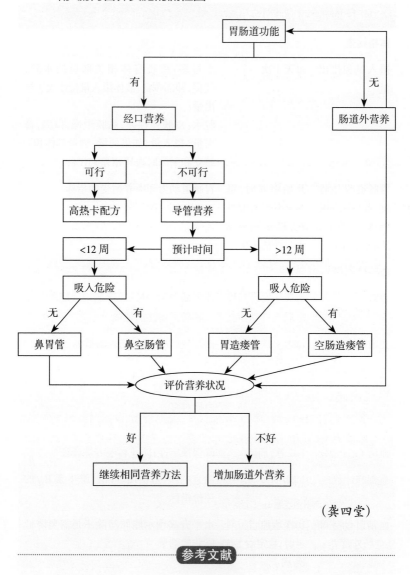

（龚四堂）

参考文献

[1] CEDERHOLM T, BARAZZONI R, AUSTIN P, et al. ESPEN guidelines on definitions and terminology of clinical nutrition. Clin Nutr, 2017, 36(1):49-64.

［2］BOULLATA JI，CARRERA AL，HARVEY L，et al. ASPEN Safe Practices for Enteral Nutrition Therapy. JPEN J Parenter Enteral Nutr，2017，41（1）：15-103.

［3］MCCLAVE SA，TAYLOR BE，MARTINDALE RG，et al. Guidelines for the Provision and Assessment of Nutrition Support Therapy in the Adult Critically Ill Patient：Society of Critical Care Medicine（SCCM）and American Society for Parenteral and Enteral Nutrition（A.S.P.E.N.）. JPEN J Parenter Enteral Nutr，2016，40（2）：159-211.

［4］BURGOS R，BRETÓN I，CEREDA E，et al. ESPEN guideline clinical nutrition in neurology. Clin Nutr，2018，37（1）：354-396.

［5］WEI J，CHEN W，ZHU M，et al. Guidelines for parenteral and enteral nutrition support in geriatric patients in China. Asia Pac J Clin Nutr，2015，24（2）：336-346.

［6］BANKHEAD R，BOULLATA J，BRANTLEY S，et al. A.S.P.E.N. Enteral Nutrition Practice Recommendations. J Parenter Enteral Nutr，2009，33：122-167.

第三节　肠外营养

【概述】

肠外营养（parenteral nutrition，PN）又称静脉营养，是一种通过静脉途径提供能量和多种营养素的营养治疗方法。当患儿无法经肠道摄取营养或摄入不足时，可考虑通过完全或部分肠外营养供给热量、液体、营养素，以满足机体正常代谢和生长发育所需。

【肠外营养的适应证和禁忌证】

1. 肠外营养的适应证　如因营养状况、疾病以及手术或药物等治疗，经肠内未能获得所需足够营养5天以上的患儿，则应考虑肠外营养支持。儿童肠外营养支持的常见适应证：肠道损伤：手术或创伤；肠道炎症：坏死性小肠结肠炎、炎症性肠病；消化道梗阻：食道闭锁、肠闭锁、肠扭转、肛门闭锁等；肠道吸收障碍：短肠综合征、慢性腹泻、化疗、骨髓移植等;肠道发育不良:早产儿;胃肠动力障碍:难治性呕吐、假性肠梗阻;肠外疾病导致的营养不良、心脏或肾衰竭、严重烧伤、肿瘤等。

2. 肠外营养禁忌证

(1)水电解质或酸碱平衡紊乱:在机体存在内环境紊乱的情况下,营养支持治疗非但不能使机体有效利用营养物质,反而可能因增加代谢负荷而加剧代谢和内环境紊乱,导致营养治疗相关的并发症,如水钠潴留、电解质紊乱或再喂养综合征等。

(2)血流动力学不稳定:休克或血流动力学不稳定时微循环障碍;营养素代谢和利用均受影响,加之应激状态分解代谢超过合成代谢。故应先抗休克,待血流动力学稳定后再考虑肠外营养支持治疗。

【肠外营养的输注途径与方法】

1. 静脉输注途径 适宜的静脉途径建立是保证肠外营养治疗顺利开展的关键。可供肠外营养输注的静脉通路包括外周静脉和中心静脉,需视病情、营养液渗透压和护理条件及技术等选择应用。

(1)外周静脉:经外周静脉输注营养液有利于避免和降低与导管相关的并发症风险,适用于:①非全量或短期使用(<2 周)PN;②肠外营养液渗透压<900mOsm/L;③中心静脉置管或护理困难者。

(2)中心静脉:中心静脉管径相对较粗,血流速度快,可避免高渗的肠外营养液对血管内膜的刺激,适用于:①长期(≥2 周)使用 PN;②周围静脉条件不好;③肠外营养液渗透压超过 900mOsm/L。中心静脉途径主要包括经皮直接穿刺置入中心静脉(CVC)、经外周静脉置入中心静脉(PICC)和输液港(VAP)三种。临床需根据患儿的置管条件、导管留置时间和用途,来选择不同的放置方法(表 9-5)。

2. 肠外营养液的输注方式 推荐使用"全合一"方法配制和输注肠外营养液,即将脂肪乳剂、氨基酸、葡萄糖、维生素、电解质和微量元素等各种营养素在无菌条件下混合于一个容器中经静脉途径输注。配制时需注意肠外营养支持所用营养液要根据当日医嘱在层流室或配制室超净台内,严格按无菌操作技术进行配制。配制操作步

表 9-5　经中心静脉途径置管通路的分类及其应用特点

分类		放置条件	放置途径	持续时间
CVC	无隧道式	短期应用	经皮直接置入中心静脉	>7 天且<3 周
	隧道式	长期(>3 周)频繁应用	经皮或手术切开置入中心静脉	数月至数年
PICC		长期应用	经外周静脉置入中心静脉	4 周至 6 个月
VAP		长期(>3 周)间歇性应用	手术或 X 线,超声介导下	数月至数年

骤为:①将磷酸盐加入氨基酸或高浓度葡萄糖中。②将其他电解质、微量元素加入葡萄糖液(或氨基酸)中,不能与磷酸盐加入同一稀释液中。电解质注射液也可加入 0.9% 氯化钠注射液或葡萄糖氯化钠注射液中。③用脂溶性维生素溶解水溶性维生素后加入脂肪乳剂中。如处方不含脂肪乳剂,可用 5% 葡萄糖溶解并稀释水溶性维生素。复合维生素制剂(同时包含脂溶性和水溶性维生素),可用 5% 葡萄糖或脂肪乳剂溶解并稀释(不同制剂的配制操作需参照说明书)。④将氨基酸先加入一次性肠外营养输液袋内,后将葡萄糖、0.9% 氯化钠、葡萄糖氯化钠等液体加入营养袋内混合。⑤将含钙盐的溶液加入营养袋内混合。⑥目视检查营养袋内有无浑浊、异物、变色以及沉淀生成。⑦完成上述操作后,将脂肪乳剂加入营养袋中。⑧应一次性不间断地完成配制操作,并不断轻摇营养袋,使其混合均匀。配制完毕后,尽可能排净袋中空气,悬挂以观察是否出现开裂、渗漏、沉淀、异物、变色等异常情况。⑨推荐配制完成的营养液配方用标签表明,包括总容量、成分、建议输注时间和有效期等。

【肠外营养液的组成及其临床应用】

1. **能量**　儿童能量的需求因疾病状况、体力活动、生长发育、是否要纠正营养不良而不同,可以根据能量的消耗、疾病的状态、体重的变化进行计算。推荐采用 Schofield 公式计算静息能量消耗(resting

energy expenditure,REE)(表 9-6),对于病情稳定期肠外营养能量需求可通过静息能量乘以体力活动系数计算,并根据(追赶)生长和病情增加或减少 REE。疑似代谢改变或营养不良的患儿,应采用间接能量测定法准确测量能量消耗。危重症患儿的肠外营养可延迟 1 周开始,但应考虑补充微量营养素。各年龄段不同疾病阶段肠外营养能量需要量见表 9-7。

表 9-6　Schofield 公式计算静息能量消耗

年龄(岁)	男(kcal/d)	女(kcal/d)
0~3	59.5×(体重/kg)−30	58.3×(体重/kg)−31
3~10	22.7×(体重/kg)+504	22.3×(体重/kg)+486
10~18	17.7×(体重/kg)+658	13.4×(体重/kg)+692

注:1kcal=4.184kJ

表 9-7　各年龄段不同疾病阶段肠外营养能量需要量[kcal/(kg·d)]

年龄	急性期	稳定期	恢复期
早产儿	45~55[a]	–	90~120
0~1(岁)	45~50	60~65	75~85
1~7(岁)	40~45	55~60	65~75
7~12(岁)	30~40	40~55	55~65
12~18(岁)	20~30	25~40	30~55

注:[a] 生后第 1 天的能量推荐量;–为未给出;1kcal=4.184kJ

2. 氨基酸　肠外营养配方中的氮源来自复方氨基酸注射液。氨基酸虽属供能营养素,但在营养治疗中主要作为氮源用于合成人体蛋白质,满足儿童的生长发育所需。婴幼儿比成人需要更多的必需氨基酸,小婴儿的必需氨基酸还应包括组氨酸、牛磺酸、胱氨酸/半胱氨酸、酪氨酸、脯氨酸和甘氨酸。对于 3 岁以下的小儿和危重患儿,建议选择小儿专用氨基酸,>3 岁的儿童和青少年可选用成人配方(表 9-8)。

表 9-8　新生儿和儿童肠外营养中氨基酸的推荐摄入量[g/(kg·d)]

年龄	起始剂量	目标剂量
早产儿	1.5	2.5~3.5
足月儿	1.5	2~3
婴幼儿(1 个月~3 岁)	1	1.0~2.5
儿童及青少年(>3 岁)	1	1~2

3. 脂肪　无论是全肠外营养或与肠外肠内营养联合应用,静脉脂肪乳剂都是患儿肠外营养不可缺少的组成部分。1g 脂肪可提供 9kcal 能量,且可提供必需脂肪酸,促进蛋白质利用,改善氮平衡,并减少 CO_2 生成。

脂肪乳剂可在早产儿出生后立即使用,早产儿和足月儿的肠外脂肪乳剂摄入量不应超过 4g/(kg·d),儿童应在 3g/(kg·d)以内。为预防必需脂肪酸缺乏,早产儿应给予最低含 0.25g/(kg·d),足月儿和儿童应给予最低含 0.1g/(kg·d)亚油酸的脂肪乳剂,该剂量亦可保证充足的亚麻酸摄入。

对于婴幼儿和儿童患者,应首选 20% 浓度的混合型脂肪乳剂,对于危重症患儿含(不含)鱼油的混合脂肪乳剂是首选。为逆转患儿肠功能衰竭相关肝病(IFALD),应考虑停止大豆油脂肪乳剂,选用含鱼油的混合制剂,纯鱼油制剂可用作进展期严重 IFALD 的短期治疗手段。

静脉使用脂肪乳剂时,应常规监测肝脏功能和血清或血浆甘油三酯浓度,若婴儿血清或血浆甘油三酯浓度超过 3mmol/L(265mg/dl),年长儿超过 4.5mmol/L(400mg/dl),应考虑减少脂肪乳剂剂量,脂肪乳剂减量时应保证患儿对必需脂肪酸的最低需要量。严重血小板减少症患儿,应监测血清甘油三酯浓度,并考虑减少肠外脂肪剂量。

4. 葡萄糖　葡萄糖是肠外营养液中唯一的碳水化合物,主要作用是供能,新生儿肠外营养中葡萄糖的推荐量见表 9-9;婴幼儿和儿童肠外营养中的葡萄糖推荐量见表 9-10:使用肠外营养期间,需监测血糖,避免高血糖和低血糖的发生。周围静脉输注葡萄糖的浓度应<12.5%,而中心静脉输注葡萄糖的浓度可达 25%。

表 9-9　早产儿和足月儿肠外营养中葡萄糖的推荐量
[mg/(kg·min),括号内为 g/(kg·d)]

分类	第 1 天	第 2 天起
	开始剂量	2~3 天逐渐增加至
早产儿	4~8 [5.8~11.5g/(kg·d)]	目标量 8~10 [11.5~14.4g/(kg·d)],最低量 4(5.8),最高量 12(17.3)
足月儿	2.5~5 [3.6~7.2g/(kg·d)]	目标量 5~10 [7.2~14.4g/(kg·d)],最低量 2.5(3.6),最高量 12(17.3)

表 9-10　不同体重患儿疾病各阶段肠外营养碳水化合物推荐量
[mg/(kg·min),括号内为 g/(kg·d)]

体重(kg)	急性期	稳定期	恢复期
~10[a]	2.0~4.0(2.9~5.8)	4.0~6.0(5.8~8.6)	6.0~10.0(8.6~14)
11~30	1.5~2.5(2.2~3.6)	2.0~4.0(2.9~5.8)	3.0~6.0(4.3~8.6)
31~45	1.0~1.5(1.4~2.2)	1.5~3.0(2.2~4.3)	3.0~4.0(4.3~5.8)
>45	0.5~1.0(0.7~1.4)	1.0~2.0(1.4~2.9)	2.0~3.0(2.9~4.3)

注:[a] 从 28 天起;急性期是指当患儿处于需要镇静、机械通气、血管加压药和液体复苏等重要器官支持的复苏阶段;稳定期是指患儿病情稳定,可以脱离上述重要器官支持措施的阶段;恢复期是指患儿各重要器官正逐渐开始自主运转的阶段

5. 液体与电解质　液体的需求量个体差别很大,必须适合于患儿的身体状况,如一些肾脏和心脏疾病要限制水的摄入量,而由体液丢失的患者应增加水的摄入量(如发热、过度换气、腹泻、外伤、胃肠道瘘等)。根据患者的临床状态、体重、水的摄入和排泄量、血电解质、酸碱状况、红细胞比容、尿比重和尿电解质等监测其体液状况是非常必要的。

接受肠外营养的婴幼儿和儿童(新生儿期后)对液体和电解质的需求主要基于经验证据,建议见表 9-11(应该认识到,不同的临床情况下例如液体潴留、脱水或体液过度丢失,患儿的个体需要量可能会明显偏离推荐的液体摄入量范围)。

表 9-11　婴儿(新生儿期后)和儿童肠外液体和电解质的
推荐摄入量[mmol/(kg·d)]

推荐量	<1 岁 [a]	1~2 岁	3~5 岁	6~12 岁	13~18 岁
液量	120~150	80~120	80~100	60~80	50~70
Na	2~3	1~3	1~3	1~3	1~3
K	1~3	1~3	1~3	1~3	1~3
Cl	2~4	2~4	2~4	2~4	2~4

注:[a] 新生儿期之后;此建议基于临床经验、专家意见以及对动物和人类研究的推断数据;液量单位为 ml/(kg·d)

Holliday 和 Segar 公式按照体重来计算儿童的液体需要量
(表 9-12),目前仍适用于临床。

表 9-12　婴儿(新生儿期后)和儿童的液体需要量
(Holliday 和 Segar 公式)

体重(kg)	ml/(kg·d)	ml/(kg·h)
A:<10	100	4
B:10~20	+50/额外体重	+2/额外体重
C:>20	+25/额外体重	+1/额外体重
总需要量	A+B+C	A+B+C

6. 钙、磷和镁　肠外营养时适当补充钙、磷和镁,可确保患儿最佳生长和骨矿化。新生儿和儿童肠外营养中钙、磷和镁的推荐摄入量见表 9-13。

表 9-13　新生儿和儿童肠外营养中钙、磷和镁的推荐摄入量
[mmol/(kg·d),括号内为 mg/(kg·d)]

年龄	钙	磷	镁
出生早期的早产儿	0.8~2.0(32~80)	1.0~2.0(31~62)	0.1~0.2(2.5~5.0)
生长中的早产儿	2.5~3.5(100~140)	2.5~3.5(77~108)	0.2~0.3(5.0~7.5)

续表

年龄	钙	磷	镁
0~6 月龄 [a]	0.8~1.5(30~60)	0.7~1.3(20~40)	0.1~0.2(2.4~5.0)
7~12 月龄	0.5(20)	0.5(15)	0.15(4)
1~18 岁	0.25~0.4(10~16)	0.2~0.7(6~22)	0.1(2.4)

[a]:含足月新生儿

婴儿和儿童肠外营养时,应定期检测血清碱性磷酸酶、钙、磷、镁、维生素 D 和骨矿化状况。

7. 维生素 婴幼儿在使用肠外营养时应添加维生素。婴幼儿补充维生素的最佳剂量和输注条件尚未确定,基于专家意见的推荐剂量参见表 9-14。目前临床上一般应用维生素混合制剂,还需参照药品说明书配制。对于长期肠外营养(数周)的患儿应定期检测维生素 D 水平和凝血功能。

表 9-14 肠外营养中脂溶性和水溶性维生素在不同年龄段患儿的推荐剂量

分类	早产儿	婴儿(1岁以内)	儿童及青少年(1~18岁)
维生素 A [a]	700~1 500IU/(kg·d) 或 227~455μg/(kg·d)	150~300μg/(kg·d) 或 2 300IU/d(697μg/d)	150μg/d
维生素 D [b]	200~1 000IU/d 或 80~400IU/(kg·d)	400IU/d 或 40~150IU/(kg·d)	400~600IU/d
维生素 E [c]	2.8~3.5mg/(kg·d) 或 2.8~3.5IU/(kg·d)	2.8~3.5mg/(kg·d) 或 2.8~3.5IU/(kg·d)	11mg/d 或 11IU/d
维生素 K	10μg/(kg·d) [d]	10μg/(kg·d) [d]	200μg/d
维生素 C	15~25mg/(kg·d)	15~25mg/(kg·d)	80mg/d
维生素 B₁	0.35~0.50mg/(kg·d)	0.35~0.50mg/(kg·d)	1.2mg/d
维生素 B₂	0.15~0.2mg/(kg·d)	0.15~0.2mg/(kg·d)	1.4mg/d
维生素 B₆	0.15~0.2mg/(kg·d)	0.15~0.2mg/(kg·d)	1.0mg/d
烟酸	4~6.8mg/(kg·d)	4~6.8mg/(kg·d)	17mg/d

续表

分类	早产儿	婴儿 （1岁以内）	儿童及青少年 （1~18岁）
维生素 B_{12}	0.3μg/(kg·d)	0.3μg/(kg·d)	1μg/d
泛酸	2.5mg/(kg·d)	2.5mg/(kg·d)	5mg/d
生物素	5~8μg/(kg·d)	5~8μg/(kg·d)	20μg/d
叶酸	56μg/(kg·d)	56μg/(kg·d)	140μg/d

注：[a]1μg 视黄醇活性当量 =1μg 全反式视黄醇 =3.33IU 维生素 A，婴儿维生素 A 与水溶性溶剂配制时常用剂量为 920IU/(kg·d)，与脂肪乳剂配制时为 230~500IU/(kg·d)，因为在水溶液中的损失变化很大且损失较高，所以进入患儿的剂量为 300~400IU/(kg·d)；[b]出于实际情况考虑，早产儿和足月儿的维生素 D 推荐剂量不单按照绝对剂量而应按照体重给予；[c]早产儿和足月儿的上限不应超过 11mg/d，在使用新型脂肪乳剂和多种维生素后，每天更高剂量的维生素 E 会出现明显不良反应，应进一步开展设计良好的研究以确定儿童和青少年的上限量；[d]推荐，但目前的多种维生素制剂提供更高的维生素 K 剂量而没有明显的不良临床效果，此剂量无需参考预防新生儿维生素 K 缺乏性出血的当地政策

8. 微量元素 铁、铬、铜、碘、锰、钼、硒和锌是参与许多代谢过程的必需微量元素。临床上一般应用微量元素混合制剂，肠外营养中微量元素不同年龄段患儿的推荐剂量见表 9-15。对于长期肠外营养（数周）的患儿应定期检测微量元素、血浆铁蛋白和血清铁水平、碱性磷酸酶、甲状腺激素等。接受长期肠外营养（大于 3 周）的患者应补充铁，首选通过肠内途径补铁。

表 9-15　肠外营养中微量元素不同年龄段患儿的推荐剂量

微量 元素	早产儿	婴儿 （1岁以内）	儿童及青少年 （1~18岁）	最大 剂量
铁	200~250μg/(kg·d)	50~100μg/(kg·d)	50~100μg/(kg·d)	5mg/d
锌	400~500μg/(kg·d)	250μg/(kg·d) （0~3 月龄）； 100μg/(kg·d) （>3~12 月龄）	50μg/(kg·d)	5mg/d
铜	40μg/(kg·d)	20μg/(kg·d)	20μg/(kg·d)	0.5mg/d

续表

微量元素	早产儿	婴儿 （1 岁以内）	儿童及青少年 （1~18 岁）	最大剂量
碘	1~10μg/(kg·d)	1μg/(kg·d)	1μg/(kg·d)	
硒	7μg/(kg·d)	2~3μg/(kg·d)	2~3μg/(kg·d)	100μg/d
锰	剂量不超过 1μg/(kg·d)	剂量不超过 1μg/(kg·d)	剂量不超过 1ug/(kg·d)	50μg/d
钼	低出生体重儿 1μg/(kg·d)	0.25μg/(kg·d)	0.25μg/(kg·d)	5μg/d

【肠外营养监测】

应用 PN 过程中,须对患者进行观察和监测;依据临床表现和监测结果评价肠外营养治疗的效果和不良反应,并据此及时调整营养治疗方案,以提高疗效和安全性,减少和避免与 PN 相关的并发症(表 9-16)。

表 9-16 肠外营养监测项目

	项目	第 1 周	稳定后
摄入量	能量[kcal/(kg·d)]	q.d.	q.d.
	蛋白质[g/(kg·d)]	q.d.	q.d.
	脂肪[g/(kg·d)]	q.d.	q.d.
	葡萄糖[g/(kg·d)]	q.d.	q.d.
临床体征	皮肤弹性,囟门	q.d.	q.d.
	黄疸,水肿	q.d.	q.d.
生长参数	体重	q.w.~t.i.w.	q.w.~b.i.w.
	头围	q.w.	q.w.
	身长(高)	q.w.	q.w.
体液平衡	出入量	q.d.	q.d.
实验室检查	血常规	b.i.w.~t.i.w.	q.w.~b.i.w.
	血钠、钾、氯	b.i.w.(或调整电解 质用量后第 1 天	q.w.(或调整电解 质用量后第 1 天

续表

项目		第1周	稳定后
实验室检查	血钙	b.i.w.	q.w.
	血磷、镁	q.w.	p.r.n.
	肝肾功能	q.w.	q.w.~q.o.w.
	血脂	q.w.	p.r.n.
	血糖	q.d.~b.i.d. 直至稳定于正常值范围（至少连续3天）	p.r.n.（调整配方后，或临床出现低/高血糖症状）
	尿糖（无法监测血糖时）	同上	同上
	微量元素	p.r.n.	p.r.n.（肝肾功能不全者、长期使用PN者）

注：血脂测定标本采集前4~6小时内，应暂停输注含有脂肪乳剂的营养液。q.d.（每天1次）；b.i.d.（每天2次）；q.w.（每周1次）；b.i.w.（每周2次）；t.i.w.（每周3次）；q.o.w.（每2周1次）；p.r.n.（必要时）

【肠外营养的并发症】

肠外营养的并发症主要由中心静脉插管技术及维护、营养制剂的选择不当或应用不合理所造成，可分为与导管相关的并发症和代谢并发症，详见表9-17。

表9-17 PN相关并发症

机械性	导管移位和断裂
	胸膜或心包积液、心包填塞、纵隔血肿
	气/血胸
	臂丛损伤、膈麻痹
	空气栓塞
	血栓性疾病和血栓性静脉炎
	皮肤坏死和皮下血肿
感染性	脓毒血症：细菌性、真菌性

续表

代谢性	肝功能损害(胆汁淤积、脂肪变性、肝硬化)
	代谢性骨病(骨质缺乏导致佝偻病或骨折)
	电解质紊乱、低磷血脂、低血糖或高血糖、必需脂肪酸缺乏、微量元素缺乏、高脂血症
	再喂养综合征

➢ 附:肠外营养的诊治流程图

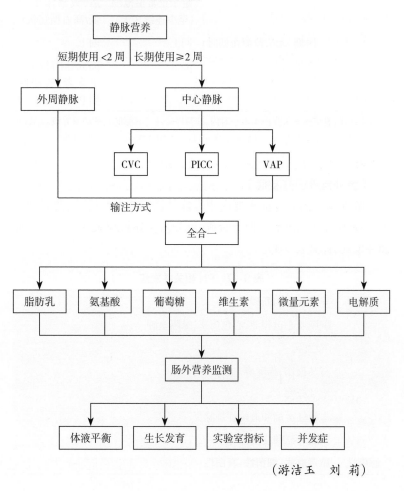

（游洁玉　刘莉）

参考文献

［1］MIHATSCH WA,BRAEGGER C,BRONSKY J,et al. ESPGHAN/ESPEN/ESPR/CSPEN guidelines on pediatric parenteral nutrition. Clin Nutr,2018,37:2303-2305.

［2］JOOSTEN K,EMBLETON N,YAN W. ESPGHAN/ESPEN/ESPR/CSPEN working group on pediatric parenteral nutrition. ESPGHAN/ESPEN/ESPR/CSPEN guidelines on pediatric parenteral nutrition:Energy. Clin Nutr,2018,37(6 Pt B):2309-2314.

［3］VAN GOUDOEVER JB,CARNIELLI V,DARMAUN D,et al. ESPGHAN/ESPEN/ESPR/CSPEN guidelines on pediatric parenteral nutrition:Amino acids. Clin Nutr,2018,37:2315-2323.

［4］LAPILLONNE A,FIDLER MIS N,GOULET O,et al. ESPGHAN/ESPEN/ESPR/CSPEN guidelines on pediatric parenteral nutrition:Lipids. Clin Nutr,2018,37:2324-2336.

［5］MESOTTEN D,JOOSTEN K,VAN KEMPEN AV,et al. ESPGHAN/ESPEN/ESPR/CSPEN guidelines on pediatric parenteral nutrition:Carbohydrates. Clin Nutr,2018,37:2337-2343.

［6］JOCHUM F,MOLTU SJ,SENTERRE T,et al. ESPGHAN/ESPEN/ESPR/CSPEN working group on pediatric parenteral nutrition. ESPGHAN/ESPEN/ESPR/CSPEN guidelines on pediatric parenteral nutrition:Fluid and electrolytes. Clin Nutr,2018,37:2344-2353.

［7］RAY S. NICE guideline review:Neonatal parenteral nutrition(NG154). Arch Dis Child Educ Pract Ed,2020,16:edpract-2020-320581.

［8］欧洲儿科胃肠肝病与营养学会,欧洲临床营养与代谢学会,欧洲儿科研究学会,等.儿科肠外营养指南(2016版)推荐意见节译.中华儿科杂志,2018,56(12):885-896.

［9］中华医学会肠外肠内营养学分会儿科协作组.中国儿科肠内肠外营养支持临床应用指南.中华儿科杂志,2010,48(6):436-441.

［10］蔡威,汤庆娅,王莹,等.中国新生儿营养支持临床应用指南.临床儿科

杂志,2013(12):1177-1182.

[11] 赵彬,老东辉,商永光,等.规范肠外营养液配制.中华临床营养杂志, 2018,26(3):136-148.

[12] 杨月欣,葛可佑.中国营养科学全书.北京:人民卫生出版社,2019.

[13] 蔡威.儿科临床营养支持.上海:上海交通大学出版社,2019.

[14] 王卫平.临床儿科营养.北京:人民卫生出版社,2016.

[15] 申昆玲.儿童营养学.北京:人民军医出版社,2015.

第十章 消化系统其他疾病

第一节 急性腹膜炎

【概述】

急性腹膜炎(acute peritonitis)为腹膜的急性感染,是常见的外科急腹症,其病理基础是腹膜壁层和/或脏层因各种原因受到刺激或损害后发生急性炎性反应,多由细菌感染、化学刺激或物理损伤所引起。分为原发性和继发性腹膜炎。原发性腹膜炎的感染来源自腹外,通过血液循环或淋巴循环播散到腹膜腔。继发性腹膜炎占绝大多数,一般源于腹腔的脏器感染、坏死穿孔或外伤等。其典型临床表现为腹膜炎三联征:腹部压痛、腹肌紧张和反跳痛,以及腹痛、恶心、呕吐、发热、白细胞升高等,严重时可致血压下降和全身中毒性反应,如未能及时治疗可死于感染性休克。部分患儿可并发盆腔脓肿、肠间脓肿和膈下脓肿、髂窝脓肿及粘连性肠梗阻等。

【病因和发病机制】

原发性腹膜炎(primary peritonitis)是指腹内无原发病灶,病原体经血液、淋巴或经肠壁、生殖系统进入腹腔而引起的急性化脓性感染,又称自发性腹膜炎,也是小儿常见的急腹症之一。发病年龄多在8岁以下,女孩多见,约为男孩的3倍。自抗生素广泛应用以来,该病的发病率显著降低,同时由于诊断水平的提高,很多病例都能获得及时的治疗,预后得到很大改善。

原发性腹膜炎大多数病因是病原经过血液、淋巴、皮肤及黏膜进入腹腔而引起感染。许多原发性腹膜炎患儿常有免疫功能障碍,如患肾病综合征、肝功能不全、肾上腺性腺综合征、囊性纤维病、慢性肾衰竭行腹膜透析、脾切除术后长期激素治疗等病史。

根据伴发疾病不同,从腹腔内分离出的病原也不同,最常见的致病菌是革兰氏阳性的肺炎链球菌,在肾病综合征中主要为革兰氏阴性菌,如大肠埃希菌、肺炎克雷伯菌等。

细菌进入腹腔的途径如下:

1. 血行播散 多数病例起源于菌血症,即细菌经血液循环到达腹腔。致病菌如肺炎链球菌,可从呼吸道或泌尿系的感染灶,通过血行播散至腹膜腔。研究发现,部分原发性腹膜炎病例血培养和腹腔脓液培养出相同菌种,部分病例发病前有上呼吸道感染或急性扁桃体炎病史。

2. 上行性感染 常见于女童。因为女童输卵管末端开放,当患外阴炎或阴道炎时,细菌可能通过子宫输卵管播散至腹腔。这可能是女孩较男孩发病率高的原因。临床上对女童原发性腹膜炎手术探查时,常发现两侧输卵管伞明显充血、水肿,提示输卵管有炎症改变可能。

3. 经淋巴道感染 少数原发性腹膜炎患儿有肺炎或胸膜炎病史,提示来源于胸部感染的细菌可能经淋巴管传播到腹腔。

4. 直接播散或透壁性传播 由于肠黏膜屏障的存在,正常儿童的肠腔内细菌不能通过肠壁进入腹腔。但如果患儿有肝硬化并发腹水、肾病、猩红热或营养不良等导致机体抵抗力低下时,肠黏膜屏障遭到破坏,肠腔内的细菌有可能经肠壁移行到腹腔,引起腹膜炎。

【诊断】

小儿突发剧烈腹痛、呕吐,伴有高热或神志改变,迅速出现全腹压痛及肌紧张和肠鸣消失者,且血液检查可见白细胞升高$(20\sim40)\times10^9$/L,中性白细胞可增高到 90% 以上,应考虑原发性腹膜炎。

1. 临床表现 原发性腹膜炎起病急骤,也有少数病例起病隐匿,有的病例可有上呼吸道感染或有肝炎、肾病综合征、系统性红斑狼疮等病史。

(1)症状:原发性腹膜炎以高热、腹痛、呕吐、腹胀为主要症状。

1)急性病容:患儿面色苍白、发绀,多有严重脱水及中毒症状,神志模糊,对外界反应迟钝,脉搏增快而细弱。晚期病例一般情况差,呈半昏迷状态,有谵语、面容憔悴、呼吸困难、口唇有疱疹、皮肤干燥、呈严重脱水状。早期应用抗生素治疗的病例,症状较轻,一般情况较好。

2) 腹痛、呕吐:小儿腹痛为突然发生,常较剧烈,患儿哭吵不安,持续性腹痛,阵发性加剧。腹痛遍及全腹或位于脐周。继而频繁呕吐,吐出食物残渣及胆汁。部分病例可因肠壁或盆腔受刺激而出现里急后重或尿频,有时甚至有黏液血便。

3) 发热:患儿于腹痛的同时出现高热、寒战,体温可高达 39℃ 以上,有时可诱发惊厥。

(2) 腹部体征:大龄患儿可有腹膨隆、全腹压痛及肌紧张,但婴幼儿腹肌紧张常不明显。肠鸣音早期可正常,以后随病情进展可消失。直肠指检时,在直肠膀胱陷凹或直肠子宫陷凹有触痛,一般无肿块,少数病例在腹腔或盆腔形成局限性脓肿。

2. 辅助检查 对于超声发现有腹水的患儿,可以行腹水常规检查,原发性腹膜炎腹水常为渗出性、草黄色、外观混浊,李凡他反应阳性,但比重多<1.08,腹水细菌培养的阳性率在用抗生素前为82.7%,使用抗生素后下降。当发现腹水白细胞>$500×10^6$/L,中性粒细胞>50% 或>$250×10^6$/L,需考虑原发性腹膜炎的可能性。若腹水pH<7.35 和乳酸水平增高,亦需要除外原发性腹膜炎。如果细菌染色提示一种以上细菌的存在时,要除外空腔脏器穿孔的可能性。

【鉴别诊断】
胸腹部平片、超声和 CT 等辅助检查有助于鉴别腹腔内原发和继发性腹膜炎。

1. 阑尾穿孔等继发性腹膜炎 阑尾炎的发病没有原发性腹膜炎急骤,体温、脉搏、神志的变化比较轻微,呕吐次数比较少。阑尾炎患儿右下腹部疼痛和肌紧张最典型,常有"转移性右下腹痛"病史。而原发性腹膜炎则一开始就呈广泛性腹胀、肌紧张和压痛。阑尾炎的白细胞数多较原发性腹膜炎低。超声和 CT 检查常可以发现阑尾增粗、粪石表现。

2. 急性出血性坏死性肠炎 起病急骤,早期亦可出现中毒性休克,然而这类患儿多有腹泻、血便史,排出呈洗肉水样或果酱样便,带有特殊腥臭味,白细胞增加不显著,腹部 X 线照片有其特殊征象如肠间隙增宽,门静脉积气等。

3. 肺炎 小儿肺炎早期胸部症状不明显时,如有高热、腹痛、呕吐、腹胀及肌紧张等,酷似原发性腹膜炎的现象,认真观察,随着病情发展,患儿可出现呼吸急促、鼻翼扇动,胸部 X 线可明确诊断。

4. 新生儿败血症或脐部感染引起的腹胀、便秘 腹壁及阴囊常见水肿、腹壁静脉怒张并常见脐下发红。腹部无肠型,可有压痛、肠鸣音消失。X 线腹部平片可见到肠麻痹(结肠同时胀气)及多数散在的低张力液平面,同时可见腹水现象。

5. 中毒性菌痢 常骤然发病,伴有高热、恶心、呕吐、阵发性腹痛(哭闹)伴腹泻,严重者有可伴有昏睡、谵妄、惊厥等中枢神经症状,全腹可有压痛。但此病好发于夏季,腹泻次数较多,粪便带黏液及脓血,腹部虽有压痛而无肌紧张。粪便培养利于鉴别。

【治疗】

原发性腹膜炎病情较轻者,应以非手术治疗为主,多数患儿能够治愈。非手术疗法应包括:①根据病情选用大剂量有效抗生素控制感染,一般使用三代头孢菌素治疗非复杂性腹膜炎,联合使用糖肽类和三代头孢菌素治疗复杂感染,根据细菌培养结果调整药物的类型与剂量;②纠正脱水及电解质失衡;③输血、血浆,以及多种维生素改善一般情况;④胃肠减压减轻腹胀,使胃肠道休息。

应用非手术疗法,如果 24 小时内病情未见好转或反而加重,中毒症状较重、腹腔渗液较多的病例,以及不能排除继发性腹膜炎者,均应及早手术治疗。因为手术可以证实诊断,除外一部分继发性腹膜炎(如阑尾穿孔引起者),并可将脓液引出,减少毒素吸收,改善中毒症状,吸出的脓液可作细菌培养及药物敏感试验,利于抗生素的选择。原发性腹膜炎的病例,阑尾及小肠浆膜层可继发有充血,在情况许可下可将阑尾切除及进行腹腔冲洗、腹腔抗生素灌洗及放置腹腔引流管等。治疗原则是根据病情,不增加手术打击,不延长手术时间,吸尽脓液,术后常规应用大剂量敏感抗生素,一般均可以达到临床疗效。

➤ 附:急性腹膜炎的诊治流程图

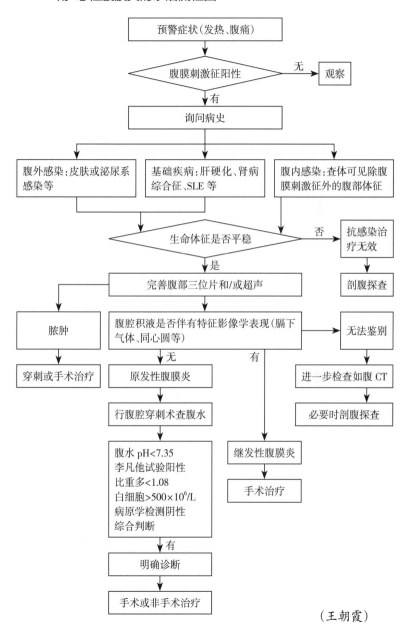

参考文献

［1］江载芳,申昆玲,沈颖,等.诸福棠实用儿科学.8版.北京:人民卫生出版社,2015.

［2］蔡威,张潍平,魏光辉.小儿外科学.6版.北京:人民卫生出版社,2020.

［3］GROSFELD JL.小儿外科学.6版.北京大学医学出版社,2009.

［4］SKIPWORTH RJ,FEARON KC. Acute abdomen:peritonitis. Surgery,2008, 26:98-101.

［5］MABEWA A,SENI J,CHALYA PL. Etiology,treatment outcome and prognostic factors among patients with secondary peritonitis at Bugando Medical Centre,Mwanza,Tanzania. World J Emerg Surg,2015,10:47.

第二节　儿童肠系膜淋巴结炎

【概述】

儿童肠系膜淋巴结炎(mesentery lymphadenites,MLN)又称Brennemann综合征,常发生于冬春季节,多见于7岁以下小儿,男性患儿多见。该病常在急性上呼吸道感染病程中并发或继发于肠道感染,主要症状包括发热、腹痛、呕吐,还可出现腹泻、便秘等表现,腹部B超可见肠系膜淋巴结肿大,大多预后良好。

【淋巴结的分布及功能】

淋巴结广泛分布于淋巴通道汇集处,是功能最完备的外周免疫器官,人体全身约有600~700个淋巴结,浅表部位的淋巴结常位于凹陷隐蔽处(颈部、腋窝及腹股沟),内脏的淋巴结多成群分布在器官附近或沿血管干排列,如肺门淋巴结、腹腔淋巴结、肠系膜淋巴结等(见文末彩图10-1)。淋巴结分为皮质区和髓质区:浅皮质是非胸腺依赖区,主要细胞成分是B淋巴细胞,参与体液免疫;深皮质是胸腺依赖区,主要细胞成分是T淋巴细胞,参与细胞免疫。髓质主要分为髓索和髓窦,髓索中主要为B淋巴细胞和浆细胞,含部分T细胞和巨噬细胞,髓窦中含有丰富的巨噬细胞,具有较强捕捉和清除病原体的作用。淋巴结是 T/B 淋巴细胞的定居场所,是接受抗原刺激、发生免疫应答的主要部位,同时可过滤侵入机体的病原微生物、毒素及其他有害物质,防止病原扩散。淋巴结肿大可发生于多种情况,依据肿大淋巴结的部位可以分为普遍性淋巴结肿大及局部淋巴结肿大,也可以依据肿大的性质分为生理性肿大、反应性及病理性肿大(表 10-1)。学龄期儿童淋巴系统处于增殖高峰期,可存在生理性肿大。因儿童时期淋巴系统发育尚未成熟,屏障作用较差,对各种刺激因子的反应比成人更迅速、敏感,儿童淋巴结在抗原刺激下 5~10 天内可增大约 5 倍。淋巴结肿大的病理改变也因疾病的不同而有差异,主要分为以下五种类型:①滤泡增生伴皮质扩张、次级滤泡大小和数量增多,这种模式主要见于感染、自身免疫性疾病和非特异性反应中;②副皮质扩张,主要是由 T 淋巴细胞扩增引起,一般发生在病毒性感染、皮肤病、药物反应和非特异性疾病中;③由组织细胞介导的伴被膜下窦和

表 10-1　淋巴结肿大常见原因

病因分类	普遍性淋巴结肿大	局限性淋巴结肿大
急性感染	急性传染病、败血症、传染性单核细胞增多症、伤寒、布鲁氏菌病、寄生虫病、真菌病、全身性皮肤病、川崎病	淋巴结引流部位或全身感染; 急性淋巴结炎、白喉、炭疽、兔热病
慢性感染	结核病、梅毒、类肉瘤病	颈部淋巴结结核、肠系膜淋巴结结核、丝虫病、猫抓病
过敏反应	湿疹、血清病、药物或其他药物过敏	
结缔组织病	幼年性类风湿病、全身性红斑狼疮	
肿瘤/血液病	白血病、淋巴瘤、先天或后天性溶血性贫血	恶性肿瘤转移或浸润、淋巴瘤
其他	慢性非特异性淋巴细胞增生症、艾滋病、脂质贮积病、血管免疫母细胞淋巴结病	卡介苗接种后

髓质扩张的窦性增生,常见于特发性窦组织细胞增生性巨淋巴结病;④皮质及副皮质区坏死性或非坏死性肉芽肿性炎症,如结核感染;⑤化脓性淋巴结炎。

肠系膜淋巴结是淋巴组织中的一部分,在机体免疫稳态调节、感染过程中发挥着重要作用。婴幼儿时期淋巴结尚未发育成熟,结缔组织少,淋巴小叶分隔不清,淋巴滤泡尚未形成,被膜较薄,屏障功能弱,感染时易发生扩散,局部轻微感染可能导致其炎性肿大,甚至化脓,易发生淋巴结周围蜂窝织炎。肠系膜淋巴结沿空肠和回肠动脉及肠系膜上静脉分布,其体表投影自左上腹,斜向右下腹,达右侧骶髂关节处。回盲部的淋巴结较易发生肿大的主要原因是,在回盲瓣的作用下,肠内细菌或病毒在回肠末端滞留时间较长,易在此处吸收进入回盲部淋巴结,引起淋巴结肿大。此外,主要分布于回盲端集合淋巴滤泡中的 M 细胞,因细胞表面缺乏微皱褶,不能分泌消化酶和黏液,易与肠道内微生物和颗粒反应,启动肠道免疫应答。

【病因和发病机制】

肠系膜淋巴结炎常由病毒感染引发,常见的病毒有埃可病毒、柯萨奇病毒等。近年的研究中发现细菌的占比也不低,常见的细菌有溶血性链球菌、金黄色葡萄球菌等,而沙门氏菌和耶尔森菌多造成较严重的化脓和肿大,镜下为多形核细胞混杂在不同的淋巴结结构中,多需要外科手段介入。在抗原刺激时,树突状细胞一方面将抗原提呈给 T 淋巴细胞,另一方面使淋巴结中成纤维细胞网状结构网扩张以适应 T 淋巴细胞的增殖和活化,淋巴结迅速增大。病理表现为淋巴结增生、水肿、充血。小儿肠壁血管丰富,肌层薄弱,神经调节功能不稳定,易引起胃肠功能失调,出现肠道分泌、吸收和蠕动功能紊乱。

肠系膜淋巴结炎可细分为急性和慢性,慢性病程一般>1 个月。不同学科对于淋巴结肿大病程的区分有差异,在外科系统疾病中,急性病程为≤2 周,亚急性病程在 2~6 周,慢性病程为 6 周以上;病理学研究中则将 2 周以下为定义为急性,3~6 月的持续性淋巴结肿大定义为慢性。

【诊断】

1. 临床表现 腹痛最为多见,常位于脐周和右下腹的痉挛性疼痛和隐痛,部位不固定,腹痛发作间歇期多数患儿感觉良好,腹部压痛部位靠近腹部中线或偏高,位置不固定,少有反跳痛及肌紧张,60.4%~71.4%的患儿伴有发热,病程多在2周内。其他表现包括呕吐、腹泻及便秘,一些少见症状可由肿大肠系膜淋巴结引起,如肠套叠、肠梗阻、十二指肠瘀滞症及肠缺血坏死等。肠系膜淋巴结肿大引起腹痛的原因主要为以下方面:肿大淋巴结作用于局部压力感受器,经内脏大神经传入,引起内脏性疼痛;此外,传入神经相对应的脊髓节段为胸髓第9至第12节段,对应的体表感应部位为脐下及下腹部,从而引起牵涉性疼痛;躯体性的疼痛主要是特殊病原感染时会导致淋巴结缺血坏死或化脓,波及壁层腹膜。

2. 辅助检查

(1)血常规检查:肠系膜淋巴结炎患儿白细胞总数、淋巴细胞占比和CRP较正常稍高。可以帮助疾病的鉴别诊断,并且提供一定的指导意义。

(2)超声检查:高频超声在儿童的应用使得腹部淋巴结清晰、直观地显示出来。B超检测比X线检出率高、漏诊率低,但还是会漏诊约3%的病例。正常淋巴结2~5mm,淋巴门没有血流信号,皮髓质分界清晰。国内诊断肠系膜淋巴结肿大的标准是:2个及以上淋巴结显像出现于同一区域肠系膜中;淋巴结长径L≥10mm、短径S≥5mm,且L/S≥2。炎症性淋巴结肿大的直接征象是淋巴结内低回声,血流增多(血流多在2级以上),可伴有淋巴结周围网膜、系膜肿胀,回声增强等间接征象。

3. 诊断标准 具备以下主要特征可诊断为肠系膜淋巴结炎:上呼吸道感染或肠道感染病史;发热、腹痛、呕吐、腹泻或者便秘;腹痛发作间歇期多数患儿感觉良好,解痉、驱虫和保护胃黏膜治疗无效;腹痛以右下腹及脐周痉挛性及隐痛为主,部位不固定;白细胞计数正常或轻度升高;腹部B超证实肠系膜淋巴结肿大。临床考虑肠系膜淋巴结炎患者,应先明确是否存在病情反复、病程长;体重减轻、低热、生长发育落后、特异性体质、低蛋白血症、黄疸；皮疹、关节疼痛、肛周病变；转移性右下腹疼痛、大便性状改变、呕吐、呕血、反流及烧心等表现，是否存在腹膜刺激征、Murphy 征、Cullen 征、Grey-tuner 征、卡疤异常等体征，以除外特殊病原感染、自身免疫性疾病、胃肠、胆囊、胰腺等疾病。

【鉴别诊断】

1. 急性阑尾炎　美国一项报道称 26% 的肠系膜淋巴结炎患儿被误诊为阑尾炎，国内有报道急性阑尾炎占误诊为肠系膜淋巴结炎病例的 40%。急性阑尾炎的典型症状为转移性右下腹疼痛，腹痛后出现的发热，其腹膜刺激征，如肌紧张和反跳痛较肠系膜淋巴结炎更常见。研究显示，急性阑尾炎患者淋巴细胞与中性粒细胞计数之比显著低于肠系膜淋巴结炎，多变量 Logistic 回归分析显示，WBC 高于 12 400/dl 时与低于此数值时发生急性阑尾炎的 *OR* 值为 8.11，同时，每升高 1 个单位 C 反应蛋白（CRP），其 *OR* 值再升高 1.12 倍。国内研究报道了 PAS（pediatrica appendicitis score）评分区分两者疾病的准确度为 70.1%，而将其与超声检查联合后可增加至 97.42%。超声下急性阑尾炎的直接征象是阑尾呈管状结构，以"盲端"为主，外径超过 6mm，壁厚>2mm，无蠕动，压之不变形，回声减低，管壁血流信号增多，可伴有周边淋巴结肿大；间接征象为右下腹肠壁异常增厚而且组织结构紊乱，肠间积液或右髂窝积液，右下腹腹膜线异常增厚，右下腹可见淋巴结肿大等。需要注意的是，急性阑尾炎可伴发淋巴结肿大，而阑尾穿孔在超声下有时不能看出，仅能见周围肿大淋巴结。

2. 肠套叠　肠套叠的常见症状为腹痛、血便及腹部包块，超声表现典型者可见同心圆声像。此外，小儿肠系膜淋巴结肿大与肠套叠的发生与复发有着密切的关系，肠系膜淋巴结肿大是引起肠套叠尤其是复发性肠套叠的重要原因之一。肿大的淋巴结刺激和压迫肠管，改变肠管的蠕动节律，从而引起和加重肠管功能失调，诱发肠套叠。

3. 淋巴结结核　青少年多见，以消瘦、低热、盗汗为主要表现。腹部结核患者中，一半以上患者淋巴结肿大可作为孤立的表现存在。

淋巴结回声呈现低回声或混合回声,大小不等,部分可有钙化、液化、融合显像,可伴有腹水、网膜及肠系膜增厚等淋巴结外表现,血流信号较为稀少。常见的受累部位是肠系膜、网膜、胰周、门静脉周、腹周和上主动脉旁的淋巴结。

4. 恶性肿瘤 如腹腔恶性淋巴瘤和其他恶性肿瘤转移,肿瘤性疾病的超声结果可显示淋巴结失去正常形态,常融合成团,趋向圆形,纵横经比<1.5,且结构紊乱;彩色多普勒血流显像血流信号杂乱为多门分布,血流阻力指数<0.6。需结合病史特点、实验室检查及影像学检查仔细鉴别。

5. 亚急性坏死性淋巴结炎 病因不明,主要表现为发热、全身淋巴结肿大、白细胞降低,本病治疗以类固醇为主,因可继发多种免疫功能异常造成的疾病,且有复发倾向,确诊后长期随访不容忽视。

6. 其他可引起肠系膜淋巴结肿大的情况 英国的研究认为纵向直径<20mm 的肠系膜淋巴结肿大是一种相对常见的非特异性且通常非病理的发现,美国认为使用短径>8mm 可能是更适合的标准。国内近年有研究显示,正常肠系膜淋巴结大小平均为 7.5mm,支持以 3 个及以上淋巴结短径>8mm 为肠系膜淋巴结肿大标准。儿童时期肠系膜淋巴结存在不同程度肿大,肿大不一定为病理状态,多项研究在无症状儿童中检测到了肿大的肠系膜淋巴结,肿大淋巴结的消失与否与腹痛症状之间没有平行关系,对单纯检测到淋巴结肿大而未进行治疗的患儿进行 3 个月到 1 年的随访,没有发现明显异常疾病的发生,故而在超声检查下发现淋巴结肿大声像应该与患者病史及临床表现等紧密结合起来,帮助判断疾病。临床上遇到反复腹痛伴肠系膜淋巴结肿大者应仔细查找病因,对于有呕吐、呕血、反流、夜间痛、腹泻、大便性状改变、生长发育落后及胃肠外症状的患儿,更应注意积极寻找病因。

【治疗】

治疗的目的为缓解症状、及时发现潜在疾患及减轻家属焦虑情绪。主要分为内科药物治疗和外科治疗。以非手术治疗为主,决定手术应慎重。国内的多项报道显示肠系膜淋巴结炎病程多数在 2 周内，治疗效果良好。

1. 内科治疗 有原发呼吸道或消化道感染者，应该针对原发疾病进行治疗，同时严密观察患儿症状及体征，进行补液治疗，维持水、电解质平衡；抗生素的应用应遵循严格的指征，考虑细菌感染时应用。存在反复发作的腹痛患者，除外其他疾病时，应告知疾病病程进展情况，可减少就诊次数，使患儿得到足够休息，同时减轻家属的恐惧和焦虑。欧洲一项研究发现肠系膜淋巴结炎持续时间有 2 周内和 4~10 周两个高峰，故而，向患者解释肠系膜淋巴结炎的病程≥4 周是合适的。对于慢性淋巴结炎更应该积极寻找病因。

2. 手术治疗指征 ①经积极非手术治疗后病情无好转；②考虑不能除外阑尾炎；③特殊病菌如沙门氏菌感染导致化脓；④并发严重外科情况时应手术治疗。

3. 中医中药治疗 香勺止痛丸、清热散结汤、健脾温通汤有一定的疗效；同时，中药穴位贴敷、推拿疗法、针灸疗法、穴位经皮给药及微波理疗、中药灌肠等佐治小儿肠系膜淋巴结炎，均能不同程度地缓解患儿腹痛等临床不适。

附评分细则：

PAS（Pediatrica appendicitis score）评分：

记 1 分：恶心/呕吐、食欲不振、转移性右下腹痛、体温超过 38℃、白细胞计数超过 1.0×10^9/L、中性粒细胞升高超过 0.75；

记 2 分：伴有咳嗽、叩痛或右下腹压痛；轻触诊时右下腹压痛；

总分 10 分，≥7 分初步诊断急性阑尾炎。

Alvarado 评分：

记 1 分：恶心/呕吐、厌食/食欲不振、转移性右下腹痛、反跳痛、体温升高≥37.3℃、中性粒细胞占比≥0.75；

记 2 分：右下腹压痛、白细胞计数≥10×10^9/L；

总分 10 分，>6 分初步诊断为急性阑尾炎。

➢ 附:肠系膜淋巴结炎的诊治流程图

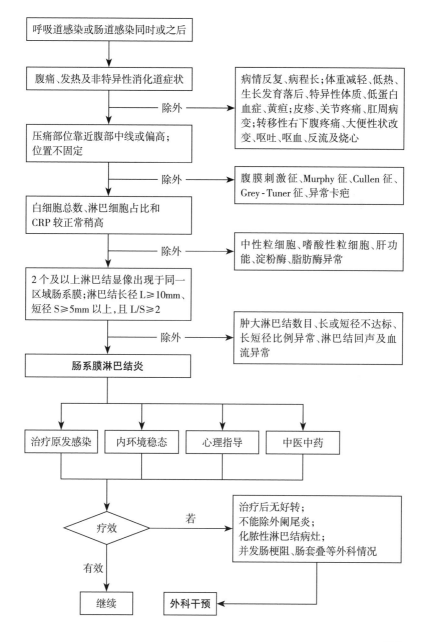

➢ 附：淋巴结肿大处理的流程图

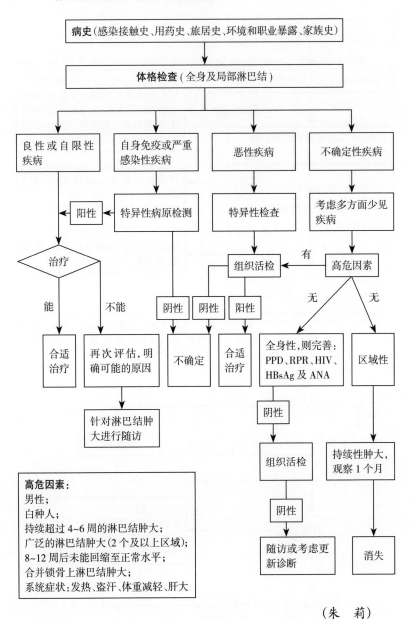

（朱 莉）

参考文献

［1］ÖZDAMAR MY,KARAVAS E. Acute mesenteric lymphadenitis in children：findings related to differential diagnosis and hospitalization. Arch Med Sci，2020,16(2):313-320.

［2］HELBLING R,CONFICCONI E,WYTTENBACH M,et al. Acute Nonspecific Mesenteric Lymphadenitis：More Than "No Need for Surgery". Biomed Res Int,2017,2017:9784565.

［3］KAUR I,LONG SS. 50 Years Ago in The Journal of Pediatrics：Acute Mesenteric Lymphadenitis. J Pediatr,2019,206:211.

［4］GADDEY HL,RIEGEL AM. Unexplained Lymphadenopathy：Evaluation and Differential Diagnosis. Am Fam Physician,2016;94(11):896-903.

［5］江载芳,申昆玲,沈颖,等.诸福棠实用儿科学.8 版.北京:人民卫生出版社,2015.

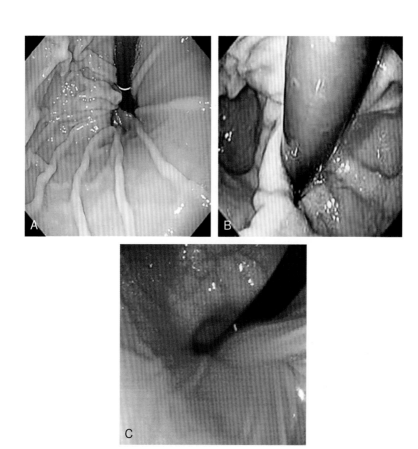

文末彩图 3-5　内镜下的 I～Ⅲ型食管裂孔疝

A. Ⅰ型-滑动型食管裂孔疝,图示食管下段、贲门上移至膈上;B. Ⅱ型-食管裂孔旁疝,图示胃底及胃体可移至膈上,但贲门仍然居原位;C. Ⅲ型-混合型食管裂孔疝,图示贲门与胃体均移至膈上

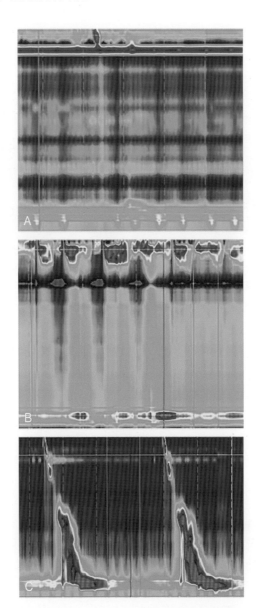

文末彩图 3-7　贲门失弛缓症高分辨测压分类
A. Ⅰ型贲门失弛缓症(食管体部无力型);B. Ⅱ型贲门
失弛缓症(同步收缩型);C. Ⅲ型贲门失弛缓症(痉挛型)

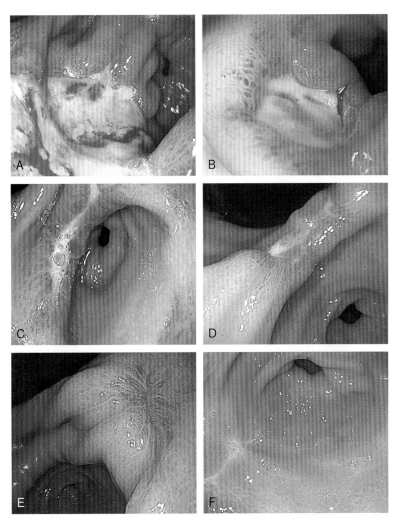

文末彩图 4-1 消化性溃疡内镜不分期
A. A1 期;B. A2 期;C. H1 期;D. H2 期;E. S1 期;F. S2 期

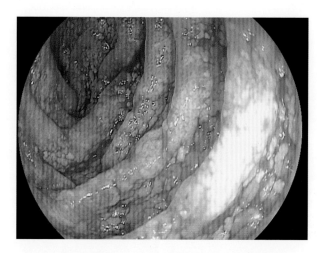

文末彩图 5-5　十二指肠淋巴管扩张（胃镜）

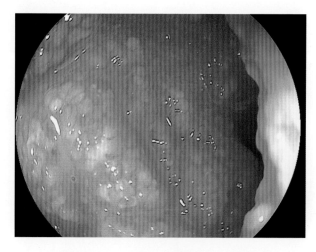

文末彩图 5-6　回肠末端淋巴管扩张（结肠镜）

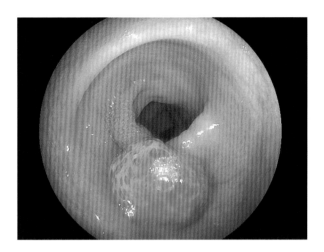

文末彩图 5-7　幼年性息肉

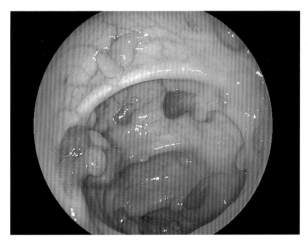

文末彩图 5-8　幼年性息肉病综合征

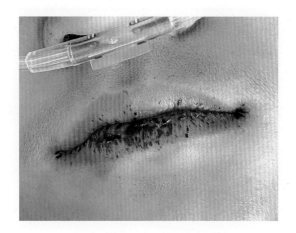

文末彩图 5-9　口唇黏膜黑斑

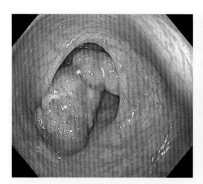

文末彩图 5-10　Peutz-Jeghers 综合征

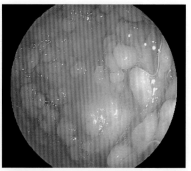

文末彩图 5-11　家族性腺瘤样息肉病

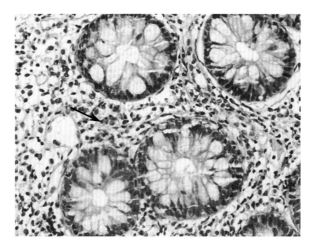

文末彩图 8-1　胃窦黏膜(20×40)
显微镜下显示嗜酸性粒细胞浸润,EOS>100/HPF

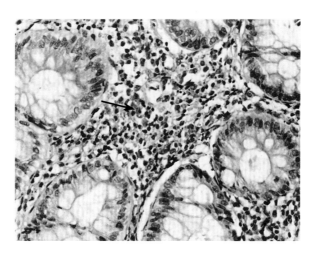

文末彩图 8-2　乙状结肠黏膜(20×10)
显微镜下显示嗜酸性粒细胞浸润,EOS 最多 60/HPF

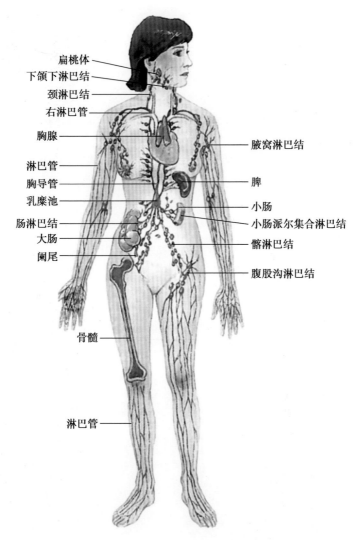

扁桃体

下颌下淋巴结

颈淋巴结

右淋巴管

胸腺

淋巴管

胸导管

乳糜池

肠淋巴结

大肠

阑尾

骨髓

淋巴管

腋窝淋巴结

脾

小肠

小肠派尔集合淋巴结

髂淋巴结

腹股沟淋巴结

文末彩图 10-1　人体淋巴结分布

79检